GLOSARIO DE TÉRMINOS PARA LA ADMINISTRACIÓN Y GESTIÓN DE LOS SERVICIOS SANITARIOS

CARLOS C. ÁLVAREZ NEBREDA

GLOSARIO DE TÉRMINOS PARA LA ADMINISTRACIÓN Y GESTIÓN DE LOS SERVICIOS SANITARIOS

DIAZ DE SANTOS

Internet: http://www.diazdesantos.es
E-Mail: ediciones@diazdesantos.es

Diseño y diagramación: Berenjeno y Urberruaga Asociados

Ediciones Díaz de Santos, S. A.
Juan Bravo, 3-A. 28006 Madrid
España

ISBN: 84-7978-349-4
Depósito legal: M.10.285-1998

Fotocomposición e impresión: Fernández Ciudad, S. L.
Encuadernación: Rústica-Hilo, S. L.

A mis tres hijos, y a mi compañera Amparo
por soportarme durante el tiempo
de elaboración de este libro.

A Víctor Barranco,
Fernando Lamata y Máximo González,
por su inestimable apoyo profesional.

Las voces que en este libro se citan han sido revisados por un conjunto de profesionales y amigos que a continuación se relacionan. Dentro de cada agrupación temática se relacionan por orden alfabético.

A todos ellos mi más sincero agradecimiento por su desinteresada colaboración.

PLANIFICACIÓN Y GESTIÓN

Barra Galán, Carlos.
Barranco Ortega, Víctor.
Bermejo Pareja, Rosa.
Diz Gómez, Jorge.
Gálvez Sacoña, Ramón.
García Fernández, Enrique.
Illana Robles, Fidel.
Lamata Cotanda, Fernando.
Lletguet Aguilar, Rafael.
Roldán Núñez, Javier.

GESTIÓN ECONÓMICA

Castillejo Espada, Ramón.
Gordo Pérez, Juan Luis.
Giménez Acero, Juan Antonio.
Delgado Gómez, Alicia.

ACADÉMICA

Beneit Montesinos, Juan.
Pacheco del Cerro, Enrique.

DERECHO

Torres Vargas, José Antonio.

SINDICAL

Del Río de Miguel, David.

EPIDEMIOLÓGICA

Oñorbe de Torre, José.
Rodríguez Sánchez, Jesús.

ESTADÍSTICA

Martínez Gil, Bernardino.

INFORMÁTICA

Aritzmendi Lumbreras, Fernando.

LA OBRA EN SU CONJUNTO

Alberdi Castell, Rosamaría.
Pascual Nobajas, Mª Cruz.
Polo Gutiérrez, Ana.
Rodríguez Roldán, José Manuel.
Royo Pascual, Dolores.

CORRECIÓN DE ESTILO

López Ruiz, Mª Sol.
Ibáñez Colás, Mª José.

Quiero asimismo agradecer a las personas que a continuación se citan las facilidades prestadas en la búsqueda de datos y tratamientos informáticos.

Alastruey Cuesta, Mercedes.
Albert Mira, Carmen Gloria.
Antón Nardiz, María Victoria.
Cañadas Martínez, Rafael.
Casamayor Martínez, Javier.
Corpas Arce, Francisco.
Custey Malé, Mª Angeles.
Ibañez Colás, Amparo.
Klett Reig, Isabel.
Martinez Marcos, Mercedes.
Pérez López, Florentino.
Robledo Muga, Felix.
Rojo Jimenez, Miguel.
Serrano González, Antonio.
Valdes de la Colina, Pedro.
Velasco Barrio, Mariano.

ABREVIATURAS, SIGLAS Y ACRÓNIMOS EMPLEADOS EN ESTE GLOSARIO

AELC	Asociación Europea de Libre Comercio.
ATS	Ayudante Técnico Sanitario.
APACHE	Acute Physiology and Chronic Health Evaluation.
Art.	Artículo.
BIR	Biólogo Interno y Residente.
BOE	Boletín Oficial del Estado.
BPR	Business Process Redesing.
CAP	Conocimientos, Actitudes y Práctica.
CC	Código Civil.
CE	Comisión Europea.
C.E.	Constitución Española de 1978.
CECA	Comunidad Europea del Carbón y el Acero.
CEE	Comunidad Económica Europea.
EURATOM	Comunidad Europea de la Energía Atómica.
CEP	Centro de Especialidades Periférico.
CES	Centro Económico y Social.
CGPJ	Consejo General del Poder Judicial.
CIAS	Código de Identificación de Asistencia Sanitaria.
CIE	Clasificación Internacional de Enfermedades.
CIPSAP	Clasificación Internacional de Problemas de Salud en Atención Primaria.
CISIM	Clasificación Internacional de Secuelas, Incapacidades y Minusvalías.
CMBD	Conjunto Mínimo Básico de Datos.
CP	Código Penal.
CPU	Central Proccesing Unit.
CCAA	Comunidades Autónomas.
CCEE	Comunidades Europeas.
Cons. Ext.	Consultas Externas.
CSIM	Clasificación Internacional de Secuelas, Incapacidades y Minusvalías.
DA	Disposición Adicional.
DAFO	Debilidades, amenazas, fortalezas y oportunidades.
DF	Disposición Final.
DG	Dirección General.
DOCE	Diario Oficial de las Comunidades Europeas.
DP	Dirección Provincial.
DPO	Dirección Participativa por Objetivos.
DRA	Diccionario de la Real Academia.
DSS	Decision Support Systems.
DT	Disposición Transitoria.
Dep. L.	Depósito Legal.
EA	Estatuto de Autonomía.
Ed.	Editorial.
EDO	Enfermedades de Declaración Obligatoria.
EEE	Espacio Económico Europeo.
EJPM	Estatuto Jurídico del Personal Médico de la Seguridad Social.
ENMT	Escuela Nacional de Medicina del Trabajo.
ENS	Escuela Nacional de Sanidad.
EPSNF	Estatuto de Personal Sanitario No Facultativo de la Seguridad Social.
ERASMUS	European Comunity Action Scheme for the Mobility of University Students.
ET	Estatuto de los Trabajadores.
EVI	Equipo de Valoración de Incapacidades.
FED	Fondo Europeo de Desarrollo.
FEDER	Fondo Europeo de desarrollo Regional.
FORCE	Formación Comunidad Europea.
FIR	Farmacéutico Interno y Residente.
FIS	Fondo de Investigación Sanitaria.
FMI	Fondo Monetario Internacional.
FSE	Fondo Social Europeo.
GATT	General Agreement on Tariffs and Trade.
GDR	Grupos de Diagnósticos Relacionados.
GFH	Grupos funcionales homogéneos.
Gral.	General.
Hosp.	Hospital.
HRDT	Hoja de Registro, Diagnóstico y Tratamiento.
IMAC	Instituto de Mediación, Arbitraje y Conciliación.
IME	Instituto Monetario Europeo.
INSHT	Instituto Nacional de Seguridad e Higiene en el Trabajo.
IPC	Índice de Precios al Consumo.
INSS	Instituto Nacional de la Seguridad Social.
IRPF	Impuesto sobre el rendimiento de las personas físicas.
ISM	Instituto Social de la Marina.

ISO	International Standard Organization.
IVA	Impuesto sobre el valor añadido.
IVE	Interrupción Voluntaria del Embarazo.
IMSERSO	Instituto de Migración y de Servicios Sociales.
INEM	Instituto Nacional de Empleo.
INSALUD	Instituto Nacional e la Salud.
INSERSO	Instituto Nacional de Servicios Sociales.
LCE	Ley de Contratos del Estado.
LCT	Ley de Contratos de Trabajo.
LEERJ	Ley de Entidades Estatales. Régimen Jurídico.
LGS	Ley General de Sanidad.
LGSS	Ley General de la Seguridad Social.
LO	Ley Orgánica.
LOCE	Ley Orgánica del Consejo de Estado.
LODP	Ley Orgánica del Defensor del Pueblo.
LOFAGE	Ley de Organización y Funcionamiento de la Administración General del Estado.
LOGSE	Ley Orgánica General del Sistema Educativo.
LOLS	Ley Orgánica de Libertad Sindical.
LOPJ	Ley Orgánica del poder Judicial.
LPE	Ley del Patrimonio del Estado.
LPRL	Ley de Prevención de Riesgos Laborales.
LRJAE	Ley de Régimen Jurídico de la Administración del Estado.
LRU	Ley de Reforma Universitaria.
Lat.	Latín.
Lock-Out.	Cierre patronal.
ME	Ministerio de Educación.
MEC	Ministerio de Educación y Cultura.
MIR	Médico Interno y Residente.
MM	Diccionario de uso español. María Moliner.
MSC	Ministerio de Sanidad y Consumo.
MUTB	Medicamentos de Utilidad Terapéutica Baja.
OCDE	Organización para la Cooperación y Desarrollo Económico.
OEA	Organización de Estados Americanos.
OECE	Organización Europea para la Cooperación Económica.
OIT	Organización Internacional de Trabajo.
OMS	Organización Mundial de la Salud.
ONG	Organizaciones No gubernamentales.
ONU	Organización de las Naciones Unidas.
PAE	Proceso de Atención de Enfermería.
PE	Parlamento Europeo.
PGE	Presupuestos Generales del Estado.
PIB	Producto Interior Bruto.
P.I.R.	Psicólogo Interno y Residente.
PIR	Puntuación de Intensidad Relativa
PMC	Patient Management Categories.
PSI	Patient Severy Index.
PVP	Precio Venta al Público.
PYME	Pequeña y Mediana Empresa.
Pág.	Página.
Pl.	Plural.
Prof.	Profesor.
Prog. Esp.	Programas especiales.
QUIR	Químico Interno y Residente.
RD	Real Decreto.
RDL	Real Decreto Ley.
RD Leg.	Real Decreto Legislativo.
RIS	Relative Intensity Score.
RPTA	Relación de Puestos de Trabajo de la Administración.
SADC	Servicio de Admisión y Documentación Clínica.
SCP	Sistema de Clasificación de Pacientes.
SF	Servicio Funcional.
SIAE	Sistema de Información de Asistencia Especializada.
SIS	Sistema de Información Sanitaria.
SM	Su Majestad.
SME	Sistema Monetario Europeo.
STC	Sentencia del Tribunal Constitucional.
STS	Sentencia del Tribunal Supremo.
STSJ	Sentencias de los Tribunales Superiores de Justicia de las Comunidades Autónomas.
S/N	Si/no.
Seg. Soc.	Seguridad Social.
TC	Tribunal Constitucional.
TCT	Tribunal Central de Trabajo.
TGSS	Tesorería General de la Seguridad Social.
TLD	Tratamiento de Larga Duración.
TS	Tribunal Supremo.
TUE	Tratado de la Unión Europea.
TV	Televisión.
UCI	Unidad de Cuidados Intensivos.
UE	Unión Europea.
UIMP	Universidad Internacional Menéndez Pelayo
UNED	Universidad Nacional de Educación a Distancia.
URV	Unidades Relativas de Valor.
UVMI	Unidad de Valoración Médica de Incapacidades.
Vs.	Versión.

ÍNDICE

PRÓLOGO

El libro que tiene usted en sus manos no es un libro corriente, y no lo es ni por su contenido, ni por su autor. Y no es porque su contenido no sea bien prosaico y pragmático, como nos lo indica su título «Glosario de términos para la administración y gestión de los servicios sanitarios», que hace evidente verdad a su contenido, sino que podría decirse, como ocurre en algunas ocasiones, que el libro define en cierta manera al autor y ojeándolo, leyéndolo detenidamente o consultándolo, que de todas estas guisas puede ser utilizado, se llega a hacer uno idea de algunas de las cualidades más sobresalientes de Carlos Alvarez Nebreda. Son ellas la capacidad de trabajo, la tenacidad, la minuciosidad, el rigor, la aparente sencillez, la exhaustividad y la sistematización con los que trata los temas más complejos que gusta siempre de abordar en su ya no corta experiencia de escribir libros. No es, por ello, un libro al uso, de los que se hacen para decirse que se han escrito, sobre algún tema manido para el que se aprovechan unas notas y que los lectores olvidan en cuanto se cierra la última página, si es que se llega a ella. No, este es un libro denso, serio, como corresponde a uno que ha sido muy trabajado.

Probablemente es en este texto que aquí se prologa, donde mejor se puede encontrar, por una parte la exhaustividad para no olvidar ninguno de los términos comúnmente utilizados para la administración y gestión de los servicios sanitarios con su referencia a la norma legal que los sustenta o con la que guardan relación y, por otra parte, el correcto ordenamiento y la muy completa sistematización, llevados con sentido didáctico para poder utilizar el Glosario con facilidad y así poderlo hacer de forma práctica. Porque este es un libro para trabajar con él, utilizándolo como un libro de consulta, ya que cada término empleado se ve respaldado por su(s) correspondiente(s) cita(s) bibliográfica(s), superando estas la cifra de 300. Pero también es un texto para conservar la memoria y hacer justicia a una de las épocas más brillantes y en la que se produjeron cambios cruciales para transformar la sanidad de nuestro país. De manera que en conjunto tiene gran sentido de la oportunidad, ahora que se podría, o al menos se debería, mirar hacia atrás sin ira y conviene hacerlo antes de que se apaguen del todo los rescoldos de la época a la que me he referido para dejar constancia de lo mucho que se hizo y para además saber de dónde venimos. Pero también es apropiado, porque cada vez es más necesario hacer gestión de los servicios públicos, y, en especial de los de asistencia sanitaria, por lo que también está mirando al presente y al futuro.

La complejidad, pero a la vez aparente sencillez con la que se han expuesto los términos, requiere ciertamente capacidad de trabajo y tenacidad, pero también rigor y minuciosidad en la búsqueda de los términos y la acertada interrelación encontrada entre los mismos. Porque sólo una persona con la experiencia del autor en el mundo de los servicios sanitarios y lo que es más importante, como observador que fue y sigue siendo, atento y privilegiado, pero, sobre todo, con enorme cariño e implicación comprometida hacia este ámbito puede explicar como ha podido abordar un tema tan árido con un resultado tan notable. Es en este punto cuando se llega a conocer otra de las facetas del autor, su absoluta falta de presunción y su nada elaborada, espontánea modestia. Ahí radica otro de los valores del libro, que se corresponde con las últimas cualidades referidas, y se concreta en la supervisión del manuscrito original por casi cuarenta personas con sus aportaciones singulares, entre las que se encuentran algunos de los más conocidos expertos en estos campos y que de una u otra manera han sido y siguen siendo protagonistas de la sanidad en los últimos años.

Aunque el compromiso necesario con la sanidad para llevar a cabo este trabajo ha de ser necesariamente fuerte, no por eso deja de ser su contenido completamente objetivo y expuesto con la adecuada distancia, terminológicamente hablando, pero con absoluta precisión en las definiciones, que lo glosan continuamente, al tiempo que lo hace con claridad y sencillez como ya se dijo anteriormente.

Por todo ello yo quería dejar constancia en estas líneas de mi admiración por el autor, desgraciadamente nunca explícitamente expresada, porque vivimos en un mundo acelerado y con vergüenza de expresar reconocimientos cotidianos, de manera que aprovechando ahora la ocasión para subsanar lo que no hice en los varios años en que el que escribe estas líneas y el autor del libro se encontraron y colaboraron en la tarea de ordenar y, especialmente transformar los servicios sanitarios. Fue un privilegio para mí, como para cualquiera que trabaje con Carlos Alvarez Nebreda.

FRANCISCO ORTEGA SUÁREZ

INTRODUCCIÓN

Este libro ha sido redactado desde una triple dimensión: la de agrupar las voces dentro de una misma área temática, la de definir los términos buscando siempre diferentes ópticas y criterios, y la de facilitar, en los casos que proceda, la normativa reguladora o fecha y Tribunal en caso de Sentencias.

Para la agrupación de las voces dentro de un área temática, el lector deberá seguir el criterio de ordenación alfabética natural de cualquier diccionario, y así, será remitido al área temática en cuestión, a través del indicador de equivalencia «*véase*».

A modo de ejemplo, el lector que quiera saber qué es una «Materia troncal» o qué es un «Segundo ciclo» o cómo se convalidan los títulos universitarios, se encontrará en la voz correspondiente la siguiente indicación: «Véase planes de estudios». La voz «Planes de estudios» incluye: directrices generales comunes, directrices generales propias, materias troncales, materias obligatorias, materias optativas, materias de libre configuración, carga lectiva, complementos de formación, curriculum, crédito, modalidades de enseñanza cíclica, enseñanzas de primer ciclo, enseñanzas de primer y segundo ciclo, enseñanzas de sólo segundo ciclo, tercer ciclo, ciclo corto, ciclo largo, homologación de planes de estudios, planes de estudios conjuntos y convalidación de estudios, de tal forma que se puede disponer con facilidad de todas las voces relacionadas con el vocablo que se precisa, así como la normativa legal en la que se sustenta.

Lo mismo ocurre con : «Tratado de la Unión», «Contrato de trabajo», etc. En total son 360 las voces que se han agrupado en áreas temáticas más generales.

En algunos casos y dado la casuística del sector sanitario, las voces están concatenadas. A modo de ejemplo, todo lo relacionado con «Contratos de trabajo» se agrupa bajo esta voz, pero como existen diferentes tipos de personal regulados por normativas diferentes, al concluir las distintas modalidades de contratos existentes en el ordenamiento laboral ordinario español, se encontrará con la indicación de «Para Insalud, véase personal Insalud».

En la voz «Personal Insalud» se recogen todo tipo de contratos y categorías, concluyendo con la indicación «Para selección de personal, véase selección de personal».

La voz «Selección de personal» tiene dos acepciones. La primera está relacionada con las técnicas de selección para la elección del candidato más idóneo, y la segunda, con la normativa vigente para seleccionar al personal del Sistema Nacional de Salud.

De cada voz se ha intentado tener al menos dos acepciones, no siempre coincidentes, que al disponer además, y en todos los casos, de su correspondiente cita bibliográfica, permite al lector conocer las fuentes primarias y profundizar si lo desea en su área de interés. Lógicamente no ocurre esto en aquellas voces cuya definición es recogida por una disposición legal. Es el caso de «Delito», «Avocación», «Huelga», etc.

Un número importante de voces vienen apoyadas por la correspondiente normativa reguladora, facilitando de esta manera la localización y recuperación de la información deseada.

Es importante aclarar que en la normativa citada bajo el epígrafe «Disposiciones legales según su rango y fecha de publicación» están las disposiciones de las que se han extraído algunas de las voces de este Glosario, por lo que puede encontrarse alguna derogada. Por ejemplo, la Ley de Régimen Jurídico de las Administraciones del Estado de 1957 está derogada, pero es utilizada en este Glosario dado que definió en su artículo 27 lo que es una «Circular».

Otros aspectos que se han abordado en este libro han sido los relacionados con los tratamientos y los anglicismos.

El desconocimiento de las normas de protocolo cuando es necesario dirigirse a determinadas autoridades, ha llevado por elevación, a una excesiva e injustificada utilización de los excelentísimos e ilustrísimos como forma de tratamiento. En la voz «Tratamiento» se indican los idóneos para cada autoridad así como su sintaxis.

Por otro lado y teniendo en cuenta la riqueza terminológica de la lengua española frente a otras lenguas y siguiendo la tendencia cada vez más desarrollada por diferentes lingüistas de reconocido prestigio de proteger nuestra lengua frente a otras, a todos aquellos anglicismos cuya traducción no alteraba el significado de la voz, se les ha realizado una llamada para su búsqueda en español. A modo de ejemplo quien busque la voz «Brainstorming», se encontrará con el indicador de «Véase tormenta de ideas». Lo mismo ocurrirá con otros muchos vocablos: Feedback, Hardware, Input, Lock-out, Merit Goods, Mouse, Output, Password, Plotter, Risk Management, Ram, Rom, Run Chart, Software, Tracers, Word, Wordperfect, etc.

Sin embargo se incluyen otros términos que no se han derivado al español por considerar en algunos casos que están —aunque de forma oficiosa— prácticamente introducidos como anglicismos en nuestra lengua, como es el caso de «Copyright» o «Stock», y en otros casos, porque su traducción hubiera requerido un profundo y laborioso estudio lingüístico para no desvirtuar su significado, y no siendo el objeto de esta obra he considerado oportuno citarlos en su idioma de origen. Este es el caso de Benchmarking, Brain writing, Case mix, Cash flow, Frame relay, Workflow, etc.

El resultado final ha sido la recopilación durante algo más de tres años de 3.398 voces, 39 referencias a Directivas, Decisiones y Reglamentos de la Unión Europea, 205 referencias a normativas de diferente rango del ordenamiento jurídico español y 333 citas bibliográficas. Todo ello revisado por 45 profesionales médicos, abogados, economistas, enfermeros, estadísticos, informáticos, filólogos, bibliotecónomos y documentalistas que de forma absolutamente desinteresada han posibilitado que este libro vea la luz.

CARLOS C. ÁLVAREZ NEBREDA

El lenguaje es un instrumento
que utiliza el ser humano para entenderse.
Sólo los necios lo utilizan para distinguirse.

A

A. Denominación de un determinado documento contable. *Véase* DOCUMENTO A.

A-1. *Véase* FORMULARIOS.

A-2. *Véase* FORMULARIOS.

A-3. *Véase* FORMULARIOS.

A-4. *Véase* FORMULARIOS.

A-bilidades. El vocablo a-bilidades es la traducción literal del término a-bility acuñado por Juran. En su adaptación al castellano, estos factores son la disponibilidad, la mantenibilidad y la fiabilidad. (189)

Aborto. *Véase* INTERRUPCIÓN VOLUNTARIA DEL EMBARAZO.

Aborto ético. *Véase* INTERRUPCIÓN VOLUNTARIA DEL EMBARAZO.

Aborto eugenésico. *Véase* INTERRUPCIÓN VOLUNTARIA DEL EMBARAZO.

Aborto terapéutico. *Véase* INTERRUPCIÓN VOLUNTARIA DEL EMBARAZO.

Abscisa. Distancia existente en una gráfica desde un punto P hasta el eje vertical, o eje y, medida a lo largo del eje horizontal de coordenadas, o eje x. (2)

Absentismo. Es la diferencia existente entre el número de horas o días que se espera que trabaje un operario, descontadas las licencias reglamentarias (vacaciones, días de convenios, etc.), y las horas o días realmente trabajadas. (182) // Toda ausencia al trabajo sea o no por causa justificada. (74) // Hábito de dejar ocasional y frecuentemente de trabajar sin motivo serio. (20) // Es la ausencia del trabajador a la empresa no ocasionada por enfermedad, o licencia legal. En síntesis, se dice que absentismo es la suma de todos los períodos en los que los empleados de una organización no están en el trabajo. (88) // Ausencia justificada o no del trabajo sin previo conocimiento del superior. Es normal que una empresa tenga un porcentaje de absentismo entre el 2 y el 4%. (281)

Absentismo legal o estatutario. Es previsible y comprende las vacaciones, períodos militares, cursos de formación, obras sociales, actividades sindicales, maternidad, lactancia, etc. (122)

Absentismo por accidente de trabajo o enfermedad profesional. Incluye los supuestos regulados por Ley. *Véase* INCAPACIDAD TEMPORAL. (122)

Absentismo por enfermedad. Puede ser de corta duración, con o sin baja, de duración media, con baja, o de larga duración, también con baja. (122)
Absentismo voluntario. Comprende las faltas al trabajo debidas a la voluntad del trabajador. Problemas familiares, gestiones personales, exámenes, etc. (122)

ESTADÍSTICAS DEL ABSENTISMO: DEFINICIONES BÁSICAS. (115)

Ausencia por enfermedad. Es la ausencia al trabajo atribuida o aceptada como debida a enfermedad o accidente. Incluirá las ausencias certificadas por un médico, así como las ausencias no certificadas pero aceptadas en la práctica como debidas a enfermedad o accidente.
Baja. Es un periodo de tiempo ininterrumpido de ausencia por enfermedad.
Primer día. Es el día completo, o parte sustancial del día, en que una persona falta al trabajo, sin que tenga relación con que cobre o no subsidio económico de la Seguridad Social.
Último día. Es el precedente al día completo, o parte sustancial del día, en que se reanuda el trabajo.
Un día de ausencia por enfermedad. Es el día inicial, o el final, o cualquier día de calendario, y por tanto también domingos y festivos, incluido entre ambos.
Duración. Es el número total de días de ausencia por enfermedad o accidente de una baja.
Tasa de absentismo. Horas de ausencia / horas normalmente trabajadas + total de horas de ausencia. (Es la tasa más aceptada, aunque existen otras) (120): a) Días de trabajo perdidos / días de trabajo + días perdidos. (Of. Est. Washington). b) Horas de ausencia x 100 / horas trabajadas. (Italia)
Tasa global de ausencias. Número total de días de trabajo perdidos por ausencias x 100 / número de días de trabajo previstos. Algunos autores llaman a este porcentaje, tasa de tiempo perdido por ausencias. (120)
Tasa de ausencias, sin incluir los permisos por enfermedad. Número de días de ausencia, excepto los originados por enfermedad certificada x 100 / número de días de trabajo perdidos. (120)

ESTIMACIONES PARA UN MOMENTO DADO (115)

Grado de intensidad. Es el número de bajas por enfermedad o accidente en un momento dado, partido por el número de personas empleadas durante el momento dado.

ESTIMACIONES PARA LAS BAJAS QUE SE INICIAN DENTRO DE UN PERÍODO DETERMINADO DE TIEMPO (115)

Índice de frecuencia. Es el número de bajas iniciadas durante el período de tiempo, partido por la cifra media de personas empleadas.
Índice de gravedad. Es el número de días de calendario de ausencia producido por todas las bajas que se iniciaron durante el período de tiempo determinado, partido por la cifra media de empleados en ese período.
Duración media. Es un término que también se le denominó índice de severidad o de gravedad, es el número de días de calendario de ausencia producido por las bajas que se inician durante un período de tiempo determinado, partido por el número de bajas que se iniciaron en el mismo período de tiempo.

ESTIMACIONES PARA LAS BAJAS QUE EXISTEN DURANTE UN PERÍODO DE TIEMPO DETERMINADO (115)

Índice de intensidad. Es el número de bajas observadas durante un período de tiempo determinado, partido por la cifra media de empleados en ese mismo período de tiempo.
Índice de gravedad. Es el número de días de ausencia, partido por la cifra media de empleados.
Duración media. Es el número de días de ausencia, partido por el número de bajas.
Intensidad media. Es la media entre los índices de intensidad de ciertos momentos aislados dentro del período de tiempo observado.
Hombres-día. Es el producto de la cifra media de empleados, por el número de días de calendario que contiene el período de tiempo. Puede sustituirse por semanas, meses, años, etc.
Proporción de absentismo. Es el número de días de ausencia partido por la cifra de hombres-día.
Proporción de absentistas. Es el número de personas ausentes durante un período de tiempo determinado, partido por la cifra media de empleados.

Estimaciones para las bajas que terminan dentro de un período determinado (115)

Índice de frecuencia. Es el número de bajas que terminaron durante un período de tiempo determinado, partido por la cifra media de empleados en ese mismo período.
Índice de gravedad. Es el número total de días de ausencia producido por las bajas que terminaron durante el período de tiempo determinado, partido por la cifra media de empleados.
Duración media. Es el número de días de calendario de ausencias, partido por el número de bajas que terminaron durante el período.

Inspección de servicios sanitarios de la Seguridad Social (271)

Asegurados activos (AA). Número de asegurados activos acumulados mensualmente (total anual)
Bajas tramitadas (BT). Número de bajas laborales expedidas durante un año.
Altas tramitadas (AT). Número de altas expedidas durante un año.
Días en baja de las altas (DBA). Días en baja de las altas tramitadas durante el año.
Asegurados en baja a fin de mes (ABFM). Número de asegurados que se hallaban en situación de baja laboral (media mensual).
Incidencia mensual de bajas (IMB). Resultado de dividir el número de bajas tramitadas entre el número de asegurados activos. El resultado se multiplica por cien para referirlo a ese número de activos.
Índice mensual de bajas. Es el número de bajas nuevas al mes por cada 100 trabajadores.
Porcentaje/prevalencia de bajas (PB). Resultado de dividir el número de bajas que se mantienen al final de mes entre el número de asegurados activos, multiplicado por cien (media mensual)
Duración media de las bajas (DMB). Es el resultado de dividir el total de días que estuvieron en baja las altas tramitadas, entre el número total de las altas.
Duración media por asegurado (DMA). Es el resultado de dividir el número total de días en baja de las altas tramitadas entre el número de asegurados en activo.

Otros.
a) Número de entrevistas personales a facultativos desviados. b) Número de asegurados reconocidos conjuntamente por el facultativo y el médico inspector. c) Visitas a domicilio de asegurados en baja laboral por ATS Visitadores. d) Número de actas de inspección a efectos disciplinarios. e) Número total de consultas realizadas por las empresas. f) Número total de contestaciones. g) Número de consultas pendientes de contestar. h) Días de retraso en la contestación. i) Causa de retraso en la respuesta.

Abstención. En la Función Pública, las autoridades y personal a su servicio se abstendrán de intervenir en el procedimiento cuando (LRJAP 30/92 Art. 28): a) Tengan interés personal en el asunto de que se trate. b) Tener parentesco de consanguinidad dentro del cuarto grado o de afinidad dentro del segundo, con cualquiera de los interesados. c) Tener amistad íntima o enemistad manifiesta con algunas de las personas interesadas. d) Haber tenido intervención como perito o como testigo en el procedimiento de que se trate. e) Tener relación de servicio con persona natural o jurídica interesada directamente en el asunto o haberle prestado en los dos últimos años servicios profesionales de cualquier tipo y en cualquier circunstancia o lugar.
Recusación. Cuando se den algunos de los supuestos anteriormente expuestos, podrá promoverse recusación por los interesados en cualquier momento de la tramitación del procedimiento. La recusación se planteará por escrito en el que se expresará la causa o causas en la que se funda. (LRJAP 30/92 Art. 29).

Accesibilidad. Facilidad con la que los servicios sanitarios pueden ser obtenidos de forma equitativa por la población en relación con las barreras organizativas, económicas, culturales, etc. (126) // Se relaciona con las características del recurso que facilitan u obstaculizan su utilización por consumidores eventuales. (31) // Se trata de situar los bienes y los servicios lo más cerca posible del cliente, en el lugar adecuado, para que pueda acceder a ellos cuando lo necesite. Habrá que pensar en los puntos de venta, en los canales o circuitos a lo largo de los cuales hago llegar el producto (minorista, intermediarios, grandes almacenes), en los medios de transportes que utilizo (coche, helicóptero, avión, barco), en los puntos y sistema de almacenamiento. (256)

Accesibilidad geográfica. Esta en función de la distancia, lineal o viajada, del tiempo de transporte y, posiblemente, del tiempo total pasado o del esfuerzo requerido para dirigirse de un lugar a otro. La accesibilidad geográfica tiene un efecto igual o mayor que la accesibilidad socioorganizacional en la utilización de los servicios, puesto que se trata aquí del acceso a la fuente de los cuidados. (37)

Accesibilidad socioorganizacional. Este término se refiere a las características de los medios que obstaculizan o favorecen la utilización de los recursos, y pueden clasificarse en: (35) a) Disponibilidad. En el sentido de que un recurso no puede ser accesible si no existe. b) Comodidad. Relación existente entre el sistema de acogida por una parte, (citas, horarios, etc.), y por otra parte, de la capacidad de los clientes para adaptarse a estos factores, y su percepción de la pertinencia de estos últimos. c) Accesibilidad económica. Relación entre el precio de los servicios y la capacidad de pagarlos. d) Aceptabilidad. Es la relación entre las actitudes de los clientes hacia las características personales y profesionales de los dispensadores de servicios, y las características presentadas por la mano de obra «in situ», así como del producto.

Arco. Segmento comprendido entre dos nodos que representa el viario por donde fluye el tráfico o red ferroviaria. (273)

Asíncrono. Sin una relación regular de tiempo; inesperado o impredecible respecto a la ejecución de instrucciones. (304)

Centroide. Punto ficticio de cada zona de la población a la red de transporte en el que se recoge la accesibilidad de la población a la red de transporte; todos los viajes que parten o llegan a la zona de transporte se originan o terminan en este centroide. (273)

Corona metropolitana. Agregación funcional de municipios que normalmente se corresponden con las coronas tarifarias de los consorcios de transportes. (273)

Impedancia. Valoración ponderada del tiempo de viaje, tarifa o número de transbordos (273)

Isocrona. Movimientos que se hacen en tiempos de igual duración. (274)

Línea isocrona. Línea teórica que une puntos geográficos equidistantes en tiempo con respecto a un lugar. (273)

Matrices de tiempos. Estructuras de datos que representan los valores de tiempo de viajes entre pares de zonas de transportes. (273)

Nodo regular. Punto de subida y bajada de viajeros y de intercambio modal. Nexo de unión entre dos o más arcos. (273)

Accidente de trabajo. *Véase* INCAPACIDAD TEMPORAL.

Accidente no laboral. *Véase* INCAPACIDAD TEMPORAL.

Acción cuidadora. *Véase* CUIDADOS ENFERMEROS.

Aceptabilidad. Grado con que la atención prestada satisface las expectativas de los usuarios. (126) // Es el grado de colaboración del paciente. La medida en que el paciente acepta y cumple el plan de tratamiento y cuidados prescritos. (107) *Véase* ACCESIBILIDAD.

Acreditación. Es el reconocimiento profesional y público de que los servicios sanitarios que provee una institución determinada son de calidad. (114) // Reconocimiento por parte de una institución independiente, no estatal, de un programa o servicio que cumple con ciertas normas establecidas y supera los mínimos aceptables. (179) // Decisión por la cual una determinada organización se ajusta substancialmente a los estándares aplicables establecidos por dicha comisión. (289) // Consiste en garantizar la calidad de un centro o servicio sanitario asistencial a partir del criterio de asegurar unos mínimos básicos de calidad, mediante el análisis de las estructuras físicas, orgánicas y funcionales basándose en la comparación con unas normas establecidas. (Ordre de 21 de novembre del Departament de Sanitat i Seguretat Social de Catalunya).

Acreditación de centros sanitarios. Proceso mediante el cual, se estudia la adecuación de la estructura física, orgánica y funcional de un hospital, comparándola con unas normas establecidas de las características del centro a unas normas establecidas que definen el modelo de centro sanitario deseado en orden a garantizar unos niveles de calidad definidos. (189)

Acreditación docente. Los Ministerios de Educación y Cultura y Sanidad y Consumo, oído el Consejo Nacional de Especialidades, establecerán los requisitos de acreditación que, con carácter general, deberán cumplir los Centros y Unidades Docentes, a efectos de formación de especialistas. (RD 127/1984 Art. 6) (178) // Se refiere al reconocimiento de la capacidad para la enseñanza, que, en el caso de las instituciones sanitarias, se asocia a una alta calidad asistencial. (114)

Decisión de acreditación. Conclusión alcanzada con respecto al status de una organización tras evaluar los resultados obtenidos en el examen, las recomendaciones de los evaluadores y cualquier otra información relevante como la documentación de adecuación a los estándares, la documentación del plan de corrección de deficiencias o las pruebas de las mejoras recientes. La decisión puede ser acreditación con honor (elogio), acreditación, acreditación condicional o la no acreditación. (289)

Acreditación con honor. Decisión de acreditación del más alto grado, otorgada a una organización que ha demostrado una actuación ejemplar. (289)

Acreditación condicional. Determinación de que existen deficiencias en el ajuste a los estándares en una organización. Durante un período de control de seis meses se deben demostrar pruebas de corrección. Esto sirve de base para considerar más adelante una acreditación completa. (289)

Manual de acreditación. Son aquellos que describen los estándares actuales sobre los tipos determinados de organizaciones de asistencia sanitaria o servicios. La joint Commission ha creado siete libros para que los puedan utilizar las organizaciones en su autoevaluación e incluyen los estándares utilizados para evaluar a las organizaciones durante las inspecciones. Los siete manuales son: a) Acreditation Manual for Hospitals. b) Acreditation Manual for Ambulatory Health Care. c) Acreditation Manual for Mental Health; Chemical Depencendy and Mental Retardation/Developmental Disabilities Services. d) Acreditation Manual for Long Term Care. e) Acreditation Manual for Home Care. f) Acreditation Manual for Health Care Networks y g) Acreditation Manual for Pathology and Clinical Laboratory Services.

No acreditación. Decisión que resulta cuando a una organización se le niega la acreditación, se le retira o cuando ella misma se retira del proceso de acreditación. Esta designación también se aplica a las organizaciones que no han solicitado nunca la acreditación. (289)

Parrilla (red) de decisiones de acreditación. Suma numérica de las puntuaciones que reflejan los niveles de adecuación, asignadas a determinados estándares en el proceso evaluador. Cada puntuación en el marcador refleja un nivel asignado de adecuación a estándares en áreas claves de actuación, tales como control de infecciones u organización de la seguridad. (289)

Duración de la acreditación. Se establece un período de tiempo, normalmente tres años, durante los cuales una organización se ajusta substancialmente a los estándares establecidos por el organismo acreditador. Para mantener dicha acreditación durante un período de tres años se requiere la resolución satisfactoria de cualquier cuestión planteada. (289)

Historia de acreditación. Recuento de las decisiones de acreditación tomadas en el pasado para una organización. (289)

Encuesta de acreditación. Evaluación de una organización para valorar su nivel de adecuación a los estándares existentes y tomar una determinación con respecto a su estatus de acreditación. La encuesta incluye una evaluación de la documentación respecto a la adecuación que presenta el personal, información verbal relativa al cumplimiento de los estándares, ejemplos de su cumplimiento que permitirán a los evaluadores tomar una determinación sobre la adecuación y observaciones in situ de los encuestadores. Esta encuesta da también la oportunidad de consultar a otras organizaciones con respecto a los niveles de adecuación. (289)

Acta. Las decisiones que celebren los órganos administrativos colegiados, deberán hacerse constar en un documento, que contendrá la indicación de las personas que hayan intervenido, las circunstancias de lugar y tiempo en que se hayan celebrado, los puntos principales de la deliberación, la forma y resultado de la votación y el contenido de los acuerdos. // Certificación en que consta el resultado de la elección de una persona para ciertos cargos públicos o privados. (28) // Certificación en la que constan oficialmente las calificaciones finales de los alumnos en una convocatoria concreta, sirve como prueba fehaciente de los resultados obtenidos por los mismos. (176)

Acta notarial. Escrito que tiene por objeto la acreditación de un hecho o derecho que ha presenciado o autorizado un notario. (281)

Acta de órgano colegiado. Documento acreditativo de cada sesión celebrada por un órgano colegiado (asistentes, orden del día, lugar y tiempo, deliberaciones y acuerdos, etc.). (327)

Acta de infracción. Documentos emitidos por funcionarios con condición de autoridad pública, para la acreditación, con presunción de veracidad, de hechos susceptibles de constituir infracciones administrativas. (327)

Acta procesal. Documento que acredita la realización de trámites a actuaciones en procedimientos administrativos. (327)

Actividad Conjunto de acciones propias de una persona o entidad. (252)

Actividad económica. Es el conjunto de los esfuerzos realizados por los hombres para proporcionarse los medios necesarios para la satisfacción de sus necesidades, utilizando la palabra necesidad en su sentido más amplio, comprendiendo tanto la necesidad para su subsistencia material como de su desarrollo intelectual. // Es un inmenso esfuerzo de cooperación de los productores para fabricar los bienes, o prestar los servicios que desean los consumidores. Se compone de tres elementos básicos: producción, consumo y el cambio. (33)

Activos. Parte del balance de situación de una empresa que refleja los bienes o derechos de los que es titular. Se representa a la izquierda o encima del pasivo. (281)

Activos financieros (PGE). Reflejará las cantidades destinadas a la adquisición de títulos valores para materializar el excedente de tesorería que se prevea disponer en el ejercicio. Asimismo se concretarán las dotaciones para anticipos y préstamos al personal y para la constitución de depósitos y fianzas. (O. 26-6-96 Art. 4) // Son los créditos necesarios para la constitución o provisión de depósitos o fianzas, así como para la concesión de anticipos y préstamos al personal. Comprende pues, los créditos destinados a la adquisición de títulos valores, préstamos concedidos y depósitos y fianzas constituidos. (215)

Activo inmovilizado. Es la parte estable del activo: edificios, maquinaria, etc. (295)

Activo circulante. Es la parte del activo en constante transformación: dinero de caja y de bancos, deudores, materias primas, etc. (295)

Acto de conciliciación. Procedimiento preventivo del proceso y encaminado a evitarlo, en el cual, la parte actora solicita de la demandada se avenga a reconocer unos hechos o derechos. Tiene una intervención activa del órgano judicial el cual tratará de conseguir un acuerdo entre las partes, cuando éste no surge espontáneamente. Puede finalizar con avenencia entre las partes, bien por el allanamiento del demandado, renuncia del solicitante o transacción entre ambos o bien tenerse por intentado que es la denominación que se le otorga cuando las partes no consiguen llegar a un acuerdo concreto. (27)

Acto punible. Aquel que estando contemplado en el código penal debe ser sancionado con la imposición de una pena. (27)

Actos administrativos. Los Actos Administrativos son acciones jurídicas realizadas por la Administración con arreglo al Derecho Administrativo. // Los Actos Administrativos son una declaración unilateral de voluntad, juicio, deseo o conocimiento realizada por la Administración Pública en el ejercicio de una potestad administrativa, distinta de la potestad reglamentaria. (32)

Actos ilícitos. Aquellos que tratan de ser desviados de su finalidad, de una forma dolosa o negligente. (27)

Acuse de recibo. Impreso que acredita el recibo de una carta certificada, documento o notificación. (281)

Acuerdo marco. *Véase* NEGOCIACIÓN COLECTIVA.

Acuerdos interprofesionales. Se trata de un «convenio de convenios» cuyo objeto principal no es regular directamente las condiciones de trabajo, sino fijar la estructura de la negociación colectiva (bandas salariales, criterios de productividad y absentismo, etc.), así como los temas que no pueden ser objeto de negociación colectiva. Está regulado en el artículo 83.2 del ET. (27)

Acumulación de tareas. Es el personal considerado «fuera de plantilla» con nombramiento o contrato, que presta sus servicios en el Centro por encima de la plantilla orgánica establecida. (214)

AD. Denominación de un determinado documento contable. *Véase* DOCUMENTO AD.

Adaptación mutua. La coordinación se consigue a través de la comunicación informal, y el control del trabajo corre a cargo de los que lo realizan. Es propia de organizaciones sencillas; pero también se recurre a ella cuando las tareas son muy complicadas. (189)

Adecuación. Asignación de actividades y recursos en forma y cantidad suficiente para alcanzar de la mejor manera los objetivos deseados. Se refiere al suministro de la atención sanitaria más efectiva en el lugar, modo y tiempo más indicado, y por parte del agente proveedor de servicios que con mayor eficiencia pueda efectuarlo. (22) // Es sinónimo de correcto, conveniente o necesario para el paciente. (107) // La atención adecuada es toda aquella que merece la pena dar, es decir, el beneficio esperado de salud es mayor que las posibles consecuencias negativas. (111)

Adhocracia. Tipo flexible de estructura de la organización, en la cual los equipos de programas especiales formados por diversos expertos se configuran con personas procedentes de diferentes ámbitos de la jerarquía de la organización, para llevar a cabo tareas específicas en un período de tiempo limitado. (105)

Administración Conjunto de actos ejecutados sobre un patrimonio con la finalidad de conservarlo o explotarlo según su naturaleza. De forma genérica, hace referencia a las acciones de guía, coordinación y dirección de una institución orientadas hacia la mejora de sus objetivos y el cumplimiento de sus fines. (22)

Administración General del Estado. Es aquella que dirige el Gobierno al servicio de las normas y decisiones emanadas por las Instituciones generales del Estado. Su organización descansa en tres categorías: órgano, unidad administrativa y puesto de trabajo.

Órgano. Es el conjunto de Unidades Administrativas agrupadas cuando su actividad haya de tener efectos ante terceros.

Unidad administrativa. Es el conjunto de puestos de trabajo relacionados entre sí por una tarea común.

Puesto de trabajo. El puesto de trabajo señala de forma objetiva las tareas que tiene que desarrollar cada empleado público.

Administración Local. Son entidades locales básicas de la organización territorial del Estado. Tendrán la consideración de entidades locales territoriales:

Municipio. Los municipios son entidades que gozan de autonomía para la gestión de sus respectivos intereses. Gozan de personalidad jurídica plena. Su gobierno y administración corresponde a sus respectivos Ayuntamientos, integrados por los Alcaldes y los Concejales. (CE. Art. 140)

Provincia. La provincia es una entidad local con personalidad jurídica propia, determinada por la agrupación de municipios y división territorial para el cumplimiento de las actividades del Estado. Cualquier alteración de los límites de las provincias habrá de ser aprobado por las Cortes Generales mediante Ley Orgánica. El Gobierno y la administración autónoma de las provincias estarán encomendadas a Diputaciones u otras Corporaciones de carácter representativo.

Islas. En los archipiélagos, las islas tendrán además su administración propia en forma de Cabildos. (CE. Art. 141)

Otros. Asimismo gozan de la condición de entidades locales territoriales, las comarcas, áreas metropolitanas, mancomunidades de municipios, caseríos, parroquias, aldeas, barrios, anteiglesias, concejos, pedanías, lugares anejos y otros análogos.

Administración Pública. Función del Estado que consiste en aplicar las leyes y cuidar de los intereses y el bienestar públicos. Las Administraciones Públicas sirven con objetividad a los intereses generales y actúan de acuerdo con los principios de eficacia, jerarquía, descentralización, desconcentración y coordinación, con sometimiento pleno a la Ley y al Derecho. (CE. Art. 103) // Las Administraciones Públicas en sus relaciones, se rigen por el principio de cooperación y en su actuación, por los criterios de eficiencia y servicio a los ciudadanos. (LRJAP 30/92 Art. 3).

Administración Sanitaria Autoridad gubernamental competente para aplicar y hacer cumplir, en un ámbito territorial determinado, las medidas sanitarias establecidas por disposición legal. Proceso de planificación, organización, dirección, control y coordinación de los recursos sanitarios. (22)

ADOK. Denominación de un determinado documento contable. *Véase* DOCUMENTO ADOK.

Agencia Española del Medicamento. Se crea como organismo público con el carácter de organismo autónomo. Está adscrita al Ministerio de Sanidad y Consumo. (Ley 66/1997 Art. 89).

Agencia de Evaluación de Tecnologías Sanitarias. Le corresponde la evaluación de tecnologías sanitarias que permita fundamentar técnicamente la selección, incorporación y difusión de aquéllas en el sistema sanitario español. Con nivel de Subdirección General, depende del Director del Instituto de Salud Carlos III. (RD 1415/1994)

Agencia de Protección de Datos. Es un Ente de Derecho Público, con personalidad jurídica propia y plena capacidad pública y privada, que actúa con plena independencia de las Administraciones Públicas en el ejercicio de sus funciones. (LO 5/1992 Art. 34.1)

Bloqueo de datos. Es la identificación y reserva de datos con el fin de impedir su tratamiento. (RD 1332/1994 Art. 1.1)

Cesión de datos. Es la obtención de datos resultante de la consulta de un fichero, la publicación de los datos contenidos en el fichero, su interconexión con otros ficheros y la comunicación de datos realizada por una persona distinta de la afectada. (RD 1332/1994 Art. 1.2)

Datos accesibles al público. Son los datos que se encuentran a disposición del público en general, no impedida por cualquier norma limitativa, y están recogidos en medios tales como censos, anuarios, bases de datos públicas, repertorios de jurisprudencia, archivos de prensa, etc., así como los datos publicados en forma de listas de personas pertenecientes a grupos profesionales que contengan únicamente los nombres, títulos, profesión, actividad, grados académicos, dirección e indicación de su pertenencia a grupo. (RD 1332/1994 Art. 1.3)

Datos de carácter personal. Toda información numérica, alfabética, gráfica, fotográfica, acústica o de cualquier otro tipo, susceptible de recogida, registro, tratamiento o transmisión concerniente a una persona física identificada o identificable. (RD 1332/1994 Art. 1.4)

Fichero automatizado. Todo conjunto organizado de datos de carácter personal que sean objeto de un tratamiento automatizado, cualquiera que fuere la forma o modalidad de su creación, almacenamiento, organización o acceso. (LO 5/1992 Art. 3.b)

Identificación del afectado. Cualquier elemento que permita determinar directa o indirectamente la identidad física, fisiológica, psíquica, económica, cultural o social de la persona física afectada. (RD 1332/1994 Art. 1.5)

Transferencias de datos. El transporte de datos entre sistemas informáticas por cualquier medio de transmisión, así como el transporte de soportes de datos por correo o cualquier otro medio convencional. (RD 1332/1994 Art. 1.6)

Tratamientos de datos. Operaciones y procedimientos técnicos, de carácter automatizado o no, que permitan la recogida, grabación, conservación, elaboración, modificación, bloqueo y cancelación, así como las cesiones de datos que resulten de comunicaciones, consultas, interconexiones y transferencias. (LO 5/1992 Art. 3.c)

Agencias de colocación. Las agencias de colocación se configuran como entidades que colaboran con el Instituto Nacional de Empleo en la intermediación en el mercado de trabajo y tienen como finalidad ayudar a los trabajadores a encontrar un empleo y a los empleadores a la contratación de los trabajadores apropiados para satisfacer sus necesidades. Podrán tener la condición de agencias de colocación las personas físicas o jurídicas, cualquiera que sea su naturaleza, que actúen sin fines lucrativos. (RD 735/95 Art. 1)

Condiciones. Las agencias de colocación, para actuar como tales, deberán cumplir las siguientes actuaciones (RD 735/95 Art. 2): a) Carecer de fines lucrativos. La remuneración que reciban del empresario o del trabajador se limitará exclusivamente a los gastos ocasionados por los servicios prestados. b) Garantizar, en su ámbito de actuación, el principio de igualdad de acceso al empleo. c) Estar previamente autorizada por el INEM. d) Circunscribirse al ámbito territorial y funcional de actuación según lo previsto en el convenio. e) No subcontratar con terceros los servicios objeto de autorización concedidas.

Agente causal. Factor, como un microorganismo, una sustancia química o una forma de radiación, cuya presencia, presencia excesiva o (en las enfermedades por deficiencia) ausencia relativa son esenciales para la aparición de una enfermedad. (2)

Agravantes. Son circunstancias que modifican la culpabilidad. Aquellas circunstancias que pueden concurrir en la ejecución de un delito mediante los cuales la gravedad excede de aquel término medio que la Ley considere como tipo al definir las diversas figuras del delito. (27) // Son factores que modifican en negativo el curso o historia natural de una enfermedad.

Agravio. Ofensa que se hace a uno en su honra o fama con algún dicho o hecho. (29)

Agua tratada. Es aquella que habiendo sido sometida a un tratamiento adecuado, reúne las características propias de las aguas potables. (18)

Aguas residuales. Son aquellas que tras ser utilizadas, presentan un grado de contaminación que comporta un peligro para la salud. (18)

Domesticas. O aguas negras, que contienen excretas humanas con la presentación de microorganismos saprofitos y patógenos, las aguas de aseo personal y las de cocina con restos de jabón y materia orgánica.

Industriales. Cuya composición puede ser muy variable y con la presencia de sustancias químicas.

Blancas. De procedencia atmosférica y del riego de calzadas. Estas aguas por si mismas no constituyen un problema.

Aguas potables. Son aquellas cuyos caracteres cumplen lo especificado en la normativa en relación con las características fisioquímicas, sustancias no deseables, tóxicas, caracteres microbiológicos y relativos a la radioactividad. (18)

Ajuste. Procedimiento sintetizador para una medida estadística, en el que se han reducido al mínimo, por métodos estadísticos, las diferencias en la composición de las poblaciones objeto de comparación. El procedimiento matemático que suele utilizarse para ajustar las tasas a las diferencias de edad es la estandarización directa o indirecta. (2) // Dada una estadística de dos variables, su representación gráfica sobre un sistema de ejes cartesianos da lugar a una «nube de puntos» o «diagrama de dispersión». Ajustar es sustituir dicho diagrama por una línea que, sin que deba pasar por todos los puntos, se adapte lo mejor posible (métodos de ajuste) a todos ellos. (127)

Alarma. *Véase* PLAN DE EMERGENCIA.

Albarán. Documento mercantil que suele acompañar a los envíos, en el que se relacionan las mercancías remitidas, el número de unidades y su precio, y en el que a veces se establecen condiciones de la compra realizada, relativas a forma de pago, conformidad con el envío y cláusulas de sumisión. (27)

Aleatorio. Regido por la casualidad; no determinado completamente por otros factores. // Opuesto al determinismo. (2)

Alegaciones. Citar, traer uno a favor de su propósito, como prueba, disculpa o defensa, algún hecho, dicho, ejemplo, etc. (27) // Los interesados podrán, en cualquier momento del procedimiento anterior al trámite de audiencia, aducir alegaciones y aportar documentos u otros elementos de juicio. Unos y otros serán tenidos en cuenta por el órgano competente al redactar la correspondiente propuesta de resolución. (LRJAP 30/92 Art. 79) // Una declaración que una persona espera ser capaz de probar. (49) *véase* DOCUMENTO ADMINISTRATIVO.

Alerta. *Véase* PLAN DE CATÁSTROFES.

Algoritmo. Cualquier proceso sistematizado que consista en una secuencia ordenada de pasos, en donde cada uno de éstos dependa del resultado del precedente. (306)

Alta dirección. Se considera de tal condición a aquellos trabajadores que ejercitan poderes inherentes a la titularidad jurídica de la empresa, y relativos a los objetivos generales de la misma, con autonomía y plena responsabilidad sólo limitadas por los criterios e instrucciones directivas emanadas de los órganos superiores de gobierno de la entidad que ocupe aquella titularidad. Tiene la conceptuación de relación laboral especial. (RD 1382/85).

Alta hospitalaria. Salida del enfermo del hospital, dejando de ocupar una cama en el centro, independientemente de la forma de salida (traslado, alta, fuga...), o estado del paciente (curación, mejoría, éxitus...). (214) // Término utilizado en los comentarios sobre estadísticas hospitalarias, empleado para describir la salida del paciente del hospital, sin hacer distinción de sí el paciente salió vivo o muerto. (2)

Alta inspección. El estado ejercerá la alta inspección como función de garantía y verificación del cumplimiento de las competencias estatales y de las CCAA en materia de sanidad. Los funcionarios de la Administración del estado que ejerzan la alta inspección, gozarán de la consideración de autoridad pública. (LGS Art. 43).

Alta médica. (Seg. Soc.) Declaración técnica efectuada por facultativo competente de la seguridad social, reflejada en documento oficial (parte de alta) que determina la aptitud sanitaria para la reanudación de la actividad laboral propia del afectado por un proceso anterior de incapacidad temporal. (27) // Se extenderán tras el reconocimiento del trabajador por el correspondiente facultativo. En todo caso deberán contener el resultado de dicho reconocimiento y la causa de alta médica. (RD 575/97 Art. 1.4)

Alta tecnología. Son aquellos medicamentos, aparatos y procedimientos médicos y quirúrgicos usados en la atención médica, y los sistemas organizativos y de soporte dentro de los cuales se proporciona tal intención. (251) // Toda aquella tecnología cuyo coste de inversión es cuantioso, o que sin serlo tiene una importancia relevante en el diseño estratégico de la difusión de la tecnología sanitaria del país. (23) // El Insalud considera alta tecnología a efectos estadísticos a: litofragmentador, t.a.c., angiografo digital, hemodinamia, gammacámara, RNM, planificadores, simuladores, acelerador lineal y bomba de cobalto. (83)

Altruismo. Sentimiento o norma de conducta que nos mueve a realizar el bien de otros, aun a costa del propio. (26)

Ambiente. Todo lo que es externo al huésped humano. Puede dividirse en físico, biológico, social, cultural, etc., todos los cuales, o cualquiera de ellos, pueden influir sobre el estado de salud de las poblaciones. (2) // Forma parte de los componentes tangibles del servicio y, en ocasiones, es la primera comunicación del hospital al usuario. (189)

Ambiente laboral. En términos de promoción de la salud, son aquellos factores del ambiente de trabajo fuera del control inmediato del individuo que modelan la salud y las conductas saludables y de riesgo. Cabe bajo este epígrafe incluir otros elementos más generales como la estabilidad y la satisfacción en el trabajo. (1)

Ambigüedad. Es la incapacidad de los significantes del mensaje de transmitir con exactitud los contenidos. (189)

Ambulatorio. Es una institución sanitaria dotada de los elementos de diagnóstico y tratamiento necesarios para el desarrollo de la atención ambulatoria a los enfermos de especialidades y en su caso de medicina general y pediatría. En la actualidad están adscritos orgánica y funcionalmente a los hospitales de área o referencia a modo de consultas externas especializadas.

Amortización. Un proceso de extinguir gradualmente una deuda por medio de una serie de pagos periódicos. Cada pago debe incluir interés y devolución parcial del capital. (49) // Reconocimiento de la pérdida gradual de valor de un activo fijo a lo largo de su vida física económica, dando como gasto del ejercicio un porcentaje de su valor. (281)

Amortización financiera. Es la devolución o reembolso de los capitales prestados a la empresa. Reembolso que debe de producirse de forma gradual y escalonado en el plazo de un tiempo más o menos largo. (295)

Amplitud o rango. Es la diferencia que existe entre los valores más alto y más bajo de un conjunto de datos. Se aplica únicamente a conjuntos de datos agrupados y se representa por el símbolo (r). (90)

Amplitud semicuartil. La amplitud semicuartil es la distancia entre el primer cuartil y el tercer cuartil partido por la mitad. Se representa por medio de una (q). (117) // Rango intercuartílico partido por dos.

Análisis. Procedimiento utilizado para conocer o razonar que consiste en descomponer el total del objeto del conocimiento en partes, o bien en aplicar a un caso particular un conocimiento o Ley General que lo comprende. (19)

Análisis de costes. Es el conjunto organizado de criterios y procedimientos para la clasificación, acumulación y asignación de costes a los productos y centros de actividad y de responsabilidad con el propósito de ofrecer información relevante para la toma de decisiones de planificación, gestión y control de las operaciones. (163) // Forma parcial de evaluación económica de aplicación en el ámbito sanitario, en la que sólo se examinan los costes de un proyecto, programa o servicio, pero comparando dentro del mismo dos o más alternativas de acción (orientadas todas ellas hacia la consecución de un mismo objetivo), sin valorar de forma explícita ni la eficacia, ni la efectividad de ninguna de las opciones. No debe ser confundido con el análisis de minimización de costes, dado que en éste último sí se mide el grado de eficacia o efectividad de las opciones consideradas, a pesar de que dicho grado se suponga similar en cada una de ellas. (22)

Análisis coste-beneficio. Proceso de identificación, medida y valoración de los costes y los beneficios consecuentes a la asignación de recursos a un objetivo sanitario determinado. (22) // El análisis coste-beneficio descansa en la proposición de que deberíamos proporcionar servicios solamente si sus beneficios superan a sus costes. Los estudios coste-beneficio hacen hincapié en la decisión de seguir o no determinada línea de acción, dependiendo tanto del coste como de los beneficios. (147)

Análisis coste-efectividad. Se trata de la forma de evaluación económica de más frecuente utilización en el sector sanitario, y tiene como misión identificar y cuantificar los costes y los resultados de diversas opciones o procedimientos alternativos para alcanzar un mismo objetivo, en donde los costes vienen expresados en términos monetarios, y las consecuencias (efectos) se miden en unidades físicas o naturales, que pueden referirse tanto a productos o outputs intermedios como resultados finales. (22) // Muchos estudios de asistencia sanitaria que pretenden ser de coste-beneficio en realidad son estudios de coste-efectividad. La diferencia estriba en que en los análisis coste-efectividad la cuantificación de beneficios está restringida a unidades físicas tales como años de vida ganados, mortalidad perinatal evitada o reducida, etc. (155)

Análisis coste-utilidad. Forma de evaluación económica de más reciente aplicación en el sector sanitario, que trata de identificar y cuantificar los costes y los resultados de procedimientos alternativos para alcanzar un mismo objetivo (mejora de la calidad de vida apreciada por los pacientes), en donde los costes vienen expresados en términos monetarios, y las consecuencias (utilidades percibidas y valoradas subjetivamente por los usuarios, que siempre se tratan de resultados finales) se miden en términos de calidad de vida percibida o períodos de tiempo saludables. (22) // Análisis económico en el que se miden los resultados en términos de valor social. (2) .

Análisis de escenarios. Esta técnica exige plantear tres posibles comportamientos de la inversión en estudio. Uno es el más probable, que coincide con el utilizado para determinar la rentabilidad de la inversión. Los otros dos escenarios incorporan un comportamiento pesimista y otro optimista. Ambos escenarios extremos pero que, razonablemente, pueden producirse. (163)

Análisis de la cuenta de resultados. Es un análisis de la actividad ponderada por su coste y por el precio técnico de facturación, analizada con la suficiente desagregación. Para ello es necesario disponer de un sistema de información económica que permita la imputación correcta de costes, y un sistema de información adecuado que permita conocer la actividad desarrollada en dichos centros de costes. (180)

Análisis económico. Es el que se centra en la cuenta de resultados y su variación, así como en un análisis de la estructura de costes a través de (180): a) Análisis y control de costes y seguimiento presupuestario. b) estudio de productividad.

Análisis funcional. Examina las actividades de las instituciones sanitarias en cada una de sus funciones (marketing, producción, recursos humanos, finanzas, investigación y desarrollo, y management) con el fin de determinar los puntos débiles y fuertes. (189)

Análisis interno. Evalúa el potencial de los centros sanitarios, su capacidad global. Considera dichos centros como un sistema que incluye todas las capacidades específicas desarrolladas por cada función básica, las cuales, además, se refuerzan unas a otras y, por lo tanto, dan lugar a sinergias. (189)

Análisis marginal. Método matemático por medio del cual una persona calcula el coste añadido del que hay que hacerse cargo, a partir de los desembolsos que superan el nivel mínimo de gastos, para un programa o actividad concreta. (105)

Análisis de minimización de costes. Forma limitada de evaluación económica en la que se comparan los costes de dos o más procedimientos alternativos para alcanzar un objetivo determinado, cuyas consecuencias (que se hacen cualitativa o cuantitativamente explícitas en términos de su efectividad o eficacia) se suponen equivalentes, lo que ayuda a simplificar el análisis. En el sector sanitario, es la forma más apropiada de análisis para seleccionar opciones siempre que existan razones fundamentales para creer que en todas las alternativas consideradas se obtendrán resultados clínicamente idénticos para pacientes en similares condiciones. (22)

Análisis de pareto. Método sistemático que sirve para determinar cuál de los posibles factores causales de un problema es el responsable de la mayor parte de los incidentes problemáticos. (105)

Análisis de perfiles. Método de evaluación en el que se monitorizan determinados indicadores para detectar variaciones en los modelos asistenciales, hacer comparaciones e identificar áreas deficitarias. (3)

Análisis presupuestario. Forma de evaluación económica que valora el impacto de determinados programas o tecnologías sobre el presupuesto de una institución. (22) // Conjunto de técnicas que permiten analizar las distintas partidas de ingresos y gastos que determinan los presupuestos, estudiando la consistencia y viabilidad de determinados programas para el período de referencia. (101)

Análisis del punto muerto o umbral de rentabilidad. Una empresa se encuentra en su umbral de rentabilidad cuando no obtiene beneficios ni pérdidas, es decir los ingresos totales igualan a los costes totales. Hay varias formas de referirse al punto muerto (97): a) relacionarlo con un volumen de ventas expresado en unidades físicas. b) relacionarlo con un volumen de ventas expresado en unidades monetarias. c) relacionarlo con un nivel de ocupación de su capacidad productiva.

Análisis de sensibilidad. El objeto de este análisis consiste en evaluar cómo se comporta la rentabilidad ante cambios en los valores de las variables que intervienen en el cálculo. (163)

Análisis de tendencias. Es un componente que refleja la evolución a largo plazo de una serie histórica, entendida ésta como una sucesión de observaciones de una variable en distintos momentos del tiempo. Una de las formas de conocer la tendencia de una serie histórica es el método de las medias móviles. (168)

Analíticas por consultas externas. (estadística) Son las determinaciones analíticas de consultas externas, divididas por el número de actividad ambulatoria, en un período de tiempo determinado. (186)

Analíticas por ingreso. (estadística). Son las determinaciones analíticas totales en hospitalización, dividido por el número total de ingresos, en un período de tiempo determinado. (186)

Analíticas por urgencia atendida. (estadística). Son las determinaciones analíticas del área de urgencias, dividido por las urgencias atendidas, en un período de tiempo determinado. (186)

Analíticas urgentes en hospitalización. (estadística). Son las determinaciones analíticas urgentes en el área de hospitalización, divididas por el número de analíticas totales en el mismo área, en un período de tiempo determinado(186)

Anestesias generales sobre intervenciones urgentes. (estadística). Número de anestesias generales sobre intervenciones urgentes, divididas por el número total de intervenciones urgentes. (186)

Anestesistas. (estadística). Número de especialistas de anestesiología y reanimación que forman parte de la plantilla del centro. (213)

Anexo. (del lat. *enlazar, unir*). Documento unido a otro principal, al que sirve de referencia o ampliación.

Anticipo. Pago parcial de una cantidad antes de que sea debido, o a cuenta. Cantidad adelantada a un empleado a cuenta de su salario. Cantidad adelantada a un proveedor como garantía de una adquisición importante y para que se aprovisione de los materiales necesarios. (281)

Anticipo de tesorería. En el supuesto de que, por no existir crédito o ser insuficiente el mismo para atender un gasto cuya urgencia requiera su ejecución sin tiempo para obtener la aprobación de la correspondiente modificación presupuestaria, y sin perjuicio de la inmediata iniciación del correspondiente expediente, a fin de subsanar dicha carencia o insuficiencia, se incoará por la dirección general de la entidad afectada ante el ministerio de trabajo y asuntos sociales, por conducto de la dirección general de planificación y ordenación económica de la seguridad social, una petición de anticipo de tesorería por la cuantía imprescindible para hacer frente a las mencionadas obligaciones. (o. 5-3-1992 Art. 15)

Anticonstitucional. Contrario a la constitución. No confundir con inconstitucionalidad (no conforme con la constitución)

Antigüedad laboral. Período de tiempo que lleva un trabajador en la empresa, tomándose desde el primer día de prestación de servicios. El trabajador podrá tener derecho a una promoción económica que se regulará en los convenios colectivos o en pacto individual. (ET Art. 25) // En el Insalud y en la función pública, la antigüedad se establece por trienios, considerándose como parte fija del salario. Dichos trienios, regulados por la Ley 30/84 y el RD-Ley 3/87, consisten en una cantidad fija que se establece en los presupuestos generales del estado.

Antisépticos. Sustancias que se utilizan para eliminar elementos patógenos, usadas sobre heridas o la piel. // Son una serie de productos que evitan el crecimiento y la actividad de los microorganismos sin que necesariamente los destruyan. (15)

Antivirus. (informático). Programas que tienen como objeto detectar e inutilizar los virus informáticos. (306)

Antropometría. La antropometría mide las proporciones del cuerpo humano, su tamaño, su peso, etc. // Estudio biométrico del crecimiento, maduración y composición corporal, y estado nutritivo de los sujetos a través de medidas pondérales, longitudinales, diámetros corporales, circunferencias corporales y espesor de la capa grasa subcutánea. (62)

Anuarios. *Véase* PUBLICACIONES CIENTÍFICAS.

Anulabilidad. *Véase* DISPOSICIONES ADMINISTRATIVAS.

Anulación de convocatoria. (ámbito académico). Suspensión de la convocatoria. Se aplicará la normativa prevista en los estatutos de cada universidad. (176)

Anulación de matricula. Se concederá siempre que sea solicitada durante el primer trimestre del curso académico, para ello no se requerirá ninguna justificación documental. Finalizado el primer trimestre, la anulación sólo se concederá, muy excepcionalmente cuando a juicio del decano de la facultad o del director de la escuela universitaria, concurran especiales circunstancias debidamente especificadas. (176)

Apache. (Acute Physiology and Chronic Health Evaluation). *Véase* CASE MIX.

Apelar. Decisión de recurrir una decisión de un tribunal o autoridad pertinente ante un tribunal o autoridad superior. (49)

Aplicación. Conjunto estructurado de programas informáticos, cuya ejecución permite la gestión automatizada de un procedimiento específico de una organización. (307)

Apoyo social. En términos de promoción de la salud, es la asistencia disponible a las personas y los grupos dentro de sus comunidades y que puede servirles de ayuda tanto para desarrollar la capacidad de afrontar problemas como de elemento amortiguador de los sucesos vitales negativos y otras causas de estrés. El apoyo social incluye el apoyo emocional, el intercambio de información y el suministro de bienes materiales y servicios. El acceso al apoyo social no depende sólo de la persona y de su deseo de pertenecer a la red de apoyo social o el grupo cultural, sino que depende asimismo de las oportunidades ofrecidas. (1)

Aprendizaje. Es un cambio en el comportamiento basado en la experiencia. (88)

Aprobación. Sanción positiva y formal que otorga una autoridad legislativa apropiada a un programa o servicio que cumple con las normas mínimas. (179)

Aptitud. Es el potencial o predisposición de una persona para aprender determinada habilidad o comportamiento. (88) // Cualidad que hace que un objeto sea apto, adecuado o acomodado para cierto fin.// Capacidad y disposición para el buen desempeño o ejercicio de un negocio, industria, arte, etc. (27)

Arbitraje. Las personas naturales o jurídicas pueden someter, previo convenio, a la decisión de uno a varios árbitros las cuestiones litigiosas, surgidas o que puedan surgir, en materia de su libre disposición conforme a derecho. (Ley 36/1988 Art. 1) // Acuerdo para la solución extrajudicial de conflictos. El arbitraje fue un acuerdo interconfederal alcanzado entre los sindicatos CCOO y UGT y las asociaciones patronales CEOE y cepyme, con el objetivo de crear y desarrollar un sistema de solución de conflictos colectivos laborales, surgidos entre empresarios y trabajadores. Con este fin se contempla la creación del servicio interconfederal de mediación y arbitraje, con capacidad para mediar obligatoriamente en las circunstancias expresadas, siempre que lo solicite una de las partes. Durante el proceso, las partes se abstendrán de adoptar cualquier tipo de medidas tendentes a solucionar el conflicto.

Árboles de decisión. *Véase* DECISIONES.

Arco. *Véase* ACCESIBILIDAD.

Área de salud. Son las estructuras fundamentales del sistema sanitario, responsabilizadas de la gestión unitaria de los centros y establecimientos del servicio de salud de la comunidad autónoma en su demarcación territorial y de las prestaciones sanitarias y programas sanitarios a desarrollar por ellos. Las áreas de salud se delimitarán teniendo en cuenta factores geográficos, socioeconómicos, demográficos, laborales, epidemiológicos, culturales, climatológicos y de dotación de vías y medios de comunicación, así como las instalaciones sanitarias del área. Como regla general, y sin perjuicio de las excepciones a que hubiere lugar, atendidos los factores expresados en el párrafo anterior, el área de salud extenderá su acción a una población no inferior a 200.000 habitantes ni superior a 250.000. Se exceptuarán de la regla anterior, las comunidades autónomas de Baleares y Canarias y las ciudades de Ceuta y Melilla. (LGS Art. 56. 2, 4 y 5)

Área de urgencias. Tiene por misión la atención rápida y eficaz de todo ciudadano que allí acuda solicitándola. Los objetivos son eficacia y celeridad, evitando suplantar a otras prestaciones sanitarias (atención primaria, consultas ambulatorias, realización de ingresos preferente, etc.). Los indicadores más utilizados son: el número de enfermos atendidos, la tasa de frecuentación, la tasa de ingresos en hospitalización, el tiempo medio de atención total y parcial (demora en la recepción y destino, en primera visita médica, en primera información a los familiares, en recepción de pruebas complementarias solicitadas, etc.). El registro de pacientes y el informe de alta, como en cualquier área del sistema sanitario, es obligatorio. (186) *véase* URGENCIAS.

Área funcional. *Véase* PROYECTO SIGNO.

Arqueo de caja. Comprobación de los movimientos de caja, especialmente del dinero y los talones allí depositados. La realiza el propio cajero o un auditor. (281)

Asamblea. Los trabajadores de una misma empresa o centro de trabajo tienen derecho a reunirse en asamblea, derecho regulado por el Art. 4.f del ET esta podrá ser convocada por los delegados de personal, comité de empresa o centro de trabajo, o por un número de trabajadores no inferior al 33 % de la plantilla. La asamblea será presidida por el comité de empresa o por los delegados de personal mancomunadamente, que serán los responsables del normal desarrollo de la misma. La convocatoria, con expresión del orden del día propuesto por los convocantes, se comunicará al empresario con cuarenta y ocho horas de antelación, como mínimo, debiendo éste acusar recibo. Cuando se someta a la asamblea por parte de los convocantes a la adopción de acuerdos que afecten al conjunto de los trabajadores, se requerirá para la validez de aquéllos el voto favorable personal, libre, directo y secreto, incluido el voto por correo, de la mitad más uno de los trabajadores de la empresa o centro de trabajo. (ET Art. 77, 79 y 80)

Insalud y función pública. Están legitimados para convocar asambleas: a) las organizaciones sindicales directamente o a través de los delegados sindicales. b) los delegados de personal. c) las juntas de personal. d) cualesquiera funcionarios o estatuarios de las administraciones respectivas, siempre que su número no sea inferior al 40 % del colectivo convocado. Será requisito imprescindible, comunicar por escrito su celebración con antelación de dos días hábiles. En este caso se comunicará la hora y lugar de la reunión, el orden del día, los datos de los firmantes que acrediten estar legitimados para convocar la reunión. Según lo dispuesto en la Ley 30/84 sobre el derecho a la reunión, cuando estas se celebres en los centros de trabajo, se autorizará fuera de las horas de trabajo, salvo cuando acuerden entre el órgano competente en materia de personal y los legitimados para convocar asambleas. En este caso, dichas reuniones no podrán exceder de 36 horas al año, de las que 18 corresponderán a las secciones sindicales y las otras 18 a delegados u órganos unitarios de representación.

Ascensos. *Véase* CLASIFICACIÓN PROFESIONAL.

Asegurado. Persona física o jurídica a quién corresponden los derechos que se deriven de un seguro de daños, una vez abonadas las primas correspondientes y previamente establecidas.

Asegurador. Entidad que se obliga, a cambio del cobro de una prima, a indemnizar un daño, entregar una renta o capital, u otra prestación, dentro de los límites que se hayan fijado y siempre que se produzca el evento cuyo riesgo se cubre en el contrato. (27)

Asepsia. Es la ausencia de todo germen patógeno.

Asignación. Proceso de distribución de los recursos disponibles y las tareas. (105)

Asistencia sanitaria. (Seg. Soc.) Prestación correspondiente a la contingencia de falta o perdida de salud. // Prestación de los servicios sanitarios conducentes a conservar o restablecer la salud de los beneficiarios de la seguridad social, así como su aptitud para el trabajo. (27) // El paciente tiene unas expectativas: conocer qué le pasa, aliviar su dolor, recuperar la función perdida, curarse. Los servicios sanitarios ofrecerán una batería de habilidades, técnicas y procedimientos reconocidos como indicados para resolver esos problemas. (256). La asistencia sanitaria se puede prestar en las siguientes modalidades (D.2766/1967 Art. 29):

Asistencia ambulatoria. La asistencia ambulatoria se prestará a los beneficiarios de la seguridad social, cuya enfermedad no le imposibilite para acudir a las instituciones sanitarias deambulando.

Asistencia domiciliaria. Será prestada a domicilio cuando el titular o beneficiario no pueda por su enfermedad acudir a la institución sanitaria.

Asistencia en régimen de internamiento. Es la que se presta en las instituciones sanitarias de la seguridad social o en centros concertados por ésta que requiere el ingreso del paciente.

Atención a demanda. Situación que se produce cuando el usuario solicita los servicios de un profesional, normalmente de forma espontánea, sin cita previa. (13)

Atención continuada. Se entiende por atención continuada, aquella que se realiza fuera de la jornada laboral habitual o pactada. Hace referencia por tanto a las prolongaciones de jornadas, trabajo en festivos, guardias, etc. .

Complemento de atención continuada. Comprende los créditos destinados para abonar al personal por este concepto. Incluye la modalidad a, para retribuir las noches, y la b, para retribuir los festivos; la atención continuada por guardias médicas, la atención continuada de personal de eap, atención continuada regulada para abonar la participación en turnos de atención continuada del distinto personal, etc. (215)

Atención continuada y permanente. A lo largo de la vida de las personas, en sus distintos ámbitos (domicilio, escuela, trabajo, etc.), y en cualquier circunstancia (consulta, urgencias, seguimiento, hospitalario). (25)

Atención de enfermería. Conjunto de intervenciones sanitarias que llevan a cabo las enfermeras para la promoción de la salud, la prevención y curación de la enfermedad y la rehabilitación de los pacientes/clientes. (252) *véase* MODELOS DE ENFERMERÍA.

Atención domiciliaria. Constituye una de las actividades básicas a realizar por los equipos de atención primaria y en cuyo desarrollo intervienen de forma diferenciada todos sus componentes, para dar respuesta a necesidades de asistencia creadas por personas que, de forma temporal o permanente, se encuentran incapacitadas para desplazarse al centro de salud. (25)

Atención integrada. Que interrelaciona los elementos de promoción, prevención, tratamiento, rehabilitación y reinserción social que forma parte de las actuaciones desarrolladas. Y además, se integra funcionalmente con las restantes estructuras y niveles del sistema. (25) // Se refiere a la acción coordinada de todos los elementos que intervienen en un proceso. (262)

Red integral. Considera que todas las acciones que se llevan a cabo en la atención a la salud, se basen en la coordinación de todos los establecimientos e instituciones implicadas. (262)

Atención primaria de salud. La atención primaria de salud es la atención de salud esencial hecha universalmente accesible para los individuos y las familias por medios aceptables para ellos, mediante su total participación y con un coste que la comunidad y el país puedan afrontar. Forma una parte del sistema integral de salud del país, del que es el núcleo, y del desarrollo social y económico global de la comunidad. (14) // La atención primaria de la salud es la asistencia sanitaria esencial basada en métodos y tecnologías sencillos, científicamente fundados y socialmente aceptables, a un coste que la comunidad y el país puedan soportar. Todos los miembros de la comunidad deberían tener acceso a la atención primaria de salud y todos deberían participar en ella. Además del sector sanitario, deben estar implicados también otros relacionados con la salud. (1) *Véase* EQUIPO DE ATENCIÓN PRIMARIA.

Atención programada. Es aquella que se produce a iniciativa del profesional, normalmente para formar parte de un programa específico. (13)

Atenuantes. Circunstancia modificativa de la culpabilidad. Aquellas circunstancias que pueden concurrir en la ejecución de un delito mediante las cuales su gravedad disminuye de aquel término medio que la Ley considera como tipo al definir las diversas figuras del delito. (27)

Atribución. Son las actividades individualizadas, ejecutadas por un ocupante de un cargo. Generalmente, se refiere a un cargo que comprenden actividades más diferenciadas, como los cargos de funcionarios. (88)

Atributo. Cualidad o propiedad de un ser, cosa o asunto.

Audiencia. En la función pública, instruidos los procedimientos, e inmediatamente antes de redactar la propuesta de resolución, se pondrán de manifiesto a los interesados o, en su caso, a sus representantes, salvo lo que afecte a las informaciones y datos expresamente prohibidos por la ley. // (procedimiento administrativo) Trámite esencial del procedimiento administrativo y presupuesto básico de garantía procesal por el que el expediente se pone de manifiesto a los interesados, antes de dictarse resolución, para que aquéllos puedan alegar y presentar los documentos y justificaciones que estimen pertinentes (27). Los interesados, en un plazo no inferior a diez días ni superior a quince, podrán alegar y presentar los documentos y justificaciones que estimen pertinentes. (LRJAP 30/92 Art. 84) // Parte de una población, colectivo, etc., a la que le llega el mensaje. La audiencia puede ser potencial, (a la que se espera que llegue el mensaje), acumulada (audiencia a la que le ha llegado el mensaje en un periodo de tiempo), o instantánea (audiencia a la que le llega el mensaje en un período de tiempo muy corto, normalmente en una sola emisión)

Audiencia Nacional. Con sede en la Villa de Madrid, tiene jurisdicción en toda España. Se compondrá de su presidente, los presidentes de sala y los magistrados que determine la ley para cada una de sus salas y secciones. El presidente de la audiencia nacional tendrá la consideración de presidente de sala del tribunal supremo, y los presidentes de sala, la categoría de magistrados del tribunal supremo. La audiencia nacional estará integrada por las siguientes salas: de lo penal, de lo contencioso-administrativo y de lo social. (Ley 6/85 Art. 62, 63 y 64)

Audiencias provinciales. Las audiencias provinciales, que tendrán su sede en la capital de la provincia de la que tomarán su nombre, extenderán su jurisdicción a toda ella. Las audiencias provinciales se compondrán de un presidente y dos o más magistrados. Las audiencias provinciales conocerán asuntos en orden a lo penal, recursos contra las resoluciones de los juzgados de menores con sede en su provincia, en el orden civil.

Auditor. Persona física o jurídica que valora empresas, servicios, procesos, etc., en torno a procedimientos de auditoría generalmente aceptados. (101)

Auditor de cuentas. Los auditores de cuentas responderán directa y solidariamente frente a las empresas o entidades auditadas y frente a terceros, por los daños y perjuicios que se deriven del incumplimiento de sus obligaciones. Los auditores de cuentas deberán ser independientes, en el ejercicio de su función, de las empresas o entidades auditadas. (Ley 12/88 Art. 8 y 11)

Auditoría. Es aquella actividad consistente en la revisión y verificación de documentos contables, siempre que aquélla tenga por objeto la emisión de un informe que pueda tener efectos frente a terceros. La auditoría de las cuentas anuales consistirá en verificar y dictaminar si dichas cuentas expresan la imagen fiel del patrimonio y de la situación financiera de la empresa o entidad auditada, así como el resultado de sus operaciones y los recursos obtenidos y aplicados en el periodo examinado, de acuerdo con el código de comercio y demás legislación que le sea aplicable; también comprenderá la verificación de la concordancia del informe de gestión con dichas cuentas. (Ley 12/88 Art. 1 y 2) // Verificación de una empresa o de cualquier otra entidad pública o privada, que realiza un experto en el asunto estudiado, oficialmente reconocido, al objeto de llegar a formarse una opinión profesional sobre si sus cuentas, servicios, calidades, utilización de los mismos, etc. Expresan razonablemente la imagen fiel del patrimonio, de la situación financiera, y de los resultados obtenidos por la entidad en un ejercicio económico determinado. (30) // Es el examen de los registros financieros y estadísticos de un suministrador que es pagado, el coste razonable de los servicios prestados a los beneficiarios del programa para determinar si los costes pedidos por el suministrador están de acuerdo con la ley y las regulaciones promulgadas por la secretaría. (49) // Revisiones completas e independientes del sistema de calidad para determinar su conveniencia y eficacia en la ejecución de la política de calidad y el logro de los objetivos. (189) // Actividad profesional consistente en la revisión, análisis y censura de la gestión empresarial a través de la inspección de registros contables, elementos de activo o pasivo, y actividades diversas, con el fin de comprobar si todos ellos representan con exactitud la imagen fiel de una institución, y si han sido elaborados conforme a principios de contabilidad generalmente aceptados o reglamentariamente establecidos. (22)

Auditoría de departamento. Centra su atención en la actividad global de una unidad para determinar el grado de cumplimiento de los procedimientos establecidos y la eficacia de los controles internos. (189)

Auditoría de ejecución. Comprueba si se siguen los planes, sistemas y procedimientos fijados. Es la medida de la adhesión a los métodos y procedimientos fijados. (189)

Auditoría de procesos. Evalúa aspectos tales como la viabilidad del producto con relación al proceso, la documentación y comprensión del proceso, la mejora del producto que va a sustituir, el sistema de control e información. (189)

Auditoría de producto o de conformidad. Constata el cumplimiento de las especificaciones y la adecuación del producto al uso. (189)

Auditoría de regularidad. Persigue fundamentalmente determinar que la información financiera se presenta adecuadamente, de acuerdo con los principios contables y presupuestarios que le son de aplicación. Asimismo, persigue determinar el grado de cumplimiento de la legalidad vigente en la gestión de los fondos públicos.

Auditoría de sistemas. Mide la eficacia y la adecuación de una actividad específica. Por ejemplo, el sistema de contratación, la seguridad, la integridad de los datos, etc. (189)

Auditoría económico administrativa. Examen y evaluación de los procedimientos administrativos seguidos por una unidad económica, poniendo de relieve el resultado de la gestión llevada a cabo por cada una de las áreas de responsabilidad y su grado de cumplimiento respecto de los objetivos marcados. (22)

Auditoría enfermera. Análisis de los datos relacionados con el proceso de cuidados enfermeros o los resultados para los pacientes, que se realiza con el propósito de evaluar la calidad y la eficacia de los métodos de cuidados enfermeros. (105)

Auditoría externa. Auditoria realizada por un auditor ajeno a la empresa y contratado a tal efecto. Puede ser una empresa de auditoría o un auditor individual, o censor jurado de cuentas. (281)

Auditoría interna. Departamento de una empresa, usualmente con dependencia directa de una comisión especializada del consejo de administración, que tiene por misión supervisar el cumplimiento de las normas contables y de conservación de activos, diagnosticar y sugerir mejoras en la gestión, asegurar la fiabilidad de la información, y colaborar con la auditoría externa, evitando la duplicidad de trabajos. (281)

Auditoría médica. Análisis retrospectivo de los resultados de la actividad de los profesionales médicos (realizado por personal de similar cualificación, pero de mayor experiencia) al objeto de evaluar la calidad y cantidad de las atenciones prestadas por aquellos, en relación con unos estándares deontológicos y profesionales aceptados. (22) // Método de evaluación que requiere de un diseño específico. Utiliza preferiblemente criterios específicos normativos y datos procedentes de las historias clínicas. (3)

Auditoría operativa. Persigue fundamentalmente obtener una seguridad razonable sobre si se están logrando los objetivos y fines previstos en los planes y programas y sobre si la gestión de los recursos se desarrolla de acuerdo con criterios de economicidad y eficiencia.

Autoasistencia. En términos de promoción de la salud, son actividades sanitarias organizadas de forma no oficial y la toma de decisiones relacionadas con la salud, que abarcan la automedicación, el autotratamiento y los primeros auxilios en el contexto social normal de la vida cotidiana. Los autocuidados se pueden considerar como un recurso primario de salud del sistema sanitario y se prestan, por lo general, con carácter especial. Las actividades de autoasistencia son un medio por el cual las personas asumen una mayor responsabilidad en su propia salud, basada en la comprensión, en su propio lenguaje, de lo que significa la salud, de como fomentarla y de qué medidas hay que tomar cuando se pierde. (1)

Autoayuda. En términos de promoción de la salud, son todas aquellas medidas llevadas a cabo por no profesionales para promover, mantener o restaurar el estado de salud de una comunidad determinada. Como ejemplos de actividad de autoayuda se podrían citar la construcción de un ambulatorio local o un sistema de eliminación de residuos por parte de la comunidad que probablemente se beneficiará de dichas mejoras. (1)

Autocontrol. Es un estado en el que cualquier persona puede seguir y dominar el proceso de su trabajo al tiempo que lo ejecuta. El autocontrol es la forma mejor y más barata de realizar el control. (189)

Autocracia. Sistema de gobierno en la cual la voluntad de un solo hombre o grupo es la suprema ley. La declaración de derechos humanos de 1948 reconoce el principio del legítimo levantamiento contra la autocracia. (30)

Autoestima. En términos de promoción de la salud, es el grado en que una persona valora la autopercepción de su propia imagen. Es un hecho generalmente aceptado que un elevado grado de autoestima favorece un buen estado de salud mental. Además, se sostiene que una elevada autoestima proporciona a la persona un mayor grado de independencia que le capacita a su vez para elegir más libremente y adoptar decisiones libres relacionadas con la salud. Por esta razón, las actividades diseñadas para reforzar la autoestima se pueden considerar como promotoras de salud. (1)

Autoevaluación. Es el proceso de valoración de la atención sanitaria realizado por los profesionales sanitarios, constituidos en comisión, siguiendo el principio de revisión por iguales o por colegas. (189)

Autofortalecimiento. En términos de promoción de la salud, es la consecución de la autonomía personal mediante el desarrollo y la utilización de habilidades vitales que favorezcan la salud. (1)

Autogestión. Sistema de organización de la empresa según el cual los trabajadores son quienes eligen la dirección, participando activamente, en todos los niveles, en las decisiones técnicas y económicas. (30)

Autonomía. Nivel de libertad del puesto para programar el trabajo y para elegir los procedimientos de ejecución. (189)

Autónomo. *Véase* TRABAJADOR AUTÓNOMO.

Autopistas de la información. *Véase* INTERNET.

Autor. Persona natural que crea alguna obra literaria, artística o científica. (294)
Obra en colaboración. Aquella cuya creación es el resultado unitario de las contribuciones de varias personas. (294)
Obra colectiva. Aquella que ha sido preparada por una persona a partir de contribuciones de autores que han participado en su elaboración creándolas para tal fin. La contribución personal de cada autor se funde en una creación única y autónoma, para la cual ha sido concebida sin que sea posible atribuir separadamente a cualquiera de ellos un derecho sobre el conjunto de la obra. (294)

Autoridad. Es el derecho legítimo de algunos miembros de la organización a tomar decisiones, dar órdenes y que éstas se cumplan. (198) // La autoridad es el poder legítimo. Está determinada por la estructura, la cual implica reglas, papeles y relaciones. Las reglas legitiman la autoridad y tienden a suspender las facultades críticas del subalterno. Los subalternos tienden a cumplir sin discusión con lo que el superior que goza de autoridad legítima les manda. (138)

Autoridad de línea. La organización en línea es el tipo más antiguo de estructura. Es una cadena de mando, una relación de jefe a subalterno o de líder a seguidor. (138)

Autoridad de staff o grupo de soporte. El staff tiene que respaldar las relaciones de autoridad de línea, por naturaleza es asesor o presta servicios. Maneja detalles, localiza los datos necesarios y brinda asesoría sobre problemas administrativos. El staff funciona mediante influencia, ya que no tiene autoridad para aceptar, usar, modificar ni rechazar planes. (138)

Autorización de un gasto. Es el acto en virtud del cual la autoridad competente en cada caso acuerda la realización de un gasto, calculado de forma cierta o aproximada. (o. 5-3-1992 Art. 2)

Auxiliar de enfermería. Es la persona que presta ayuda suplementaria o subsidiaria a la enfermera; a veces se la denomina ayudante, asistente o auxiliar. (179) // Aquellos que asisten en el ejercicio de la enfermería de conformidad con las normas y la supervisión directa o indirecta de las enfermeras. *Véase* TÉCNICOS EN CUIDADOS AUXILIARES DE ENFERMERÍA.

Auxilio por defunción. *Véase* MUERTE Y SUPERVIVENCIA.

Avocación. Revocación de una delegación. Los órganos superiores (ministros y secretarios de estado) podrán requerir para sí el conocimiento de un asunto cuya resolución corresponda ordinariamente o por delegación a sus órganos administrativos dependientes, cuando circunstancias de índole técnica, económica, social, jurídica o territorial lo hagan conveniente. (LRJAP 30/92 Art. 14)

Axioma. Afirmación tan evidente que es admitida por todos sin necesidad de demostración. (19)

Ayudante universitario. *Véase* PROFESOR UNIVERSITARIO.

B

BIR. Biólogo interno y residente incluido en un programa docente.

BOE. *Véase* BOLETÍN OFICIAL DEL ESTADO.

BPR. *Véase* BUSINESS PROCESS REDESIGN.

Bachillerato. *Véase* EDUCACIÓN SECUNDARIA.

Backup. Copia de seguridad o de reserva de datos y programas en disco o cinta. (305)

Bactericida. Sustancia que destruye las bacterias.

Bacterioestático. Sustancia que evita la multiplicación de las bacterias, pero no las destruye. (15)

Baja médica. (Seg. Soc.) Declaración técnica efectuada por facultativo competente de la seguridad social, reflejada en documento oficial (parte de baja), que determina la incapacidad temporal para la actividad laboral, a consecuencia de un proceso de pérdida o disminución de salud del afectado, incluido reglamentariamente en el sistema de la misma. (27) // La declaración de baja médica, a efectos de la prestación económica por incapacidad temporal, se formulará en el correspondiente parte médico de baja expedido por el médico del servicio público de salud que haya efectuado el reconocimiento del trabajador afectado. Es el acto que origina la iniciación de las actuaciones conducentes a la declaración o denegación del derecho al subsidio. (RD 575/97 Art. 1.1)

Parte de confirmación. Los partes de conformación de la baja médica se extenderán al cuarto día del inicio de la situación de incapacidad y, sucesivamente, mientras la misma se mantenga, cada siete días contados a partir del primer parte de confirmación. El tercer parte de confirmación de la baja irá acompañado de un informe médico complementario. En el caso de enfermedad profesional o accidente de trabajo el parte de conformación de la baja se extenderá a los siete días naturales siguientes al inicio de la incapacidad. (RD 575/97 Art. 1.2 y 3)

Balance. Documento contable que refleja la situación patrimonial de una empresa en un momento dado. Dividido en dos parte, activo y pasivo, en la primera de ellas muestra los diferentes elementos del patrimonio, mientras que en la segunda detalla el origen financiero de los mismos. (30) // El balance recoge, en un momento determinado, un resumen de las inversiones que mantiene en activos fijos y circulantes y cómo se han financiado las mismas. (163) // Estado contable que refleja la situación patrimonial de la empresa. (101)

Balanza de pagos. Es el registro sistemático de todas las transacciones económicas entre los residentes en un país y los residentes del resto del mundo durante un cierto período de tiempo (habitualmente un año). Su importancia es grande porque permite cifrar el movimiento comercial (importaciones y exportaciones) de mercancías y servicios, los cambios de situación financiera de acreedor o deudor, de prestamista o prestatario, y las modificaciones en las reservas internacionales de oro y de divisa. (33)
Balanza básica. La suma de la balanza corriente y de la de capitales se denomina balanza básica. En principio deberían quedar teóricamente equilibradas porque todo pago (o cobro) tiene, dado el sistema de contabilización por partida doble, una contrapartida en la balanza de capital, bien como aumento o disminución de reservas o como incremento o reducción de la posición patrimonial (acreedora-deudora) respecto del resto del mundo. Sin embargo los datos se recogen de fuentes estadísticas y no siempre congruentes, por lo que hay que incluir una partida de errores y omisiones. (33)
Balanza comercial. En sentido estricto (movimiento de mercancías), comprende los datos más fáciles de obtener, puesto que las mercancías se despachan en las aduanas, aunque existen muchos problemas de discrepancias valorativas. (33)
Balanza corriente. Se incluyen los movimientos de mercancías (la balanza comercial en sentido estricto: importaciones y exportaciones) y las llamadas partidas invisibles (servicios, viajes, turismo), así como una serie de partidas de transferencia unilateral (remesas de emigrantes, donativos privados u oficiales, etc.) (33)
Balanza de capital. Suelen distinguirse los movimientos de capital a largo y corto plazo tomando arbitrariamente, como criterio de delimitación, el plazo de un año. (33)
Balanza de transferencias unilaterales. Recoge las recibidas del extranjero a título privado (remesas de emigrantes) o público (donaciones gubernamentales), entendiendo que se trate de operaciones definitivas que no alteran la situación acreedora-deudora del país respecto del resto del mundo, a diferencia de las transacciones de capital. (33)

Banco de datos. Conjunto de datos almacenados ordenadamente de forma que pueda efectuarse su recuperación de manera sencilla y en un tiempo razonable. Cuando los datos que constituyen el banco están almacenados en dispositivos informáticos, se dice que el banco de datos está automatizado. (307)

Banco europeo de inversiones (CE) *Véase* TRATADO DE LA UNIÓN EUROPEA.

Banda salarial. Se denomina también banda de crecimiento salarial. Es aplicable a la franja de posibilidades de crecimiento de los salarios prevista o impuesta por un acuerdo interprofesional para un período de tiempo determinado y a la que se sujetará la negociación colectiva. (27)

Barreras arquitectónicas. Son aquellas que impiden la normal circulación de los disminuidos físicos. La accesibilidad a los edificios y lugares públicos, así como en aquellos edificios privados que sea necesario usar un ascensor, fue regulada por el RD 556/1989.

Base de cotización. A los efectos de percepción de alguna prestación de la seguridad social, son las cantidades sobre las que se aplican los tipos de cotización para la obtención de las cuotas de la seguridad social. Las bases y tipos de cotización, serán los que establezcan cada año la correspondiente ley general presupuestaria del estado. Las bases de cotización a la seguridad social en cada uno de sus regímenes, tendrán como tope las cuantías del salario mínimo interprofesional vigente en cada momento, incrementadas en un sexto, salvo disposición expresa en contrario. (LGSS Art. 16) La base de cotización para todas las contingencias y situaciones amparadas por la acción protectora del régimen general, incluidas las de accidentes de trabajo y enfermedad profesional, estará constituida por la remuneración total, cualquiera que sea su forma o denominación, que con carácter mensual tenga derecho a percibir el trabajador o asimilado, o la que efectivamente perciba de ser ésta superior, por razón del trabajo que realiza por cuenta ajena. Las percepciones de vencimiento superior al mensual se prorratearán a lo largo de los doce meses del año. (LGSS Art. 109)

Base de datos. Conjunto de datos no redundantes, almacenados en un soporte informático, organizados de forma independiente de su utilización y accesibles simultáneamente por distintos usuarios y aplicaciones. (306)

Base reguladora. (Seg. Soc.) Es el cociente que resulta de dividir por las bases de cotización del interesado durante los meses inmediatamente anteriores a aquél en que se produzca el hecho causante. Es distinta para cada tipo de contingencia. Existen distintos tipos de bases reguladoras.

Bases de datos documentales. Son bases de datos textuales con características de búsqueda documental asociada, diccionario, tesaurus, operadores de proximidad, operadores booleanos, etc. (306)

Becario. (ámbito académico) Se considera becario al alumno que recibe una compensación económica, ya sea la exención de tasas u otro tipo de ayuda.

Becas de colaboración. Se dan sólo a los estudiantes de los dos últimos cursos de ciclo largo y del último curso de los estudios de ciclo corto, a cambio de prestar una horas de servicio a un departamento.

Benchmarking. Es un proceso continuo de medida y mejora de productos, servicios y prácticas comparándolas con el/los mejor/es competidor/es que podemos hallar en el mercado. (318) // Es una herramienta para la automejora, basada en la observación de los mejores para aumentar nuestra creatividad y ponernos a su ritmo o incluso superarlos. (319)

Beneficencia. Conjunto de fundaciones, establecimientos y demás institutos benéficos, y los servicios gubernativos referentes a ellos, a sus fines y a los haberes y derechos que les pertenecen. (29) // En términos generales puede definirse como actividad de prestación, pública o privada, de carácter esencialmente gratuito y cuya finalidad es la satisfacción de las necesidades presentes y básicas a quienes no las pueden satisfacer por sí mismos. (28)

Beneficiario. Toda persona física, no necesariamente afiliada al sistema de la seguridad social, titular de un derecho subjetivo cuyo objeto o finalidad es cualquiera de las prestaciones incluidas en el sistema. (27) // Persona que acredita el derecho a la prestación del asegurador en los seguros de personas. (28)

Beneficio. Utilidad, provecho, equivalente a la diferencia entre ingresos y los gastos de una operación o conjunto de operaciones con saldo favorable. (30)

Beneficio añadido. Es el que no se espera obtener con la compra de un producto, pero que la empresa puede proporcionar adicionalmente. (189)

Beneficio asumido. Es el que el cliente da por seguro con la compra del producto y del cual no es consciente. (189)

Beneficio esperado. Es el que se busca con la compra del producto. (189)

Beneficio marginal. Es el que proporciona la última unidad adquirida de un bien o servicio. (189)

Beneficio residual. Es la diferencia entre el resultado controlable por el responsable de la división y el coste de financiar los activos que utiliza. Este coste financiero se obtiene aplicando un tipo de interés relacionado con el coste de capital de la empresa. (163)

Bienes de consumo. Denominación genérica que se da a todas las cosas que suministran a su poseedor alguna utilidad o beneficio. Pueden ser de consumo (duraderos o perecederos) o de capital (bienes de equipo). (30)

Bienes tutelares. Son aquellos bienes económicos cuyo consumo se considera socialmente deseable y que se suministran públicamente en cantidades que exceden los niveles de consumo elegidos voluntariamente por los individuos en el mercado. (150) // Son aquellos bienes cuyos atributos no son del dominio del consumidor o cliente. (101) // Son aquellos bienes económicos cuyo consumo se considera socialmente tan deseable y que se suministran públicamente en cantidades que exceden los niveles de consumo elegidos voluntariamente por los individuos en el mercado. (314)

Bienestar. Valoración subjetiva del estado de salud que está más relacionada con sentimientos de autoestima y la sensación de pertenencia a una comunidad mediante la integración social, que con el funcionamiento biológico. Al igual que el concepto positivo de salud, el bienestar tiene mucho que ver con el desarrollo de potencial humano a nivel físico, psíquico y social. Este término se ha utilizado de forma generalizada en el contexto de la definición de salud de la OMS como estado idealizado de la salud total. (1)

Bienestar total. Nuevo concepto de salud relacionado básicamente con la calidad de vida, que hace hincapié en las dimensiones de la existencia humana relativas a la experiencia y a la conducta. Se trata de una sensación de los individuos acerca de la calidad de vida y condiciones asociadas, exteriorizable a través de manifestaciones de complacencia y optimismo. (22) // Nuevo concepto de salud relacionado básicamente con la calidad de vida que hace hincapié en las dimensiones de la existencia humana relativas a la experiencia y la conducta. Los programas encaminados a promover el bienestar total tienden a basarse en gran medida en las estrategias educativas. (73)

Biocidas. Sustancias nocivas para el hombre o animales que pueden derivar de actividades inicialmente beneficiosas. (18)

Bioestadística. Ciencia que aplica el análisis estadísticos a los problemas y objetivos de la biología. (29) // Dentro de las ciencias de la salud, la bioestadística se define como la rama científica que se ocupa de resolver problemas biológicos mediante la utilización de técnicas estadísticas. (42)

Descriptiva. Se ocupa de la definición de los parámetros fundamentales que se utilizan en la resolución de problemas bioestadísticos, así como del resumen de datos, la tabulación y la presentación gráfica de los mismos. .

Inferencial. Se ocupa de estimar los parámetros poblacionales cuando no es posible su conocimiento en las poblaciones, y sólo es factible su inferencia a partir de los resultados en la muestra.

Bioética. Disciplina científica que estudia los aspectos éticos de la medicina y la biología en general, así como de las relaciones del hombre con los restantes seres vivos. (29) // Es una ciencia moral tan aplicada como la filosofía ética, que consiste de los mismos principios y reglas de la ética, la misma forma de argumentar, razonar, y el mismo proceso de fundamentar los juicios emitidos. (110) // No es un nuevo conjunto de principios o reglas útiles, sino la propia ética clásica que está siendo aplicada a un dominio particular de problemas. (209)

Biometría. Estudio mensurativo o estadístico de los fenómenos o procesos biológicos. (29)

Biónica. Método para la resolución de problemas en el que se utilizan prototipos biológicos, como modelos para la elaboración de sistemas creados por el hombre. (105)

Biopsias a enfermos ingresados. (estadística) Número de biopsias realizadas en el área de hospitalización, dividido por el número total de ingresos. (186)

Biopsias en consultas externas. (estadística) Son el número total de biopsias en consultas externas, divididas por el total de actividad ambulatoria. (186)

Biotipo. Complejo inerte de una zona físicoambiental, donde se desenvuelve la vida de una comunidad biótica. (18)

Bit. (Binary digit. Dígito binario). Es la menor unidad de información. Se le asignan los valores de «0» y «1». (308)

Bloqueo de datos. *Véase* AGENCIA DE PROTECCIÓN DE DATOS.

Boicotear. Privar a alguien, particular o empresa, de las relaciones o medios que necesita, para obligarle a ceder en cierta cosa o para que no consiga sus propósitos por todos los medios a su alcance. Acto o conjunto de actos de presión colectiva en virtud de los cuales se somete a un bloqueo sistemático la actividad profesional de una persona. (27)

Boletín Oficial del Estado (BOE). Es el diario oficial del Estado español, sucesor de la antigua Gaceta de Madrid, que empezó a editarse en 1961. En el BOE se publican las leyes, disposiciones generales (decretos, ordenes ministeriales, etc.), así como disposiciones administrativas en materia de autoridad y personal, oposiciones y concursos, otras disposiciones, avisos oficiales de la Administración de la Justicia, convocatorias de subastas y concursos de obras y servicios públicos, y anuncios varios.

Boletines. *Véase* PUBLICACIONES CIENTÍFICAS.

Brain-storming. *Véase* TORMENTA DE IDEAS.

Brain-writing. Es un método de búsqueda de consenso basado en una especie de reflexión silenciosa. Se forma un grupo de seis a ocho personas y se les solicita que escriban sus propias ideas en silencio. Cuando no tienen más ideas, se intercambian las listas, aportando nuevas ideas, y así hasta agotar todas las ideas. A continuación se procede a discutir de forma ordenada las ideas hasta que finalmente se ordenan los ítems. Se diferencia de la técnica «grupo nominal» en el hecho de que el animador escribe previamente posibles problemas y soluciones. (6)

Briefing. Especie de cuestionario o lista de comprobación exhaustiva empleada para la resolución de un problema empresarial. (332)

Brigada general. *Véase* PLAN DE EMERGENCIA.

Brote epidémico. Situación en la que dos o más individuos manifiestan la misma enfermedad. A veces se denomina «brote», término preferible al de epidemia, para evitar el sensacionalismo que puede asociarse al uso de esta última palabra. (2)

Burocracia. Es la forma más desarrollada de la autoridad legal-racional, puesto que se basa en unas reglas lógicas. Sus características son (325): a) Poderes y funciones sin carácter patrimonial. b) El poder y las funciones son impersonales. Se obedece al jefe porque es la máxima autoridad, no porque sea el líder carismático. c) Existe una distribución precisa de los roles. d) Los roles están dispuestos de un modo jerárquico. e) Cada tarea debe ser realizada por un individuo cualificado.

Business process redesign. Iniciativa originada en las áreas de negocio de las compañías, con amplitud global al resto de la organización, para facilitar el rediseño revolucionario o radical de las tareas y funciones anticuadas y verticales, en procesos básicos de negocio horizontales de lato valor añadido. (320)

Byte. (binary term). Conjunto de ocho bits que representan en general un carácter, es decir, un número, una letra, o un signo especial. Un byte en castellano se denomina carácter u octeto. (307).

C

CIE. *Véase* CLASIFICACIÓN INTERNACIONAL DE ENFERMEDADES.

CIE-10. *Véase* CLASIFICACIÓN INTERNACIONAL DE ENFERMEDADES.

CIE-9-M.C. *Véase* CLASIFICACIÓN INTERNACIONAL DE ENFERMEDADES.

CIP. *Véase* CÓDIGO DE IDENTIFICACIÓN PERSONAL.

CIPSAP. *Véase* CLASIFICACIÓN INTERNACIONAL DE PROBLEMAS DE SALUD EN ATENCIÓN PRIMARIA.

CMBD. *Véase* CONJUNTO MÍNIMO BÁSICO DE DATOS.

CPU. (Central Proccesing Unit). Unidad central de proceso. Parte del ordenador que incluye la unidad aritmético-lógica (ALU y la unidad de control (UC). (306)

CSIM. *Véase* CLASIFICACIÓN INTERNACIONAL DE SECUELAS, INCAPACIDADES Y MINUSVALÍAS.

Cabildos. *Véase* ADMINISTRACIÓN LOCAL. (Islas).

Cadena epidemiológica. En las enfermedades transmisibles hay que considerar el agente etiológico y la cadena epidemiológica. Esta es el conjunto de tres o cuatro factores, que serían los eslabones de la cadena que determina la transmisión. Estos son reservorio, fuente (a menudo es el mismo reservorio), mecanismo de transmisión y huésped susceptible. (134)

Caducidad. (consumo) Como consecuencia de la intangibilidad y de la simultaneidad de la producción-consumo de los servicios sanitarios, estos son perecederos. (189)

Caducidad. En los procedimientos administrativos iniciados a solicitud del interesado, cuando se produzca su paralización por causa imputable al mismo, la Administración le advertirá que, transcurridos tres meses, se producirá la caducidad del mismo. No podrá acordarse la caducidad por la simple inactividad del interesado en la cumplimentación de trámites, siempre que no sean indispensables para dictar resolución. (LRJAP 30/92 Art. 92) // Extinción de los derechos por el simple transcurso del tiempo concedido para su ejercicio. No puede renunciarse ni interrumpirse. No requiere alegación, ya que los tribunales la aplican de oficio. (27)

Calendario laboral. *Véase* FIESTAS LABORALES.

Calendario vacunal. Supone un compromiso o acuerdo al que se llega tras analizar la situación epidemiológica, las características de la población a la que se dirige y los recursos disponibles. Con él se establece el orden cronológico y el número de dosis que deben administrarse y requiere la definición del grupo al que abra de aplicarlo. Debe ser pertinente (adaptado a las necesidades epidemiológicas), simplificado (número limitado de dosis y de actos vacunales) y flexible (admitirá adaptaciones a las circunstancias de cada receptor). (132)

Calidad. Conjunto de todas las propiedades y características del producto con relación a las exigencias del consumidor. (111) // Propiedades o conjunto de propiedades inherentes a una cosa que permiten apreciarla como igual, mejor o peor que las restantes de su especie (29) // El grado de adecuación de un determinado producto o servicios a las expectativas del usuario o a ciertos parámetros tecnológicos o científicos expresados mediante normas concretas. (107) // Trabajar en calidad consiste en diseñar, producir y servir un bien o un servicio que sea útil, lo más económico posible y siempre satisfactorio para el usuario. (107) // La calidad de un producto o servicio es aquella en la que el cliente está dispuesto a pagar según lo que obtiene y valora. (111) // El conjunto de todas las propiedades y características de un producto que son apropiadas para cumplir las exigencias del mercado al que va destinado. (111) // Adecuación al uso, satisfaciendo las necesidades del cliente. (190) // Grado predecible de fiabilidad a bajo coste, adecuado a las necesidades del mercado. (107) // La provisión de servicios accesibles y equitativos con un nivel profesional excelente, optimizando los recursos y logrando la adhesión y la satisfacción del usuario. (126) // Es el conjunto de rasgos característicos de un producto o servicio, que lo hacen más o menos adecuado para satisfacer las necesidades del consumidor o del usuario. El diseño representa la calidad intencional, que la empresa desea obtener interpretando las necesidades del consumidor. La frase «organización de calidad», significa una atención muy cuidadosa a una multitud de aspectos de cualquier tipo de la empresa o del proyecto: preocupación por el cliente, como diseñar los productos, relaciones interpersonales, actividad financiera, etc. Totalidad de funciones, características (ausencias de deficiencias de un bien o servicio) o comportamientos de un bien producido o de un servicio prestado que les hace capaces de satisfacer las necesidades de los consumidores. (22) // Es un atributo de la atención que puede alcanzarse en diferentes grados, o también una propiedad que la atención sanitaria puede poseer en distintos grados. Así demostramos que las valoraciones sobre la calidad y el grado de atención son inseparables, pues un juicio de valor sobre dicho grado lleva implícito una valoración sobre la calidad. (186) // Es la idoneidad, aptitud o adecuación al uso. (190) *Véase* CONTROL DE CALIDAD.

Calidad absoluta. Es aquella que establece el grado en que se ha conseguido restaurar la salud del paciente, teniendo en cuenta el componente científico-técnico. Este concepto se basa en el concepto de salud-enfermedad, en el estado de la ciencia y la tecnología. Por lo tanto, también es llamada calidad científico técnica o profesional. (114)

Calidad científico-técnica. Competencia del profesional para utilizar de forma idónea los más avanzados conocimientos y los recursos a su alcance para producir salud y satisfacciones en la población atendida. Esta dimensión debe considerarse tanto en su aspecto de habilidad técnica, como en el de la relación interpersonal sanitario-paciente. (126)

Calidad de atención. Nivel de rendimiento o de logros que caracteriza los cuidados de salud. En último término, la medición de la calidad de la atención se basa siempre en juicios de valor, pero existen componentes y determinantes de la calidad que pueden medirse objetivamente. Estos componentes y determinantes han sido clasificados por Donabedian en: medidas de estructura, de procesos y de resultados. (2)

Calidad de conformidad. Va encaminado a garantizar que los productos o servicios se han fabricado de acuerdo con la forma en que fue concebido y proyectado. (97)

Calidad de diseño. Se entiende por calidad de diseño como la idoneidad o aptitud para su utilización o aplicación desde la perspectiva del cliente. Esta idoneidad o aptitud para el uso, se determina por aquellas características del producto o servicio que el cliente puede reconocer como beneficiosas para él. (97)

Calidad de vida. Percepción por parte de los individuos o grupos de que se satisfacen sus necesidades y no se les niegan oportunidades para alcanzar un estado de felicidad y realización personal. El término calidad de vida ha llegado a ser de uso común en el mundo desarrollado, que tiene cubiertas holgadamente las necesidades materiales básicas. Las personas son cada vez más conscientes de la posibilidad de satisfacer las necesidades individuales y sociales, y buscan una calidad de la existencia por encima de la mera supervivencia. (1) // Estimación de la vida que resta sin secuelas, incapacidades ni minusvalías. (2) // Está referida a los aspectos físicos, sociales, intelectuales y emocionales de la vida que son relevantes para los individuos y que están relacionados con su nivel de bienestar. Percepción u opinión de los individuos o grupos de que se satisfacen sus necesidades y de que no se les niegan oportunidades para alcanzar un estado de felicidad y realización personal. (22)

Calidad de vida relacionada con la salud. Calidad de vida probablemente afectada o condicionada por actuaciones sanitarias y relacionada con la salud, pretendidamente independiente de los aspectos físicos, sociales o biológicos que habitualmente influyen sobre el bienestar.

Calidad individualizada. Esta forma de concebir la calidad se basa en que el objetivo de la atención es mejorar el bienestar del paciente. Exige que sea el paciente quien decida sobre su proceso, el profesional informará y el paciente y/o familia decidirá. (114)

Calidad percibida. Impresión que los usuarios tienen sobre la idoneidad de un producto para satisfacer sus expectativas. (189) .

Calidad social. Eficiencia. Distribución del beneficio a toda la población. (114)

Calidad técnica o intrínseca. Características de un bien o servicio que, medidas y comparadas con las de otros productos, permiten establecer un juicio objetivo al respecto. (189)

Calidad total. Es el conjunto de principios, de métodos organizados y de estrategia global que intentan movilizar a toda la empresa con el fin de obtener una mejor satisfacción del cliente al menor coste. La calidad total es una filosofía empresarial que conforma una estrategia de cambio en la organización y un modelo de gestión, apoyado en tres pilares: orientación al cliente, liderazgo en costes de producción y orientación al cliente interno. (189) también proceso de mejora continua.

Certificado de calidad. Garantía que da la empresa que vende el producto asegurando que el mismo reúne las condiciones por las que se caracteriza. Suele ir acompañado de una garantía para el caso de que el producto resulte defectuoso antes de un plazo determinado, comprometiéndose la empresa entonces a su reposición para el arreglo gratuito. (281)

Control de calidad. Se realiza siguiendo los enfoques clásicos de estructura, proceso y resultados. Consiste en un proceso cíclico que comienza con la definición del grado de calidad que se desea alcanzar, seguido de un proceso de seguimiento y registro continuo de los datos relevantes de la asistencia (monitorización), la medida y valoración de los mismos y la propuesta e implantación de medidas correctoras. (189) // Supervisión y control de todas las operaciones que intervienen en un proceso, por medio generalmente del muestreo y de la inspección, para detectar y corregir las variaciones sistemáticas o excesivamente aleatorias de la calidad. (2) // Consiste en comparar una situación previamente definida como deseable con la realidad, establecen los motivos de discrepancia, sugieren los cambios necesarios para evitarlos y comprueba posteriormente su efectividad. (126) // Medición continuada o monitorización del cumplimiento de unos niveles estándar prefijados. No juzga ni identifica problemas diferentes al tema que está controlando. (3) // El conjunto de los métodos que tienden a asegurar que tanto los inputs, como los productos terminados, reúnen las condiciones cualitativas necesarias para garantizar la idoneidad en los artículos objeto posteriormente de consumo o uso. (30) // Hay autores que consideran que control de calidad y garantía de calidad son sinónimos. (112) *Véase* GARANTÍA DE CALIDAD.

Control de calidad total. Expresión acuñada por A. Feigenbaum para referirse a la conciencia introducible en una empresa para llegar al perfeccionamiento permanente y al «defecto cero». (30) // Proceso de aplicación de determinadas técnicas a fin de evaluar y supervisar todas las distintas operaciones relacionadas con un proceso productivo (incluido su resultado), al objeto de detectar su grado de fiabilidad y/o corregir las variaciones de calidad para que dicho proceso se desarrolle de acuerdo a criterios previamente establecidos, o para que el producto resultante cumpla determinadas condiciones. (22)

Coste de calidad. Son aquellos originados por la implantación y desarrollo de las actividades necesarias para alcanzar los objetivos de calidad fijados por la empresa. (97) .

Coste de la no calidad. Son aquéllos costes asociados a los fallos o errores en los productos que impiden que éstos cumplan con los requisitos previamente fijados. Expresan las consecuencias económicas negativas que ocasionan los fallos de calidad; están compuestos por la suma de los costes de los fallos internos y externos. (97)

Dirección de calidad total. Se trata del proceso que coordina todas las acciones que aseguran la satisfacción de las expectativas internas y externas del cliente, sobre la base de las normas y requisitos acordados. (225).

Garantía de calidad. Actividad que integra la evaluación y el control periódico posterior, mediante nuevas mediciones o reevaluaciones, para conocer si las acciones correctoras adoptadas han mejorado los déficits puestos de relieve en la evaluación anterior. (3) // Proceso de determinar los estándares asistenciales para después planificar y proporcionar el tipo de cuidados o servicios que permitirán el cumplimiento de dichos estándares. (105) // Técnica de gestión para la modificación del comportamiento, desarrollada para ayudar a los profesionales sanitarios a fin de identificar y examinar de forma apropiada las prácticas sanitarias en orden a poder alcanzar los objetivos de calidad en los procesos de atención sanitaria. La gestión de calidad total es un concepto similar que se centra no tanto en los procesos como en los resultados. (22) // Hay autores que consideran que garantía de calidad y control de calidad con sinónimos. (112)

Gestión de la calidad. Es el conjunto completo de actividades mediante las cuales se alcanza la aptitud al uso, con independencia de donde se lleven a cabo estas actividades. El objetivo de la calidad es buscar la satisfacción del cliente y del proveedor al mínimo coste combinado. La gestión de la calidad comprende tres procesos: planificación, organización y control. (189)

Calumnia. Falsa imputación de un delito hecha con conocimiento de su falsedad o temerario desprecio hacia la verdad. (93)

Camas de hospitalización. Se consideran camas de hospitalización: a) camas convencionales de hospitalización y de cuidados especiales (intensivos médicos, quirúrgicos y pediátricos, coronarios y quemados). b) cunas de áreas pediátricas. c) incubadoras fijas. No se consideran camas de hospitalización y por tanto no generan estancias, las de observación de urgencias, inducción preanestésica, reanimación, exploración, hospital de día y de noche (la estancia no debe ser superior a veinticuatro horas), puestos de diálisis, cunas de recién nacidos e incubadoras portátiles. (214)

Camas funcionantes. Promedio de camas hospitalarias realmente en servicio durante el mes, hayan estado o no ocupadas durante el periodo. No se contabilizan entre ellas las camas habilitadas o supletorias, independientemente de que sí se impute al área correspondiente la actividad que se genera en dichas camas. (214) // Promedio de camas realmente en servicio durante el año. No se contabilizan las camas habilitadas. (213)

Camas habilitadas. Las que se utilizan, además de las que están en funcionamiento, en pasillos, despachos, salas de exploración o habitaciones de hospitalización, y que no estén complementadas en la exploración o habitaciones de hospitalización, y que no estén contempladas en la dotación del centro, ni las camas convertidas en áreas de apoyo u otros servicios. (213)

Camas instaladas. Número de camas hospitalarias que constituyen la dotación fija del centro, aunque no estén en servicio por falta de personal o de equipamiento, por obras, o por no ser necesarias en función de la demanda asistencial. No se contabilizarán en esta cifra las camas habilitadas o supletorias. (213) // (formula) Número de camas instaladas dividido por el número de habitantes por mil. (317)

Camas médicas. De entre las funcionantes del hospital, aquéllas destinadas a hospitalización de las unidades de especialización médica. (214)
Camas neonatológicas. De entre las funcionantes del hospital, aquéllas destinadas a neonatología. (214)
Camas obstétricas. De entre las funcionantes del hospital, aquéllas destinadas a la asistencia obstétrica en régimen de hospitalización. (214)
Camas pediátricas. De entre las funcionantes del hospital, aquellas destinadas a pediatría (se excluirán las pediátricas quirúrgicas que se contabilizarán en las camas quirúrgicas). (214)
Camas quirúrgicas. De entre las funcionantes del hospital, aquéllas destinadas a hospitalización de las unidades de especialización quirúrgica, incluidas las de ginecología. (214)
Camas supletorias. *Véase* CAMAS HABILITADAS.
Camas totales. Suma de las camas de las distintas áreas que será igual al número total de camas en funcionamiento en el hospital. (214)
Camas UCI. De entre las funcionantes del hospital, aquéllas destinadas específicamente a cuidados intensivos, independientemente del tipo de pacientes: quemados, traumatológicos, quirúrgicos, etc. (214)

Cambio proactivo. Preparar el cambio antes de que las condiciones del entorno lo requieran realmente, para estar bien posicionados cuando el cambio sobrevenga. Ignorar el cambio conduce a la extinción. (4)

Cambio reactivo. Reaccionar ante la presión del entorno para sobrevivir y adaptarse a la nueva situación. Ignorar el cambio conduce a la extinción. (4)

Campaña de masas. En términos de promoción de la salud, serie de actividades planificadas y estrategias dirigidas a toda la población. Por esta razón, estas campañas se suelen servir en gran parte de los medios de comunicación social. Las campañas de masas se utilizan con mucha frecuencia en la prevención de las enfermedades. En general, las campañas de masas han demostrado únicamente ser eficaces cuando se pretenden conseguir cambios de conducta a muy corto plazo o para una sola vez, por ejemplo la introducción de nuevas vacunas. (1)

Campañas sociosanitarias. Es un esfuerzo organizado y dirigido por un ente o grupo con responsabilidad sanitaria, en el que los agentes de cambio (gerentes, directores, jefes de servicio, supervisores, etc.) intentan persuadir a otros de que acepten, modifiquen o abandonen ciertas ideas, prácticas y conductas con el fin de alcanzar un objetivo sanitario establecido. (101)

Campo. Parte de uno de los registros de un fichero, en el que se contiene cada uno de los datos de aquellos. Un campo esta formado por un conjunto de caracteres. (306)

Cánones. Gastos por la cesión de un bien, uso de propiedad industrial y análogos. (215)

Capacidad. Es la habilidad actual de la persona para determinada actividad o comportamiento, adquirida a partir del desarrollo de una aptitud, por medio del entrenamiento o de la práctica. (88) // Aptitud legal para ser sujeto de derechos y obligaciones, o facultad más o menos amplia de realizar actos válidos y eficaces en derecho. (29) // Dícese en los procesos productivos o en la oferta de servicios, de la oferta máxima de un producto, un bien, o un servicio en un período dado. (101)

Capital. Uno de los tres factores de producción, que se cita tradicionalmente con la tierra y el trabajo. En la teoría clásica, el capital se genera por acumulación de los excedentes de la empresa, que en el caso del marxismo, recibe el nombre de plusvalía. (30)
Capital circulante. Son los recursos monetarios que se emplean para el pago anticipado (antes de la venta del producto) de los factores de producción. (295)
Capital fijo. Es aquel que permanece inalterable durante más de un ciclo de explotación: equipo industrial, instalaciones, etc. (295)
Capital humano. Cantidad de conocimientos que posee una sociedad o un individuo, adquiridos mediante la escolarización formal o el aprendizaje por experiencia. La teoría del capital humano, estudia su importancia en el proceso de crecimiento y desarrollo económico. (30)

Carácter. Elemento que se utiliza para representar datos. Entre los caracteres más habitualmente empleados se encuentran las letras, los números y los signos especiales. (307)

Carga lectiva. *Véase* PLANES DE ESTUDIO.

Cargas sociales. Son las cantidades que en la empresa se dedican al pago de la seguridad social en sus distintas facetas de pensiones de jubilación, invalidez, viudedad, orfandad, y los seguros de enfermedad, maternidad, desempleo, etc. Las cargas sociales se fijan en un porcentaje del salario, que se toma como base reguladora. (30)

Cargo. Es la posición jerárquica de ese conjunto de tareas o atribuciones dentro de la organización formal, generalmente definida en el organigrama. Cada cargo constituye una designación de trabajo, con un conjunto específico de deberes, responsabilidades y condiciones, generalmente diferentes de otras designaciones de trabajo. (88) // Una unidad de organización que conlleva un grupo de deberes y responsabilidades que lo vuelven separado y distinto de otros cargos. (149)

Carrera profesional. Es el conjunto de méritos adquiridos por un profesional en el desarrollo de su actividad académica y laboral. Viene a ser una especie de «curriculum vitae» del profesional. Se diferencia de la promoción profesional en su ámbito de aplicación. Mientras que la carrera profesional es un conjunto de méritos ligados a la actividad del profesional independientemente de la empresa en que preste sus servicios, la promoción profesional se limita al ámbito de una empresa determinada. A modo de ejemplo, los méritos a efectos de promoción profesional que exige una empresa pública no tienen por qué ser los mismos que los que se solicita en otra empresa pública o privada, sin embargo, a los efectos de la carrera profesional, la obtención de una especialidad, un master, ser ganador de un certamen, etc. Son méritos ligados al profesional en cualquier ámbito que preste sus servicios, siendo por tanto independiente del reconocimiento expreso por parte de la empresa en la que trabaja en un momento concreto. (16) // El desarrollo de la carrera se considera un proceso a largo plazo en el que se dan de continuo autoevaluación, educación, formación, adquisición de experiencia laboral según se trabaja y a cambio de nuevos puestos de trabajo. (299) // La carrera profesional debe ser reflejo claro de la posibilidad personal de cambio, con la fijación de metas, expectativas de lograrlas y evaluación de resultados. (295) // La carrera profesional debe estar con relación a las necesidades específicas que deben ser satisfechas, para sentirse integrado en la organización. Drucker las clasifica en cinco (295): a) Debe ser un profesional y, sin embargo, hacer una contribución a la empresa, saber que la hace y en qué consiste. b) Debe tener oportunidades para ascender como profesional, como empleado y como colaborador individual. c) Debe tener incentivos financieros para sus realizaciones sobresalientes y la mayor contribución como colaborador individual. d) Su tarea debe ser la de un profesional. e) Necesita reconocimiento profesional, tanto dentro de la empresa como en la comunidad.

Cartera de servicios. Para el Insalud, conjunto de servicios que responden a necesidades y demandas de la población, sustentadas en criterios científico-técnicos y en prioridades de política sanitaria, y que favorecen el desarrollo de la atención primaria y especializada. La cartera de servicios es un instrumento dinámico y flexible, en tiempo y ámbito geográfico (comunidad autónoma y sector), que se utiliza para la gestión del trabajo de los profesionales de atención primaria y especializada. (58) // Relación pormenorizada de la clase y el volumen de servicios sanitarios que previsiblemente pueden ser prestados a la población por parte de una institución de atención sanitaria determinada (o por la totalidad de los que dispone un sistema) durante un período de tiempo dado. (22) // También podemos llamarla portafolio. Es el conjunto de productos que una empresa pone a disposición de sus clientes. (256)

Case mix. Casuística hospitalaria. Índice que intenta cuantificar el tipo, variedad y volumen de los pacientes tratados en un hospital. La clasificación se realiza teniendo en cuenta una serie de variables clínicamente significativas previamente determinadas que, se les exige el cumplimiento de seis condiciones: fiabilidad, sensibilidad, coste-efectividad, flexibilidad y accesibilidad. (208). El case mix de un hospital se puede medir a través de diferentes sistemas de clasificación de pacientes siendo los más usados los siguientes:

Ambulatory visit groups. Son los más conocidos, tratan de agrupar a los pacientes con un fin similar al de los GRDs. (295)

Apache. (acute physiology and chronic health evaluation). Consiste en la valoración protocolizada de los pacientes con relación a tres tipos de datos: grado de afección fisiológica (acute physiology score), la evaluación de la existencia de enfermedades crónicas y de su repercusión funcional durante el tiempo previo a la admisión (chronic health evaluation) y por último en la clasificación del paciente en uno de los siete sistemas orgánicos principales en función del diagnóstico principal. El índice apache se construye generalmente en el momento del ingreso y tiene finalidades pronosticas del estado del paciente. Este sistema describe clínicamente al enfermo y su base se encuentra en parámetros fisiológicos considerados vitales. Su origen en la medicina intensiva caracteriza este sistema. (9)

As-Score. Tiene como objeto la medición de la severidad de los procesos. Clasifica a los pacientes en cuatro niveles de severidad, según los siguientes componentes (295): a) Edad del paciente-A (Age). b) Sistemas u órganos afectados-S. c) Estadio de la enfermedad-S. d) Complicaciones-Co. e) Respuesta a la terapéutica-Re.

Disease staging. Parte del análisis de la historia natural de una enfermedad y su evolución clínica. Este sistema es completamente independiente de las prácticas médicas y depende exclusivamente de la evolución de la enfermedad. El objetivo inicial es encontrar un instrumento para valorar la calidad asistencial. Los autores de este índice aplicaron los conceptos de los estadios de la enfermedad, a una serie de patologías, mediante diversos paneles de consultores especialistas en cada enfermedad de tal manera que clasifican (9): a) el estadío n.º 1, sin complicaciones o bien con problemas de gravedad mínima. b) el estadío n.º 2, problemas limitados a un órgano o sistema. c) el estadío n.º 3, afección múltiple de órganos o sistemas. d) el estadío n.º 4, muerte.

GRD. (grupos relacionados con el diagnóstico). Fueron desarrollados en la universidad de Yale por Fetter y Thompson a finales de los años sesenta. // Es un sistema de clasificación de los pacientes en categorías, a tenor de los diagnósticos médicos y de su utilización de los recursos hospitalarios. (105) // Es la definición de grupos diagnósticos homogéneos en cuanto a patologías y coste diagnóstico y terapéutico. (186) // Este sistema realiza la clasificación de pacientes en categorías clínicamente homogéneas que previsiblemente presentarán una estancia media y un consumo de recursos similar. (208) // Los GRD fueron constituidos como grupos de pacientes homogéneos en cuanto al consumo de recursos. Por tanto, el elemento técnico fundamental para su valoración es la potencia explicativa de este consumo. Los GRD fueron desarrollados a través del análisis estadístico de una base de datos amplia, se basan en la información disponible en el CMBD habituales y fueron diseñados como clasificación de isoconsumo de recursos. (8)

PATH. (sendero o árbol de decisión). Es una forma muy esquemática de protocolo en el que se recogen los motivos que originaron el ingreso en el hospital, los recursos mínimos que se usarán en el diagnóstico incluidos en la categoría y el tratamiento a que se debe someter al enfermo, incluyendo los días necesarios de uci y la estancia media prevista. (208)

PMC. (patient management categories o categorías de gestión de pacientes). Fue desarrollado por Wanda Young en el Pittsburgh Research Institute a finales de los años setenta. La gestión de pacientes por categorías, clasificación y sistema de puntuación de intensidad relativa, es un sistema que identifica tipos de pacientes, de tal forma que puede interpretarse por médicos (en términos de gestión clínica esperada) y es útil para la predicción de necesidad de recursos (en términos de servicios y de costes). Este sistema se puede utilizar eficazmente para controlar la utilización del hospital y los servicios médicos, desarrollar criterios de calidad de cuidados y de mecanismos de financiación coherentes con el proceso de atención médica. (10) // El PMC clasifica a los pacientes, no tan solo por el motivo del alta, sino también por el motivo de admisión. Este sistema define el producto del hospital como lo que le ha ocurrido al paciente desde su admisión hasta el alta médica (9) // Sistema de clasificación de diagnósticos que pretende la agrupación de los pacientes hospitalizados en grupos lo más homogéneos posible, siguiendo parámetros clínicos. Con la búsqueda de la homogeneidad se pretende también poder preveer cuál será el consumo de recursos. Deben de cumplir una serie de características (208): a) que se construyan un número manejable de grupos. b) que las categorías tengan significación clínica. c) que puedan ser obtenidos a partir de datos fácilmente disponibles en el momento del alta del enfermo.

PSI (patient severy índex). Sistema de clasificación de grupos diagnósticos que pretende evaluar la gravedad del caso. Consiste en la evaluación de siete parámetros previamente definidos, obteniéndose una puntuación entre 1 y 4, que refleja la severidad del paciente. Entre los parámetros evaluados está el diagnóstico principal, la presencia de patologías asociadas a la principal, complicaciones, la respuesta al tratamiento o las secuelas. (208) // Determina la gravedad a partir de siete indicadores, de los cuales tres están influidos por la práctica asistencial, mientras que los otros dependen del paciente. El objetivo de este índice es medir el case mix a partir de la evaluación de la gravedad de la enfermedad a partir de estos siete indicadores (9): a) Estadío del diagnóstico principal. b) Concurrencia de otras condiciones que afectan al curso hospitalario. c) Grado de respuesta a la terapéutica o grado de recuperación. d) Afección residual después de la terapéutica aplicada al proceso agudo que motivó la hospitalización. e) Complicaciones del diagnóstico principal. f) Dependencia personal. g) Procedimientos diferentes a intervenciones quirúrgicas.

RIS o PIR (Relative Intensity Score). Puntuación de intensidad relativa). Parámetro similar a un medidor de complejidad, que se puede definir como el peso relativo de los recursos que se prevé que consumirá el paciente o la intensidad de carga de la enfermedad, tomando como unidad de consumo previsible de recursos en una categoría que se eligió de manera arbitraria. (208)

Cash flow. Flujo de dinero líquido. Es la capacidad de autofinanciación global. (295)

Cash flow bruto. Es la autofinanciación global a la que se añaden los beneficios distribuidos, el impuesto sobre las ganancias y las cargas financieras que existan. (295)

Cash flow neto. Es igual a la autofinanciación global más los beneficios distribuidos. (295)

Caso. Individuo de una población que desarrolla o padece una determinada enfermedad o fenómeno de interés en un estudio. (264) // En epidemiología, una persona de la población o de un grupo de un estudio, que posee la enfermedad, trastorno sanitario o proceso, que se hallan sometidos a investigación. (2)

Catedrático. Universidad. Profesor titular de una cátedra. Cuerpo de funcionarios docentes. Los catedráticos de universidad tienen plena capacidad docente e investigadora. (LRU Art. 33.2)

Concurso a plazas. Para poder concursar a plazas de catedrático de universidad será necesario tener dicha condición o bien la de profesor titular de universidad o catedrático de escuelas universitarias con tres años de antigüedad y titulación de doctor. El consejo de universidades podrá eximir de estos requisitos a doctores, en atención a sus méritos. Los concursos serán convocados por las universidades correspondientes y publicadas en el BOE se celebrarán públicamente mediante dos pruebas, que consistirán en la presentación y discusión con la comisión, de los méritos e historial académico e investigador del candidato, así como su proyecto docente y la exposición y debate de un trabajo original de investigación. (LRU Art. 38). Para poder concursar a plazas de catedrático de escuelas universitarias será necesario estar en posesión del título de doctor. (LRU Art. 36)

Escuela universitaria. Profesor titular de una cátedra. Cuerpo de funcionarios docentes. Los catedráticos titulares de escuelas universitarias tendrán, plena capacidad docente, y, cuando se hallen en posesión del título de doctor, plena capacidad investigadora. (LRU Art. 33)

Concurso a plazas. Para poder concursar a catedrático de escuela universitaria será necesario estar en posesión del título de doctor. Los concursos serán convocados por la universidad correspondiente y publicados en el b.o.e. se celebrarán públicamente mediante dos pruebas, que consistirán en la presentación y discusión con la comisión de los méritos e historial académico e investigador del candidato, así como de su proyecto docente y, en la exposición y debate de un tema de la especialidad de libre elección por el mismo. Los concursos serán resueltos por comisiones compuestos por cinco profesores del área de conocimiento a la que corresponda la plaza, de los cuales el presidente será un catedrático de universidad; un vocal será catedrático de escuela universitaria; y tres vocales serán designados mediante sorteo por el consejo de universidades.

Enseñanza secundaria. Se reconoce adquirida la condición de catedrático de enseñanza secundaria a los funcionarios pertenecientes al cuerpo de catedráticos numerarios de bachillerato, cualquiera que sea su situación administrativa. Para adquirir la condición de catedrático será necesario tener una antigüedad mínima de ocho años en el correspondiente cuerpo y especialidad, y ser seleccionado en las convocatorias que al efecto se realicen.

Concurso de plazas. En las convocatorias se valorarán los méritos de los concursantes, entre los que se tendrán en cuanta el trabajo desarrollado y los cursos de formación y perfeccionamiento superados, así como los méritos académicos. Asimismo se realizará una prueba, consistente en la exposición y debate de un tema de su especialidad, elegido libremente por el concursante. La condición de catedrático, con los correspondientes efectos, se adquirirá con carácter personal, podrá reconocerse al treinta por ciento de los funcionarios de cada cuerpo y se valorará a todos los efectos como mérito docente específico. (LRU d.a. 16ª)

Libertad de cátedra. Es la facultad conferida a los profesores, y en última instancia, a los departamentos de las facultades, consistente en el libre diseño del programa curricular de la asignatura, y la libre organización del enfoque de la docencia, desarrollando las enseñanzas propias del área de conocimientos de su competencia dentro de las tendencias elegidas. Deberán los programas incluir los contenidos mínimos fijados por las directrices dictadas por el consejo de universidades. (LRU Art. 2.1) (176)

Categoría diagnostica mayor. Agrupación de los diagnósticos en categorías con criterios de aparatos u órganos afectados. (5))

Categoría profesional. *Véase* CLASIFICACIÓN PROFESIONAL.

Causalidad. Relación entre las causas y los efectos por ellas producidos. (2) // Se considera que existe una asociación causal entre un factor de riesgo y una enfermedad cuando una disminución de esa característica del factor de riesgo se acompaña de una reducción en la incidencia de la enfermedad. (264)

Causa complementaria. Son elementos o factores que unidos a las causas necesarias pueden llevar a la aparición de una enfermedad.

Causa necesaria. Es una causa que puede acarrear una enfermedad pero no inevitablemente.

Causa suficiente. Es aquella causa que inevitablemente conlleva la aparición de la enfermedad.

CD-Rom. (Compact disk-read only memory). Disco óptico destinado al almacenamiento de información permanente, que se puede leer todas las veces que se considere oportuna, pero que no es reutilizable para nuevas grabaciones. (306)

Censo. El censo de población es el recuento periódico (cada 10 años, los acabados en 1), directo, nominal y simultáneo de una población, que registra las características más significativas de ésta. Las variables que recogen son (264):

Directas. a) Orden geográfico. Lugar de residencia (rural o urbano). b) Familia. Número de miembros de la familia. c) Personales. Edad, sexo, estado civil. d) Culturales. Nivel de estudios. e) Económicos. Nivel de ingresos. f) Fecundidad. Número de hijos.

Derivadas: a) Población de hecho. b) Población de derecho. c) flujo migratorio.

Enumeración de una población, originariamente a efectos tributarios y de servicio militar. En dicha enumeración se suele registrar la identidad de todas las personas en cada hogar, con sus edades respectivas o fecha de nacimiento, sexo, profesión, nacionalidad, idioma, estado civil, ingresos y parentesco con la cabeza de familia, además de datos relativos al lugar de la vivienda. Suelen incluirse otros muchos datos como, nivel educativo, incapacidad permanente, etc. (2) // Es una operación que permite conocer, en una fecha dada, los efectivos de una población y algunas de sus características, como el sexo, la edad, el estado civil, etc. (42) // Padrón municipal. *Véase* PADRÓN MUNICIPAL.

Centiles. *Véase* CUANTILES.

Centralismo. Tendencia, en la política o en la economía, a decidirlo todo en un sólo núcleo de poder, sin aceptar la autonomía del resto del cuerpo social (periferia). (30)

Centro de salud. Es la estructura física y funcional que posibilita el desarrollo de una atención primaria de salud coordinada globalmente, integral, permanente y continuada, y con base en el trabajo de equipo de los profesionales sanitarios y no sanitarios que actúan en el mismo. En él desarrollará sus actividades y funciones el equipo de atención primaria. (RD 137/84)

Centro de trabajo. Se considera centro de trabajo a la unidad productiva con organización específica que sea dada de alta, como tal, ante la autoridad laboral. En la actividad de trabajo en el mar, se considerará como centro de trabajo el buque, entendiéndose situado en la provincia donde radique su puerto base. (ET Art. 1.5)

Centroide. *Véase* ACCESIBILIDAD.

Centros de atención a minusválidos físicos. Dentro del plan de prestaciones para minusválidos físicos, psíquicos y sensoriales, tienen por finalidad la atención integral, en régimen de internado, de aquellos minusválidos físicos que, careciendo de posibilidades razonables de recuperación profesional a consecuencia de la gravedad de su discapacidad, encuentren grandes dificultades para ser atendidos en su entorno familiar y social. (263)

Centros de atención a minusválidos psíquicos. Dentro del plan de prestaciones para minusválidos físicos, psíquicos y sensoriales, están dedicados a la atención y asistencia a personas con minusvalía psíquica que, por su afectación grave, exigen tratamientos idóneos para lograr, hasta donde sea posible, su habilitación para las tareas de la vida diaria. Funcionan en régimen de internado, media pensión y ambulatorio. (263)

Centros de recuperación de minusválidos físicos. Dentro del plan de prestaciones para minusválidos físicos, psíquicos y sensoriales, tienen como objeto facilitar la integración sociolaboral de aquellas personas que, por accidente, enfermedad, causas congénitas o adquiridas, tienen una minusvalía física y/o sensorial que les impide recibir una atención recuperadora en centros ordinarios. (263)

Centros ocupacionales. Dentro del plan de prestaciones para minusválidos físicos, psíquicos y sensoriales, tienen como finalidad la habilitación profesional y el ajuste personal y social de los minusválidos cuya acusada minusvalía les impida su integración en una empresa o en un centro especial de empleo. Las actividades se desarrollan en un régimen lo más parecido a un centro laboral, pero sin efectos lucrativos. (263)

Cepyme. Confederación de la pequeña y mediana empresa.

Certificación. Es una copia total o parcial de los asientos de un registro autentificadas por los funcionarios que tienen encomendada esta función. Constituyen un medio habitual de publicidad registral. (27) // Nombre genérico que se designa a los documentos que dan testimonio del cumplimiento total o parcial de un compromiso previo, o de una actuación concreta. (30)

Certificado. *Véase* DOCUMENTO ADMINISTRATIVO. // *Véase* TÍTULOS ACADÉMICOS Y PROFESIONALES PARA LA ENSEÑANZA SUPERIOR Y LA FORMACIÓN PROFESIONAL.

Certificado de competencia. *Véase* TÍTULOS ACADÉMICOS Y PROFESIONALES PARA LA ENSEÑANZA SUPERIOR Y LA FORMACIÓN PROFESIONAL.

Certificado de defunción. Registro vital firmado por un médico en ejercicio o, en algunos países, por algún miembro del personal sanitario para ello designado, en donde se incluyen la causa de muerte, el nombre del difunto, su sexo, su fecha de nacimiento y los lugares de residencia y de fallecimiento. La causa inmediata de la muerte se registra en la primera línea, seguida de los procesos que la originaron; al final se hacen constar las causas subyacentes, que se codifican y tabulan en las publicaciones oficiales de mortalidad específica y sus causas. (2)

Causa de muerte. Las causas de muerte que deban incluirse en el certificado médico de defunción son todas aquellas enfermedades, procesos patológicos o lesiones que dieron lugar a la muerte o contribuyeron a ella. Así como las circunstancias del accidente o hecho violento que produjeron tales lesiones.

Causa subyacente de muerte. La causa subyacente de muerte es: la enfermedad o lesión que inició la serie de hechos que condujeron a la muerte y/o las circunstancias del accidente o hecho violento que produjeron las lesiones mortales.

Certificado de empresa. Documento a emitir por la empresa, a nombre del trabajador, al objeto de su aportación al expediente de solicitud de prestaciones por desempleo. Es obligación del empresario facilitarlo en el plazo de diez días posteriores al del inicio de la situación legal de desempleo del interesado. (27)

Certificado de estudios. Documento que acredita la superación o no de unos estudios determinados.

Certificado de nacimiento. Documento legal oficial en el que se registran detalles de los recién nacidos vivos, generalmente nombre, fecha de nacimiento, identidad de los padres y, a veces, datos adicionales, como el peso al nacer. Proporciona la base para las estadísticas vitales de nacimientos y de sus tasas, en la jurisdicción política o administrativa, y para el denominador de las tasas de mortalidad infantil y de otras tasas vitales. (2)

Certificado de trabajo. Documento que debe emitir el empresario, al trabajador que lo solicite, haciendo constar el tiempo de servicio prestado la empresa y la clase de trabajo prestado. (27)

Certificado internacional de vacunación. Documento oficial que justifica la vacunación de las personas que lo poseen a los efectos de acreditación para el paso de determinadas fronteras entre diferentes países. (258)

Cesárea. *Véase* PARTO.

Cesáreas. (estadística) Número de cesáreas realizadas, dividida por el número total de partos. (186)

Cesión de trabajadores. La contratación de trabajadores para cederlos temporalmente a otra empresa sólo podrá efectuarse a través de empresas de trabajo temporal debidamente autorizadas en los términos que legalmente se establezcan. Los empresarios, cedente y cesionario, que infrinjan esta norma, responderán solidariamente de las obligaciones contraídas con los trabajadores y la seguridad social, sin perjuicio de las demás responsabilidades en las que pudiera incurrir. Los trabajadores sometidos al tráfico prohibido tendrán derecho a adquirir la condición de fijos, a su elección, en la empresa cedente o cesionaria. (ET Art. 43) // Sólo las empresas de trabajo temporal que cumplan los requisitos exigidos por la ley 14/94 y el RD 4/95, que las regulan.

Chantaje. Procedimiento para conseguir algo de otra persona, amenazándola, particularmente con la difamación, si no accede a ello. (19) // Amenaza de pública difamación o daño semejante que se hace, contra alguno, a fin de obtener de él dinero u otro provecho. (27)

Cias_pro. *Véase* CONJUNTO MÍNIMO BÁSICO DE DATOS.

Cibernética. Ciencia que estudia el gobierno y control de los aparatos y dispositivos que transforman ciertas señales o información que se les suministra en un resultado, de modo semejante a como lo hace la inteligencia humana. (19)

Ciclo corto. *Véase* PLANES DE ESTUDIO.

Ciclo largo. *Véase* PLANES DE ESTUDIO.

Ciclos universitarios. Los estudios universitarios se estructurarán, como máximo, en tres ciclos. La superación del primero de ellos dará derecho, en su caso, a la obtención del título de diplomado, de arquitecto técnico o de ingeniero técnico; la del segundo, a la del título de licenciado, de arquitecto o de ingeniero, y la del tercero, a la del título de doctor. En su caso se establecerán las condiciones de convalidación o adaptación para el paso de un ciclo a otro. (LRU Art. 30) (*Véase* PLANES DE ESTUDIOS)

Ciencia. La ciencia es el conocimiento racional, cierto o probable, obtenido metódicamente, sistematizado y verificable. (169) // Es el resultado de la investigación y la aplicación del método científico; tiene relación con los valores que el hombre da a los distintos aspectos de la vida. (161)

Ciencias de la salud. En sentido estricto, son todas las disciplinas relacionadas con la salud. Frecuentemente se usa para denominar las relaciones con el estudio del estado de salud de la población, y con la investigación de las medidas que lo modifiquen. (262)

Cierre patronal. (lock-out). Respuesta de los empresarios a la huelga general obrera, marcando así el comienzo de una carrera de resistencia por ambas partes, que puede acabar en la transacción o en la derrota de una de las dos posiciones. La constitución española de 1978 no contempla explícitamente este mecanismo de conflicto laboral, al contrario de lo que ocurre con el derecho a la huelga. (30) // El contrato de trabajo podrá suspenderse por cierre legal de la empresa. Dicha suspensión, exonera de las obligaciones recíprocas de trabajar y remunerar el trabajo. (ET Art. 45)

Dumpim. Cierre de una empresa para abrirla en otro lugar determinado aprovechando mejores condiciones de suelo, infraestructuras, facilidades de las administraciones públicas o mano de obra más fácil, dúctil y barata.

Circular. Disposición de carácter general mediante la cual los órganos administrativos superiores dirigen la actividad de los inferiores. Estas disposiciones no pueden establecer penas ni imponer exacciones, tasas, cánones, derechos de propaganda y otras cargas similares, salvo aquellos casos en que expresamente lo autorice una ley votada en cortes. (LRJAE Art. 27)

Cirugía mayor ambulatoria. Paciente sometido a intervención quirúrgica ambulatoria de alguno de los siguientes procesos: herniorrafía unilateral o bilateral, cirugía hemorroidal no compleja, cirugía de fisura anal y fístulas no complejas, cirugía de varices en miembros inferiores, extirpación de tumoración benigna de mama, escisión de sinus pilonidal, tratamiento de hallux valgus, liberación y escisión de vainas y/o tendones (dupuytren, túnel carpiano, ganglión), artroscopia, extracción de material de osteosíntesis, tratamiento de cataratas, incisión y drenaje de quiste lacrimal, cirugía de corrección de estrabismo, fimosis, orquideopexia, amigdalectomía-adenoidectomía y dilatación y legrado uterino. (214)

Cirujanos. (estadística) Facultativo de especialidades quirúrgicas, incluida ginecología que forma parte de la plantilla del centro. (213)

Cita previa. Permite a la población que demanda espontáneamente (por iniciativa propia) asistencia acudir a la consulta de su métido con fecha y hora previamente concertadas y con ello reducir el tiempo de espera del paciente en el centro y homogeneizar el volumen asistencial de los diferentes días de la semana. (25)

Clase social. Método para estratificar socialmente a las poblaciones según criterios educativos, económicos, profesionales, etc. En epidemiología, estrato de la sociedad compuesto por individuos y familias de igual nivel de vida. (2)

Clasificación. Disposición sistemática en grupos o categorías de acuerdo con criterios establecidos. Es una disposición de los fenómenos en grupos, según sus relaciones. (246)

Clasificación de enfermedades. Disposición de las enfermedades en grupos con características comunes. Útil para tratar de conseguir la estandarización y, por consiguiente, la comparabilidad, en los métodos de presentación de los datos sobre mortalidad y morbilidad procedentes de distintos orígenes. Se puede incluir una anotación numérica sistemática para cada entrada de enfermedad. (2) *Véase* CIE y CIPSAP.

Clasificación Internacional de Enfermedades. (CIE). Sistema de categorías a las que se asignan entidades morbosas de conformidad con criterios establecidos. La clasificación puede girar en torno a muchos ejes posibles, y la elección de uno en particular estará determinada por el uso que se hará de las estadísticas recopiladas. Una clasificación estadística de enfermedades debe abarcar toda la gama de estados morbosos dentro de un número manuable de categorías. (300) // Clasificación de enfermedades específicas y grupos de enfermedades, elaborada por un grupo de expertos, de representación internacional, que asesoran a la organización mundial de la salud, la cual publica la lista completa en un libro revisado periódicamente, denominado «manual de clasificación estadística internacional de enfermedades, lesiones y causas de muerte. A cada entidad patológica se le asigna un número. Existen 17 grupos principales, denominados capítulos, subdivididos jerárquicamente en apartados. (2)
CIE-9-MC. Clasificación internacional de enfermedades, novena revisión. Relación de entidades nosológicas, diagnósticos médicos y procedimientos básicos. Contiene algunos diagnósticos enfermeros. (252) // La modificación de la CIE-9 sustituye a la clasificación internacional de enfermedades, adaptada para su utilización en los EE.UU. (ICDA-8) y la adaptación para hospitales de ICDA (H-ICDA). *Véase* CLASIFICACIÓN INTERNACIONAL DE ENFERMEDADES. (188) // Clasificación internacional de enfermedades, revisión 9ª, modificación clínica, se basa en la versión oficial de la 9ª revisión de la CIE de la organización mundial de la salud. Es totalmente compatible con el sistema en donde tiene su origen el CIE-9, satisfaciendo así la necesidad de comparación de estadísticas de morbilidad y mortalidad en el ámbito internacional. *Véase* CLASIFICACIÓN INTERNACIONAL DE ENFERMEDADES. (188)
CIE-10. Clasificación internacional de enfermedades, décima revisión. Fue aprobada por la conferencia internacional para la décima revisión de la clasificación internacional de enfermedades en 1989 y aprobada por la 43ª asamblea mundial de la salud. Consta de tres volúmenes:.
a) Volumen 1. Lista tabular. Contiene el informe de la conferencia internacional para la décima revisión, la clasificación de tres y cuatro caracteres, clasificación para la morfología de los tumores, listas especiales de tabulación para la mortalidad y la morbilidad, las definiciones y el reglamento y nomenclator.
b) Volumen 2. Manual de instrucciones. Donde se agrupan las recomendaciones para la certificación y clasificación anteriormente incluidas en el volumen 1, y se facilita una buena cantidad de información nueva, así como instrucciones y orientación sobre la manera de usar el volumen 1, sobre las tabulaciones y sobre la planificación necesaria para emplear la CIE, todo lo cual hizo falta en las revisiones anteriores. Figura también la formulación histórica que anteriormente formaba parte de la introducción al volumen 1.
c.) Volumen 3. Índice alfabético. Además del propio índice y su correspondiente introducción, se dan instrucciones amplias sobre cómo utilizarlo.

Clasificación Internacional de Problemas de Salud en Atención Primaria. (C.I.P.S.A.P.). Clasificación de las enfermedades, procesos y motivos diversos que pueden requerir atención primaria. Puede utilizarse para etiquetar los procesos en los registros clasificados por clases de problemas, tal como efectúa el personal sanitario de atención primaria. Esta clasificación constituye una adaptación de la CIE, pero en ella se permiten mayores dudas diagnósticas, frecuentes en la atención primaria. (2)

Clasificación Internacional de Secuelas,Incapacidades y Minusvalías. (C.I.S.I.M.). Publicada por primera vez por la OMS en 1980, es un intento de elaborar una taxonomía sistemática de las consecuencias de las lesiones y de las enfermedades. (2)
Incapacidad. Toda restricción o ausencia resultante de una secuela, de la capacidad para realizar una actividad, del modo o dentro de los márgenes en que se considera normal para el ser humano. El término incapacidad refleja las consecuencias de la secuela, por lo que hace referencia al rendimiento y actividad funcional que alcanza el individuo; así pues, las incapacidades

equivalen a trastornos de la persona. Véase incapacidad.

Minusvalía. Se define como una desventaja que sufre un individuo dado a consecuencia de una secuela o de una incapacidad, que limita o impide el cumplimiento de un determinado papel que es normal (de acuerdo con la edad, el sexo y las circunstancias sociales y culturales) para ese individuo. El término minusvalía refleja, por consiguiente, la interacción con el entorno del sujeto y la adaptación a éste. *Véase* MINUSVALÍAS.

Secuela. Toda pérdida o anomalía, psicológica o fisiológica, de la estructura o de la función. Se trata de anomalías de la estructura o aspecto del organismo, o de la función de órganos o sistemas, sea cual fuere su causa: en principio las secuelas son trastornos orgánicos.

Clasificación profesional. Mediante la negociación colectiva, o en su defecto, mediante acuerdo entre la empresa y los representantes de los trabajadores se establecerá el sistema de clasificación profesional de los trabajadores por medio de categorías o grupos profesionales. (ET Art. 22)

Ascensos. Los ascensos dentro del sistema de clasificación profesional se producirán conforme a lo establecido en los convenios correspondientes o en su defecto, mediante acuerdo colectivo entre la empresa y los representantes de los trabajadores. En todo caso los ascensos se producirán teniendo en cuenta la formación, méritos, antigüedad del trabajador, así como las facultades organizativas del empresario. (ET Art. 24)

Categoría profesional. A los efectos de clasificación profesional en el ámbito de la empresa, se entenderá que una categoría profesional es equivalente a otra cuando la aptitud profesional necesaria para el desempeño de las funciones propias de la primera permita desarrollar las prestaciones laborales básicas de la segunda, previa realización, si ello es necesario, de procesos simples de formación o adaptación. (ET Art. 22.3)

Grupo profesional. A los efectos de clasificación profesional en el ámbito de la empresa, se entiende por grupo profesional al que agrupe unitariamente las aptitudes profesionales, titulaciones y contenido general de la prestación y podrá incluir tanto diversas categorías profesionales como distintas funciones o especialidades profesionales. (ET Art. 22.2)

Insalud. *Véase* PERSONAL INSALUD, CATEGORÍAS.

Clasificación socioeconómica. Disposición de las personas en grupos, de acuerdo con características tales como la educación recibida, la profesión y las ganancias económicas. Esta diferenciación suele revelar, si se analiza, la existencia de una estrecha correlación con los fenómenos relacionados con la salud, como el promedio de vida y el riesgo de fallecer por determinadas causas. (2)

Claustro de profesores. Es el órgano de participación de los profesores en el gobierno del centro y tiene la responsabilidad de planificar, coordinar, decidir y, en su caso, informar sobre todos los aspectos docentes del mismo. El claustro será presidido por el director y estará integrado por la totalidad de los profesores que presten servicios en el centro. (LO 9/95 Art. 14)

Competencias. Son competencias del claustro de profesores: a) formular al equipo directivo propuestas para la elaboración de los proyectos del centro y de la programación general anual. b) aprobar y evaluar los proyectos curriculares y los aspectos docentes, conforme al proyecto educativo del centro. c) promover iniciativas en el ámbito de la experimentación y de la investigación pedagógica y en formación de profesorado del centro. d) elegir sus representantes en el consejo escolar. e) cualesquiera otras que les sean encomendadas por los respectivos reglamentos orgánicos.

Claustro universitario. *Véase* UNIVERSIDAD.

Cliente. El concepto de cliente lleva aparejados el acto de pagar y la capacidad de elección. Un cliente es alguien que elige y compra algo. No confundir con usuario. (189) // Persona que utiliza con asiduidad los servicios de un profesional o empresa. (29) // El concepto de cliente se aplica a una persona que recibe consejo o servicios de un profesional o de una organización, normalmente a cambio de unos honorarios. El concepto cliente se aplica a muchos ámbitos de relación profesional o comercial, como un banco, un despacho de abogados, una tienda de ropa o una compañía aérea. (256)

Cliente/servidor. Arquitectura de sistemas de información distribuida en la que las tareas a desarrollar se reparten entre un servidor y los puestos de trabajo del usuario o cliente. En el servidor se llevan a cabo las tareas generales (almacenamiento de información básica, gestión de comunicaciones, etc.) Y en el cliente las tareas especificas que necesita el usuario. (307)

Clima laboral. Es una foto fija de la situación, en cuanto a las percepciones y actitudes, en un momento dado, y como tal es un síntoma de la manera en que los empleados interactúan con la empresa. No es sino la manifestación, en un momento dado de la cultura corporativa. (218)

Clipper. Producto ofimático similar al dbase III, pero que trabaja con compilador. (307)

Coacción. Fuerza o violencia, física o psicológica contra una persona para obligarla a una acción o a la realización de un acto.(27) // Delito que comete el que sin estar legítimamente autorizado impidiere a otro con violencia hacer lo que la ley no prohibe o le compeliere a efectuar lo que no quiera, sea justo o injusto. (CP Art. 172)

Cobol. (common busines oriented languaje). Lenguaje simbólico de programas de tercera generación. Desarrollado por Codasyl en los años 60, orientado a la informática de gestión. (307)

Cociente. Resultado de dividir el numerador por el denominador. También se le denomina razón.

Codificación. Transformación de un mensaje en forma codificada, es decir, especificación para la asignación unívoca de los caracteres de un repertorio (alfabeto) a los de otro repertorio. // Conversión de un valor analógico en una señal digital según un código prefijado. (306)

Código. Cada una de las secuencias de caracteres que transforman los elementos de un repertorio (alfabeto) en otro. (308)

Código binario. Código en el que los elementos se representan solamente por los valores «1» y «0». Es el código empleado principalmente dentro de los circuitos de los equipos físicos. (309)

Código de identificación personal. Es el código que individualiza y personaliza la tarjeta individual sanitaria. Se compone de las dos primeras consonantes del apellido, de las dos primeras consonantes del segundo apellido, las dos cifras finales del año de nacimiento, mes y día, código numérico de adición para identificación de sexo, identificación de acceso al sistema nacional de salud, provincial y personal.

Código máquina. Conjunto de instrucciones binarias (unos - ceros) directamente inteligibles por el ordenador. (305)

Códigos deontológicos. Son una serie de reglas éticas y principios morales que deben inspirar a las profesiones. El consejo general de los colegios oficiales de médicos, editó su último código deontológico el 10 de abril de 1990, y el consejo general de colegios oficiales de enfermería aprobó el suyo mediante la resolución nº 32/1989.

Coeficiente de confianza. Es la probabilidad de que un estimador por intervalo cubra el verdadero valor del parámetro que se pretende estimar. (119)

Coeficiente de correlación. Es la raíz cuadrada del coeficiente de determinación (r). Mide el grado de asociación entre dos variables. (90) // Medida de asociación que indica el grado en que dos variables poseen una relación lineal. Éste coeficiente, representado por la letra «r», puede variar entre + 1 y –1: cuando r = +1 existe una perfecta relación lineal positiva, en donde la variable cambia directamente con la otra; cuando r = -1, existe una perfecta relación lineal negativa entre las variables. La medida puede generalizarse para cuantificar el grado de relación lineal entre una variable y otras varias, caso en que se conoce como coeficiente de correlación múltiple. // Es un número abstracto que indica el sentido y la intensidad de una variable con respecto a otra. El conocimiento de ésta función hace que los errores de pronóstico sean mínimos. (117)

Coeficiente de variación de Pearson. Cociente entre la desviación estándar y la media. Únicamente tiene sentido si la variable se mide en una escala de cocientes. // Es el cociente entre la desviación típica y la media aritmética en porcentajes. (119)

Coeficiente de variación. Representa el porcentaje de dispersión total de los datos referidos a unidades triplicadas. Permite comparar la dispersión de dos o más variables entre sí o la dispersión de una variable en distintos grupos. Se define como el porcentaje que la desviación típica representa de la media aritmética. (264)

Coeficientes reductores. En lo referido a la seguridad social, son los que se aplican a la cuota integra de empresas excluidas de alguna o algunas de las contingencias o situaciones definidas normativamente, o de empresas autorizadas a colaborar voluntariamente en la gestión sanitaria e incapacidades temporales, derivadas de enfermedad común o accidente no laboral, así como a los trabajadores que suscriban un Convenio Especial.

Coerción. Amenaza del empleo de la fuerza para conseguir el cumplimiento de algún mandato o para forzar una determinada actitud de los subordinados. Es aceptado su empleo si se ejercita por quienes ostentan el cargo público apropiado. (26)

Multa coercitiva. Cuando así lo autoricen las leyes, y en la forma y cuantía que éstas determinen, las Administraciones Públicas pueden, para la ejecución de determinados actos, imponer multas coercitivas, reiteradas por lapsos de tiempo que sean suficientes para cumplir lo ordenado en los siguientes supuestos: actos personalísimos en que no proceda la compulsión directa sobre la persona del obligado; actos en que, procediendo la compulsión, la Administración no la considerara necesaria y actos cuya ejecución pueda el obligado encargar a otra persona. La multa coercitiva es independiente de las sanciones que puedan imponerse con tal carácter y compatibles con ellas. (LRJAP 30/92 Art. 99)

Cognitivo. Estudio científico de las actividades psicológicas superiores: percepción, atención, memoria, lenguaje y procesos intelectuales. Término para designar procesos o estructuras que se relacionan con la conciencia (percepción, recuerdo, etc.). Referido al proceso mental de comprensión y entendimiento, juicio, memoria y razonamiento. (156)

Cohecho. Funcionario público que admitiere dádiva o regalo que le fueren ofrecidos en consideración a su función o para la consecución de un acto no permitido legalmente. (27)

Cohorte. Grupo definido de individuos, frecuentemente de la misma edad, o que comparten alguna característica, al cual se sigue durante un determinado tiempo. (264) // Componentes de una población nacidos durante un período determinado e identificados por dicho periodo, de modo que puedan determinarse sus características a medida que van entrando en sucesivos períodos de tiempo y edad. El término cohorte se ha hecho más amplio, para designar cualquier grupo determinado de personas que son sometidas a seguimiento durante un periodo de tiempo, como en el estudio de cohortes-estudio prospectivo. (2)

Colegiación obligatoria. Es requisito indispensable para el ejercicio de las profesiones colegiadas hallarse incorporado al colegio correspondiente. Cuando una profesión se organice por colegios territoriales, bastará la incorporación a uno sólo de ellos, que será el del domicilio profesional único o principal, para ejercer en todo el territorio del estado. (RDL 5/1996 Art. 5.3) // Cuando una profesión se organice en colegios de distinto ámbito territorial, los estatutos generales o, en su caso, los autonómicos, podrán establecer la obligación de los profesionales, que ejerzan ocasionalmente en un territorio diferente al de colegiación, de comunicar, a través del colegio al que pertenezcan, a los colegios distintos al de su inscripción las actuaciones que vayan a realizar en sus demarcaciones, a fin de quedar sujetos, con las condiciones económicas que en cada supuesto puedan establecerse, a las competencias de ordenación, visado, control deontológico y potestad disciplinaria. (RDL 5/1996 Art. 5.4) // Es requisito indispensable para el ejercicio de las profesiones colegiadas hallarse incorporado al colegio correspondiente. Cuando una profesión se organice por colegios territoriales, bastará la incorporación a uno sólo de ellos, que será el del domicilio profesional único o principal, para ejercer en todo el territorio del Estado. (Ley 7/1997 Art. 5.3)

Colegio Universitario. Los Colegios Universitarios, son Centros destinados a cooperar en las actividades de las facultades de la universidad a través de la enseñanza correspondiente a los tres primeros años o al primer ciclo de los planes de estudio. Los estudios seguidos en los Colegios Universitarios tendrán los mismos efectos académicos que los cursados en las correspondientes facultades. Los Colegios Universitarios, podrán estar integrados en la Universidad, en cuyo caso, serán considerados como mera prolongación de los servicios de la propia universidad adscritos mediante un convenio suscrito por el Rector, previo informe de la Junta de Gobierno, oído el Consejo Social. (176)

Colegios Mayores. Los Colegios Mayores son centros universitarios que, integrados en la universidad, proporcionan residencia a los estudiantes y promueven la formación cultural y científica de los que en ellos residen, proyectando su actividad al servicio de la comunidad universitaria. El funcionamiento de los Colegios Mayores se regulará por los estatutos de cada Universidad, y los propios de cada colegio mayor. Los Colegios Mayores gozarán de los beneficios y exenciones fiscales de la Universidad a la que estén adscritos. (LRU Disposición Adicional 4ª)

Colegios profesionales. Corporaciones de derecho público, amparadas por la ley y reconocidas por el estado, con personalidad jurídica propia y plena capacidad para el cumplimiento de sus fines. Les corresponde la ordenación del ejercicio de las profesiones, la representación exclusiva de las mismas, y la defensa de los intereses profesionales de los colegiados, todo ello sin perjuicio de la competencia de la Administración Pública por razón de la relación funcionarial y de las específicas de la organización sindical en materia de relaciones laborales. (Ley 2/1974 Art. 1)

Comisión Central de Garantía de Calidad. Órgano colegiado de asesoramiento de los hospitales dependientes orgánica y funcionalmente del Insalud. Es el organismo técnico de elaboración y trabajo en las áreas de calidad asistencial y adecuación tecnológica, asesorando permanentemente a la dirección médica y a la Junta Técnica Asistencial. Se reunirá como mínimo seis veces al año. (RD 521/1987 Art. 22)

Comisión Central de Salud Laboral. Creada por Acuerdo Sindical el 17 de julio de 1990, consolidándose y confirmándose como órgano en el Acuerdo Sindical de 20 de diciembre de 1996. Se constituye como órgano especializado de la mesa sectorial de sanidad, con una composición paritaria entre la Administración y los Sindicatos que forman parte de la misma. Tiene las siguientes funciones:
a) Promover la difusión de los contenidos de la ley de prevención de riesgos laborales en el ámbito de la mesa, adoptando medidas para su cumplimiento. b) Participar en la elaboración del mapa de riesgos, planes y programas de prevención, propuestos para lograr la eficaz aplicación de la ley. c) Promover el funcionamiento y desarrollo de los comités. d) Diseñar un plan anual de formación en salud laboral para los delegados.

Comisión de Bienestar Social. Órgano colegiado de asesoramiento al Director-Gerente de los hospitales dependientes orgánica y funcionalmente del Insalud, así como de la Comisión de participación hospitalaria. Velarán por el bienestar y atención general al paciente propiciando una actitud positiva de todo el personal del hospital. (RD 521/1987 Art. 23)

Comisión de Dirección. Órganos colegiados de instituciones sanitarias o administrativas, presididas por el director o gerente y, en la que estarán integrados todos los responsables de área (asistencial, económica, etc.). Entre las funciones más destacadas están las de establecer los objetivos, planes económicos, asistenciales, realizar el seguimiento de las actividades, su evaluación y rendir cuentas de los resultados a quien corresponda.

Comisión de Docencia del Centro. (MIR). Será presidida por el Jefe de Estudios y formada por facultativos que imparten los programas de las diferentes especialidades. En ella estarán representados los médicos residentes. Esta comisión terminado el período global de formación, remitirá la evaluación final a la comisión nacional de especialidades correspondiente, quien propondrá al Ministerio de Educación y Cultura la expedición del título de médico especialista. (RD 127/1984 Art. 8 y 12) (178)

Comisión de Participación Hospitalaria. Órgano colegiado de participación en las instituciones sanitarias dependientes orgánica y funcionalmente del insalud. Es un órgano de participación comunitaria en la planificación, control y evaluación de la gestión y de la calidad de la asistencia en el ámbito del hospital. (RD 521/1987 Art. 19). La comisión de participación como órgano de participación queda derogado por el RD 571/90. Esta derogación queda demorada al establecimiento efectivo de la estructura prevista en el citado Real Decreto.

Comisión de Servicio. (Insalud). Es la situación que se produce cuando un trabajador desempeña una plaza en un centro, teniendo su plaza básica en otro. (213) // Personal estatutario con plaza en propiedad que desempeñando otra distinta a la suya básica, tiene ésta reservada. (214)

Laborales.- Para los trabajadores «laborales» se aplica el Art. 40 del estatuto de los trabajadores. *Véase* MOVILIDAD GEOGRÁFICA.

Comisión doctorado. *Véase* DOCTOR.

Comisión Ejecutiva Provincial. *Véase* SEGURIDAD SOCIAL Y CADA UNO DE LOS INSTITUTOS.

Comisión Mixta Hospitalaria. *Véase* JUNTA TÉCNICO ASISTENCIAL.

Comisión Nacional de Especialidades de Enfermería. Por cada una de las especialidades de enfermería que se determinen existirá una comisión nacional de especialidades que tendrá la siguiente composición (RD 992/1987 Art. 9): a) Dos vocales designados por el Ministerio de Educación y Cultura ente los profesores de las escuelas universitarias de enfermería. b) Dos vocales designados por el Ministerio de Sanidad y Consumo. c) Un vocal en representación de las sociedades científicas de ámbito estatal legalmente constituidas. e) Dos representante del Consejo General de Enfermería, de los cuales al menos uno deberá ser profesor de escuela universitaria de enfermería.

Comisión Nacional de Especialidades Médicas. Por cada una de las especialidades médicas que se determinen existirá una comisión nacional e especialidades que tendrá la siguiente composición (RD 127/1984 Art. 13) (178): a) Tres vocales designados por el Ministerio de Educación y Cultura ente los profesores de las facultades de Medicina. b) Tres vocales designados por el Ministerio de Sanidad y Consumo entre el personal facultativo de las instituciones sanitarias con unidades docentes acreditadas. c) Dos vocales en representación de los M.I.R. de la especialidad. d) Dos vocales en representación de las sociedades científicas de ámbito estatal legalmente constituidas. e) Un representante el consejo general de médicos.

Comisión Nacional de Reproducción Humana Asistida. Órgano colegiado de carácter permanente y consultivo, dependiente del Ministerio de Sanidad y Consumo, adscrito a la Dirección General de Salud Pública, dirigido a orientar acerca de la utilización de las técnicas de reproducción asistida y colaborar con las administraciones públicas sanitarias, en lo relativo a dichas técnicas y sus derivaciones científicas, con las funciones, composición y competencias que se dispongan en el Real Decreto 415/1997 de 21 de marzo.

Comisión Nacional de Seguridad y Salud en el Trabajo. Es el órgano colegiado asesor de las administraciones públicas en la formulación de las políticas de prevención y órgano de participación institucional en materia de seguridad y salud en el trabajo. Está integrada por un miembro de cada comunidad Autónoma, igual número de miembros de la Administración Central y paritariamente, con representantes de las organizaciones sindicales y empresariales más representativas. (LPRL Art. 13)

Comisión negociadora. *Véase* CONVENIO COLECTIVO.

Comisiones clínicas. Órgano técnico de asesoramiento permanente de la Dirección Médica y de la Junta Técnico Asistencias. Deben de constituirse como mínimo las siguientes comisiones clínicas que dependerán de la comisión Central de la Garantía de Calidad (RD 521/87 Art. 22):

- Infección hospitalaria, profilaxis y política antibiótica.
- Historias clínicas, tejidos y mortalidad.
- Farmacia y terapéutica.
- Tecnología y adecuación de medios diagnósticos y terapéuticos.
- Investigación, docencia y formación continuada. Los miembros de dichas comisiones clínicas no deberán superar el número de ocho y serán nombrados por la dirección médica, a propuesta de la junta técnico asistencial y entre ellos elegirán un presidente por cada una de las mismas.

Comisiones Delegadas del Gobierno. Se crean, modifican y suprimen por Real Decreto acordado en consejo de ministros para coordinar las actuaciones de ministerios afines, elaborando programas y propuestas conjuntas para resolución en el consejo. Además, éste puede delegar por Real Decreto en las comisiones la resolución de asuntos que, por su menor importancia, no exijan necesariamente decisión del consejo de ministros. (11)

Comité de empresa. Para Insalud, *véase* JUNTAS DE PERSONAL. Es el órgano representativo y colegiado del conjunto de los trabajadores en las empresas o centros de trabajo para la defensa de sus intereses, constituyéndose en cada centro de trabajo cuyo censo sea de cincuenta o más trabajadores. En la empresa que tenga en la misma provincia o en municipios limítrofes, dos o más centros de trabajo, cuyos censos no sumen cincuenta trabajadores, pero que en su conjunto lo sumen, se constituirá un comité de empresa conjunto. Sólo por convenio colectivo podrá pactarse la constitución y funcionamiento de un comité intercentros con un máximo de trece miembros que serán designados de entre los componentes de los distintos comités de empresas. (ET Art. 63) .

Competencia. Los comités de empresa tendrán las siguientes funciones (ET Art. 64): a) Recibir información trimestral sobre la situación económica, producción y ventas de la entidad, así como de la evolución del empleo. b) Conocer el balance, la cuenta de resultados y la memoria. c) Emitir informe en los casos de reestructuración de plantillas y ceses totales o parciales, reducciones de jornada, así como el traslado total o parcial de las instalaciones y planes de formación profesional. d) Conocer los modelos de contratación de trabajo escrito. e) Ser informados de las sanciones propuestas por faltas muy graves. f) Ejercer una labor de vigilancia del cumplimiento de las normas vigentes en materia laboral así como de las condiciones de seguridad e higiene. g) Obtener del empresario la copia básica de todos los contratos que se firmen en la empresa, a excepción de los de alta dirección, en los que solamente obtendrá notificación, al igual que en aquellos supuestos en los que no exista obligación legal de entregar copia básica.

Composición. El número de miembros de los comités de empresas se determinará en base a la siguiente escala: a) De cincuenta a cien trabajadores, cinco. b) De ciento uno a doscientos cincuenta trabajadores, nueve. c) De doscientos cincuenta y uno a quinientos trabajadores, trece. d) De quinientos uno a setecientos cincuenta trabajadores, diecisiete. e) De setecientos cincuenta y uno a mil trabajadores, veintiuno. f) De mil en adelante, dos por cada mil o fracción, con un máximo de setenta y cinco. Los comités de empresa o centros de trabajo elegirán de entre sus miembros un presidente y un secretario del comité, y elaborarán su propio reglamento de funcionamiento. Los comités de empresa se reunirán cada dos meses, así como cuando lo soliciten un tercio de sus miembros o un tercio de los trabajadores representados. (ET Art. 66)

Garantías. Los miembros de los comités de empresa así como los delegados de personal, como representantes legales de los trabajadores, tendrán, salvo de lo que se disponga en los convenios colectivos, las siguientes garantías (ET Art. 68):

a) Apertura de expediente contradictorio en el supuesto de sanciones por faltas graves o muy graves, en el que serán oídos, aparte de los interesados, el comité de empresa o delegados de personal. b) Prioridad de permanencia en la empresa o centro de trabajo respecto a los demás trabajadores en los supuestos de suspensión o extinción de la empresa por causas tecnológicas o económicas. c) No ser despedido ni sancionado durante el ejercicio de sus funciones ni dentro del año siguiente a la expiración de su mandato. Asimismo, no podrá ser discriminado en su promoción económica o profesional en razón, precisamente, del desempeño de su representación. d) Disponer de un crédito de horas mensuales retribuida cada uno de sus miembros, de acuerdo a la siguiente escala:

Hasta cien trabajadores, quince horas. De cien a doscientos cincuenta trabajadores, veinte horas. De doscientos cincuenta y uno a quinientos trabajadores, treinta horas. De quinientos uno a setecientos cincuenta trabajadores, treinta y cinco horas. De setecientos cincuenta y uno en adelante, cuarenta horas. Podrá pactarse en convenio colectivo la acumulación de horas de los distintos miembros del comité de empresa, y en su caso, de los delegados de personal, en uno o varios de sus componentes, sin rebasar el máximo total, pudiendo quedar relevado o relevados del trabajo, sin perjuicio de su remuneración.

Comité de huelga. *Véase* HUELGA.

Comité de Seguridad y Salud. Es el órgano paritario y colegiado de participación destinado a la consulta regular y periódica de las actuaciones de la empresa en materia de prevención de riesgos. Se constituirá un Comité de Seguridad y Salud en todas las empresas o centros de trabajo de más de 50 trabajadores y estará formado por los delegados de prevención, de una parte, y por el empresario en número igual de otra. (LPRL Art. 38)

Insalud. Por acuerdo de 20 de diciembre de 1996, se constituyen Comités de Seguridad y Salud en cada área sanitaria. Con carácter general se constituirá uno por cada nivel asistencial (primaria y especializada). Están formados por delegados de prevención nominados en éste ámbito y por los representantes del Insalud designados por el gerente de área en un número no inferior al de los delegados. Tendrán las siguientes competencias: a) Participar en la elaboración, puesta en marcha y evaluación de programas de prevención de riesgos. b) Promover iniciativas sobre métodos y procedimientos para la efectiva prevención de riesgos, corrección de deficiencias, mejora de la salud de los trabajadores y ciudadanos y del medio ambiente. c) Promover y fomentar la participación y vigilancia en el cumplimiento de planes y programas de salud, así como la cooperación en educación sanitaria en el campo de la salud laboral. d) Conocer directamente la situación relativa a la prevención de riesgos, así como la documentación e informes relativos a las condiciones de trabajo. e) Elevar informes y propuestas en casos graves a la comisión central de salud laboral.

Comité Económico y Social (CE). *Véase* TRATADO DE LA UNIÓN EUROPEA.

Comité ético de investigación clínica. Los Comités éticos de investigación clínica son los constituidos por un grupo multidisciplinar de personas, debidamente acreditado por la Comunidad Autónoma y comunicado al Ministerio de Sanidad y Consumo. Estarán sometidos a sus propios procedimientos normalizados de trabajo, de acuerdo con lo dispuesto en el Real Decreto 561/93 y a las normas de la buena práctica clínica, que asegurarán que los datos son fiables y que se protegen los derechos y la integridad de los sujetos, manteniendo la confidencialidad de sus datos (en el ámbito de los ensayos clínicos con medicamentos). (RD 561/93 Art. 39)

Comité regional (CE). *Véase* TRATADO DE LA UNIÓN EUROPEA.

Comités asistenciales de ética. Son aquéllas comisiones consultivas e interdisciplinares, creadas para analizar y asesorar en la resolución de los posibles conflictos éticos que se producen durante la práctica clínica en las Instituciones sanitarias, a consecuencia de la labor asistencial, y cuyo objetivo final es mejorar la calidad de dicha asistencia sanitaria. (Circular 3/95 del Insalud)

Comités intercentros. Aquellas empresas que en la misma provincia o en municipios limítrofes tengan más de un Comité de Empresa, podrán constituir Comités Intercentros, pactándose su constitución y funcionamiento mediante convenio colectivo, con un máximo de trece miembros que serán designados de entre los componentes de los distintos Comités de Empresas. En la constitución del Comité Intercentro se guardará la proporcionalidad de los sindicatos, según los resultados electorales considerados globalmente. (ET Art. 63.3)

Comodidad. Es la relación existente entre el sistema de acogida, por una parte, (sistemas de citas, horas de apertura, etc.), y por otra parte, de la capacidad de los clientes para adaptarse a estos factores, y su percepción de la pertinencia de estos últimos. // Se refiere a la relación existente entre las actitudes de la mano de obra «in situ» hacia los utilizadores del sistema y las características personales de estos últimos. (35)

Comorbilidad. Es un estado preexistente que incrementará la estancia por lo menos 1 día en el 75% de los casos. (252) // Patología que padecía el paciente antes del ingreso hospitalario.

Competencia. La competencia es irrenunciable y se ejercerá precisamente por los órganos administrativos que la tengan atribuida como propia, salvo los casos de delegación o avocación, cuando se efectúen en los términos previstos en el Régimen Jurídico de las Administraciones Públicas y del Procedimiento Administrativo. // Es una forma de rivalidad entre dos o más organizaciones medida por un tercer grupo (comprador, proveedor, etc.). (146) // Conjunto estable de saberes y de saber hacer, de conductas tipo, de procedimientos estándar, de tipos de razonamiento, que pueden aplicarse sin nuevo aprendizaje. (240)

Competencia gestionada. Tipo especial de la competencia incentivadora de la eficiencia y de la calidad en la prestación de los servicios sanitarios, que se caracteriza por: la preferente financiación pública de los servicios; la diferenciación entre los papeles de financiador y proveedor; la descentralización de la responsabilidad administrativa y la autonomía de gestión de los proveedores (capacidad de contratación de los gestores); la existencia de mecanismos para evitar la selección adversa; la libertad de elección de proveedores por parte de los usuarios; la existencia de una red de información institucionalizada (información sobre costes y resultados) y el control de la calidad asistencial por parte de las autoridades sanitarias mediante estándares de calidad. (22) // Es aquella que es dirigida por el Estado hacia las actividades y sectores en las que es conveniente, no aquéllos donde la cooperación pueda estar indicada. Un monopolio público no se volverá más eficiente por convertirse en un monopolio privado. En la competencia, no tanto en lo público/privado, radica el problema. La introducción de mecanismos de competencia, basada en el precio, requiere, aparte de una clara delimitación entre público y privado, una estandarización de productos intermedios (servicios sanitarios) y productos finales (estado de salud), un desarrollo importante de los sistemas de información a un mayor grado de descentralización y autonomía en la gestión. (286)

Competencia perfecta. La propiedad fundamental de la competencia perfecta es que, al considerar los agentes los precios como parámetros fuera de su control, se logran asignaciones eficientes en las que el precio de equilibrio es igual al coste marginal y los costes totales agregados son los mínimos posibles. (285)

Competencia monopolio. Al tener el único agente capacidad para poder determinar los precios o la cantidad, se produce una divergencia entre la valoración que del bien tiene dicho agente y la del mercado, por lo que el precio de equilibrio supera al coste marginal, y la cantidad ofrecida por el monopolista es inferior a la eficiente. (285)

Competencia profesional. Capacidad del profesional en la utilización de los conocimientos y recursos a su alcance para proporcionar salud y satisfacción a los usuarios. Incluye la capacidad técnica y de relación interpersonal. (3) // Capacidad del profesional de utilizar plenamente sus conocimientos en su tarea de proporcionar salud y satisfacción a los usuarios. (189) // Idoneidad, tener probada capacidad para el ejercicio de la profesión en forma regular y a niveles aceptables. (179) // Hace referencia a cualquier

conocimiento, experiencia, rasgo intelectual o de personalidad, actitud, motivación o comportamiento que distingue a los profesionales más eficaces en la posición considerada. (240)
Dimensión colectiva. Conjunto de saber hacer básico que asegura una ventaja competitiva sobre el mercado. Se utiliza también el término macro competencia para señalar las competencias estratégicas que caracterizan a la empresa. (241)
Individual. Conjunto de conocimientos, de capacidades de acción y de comportamientos estructurados en función de un objetivo y en un tipo de situación dada. (242)

Compilador. Programa que genera una copia del programa fuente en lenguaje maquina, para que el ordenador pueda procesarlo directamente. (309)

Complemento de destino. Es una retribución complementaria correspondiente al nivel del puesto que desempeñe. (RD-Ley 3/1987 Art. 2.3 y RD-Ley 30/1984 Art. 23)

Complemento por productividad. Es una retribución complementaria destinada a retribuir el especial rendimiento, la actividad extraordinaria y el interés o iniciativa con que el funcionario desempeñe su trabajo. (RD-Ley 3/1987 Art. 2.3 y RD-Ley 30/1984 Art. 23)

Complemento específico. Es una retribución complementaria destinada a retribuir las condiciones particulares de algunos puestos de trabajo en atención a su especial dificultad técnica, dedicación, responsabilidad, incompatibilidad, peligrosidad o penosidad. En ningún caso podrá asignarse más de un complemento específico a cada puesto de trabajo. (RD-Ley 3/1987 Art. 2.3 y RD-Ley 30/1984 Art. 23) // Se autoriza al Insalud y a los Servicios de Salud de las CCAA a adoptar disposiciones oportunas para posibilitar la renuncia al complemento específico por parte del personal facultativo en las condiciones que se determinen (Ley 66/1997 Art. 5.3)

Complemento por turnicidad. Son retribuciones complementarias que recoge el complemento específico del personal de los grupos B, C, D y E, que retribuye la realización por parte del personal comprendido en los anteriores grupos de distintos turnos rotatorios de trabajo. (215)

Complementos de formación. *Véase* PLANES DE ESTUDIOS.

Complementos transitorios absorbibles. Comprende los créditos destinados al personal que como consecuencia de la aplicación del régimen retributivo correspondiente hubiera experimentado una disminución en el total de sus retribuciones y por lo mismo tenga derecho a un complemento personal y transitorio por la diferencia que será absorbible por cualquier futura mejora retributiva, según los criterios que establezca la normativa al respecto. (215)

Complicaciones de la hospitalización. Cualquier estado que surja durante la hospitalización y que pueda prolongar la estancia por lo menos en 1 día en el 75% de los pacientes. (252) *Véase* COMORBILIDAD.

Comportamiento. Es el resultado de la función operacional y relacional del personal de contacto; es el nivel de ejecución del servicio. (189)

Compulsa. Copia o traslado de un escrito, instrumento o autos, sacado judicialmente y cotejado con su original. (29)

Cómputo. Siempre que no se exprese otra cosa, cuando los plazos se señalen por días, se entiende que éstos son hábiles, excluyéndose del cómputo los domingos y los declarados festivos. Si el plazo se fijara en meses o años, éstos se computarán de fecha a fecha. Cuando el último día del plazo sea inhábil, se entenderá prorrogado al primer día hábil siguiente. (LRJAP 30/92 Art. 48)

Comunicación. Es una interacción (participación bipolar) de tipo semiótico, dada en una situación determinada. (238) // La información es el aspecto más conocido y visible del marketing, porque su misión es precisamente hacer visibles ante el cliente las ventajas diferenciales (en calidad y precio) de un determinado producto e invitar a la compra o consumo, logrando la lealtad a la marca y a la institución que la ofrece.

(256) // Información acerca de cualquier aspecto del proceso o resultados de un sistema, que puede ser utilizada para evaluar sus rendimientos y dirigirlo hacia un funcionamiento más eficaz. (105) // La comunicación conlleva transacciones entre personas. Es un proceso de pasar información y comprensión de una persona a otra. (143) // Incluyen además de las emitidas a través de medios, las que transmiten las personas y el soporte físico. (189) // Es un proceso que no sólo consiste en el envío de un mensaje, sino también en la recepción del mismo, lo que provoca el intercambio de papeles emisor-receptor, receptor-emisor. La comunicación es un sistema de ida y vuelta en el que básicamente intervienen los siguientes componentes (95):

Emisor. Persona que desea intercambiar información. Debe reunir necesariamente dos requisitos, tener una idea (razón de la comunicación), y construir el mensaje de la forma más idónea con el fin de conseguir una respuesta.

Mensaje. Es el transporte de señales. Una vez codificado, éste se encuentra en disposición de transmitirse al receptor. Para enviar el mensaje se utiliza el canal de comunicación; por tanto, el canal es el medio a través del cual se transmite el mensaje.

Receptor. Es la persona que descifra el código. En una primera fase tiene que percibir lo que el emisor le envía, y en una segunda, descifrar el código utilizado en la transmisión del mensaje.

Retroalimentación. Consiste en una circulación desde el receptor al emisor, o, la inversión de la polaridad en el esquema de la comunicación, por lo que el emisor se convierte en receptor, y viceversa. (237) // En la comunicación interpersonal el emisor y el receptor ocupan papeles totalmente dinámicos, la respuesta originada por el receptor, tras la descodificación del mensaje emitido por el emisor, se convierte en un nuevo mensaje con una codificación-retransmisión, mediante un canal, con el fin de que le llegue al emisor, que en este caso se ha convertido en receptor.

Contexto. Todos los componentes de la comunicación se engloban en el contexto, siendo éste todo aquello que no es puro contenido.

Comunidad. En términos de promoción de la salud, grupo específico de personas que suelen vivir en un área geográfica delimitada, comparten una cultura común, están organizadas en torno a una estructura social y muestran una cierta conciencia de su identidad como grupo. En las sociedades modernas, rara vez los individuos pertenecen a una sola comunidad diferenciada, sino que mantienen su pertenencia a una serie de comunidades basadas en variables tales como el lugar de residencia, el trabajo, los contactos sociales y los intereses recreativos. (1) // Grupo de individuos organizados en una unidad o que manifiestan algún carácter unificador o interés común; de forma más amplia, localidad o área de captación a la cual se prestan determinados servicios, o, de manera aún más amplia, la región, nación o Estado. (2)

Comunidad biótica. Agrupación de seres vivos que existen ligados en un ambiente por dependencias reciprocas. (18)

Comunidad Europea. *Véase* TRATADO DE LA UNIÓN EUROPEA.

Comunidades Autónomas. Son entidades que gozan de autonomía para la gestión de sus intereses. Podrán acceder a su autonomía y constituirse en Comunidad Autónoma, las provincias limítrofes con características históricas, culturales y económicas comunes, los territorios insulares y las provincias con entidad regional histórica. (CE Art. 143). *Véase* Tabla 4 y de 9 a 25.

Los Estatutos. Los Estatutos serán la norma institucional básica de cada CCAA y el Estado los reconocerá y amparará como parte integrante de su ordenamiento jurídico. Los Estatutos de autonomía deberán contener: a) La denominación de la Comunidad. b) La delimitación de su territorio. c) La denominación, organización y sede de las instituciones propias. d) Las competencias asumidas y las bases para el traspaso de los servicios correspondientes. (CE Art. 147)

Estatutos de Autonomía y fecha de aprobación.

- Andalucía: Ley Orgánica 6/1981 (BOE de 11-1-1982)
- Aragón: Ley Orgánica 8/1982 (BOE de 16-8-1982)
- Asturias: Ley Orgánica 7/1981 (BOE de 11-12-1982)
- Baleares: Ley Orgánica 2/1983 (BOE de 1-3-1983)

— Canarias: Ley Orgánica 10/1982 (BOE de 16-8-1982)
— Cantabria: Ley Orgánica 8/1981 (BOE de 11-1-1982)
— Castilla-La Mancha: Ley Orgánica 9/1982 (BOE de 16-8-1982)
— Castilla y León: Ley Orgánica 4/1983 (BOE de 2-3-1983)
— Cataluña: Ley Orgánica 4/1979 (BOE de 22-12-1979)
— Ceuta: Ley Orgánica 1/1995 (BOE de 14-3-1995)
— Extremadura: Ley Orgánica 1/1983 (BOE de 26/2/1983)
— Galicia: Ley Orgánica 1/1981 (BOE de 28-4-1981)
— Madrid: Ley Orgánica 3/1983 (BOE de 1-3-1983)
— Melilla: Ley Orgánica 2/1995 (BOE de 14-3-1995)
— Murcia: Ley Orgánica 4/1982 (BOE de 19-6-1982)
— Navarra: Ley Orgánica 13/1982 (BOE de 16-8-1982)
— País Vasco: Ley Orgánica 3/1979 (BOE de 22-12-1979)
— Rioja, La: Ley Orgánica 3/1982 (BOE de 19-6-1982)
— Valencia: Ley Orgánica 5/1982 (BOE de 10-7-1982)

Competencias. Las CCAA podrán asumir competencias en las siguientes materias (CE Art. 147): a) Organización de sus instituciones de autogobierno. b) Las alteraciones de los términos municipales comprendidos en su territorio y, en general, las funciones que correspondan a la Administración del Estado sobre las Corporaciones locales y cuya transferencia autorice la legislación sobre Régimen Local. c) Ordenación del territorio, urbanismo y vivienda. d) Las obras públicas de interés de la Comunidad Autónoma en su propio territorio. e) Los ferrocarriles y carreteras cuyo itinerario se desarrolle íntegramente en el territorio de la Comunidad Autónoma y, en los mismos términos, el transporte desarrollado por estos medios o por cable. f) Los puertos de refugio, los puertos y aeropuertos deportivos y, en general, los que no desarrollen actividades comerciales. g) La agricultura y ganadería, de acuerdo con la ordenación general de la economía. h) Los montes y aprovechamientos forestales. i) La gestión en materia de medio ambiente. j) Los proyectos, construcción y explotación de los aprovechamientos hidraúlicos, canales y regadíos de interés de la Comunidad Autónoma; las aguas minerales y termales. k) La pesca en aguas interiores, el marisqueo y la acuicultura, la caza y la pesca fluvial. l) Ferias interiores. m) El fomento del desarrollo económico de la Comunidad Autónoma dentro de los objetivos marcados por la política económica nacional. n) La artesanía. o) Museos, bibliotecas y conservatorios de música de interés para la Comunidad Autónoma. p) Patrimonio monumental de interés de la Comunidad Autónoma. q) El fomento de la cultura, de la investigación y, en su caso, de la enseñanza de la lengua de la Comunidad Autónoma. r) Promoción y ordenación del turismo en su ámbito territorial. s) Promoción del deporte y de la adecuada utilización del ocio. t) Asistencia social. u) Sanidad e higiene. v) La vigilancia y protección de sus edificios e instalaciones. La coordinación y demás facultades en relación con las policías locales en los términos que establezca una ley orgánica.

Órganos de las Comunidades Autónomas. Las CCAA tendrán los siguientes órganos: a) Asamblea Legislativa . Órgano básico de representación, elegido por sufragio universal en el que estarán representados proporcionalmente los diferentes partidos políticos. b) Consejo de Gobierno. Con funciones ejecutivas y administrativas. c) Presidente. Elegido por la Asamblea, nombrado por el Rey, al que corresponde la dirección del Consejo del Gobierno y la suprema representación de la Comunidad. d) Tribunal Superior de Justicia. Que culminará la organización judicial en el ámbito territorial de la Comunidad Autónoma. (CE Art. 152) *Véase* TRIBUNALES SUPERIORES DE JUSTICIA.

Control de los órganos de las CCAA. Los diferentes órganos de las CCAA serán controlados a través de: a) El Tribunal Constitucional. *Véase* TRIBUNAL CONSTITUCIONAL. b) El Gobierno de la Nación previo dictamen del Consejo de Estado. c) La jurisdicción contencioso-administrativa. d) El Tribunal de Cuentas. *Véase* TRIBUNAL DE CUENTAS.

Delegado del Gobierno. Representa al Gobierno en el territorio de las diferentes Comunidades

Autónomas sin perjuicio de la representación ordinaria del Estado en las mismas a través de sus respectivos Presidentes. Ejercen la dirección y la supervisión de todos los servicios de la Administración General del Estado y sus Organismos públicos situados en su territorio, en los términos que establezca esta Ley. (Ley 6/97 Art. 22)

Subdelegado del Gobierno. Existirá un Subdelegado del Gobierno en cada provincia, con nivel orgánico de Subdirector general, salvo en las Comunidades Autónomas uniprovinciales. (RD 617/1997 Art. 1)

Fondo de compensación interterritorial. Con el fin de corregir desequilibrios económicos interterritoriales y hacer efectivo el principio de solidaridad, se constituirá un Fondo de Compensación con destino a gastos de inversión. (CE Art. 158). Fondo monetario compuesto por un tanto por ciento de las cantidades aprobadas por los PGE destinadas a la inversión pública, con el fin de corregir los desequilibrios económicos entre los distintos territorios del Estado, que está destinado a cubrir gastos de inversión, y cuyos recursos son distribuidos por las Cortes Generales entre las Comunidades Autónomas y, en su caso, las provincias. (CE Art. 158.2)

Concepto. Representan abstracciones o construcciones lógicas que explican un hecho o fenómeno. Un conjunto de conceptos relacionados entre sí, configura un sistema conceptual. (161)

Concertación social. Hace referencia a la adopción de grandes pactos sociales entre las fuerzas sociales antagonistas en orden a consensuar posiciones y crear compromisos respecto a temas globales que transcienden los contenidos clásicos de los convenios colectivos. Los ejemplos de concertación social, en nuestro país los constituyen, el Acuerdo Marco Interconfederal, el Acuerdo Nacional de Empleo, y el Acuerdo Económico y Social. (27)

Concienciación. En términos de promoción de salud, son procedimientos mediante los cuales se pretende que los individuos o las comunidades tomen conciencia de la existencia de factores de su entorno global que pueden afectar al estado de salud, o de la importancia relativa para la salud de factores ya conocidos. (73)

Conciertos. (Seg. Soc.) Acuerdos o convenios establecidos, o que pueden establecerse, con las entidades gestoras de la Seguridad Social con entidades particulares, administraciones u organismos foráneos a su sistema, encaminados a la ejecución por los mismos de concretos aspectos de gestión o recaudación de dicho sistema. (27) // Tipo de regulación de los servicios sanitarios financiados con cargo a fondos públicos, mediante el establecimiento de un contrato de prestación de servicios sanitarios a partir de unas normas de acreditación que tratan de caracterizar los centros concertados (especialmente privados), y la determinación de unas tarifas que tratan de reflejar los costes medios de los servicios o de las unidades básicas de asistencia concertados. (22)

Insalud. Los conciertos a los que se refiere el artículo 199 del texto refundido de la Ley General de la Seguridad Social, de 20 de junio de 1994, que suscriba el Insalud, no precisarán de autorización del departamento ministerial, y les será de aplicación, a los efectos del citado artículo, lo establecido en la Ley 13/95 de Contratos de las Administraciones Públicas. (Ley 13/96 Art. 72)

Conciliación. *Véase* ACTO DE CONCILIACIÓN.

Concurso. Forma de adjudicación del contrato administrativo, menos rígida que la subasta, según la cual la Administración selecciona a quien estima que reúne mejores condiciones, sin atender necesariamente al valor económico de las proposiciones efectuadas. (LCE Art. 28, 36.5)

Condición azar. Antes de realizar un estudio experimental, no se puede predecir el resultado que se obtendrá. (119)

Condición índice. (Tracers). Método de evaluación sobre patologías de alta prevalencia. Requiere de un diseño similar al de auditoría médica (*Véase* AUDITORÍA MÉDICA), pero que contempla tanto aspectos de la captación, como del proceso diagnóstico, tratamiento, seguimiento del paciente y resultados de la acción. (3)

Condiciones de trabajo. Desde el punto de vista de la salud laboral, cualquier característica del trabajo que pueda tener una influencia significativa en la generación de riesgos para la seguridad y la salud del trabajador. Incluye por tanto: a) Las características generales de los locales, instalaciones, equipos, productos y demás útiles existentes en el trabajo. b) La naturaleza de los agentes físicos, químicos y biológicos presentes en el ambiente del trabajo y sus correspondientes intensidades, concentraciones o niveles de presencia. c) Los procedimientos para la utilización de los agentes citados anteriormente que influyan en la generación de los riesgos mencionados. d) Todas aquellas otras características de trabajo, incluidas las relativas a su organización y ordenación, que influyan en la magnitud de los riesgos a que estén expuestos los trabajadores. (LPRL Art. 4) *Véase* CONTRATO DE TRABAJO.

Condiciones de vida. En términos de promoción de salud, se refiere al nivel de calidad de los recursos materiales y de alojamiento del entorno físico en el cual vive la persona. Las diferencias en las condiciones de vida reflejan, por lo general, un amplio margen de desigualdades entre diferentes grupos socioeconómicos dentro de las sociedades. (73)

Conducta de relación. *Véase* LÍDER.

Conducta de riesgo. En prevención de la enfermedad, forma específica de comportamiento de la cual se conoce su relación con una mayor susceptibilidad a enfermedades específicas o a un estado de salud deficiente. En este contexto, el objetivo principal de la prevención de la enfermedad consiste en cambiar las conductas de riesgo. Un método comúnmente utilizado para alcanzar esta meta es la educación para la salud. (1)

Conducta de tarea. *Véase* LÍDER.

Conducta orientada hacia la salud. Cualquier actividad de una persona, independientemente de su estado de salud real o de su propia percepción del mismo, encaminada a fomentar, proteger o mantener la salud, tanto si dicha conducta es o no objetivamente efectiva para conseguir ese fin. (1)

Conducta relacionada con la salud. Cualquier comportamiento o actividad que forma parte de la vida cotidiana de una persona e influye sobre su estado de la salud. (1)

Conferencias sectoriales. A los efectos de asegurar la necesaria coherencia de la actuación de las Administraciones Públicas y, en su caso, la imprescindible coordinación y colaboración, podrá convocarse a los órganos de gobierno de las distintas Comunidades Autónomas en Conferencia Sectorial con el fin de intercambiar puntos de vista, examinar en común los problemas de cada sector y las medidas proyectadas para afrontarlos o resolverlos. La convocatoria de la Conferencia se realizará por el Ministro o Ministros que tengan competencias sobre la materia que vaya a ser objeto de la Conferencia. Los acuerdos que se adopten serán firmados por el Ministro o Ministros competentes. (LRJAP 30/92 Art. 5)

Confidencial. Relación mantenida entre el personal sanitario y los clientes o usuarios del sistema, así como de la documentación que genere dicha relación, y que se presume o supone que se hace o realiza en confianza o en la seguridad recíproca entre las partes de su reserva.

Confidencialidad. Respeto a los derechos del paciente para controlar la distribución y difusión de los datos de su enfermedad. (107) // Derecho del paciente, de acuerdo con la ley, de tener privacidad personal con respecto a la información. Esto incluye su historial médico como paciente. (289)

Conflicto colectivo. La solución de situaciones conflictivas que afecten a intereses generales de los trabajadores podrá tener lugar por el procedimiento del conflicto colectivo de trabajo. El conflicto colectivo se produce en el contexto de situaciones conflictivas que, necesariamente, han de afectar a intereses generales de los trabajadores. Hay que tener en cuenta que el conflicto colectivo y el conflicto individual, se configuran como cauces procesales incompatibles. (RD Legislativo. 1/1995)

Congreso de los Diputados. *Véase* CORTES GENERALES.

Conjunto Mínimo Básico de Datos (CMBD). Conjunto de términos y definiciones aceptadas y aprobadas que constituyen en núcleo de los datos; un conjunto de datos relacionados. (296) // Consiste en un número ítems de cada paciente, para cada ingreso o episodio de historia clínica, sobre su filiación, diagnósticos principal y secundarios, causa del ingreso, procedimientos aplicados, etc. (252) // Es un instrumento que permite establecer los límites más concretos y estandarizables al gran volumen de información teóricamente disponible en la documentación clínica. Debe posibilitar un rápido acceso al contenido por medios informáticos, facilitar la consulta retrospectiva y el conocimiento de los episodios asistenciales, y permita el tratamiento estadístico de los datos. Hay un número de ítems considerados como básicos: identificación del hospital, número de pacientes, sexo, edad, estado civil, lugar de residencia, mes y año de ingreso, estancia, estado al alta, diagnóstico principal, otros diagnósticos, intervenciones y procedimientos obstétricos, otros procedimientos significativos y médicos. (186) // Conjunto mínimo básico de datos para la organización, que sea de la máxima utilidad para el máximo de usuarios. Se considerarán códigos de obligada cumplimentación los siguientes (214):

Historia. La identificación del paciente debe realizarse a través de su historia clínica, cuya composición en dígitos deberá definirse dentro de cada Institución. Cada paciente debe tener un número de historia clínica y cada historia clínica debe corresponder a un sólo paciente.

Fecnac. La fecha de nacimiento se recogerá mediante ocho dígitos como sigue:— (día)/— (mes)/ — (año)

Sexo. Cuatro supuestos de un dígito: O (desconocido), 1 (varón), 2 (mujer) y 3 (indeterminado)

Reside. La residencia se identificará mediante el código del domicilio del paciente (5 dígitos) teniendo en cuenta que en los pacientes extranjeros, los dos primeros serán 54 y los tres restantes, correspondientes al país de residencia.

Regfin. El sistema de financiación se identificará con un sólo dígito de tal manera que 0 es desconocido; 1, seguridad social; 2, Corporaciones Locales/Cabildos; 3, Mutualidades Públicas; 4, Mutualidades de Accidentes de Trabajo y Enfermedades Profesionales; 5, Compañías o Entidades de Seguro de Accidentes de Tráfico; 6, Particulares; 7, Financiación mixta y 8, otros.

Fecing. La fecha de ingreso se recogerá como 8 dígitos con los mismos criterios que la fecha de nacimiento.

Tiping. El tipo de ingreso se codificará con un dígito (1 urgente, 2 programado y 3 cirugía mayor ambulatoria)

Servic. Código del servicio bajo cuya responsabilidad se produce el alta del paciente.

Fecalt. Fecha de salida del paciente del hospital. Se expresará mediante 8 dígitos (días/mes/año)

Tipalt. El tipo de alta se expresará mediante un dígito y con la codificación recogida en la estructura.

Fecint. Se recogerá la fecha de la primera intervención con 8 dígitos.

C1: Diagnóstico principal. Se define como tal, la afección que después del estudio necesario se establece que fue la causa del ingreso en el hospital de acuerdo con el criterio del servicio clínico o facultativo que atendió al enfermo, aunque durante su estancia hayan aparecido complicaciones importantes e incluso otras afecciones independientes. Estas se consignarán en el apartado de «otros diagnósticos»

C2-C13: Otros diagnósticos. Se considerarán otros diagnósticos, aquéllos que coexisten con el principal en el momento del ingreso, que se desarrollan a lo largo de la estancia hospitalaria, que influyen en la duración de la misma o en el tratamiento administrado. Deben excluirse los diagnósticos relacionados con un episodio anterior y que no tienen que ver con el que ha ocasionado la actual estancia hospitalaria.

T1: Procedimiento quirúrgico u obstétrico principal. Se define como tal el procedimiento en que se ha utilizado el quirófano o sala de partos. Si se han llevado a cabo más de un procedimiento en un paciente, se recogerá el que vaya ligado al diagnóstico principal.

T2-T8: Otros procedimientos quirúrgicos u obstétricos. Se definen como tal los llevados a cabo en un paciente, además del recogido como principal.

Hospital. Código del hospital según el Catalogo Nacional de Hospitales.

Cias_Pro. Código de identificación de asistencia sanitaria. Se corresponde con los seis primeros dígitos del código CIAS del médico de cabecera del paciente (el código CIAS se halla en el reverso se la tarjeta sanitaria y está compuesto por 10 dígitos más una letra de control); de éste código se recogerá los 6 primeros dígitos que identifican: CCAA, los dos primeros; Área de Salud, los dos siguientes y Zona Básica de Salud a la que pertenece el paciente las dos siguientes.

Conocimientos sobre la salud. Información a la que tiene acceso la población y que constituye la base cognitiva para la toma de decisiones en relación con la salud, las conductas orientadas hacia la salud y las conductas de riesgo. (1)

Consejo Asesor de Sanidad. Es un órgano consultivo del Ministerio de Sanidad y Consumo, sobre los múltiples y variados aspectos que constituyen el mundo de la sanidad, creando un foro de análisis y diálogos científicos, éticos, profesionales y sociales, cuyas ideas puedan tener incidencia en la formulación de la política sanitaria. Presidido por el Ministro del Departamento, estará compuesto por un número no superior a veintiocho miembros, nombrados por el Ministro de Sanidad y Consumo, de entre los profesionales de reconocido prestigio en el campo de la medicina, las ciencias de la salud y las ciencias y disciplinas sociales y económicas. (O. 10-10-1996)

Consejo de Administración. Órgano colegiado de administración de una sociedad anónima que debe constituirse cuando existen varios administradores que deben actuar conjuntamente en la toma de decisiones. Si nada determinan los Estatutos, el Consejo nombrará a su presidente y secretario y establecerá las normas de su funcionamiento. Asimismo, el Consejo puede constituir de entre sus miembros, una comisión ejecutiva, o delegar funciones en uno o varios consejeros; pero nunca podrán delegarse: la rendición de cuentas y presentación de balances a la Junta, y las facultades que la Junta otorgue expresamente al Consejo, a menos que aquélla autorice la delegación. (27)

Consejo de Dirección. Al Consejo de Dirección del Área de Salud le corresponde formular las directrices en política de salud y controlar la gestión del Área, dentro de las normas y programas generales establecidos por la Administración Autónoma. Estará formado por representantes de las Comunidades Autónomas, representantes de las Corporaciones Locales, elegidos por quienes ostenten tal condición en el Consejo de Salud. (LGS Art. 59)

Consejo de Estado. Es el supremo órgano consultivo del Gobierno. Una ley orgánica regula su composición y competencia. Tiene como misión velar por la observancia de la Constitución y del resto del ordenamiento jurídico, dictaminando en consecuencia sobre todas aquellas cuestiones en que sea consultado por el Gobierno y sus miembros o por las Comunidades Autónoma a través de sus Presidentes. (CE Art. 107) (LOCE Art. 2)

Consejo de Ministros. Para la Unión Europea, *véase* TRATADO DE LA UNIÓN EUROPEA Para España, *véase* GOBIERNO.

Consejo de Salud. Los Consejos de Salud de Área son órganos colegiados de participación comunitaria para la consulta y el seguimiento de la gestión. Estarán constituidos por representantes de los ciudadanos a través de las Corporaciones Locales, las organizaciones sindicales más representativas a través de los profesionales sanitarios titulados y la Administración sanitaria del Área. (LGS Art. 58)

Consejo de Universidades. *Véase* UNIVERSIDAD.

Consejo Económico y Social. Es un órgano consultivo del Gobierno en materia socioeconómica y laboral. Se configura como un Ente de Derecho Público con personalidad jurídica propia y plena capacidad, autonomía orgánica y funcional para el cumplimiento de sus fines, estando adscrito al Ministerio de Trabajo y Asuntos Sociales. (Ley 21/91 Art. 1)
Composición. El Consejo estará integrado por 60 miembros, incluido su Presidente. De ellos, veinte compondrán el Grupo Primero, en representación de organizaciones sindicales; veinte el Grupo Segundo, en representación de las organizaciones empresariales, y veinte el Grupo Tercero, correspondiendo de ellos, tres al sector agrario, tres al sector marítimo-pesquero, cuatro

a consumidores y usuarios, cuatro al sector de la economía social, siendo los seis restantes expertos en las materias competencia del Consejo.
Funciones. Emitir informes con carácter preventivo sobre: a) Anteproyectos de Leyes del Estado y Proyectos de Reales Decretos Legislativos que regulen materias socioeconómicas y laborales y Proyecto de Reales Decretos que se consideren por el Gobierno de trascendencia. b) Anteproyectos de Leyes o Proyectos que afecten a la organización, competencias o funcionamiento del Consejo. c) Separación del Presidente y Secretario General del Consejo.

Consejo Escolar. Es un órgano de participación de la comunidad en los centros docentes. El Consejo Escolar estará compuesto por los siguientes miembros (LO 9/95 Art. 10): a) El Director del Centro. b) El Jefe de Estudios. c) Un representante del Ayuntamiento. d) Un número de profesores no inferior a un tercio del Consejo Escolar, elegidos por el Claustro de profesores. e) Un número de padres y alumnos, elegidos respectivamente por y entre ellos, que no podrán ser inferiores a un tercio del total del Consejo Escolar. f) Un representante del personal administrativo. g) Un Secretario, o en su defecto, el Administrador del Centro.
Competencias. (LO 9/95 Art. 11). Serán competencias del Consejo Escolar: a) Establecer las directrices para la elaboración del proyecto educativo del centro, aprobarlo y evaluarlo, sin perjuicio de las atribuciones que al respecto tenga el Claustro de Profesores. b) Elegir al Director del Centro. c) Decidir sobre la admisión de alumnos. d) Aprobar el Reglamento de Régimen Interior. e) Resolver los conflictos e imponer las correcciones con finalidad pedagógica que correspondan a aquellas conductas del alumno que perjudiquen gravemente la normal convivencia del centro. f) Aprobar el proyecto de presupuesto. g) Promover la renovación de las Instalaciones. h) Cualquier otra competencia, que le sea atribuida en los correspondientes reglamentos orgánicos.

Consejo Europeo. *Véase* TRATADO DE LA UNIÓN EUROPEA.

Consejo General. *Véase* SEGURIDAD SOCIAL Y CADA UNO DE LOS INSTITUTOS.

Consejo General de Formación Profesional. Es un órgano consultivo de carácter tripartito y de participación de las asociaciones empresariales y sindicales y de las Administraciones Públicas y, además, como un órgano de asesoramiento del Gobierno en materia de formación profesional. (Ley 1/86)

Consejo General del Poder Judicial. Es el órgano de gobierno del Poder Judicial. Será presidido por el Presidente del Tribunal Supremo y será la primera autoridad judicial de la Nación. Su categoría y honores serán los correspondientes al titular de uno de los tres poderes del Estado. (LOPJ Art. 107)
Competencias. a) Propuesta por mayoría de tres quintos para el nombramiento del Presidente del Tribunal Supremo que será a su vez el de éste Consejo. Asimismo y por idéntica proporción propondrá para el nombramiento de miembros del Tribunal Constitucional. b) Inspección de Juzgados y Tribunales. c) Selección, formación y perfeccionamiento, provisión de destinos, ascensos, situaciones administrativas y regímenes disciplinarios de Jueces y Magistrados. d) Publicación oficial de la colección de jurisprudencia del Tribunal Supremo. e) Aquellas otras que le atribuyan las leyes.
Composición. El Consejo General del Poder Judicial estará integrado por (LOPJ Art. 111 y 112): a) Presidente. Que será el del Tribunal Supremo. b) Vocales. Los Vocales del Consejo serán propuestos por el Congreso de los Diputados y el Senado. Cada Cámara elegirá, con una mayoría de tres quintos, cuatro Vocales entre Abogados y otros Juristas de reconocida competencia con más de quince años de ejercicio de su profesión. Además, cada una de las Cámaras propondrán, igualmente por mayoría de tres quintos de sus miembros, otros seis Vocales elegidos entre los Jueces y Magistrados de todas las categorías judiciales que se hallen en servicio activo. Los Vocales elegidos serán nombrados por el Rey.

Consejo Interterritorial. Es el órgano permanente de información y comunicación de los distintos servicios de salud de las diferentes Comunidades Autónomas, entre ellos, y con la Administración estatal, y coordinará, entre otros aspectos, las líneas básicas de la política de adquisiciones, contrataciones de productos farmacéuticos, sanitarios y de otros bienes y servicios, así como los principios básicos de la política de personal. Será presidido por el Ministro del Departamento. (LGS Art. 47)

Consejo Nacional de Especialidades de Enfermería. Es el órgano consultivo conjunto de los Ministerios de Educación y Cultura y Sanidad y Consumo en el ámbito de las especialidades de enfermería, formado por (RD 992/1987 Art. 11): a) El Presidente de las Comisiones Nacionales de cada Especialidad. b) Dos vocales designados por el Ministerio de Educación y Cultura. c) Dos vocales designados por el Ministerio de Sanidad y Consumo.

Consejo Nacional de Especialidades Médicas. Es el órgano consultivo conjunto de los Ministerios de Educación y Cultura y Sanidad y Consumo en el ámbito De las especialidades médicas. Estará integrado por (RD 127/1984 Art. 16) (178): a) El Presidente de las Comisiones Nacionales de cada Especialidad. b) Dos vocales designados por el Ministerio de Educación y Cultura. c) Dos vocales designados por el Ministerio de Sanidad y Consumo.

Consejo Social. *Véase* UNIVERSIDAD.

Consejo Superior de la Función Pública. Es el órgano superior colegiado de participación del personal al servicio de las Administraciones Públicas, existirán 17 representantes designados por las Organizaciones Sindicales de acuerdo con las siguientes normas: a) Un puesto para cada una de las Organizaciones Sindicales más representativas a nivel estatal y de Comunidad Autónoma. b) Los puestos restantes se distribuirán entre las Organizaciones Sindicales que hayan obtenido el 10 % o más de los Delegados de Personal y miembros de las Juntas de Personal, en forma proporcional a la audiencia obtenida.

Consejos Generales de los Colegios Profesionales. Los Consejos Generales de los Colegios Profesionales, como órganos representativos y coordinadores superiores de los mismos, tienen a todos los efectos la condición de Corporaciones de Derecho Público, con personalidad jurídica propia y plena capacidad. (Ley 2/1974 Art. 9)

Consenso. Acuerdo entre una o varias personas u organizaciones.

Consentimiento informado. Consentimiento voluntario otorgado por un sujeto o por una persona responsable de él, para participar en una investigación, programa de inmunización, régimen de tratamiento, etc., tras haber sido informado del propósito, métodos, procedimientos, ventajas y riesgos inherentes. El conocimiento del riesgo es necesario para que un sujeto otorgue un consentimiento informado. (2) // Es la explicación a un paciente atento y mentalmente competente, de la naturaleza de su enfermedad, así como del balance entre los efectos de la misma y los riesgos y beneficios de los procedimientos terapéuticos recomendados, para a continuación solicitarle su aprobación para ser sometido a esos procedimientos. La presentación de la información al paciente debe ser comprensible y no sesgada; la colaboración del paciente debe ser conseguida sin coerción; el médico no debe sacar partido de su potencial dominancia psicológica sobre el paciente. // El deber de obtener el consentimiento del cliente o usuario para la realización de cualquier intervención, está recogido como derecho del usuario en la Ley General de Sanidad, con las siguientes excepciones (270): a) Cuando la falta de intervención suponga un riesgo para la salud pública. b) En caso de urgencia. c) Cuando no esté capacitado para tomar decisiones.

Consorcios. El consorcio es una entidad pública de carácter asociativo que podrá estar constituida por los entes locales con otras administraciones públicas para finalidades de interés común con entidades privadas sin ánimo de lucro que tengan finalidades de interés público concurrentes con las de los entes locales. El consorcio será de naturaleza voluntaria y tendrá personalidad propia para crear y gestionar servicios y actividades de interés local o común. Se constituirán por acuerdo de las diferentes entidades que lo integren o por adhesión posterior, según las normas internas que lo rijan. (LMRL de Cataluña. Art. 252 y 253). // Cuando la gestión de un convenio haga necesario crear una organización común, ésta podrá adoptar la forma de consorcio. Los Estatutos del consorcio determinarán los fines del mismo, así como las particularidades del régimen orgánico, funcional y financiero. (LRJAP 30/92 Art. 7)

Constante. Característica de persona, objeto o hecho que se manifiesta bajo una única modalidad. Este tipo de característica es muy raro en la realidad. (117) // Aquella característica que tiene una sola modalidad. (42)

Constitución. Lo fundamentalmente nuevo del Estado constitucional frente a todo el mundo del autoritarismo, es la fuerza vinculante bilateral de la norma, esto es, la vinculación a la vez de las autoridades y de los ciudadanos, en contraposición a toda forma de Estado de privilegios de viejo y nuevo cuño de todas las autoridades y de todos los ciudadanos. (34) // La constitución española no es sólo una norma, es la primera del ordenamiento entero, la norma fundamental. Denominada ley de leyes, ley superior, la Constitución define el sistema de fuentes formales del Derecho, define el poder legislativo, su composición, su competencia y su procedimiento, de tal forma que sólo por dictarse conforme a la Constitución, cualquier ley será valida o cualquier reglamento vinculante. Se dice también de la Constitución que es la primera de las normas de producción, la fuente de fuentes, la norma normarum. La Constitución configura y ordena los poderes del Estado por ella construidos, establece los límites del ejercicio del poder y el ámbito de libertades y derechos fundamentales, así como los objetivos positivos y las prestaciones que el poder debe cumplir en beneficio de la comunidad. (45) // La Constitución es un conjunto de normatividades fundamentales que tienen por objeto la institucionalización y distribuciones del poder y la estructura básica de la organización estatal, junto con las formulaciones de los principios políticos que reflejan el mundo de las creencias vigentes y concretan la legitimidad de un poder político. (40)

Estructura:

TITULO PRELIMINAR.

TITULO I: De los derechos y deberes fundamentales.

TITULO II: De la Corona.

TITULO III: De las Cortes Generales.

TITULO IV: Del Gobierno y de la Administración.

TITULO V: De las relaciones entre el Gobierno y las Cortes Generales

TITULO VI: Del poder judicial.

TITULO VII: Economía y Hacienda.

TITULO VIII: De la organización territorial del Estado.

TITULO IX: Del Tribunal Constitucional.

TITULO X: De la reforma Constitucional.

Consulta. En atención especializada, acto médico realizado de forma ambulatoria para el diagnóstico, tratamiento o seguimiento de un paciente. (214) // Constituyen el ámbito principal donde ha de producirse la integración real de las actividades de promoción, prevención, asistenciales y de rehabilitación y reinserción social que se desarrolla en el centro de salud. (25)

Demanda o espontánea. Es aquella en la que se atiende a los pacientes que acuden de forma espontánea a consultar sus problemas de salud o a revisar los mismos. (214)

Primera consulta. Es aquella que se genera por un proceso nuevo, pudiendo tratarse de un enfermo atendido previamente y cuyo proceso quedó cerrado, generándose posteriormente una nueva solicitud por su médico de cabecera ante una nueva situación. (186) // En atención especializada, número de pacientes vistos de forma ambulatoria en un local de consultas externas, (en el hospital o en los CEP) por primera vez en una unidad de especialización concreta y por un proceso concreto. Si el enfermo acude de nuevo por un proceso distinto, se considerará primera. (214)

Consultas sucesivas. Se consideran consultas sucesivas, todas las generadas por el mismo proceso ya citado, con independencia del número de las mismas y del tiempo que transcurra entre unas y otras. (186) // En atención especializada, todas aquéllas que deriven de una primera consulta y todas las que se generen como revisión o seguimiento de un proceso de hospitalización o consulta anterior. (214)

Consultas sucesivas/primeras. La relación consultas sucesivas/primeras consultas es un índice importante que refleja la eficacia. Una relación relativamente pequeña significa que con pocas consultas se ha resuelto el problema. (186) // Refleja también la complejidad de la actuación y/o de la patología del paciente, diferenciando la atención primaria, de la especializada ambulatoria u hospitalaria.

Solicitadas por atención primaria. De entre las primeras consultas realizadas en el hospital o en los CEP, aquéllas que han sido solicitadas por atención primaria. (214)

Programada. Son las consultas que se conciertan previamente con día y hora, a iniciativa de los profesionales del equipo y destinadas generalmente al control de los pacientes crónicos o a la realización de actividades preventivas o de promoción de salud. (25) // Es aquella en que la visita del paciente ha sido concertada por el profesional sanitario, para el seguimiento de su situación de salud. Incluye pacientes dentro de programas o protocolos de crónicos y aquellos otros cuya situación, a juicio de los profesionales, así lo requieran. (214)

Consulta administrativa. Es aquella que se realiza en un tiempo diferente del de la consulta de demanda, y en la que se realizan básicamente actividades administrativas. (214)

Consultas totales. (formula) Número de consultas (primeras + sucesivas) dividido por número de habitantes por mil. (317)

Consultas totales/día hábil. Consultas totales (hospital, CEP, CS, Consultorio) dividido por el número de días hábiles. (317)

Consultas externas. Salas destinadas a consulta de pacientes en régimen ambulatorio (dotación del centro), excluyendo las específicamente destinadas a consultas de urgencias, los cuartos de cura y de exploraciones específicas y los despachos de secretaría. (214) // La consulta externa es, o debe ser, el pivote alrededor del cual gira la actividad de una especialidad; el lugar idóneo donde diagnosticar, orientar y establecer la estrategia terapéutica de un enfermo enviado por atención primaria. Son indicadores fundamentales de resultados y rendimientos: las horas de disposición de locales, el número de enfermos nuevos o primeras consultas, el número de revisiones de enfermos o consultas sucesivas, el porcentaje de utilización de locales y la demora en la lista de espera. (186)

Consultoría. Servicios prestados por personas externas a una empresa que asisten a sus directivos en materias especificas relacionadas con aspectos jurídicos, económicos, laborales etc. Normalmente carecen de responsabilidad en la gestión.

Consultorios. Son centros asistenciales destinados normalmente, a la asistencia sanitaria prestada por médicos generales y pediatras.

Consumo privado. Son los gastos realizados por los consumidores finales con el fin de adquirir artículos de consumo, a los que debe sumarse el valor del consumo en especie (autoconsumo de productos agrícolas, utilización de viviendas por sus propietarios, etc.) (33)

Consumo público. Son los gastos realizados por el Estado y organismos públicos para la adquisición de bienes y servicios necesarios para el desarrollo de sus actividades. (33)

Contabilidad. Conjunto de métodos, a los que se atribuye categoría de ciencia, para llevar a cabo la anotación o registro de las distintas partidas que reflejan los flujos económicos y financieros de un agente en relación con su entorno. Es de importancia decisiva para conocer la marcha de un negocio y poder ir tomando las decisiones oportunas. (30)

Contabilidad analítica. Sistema de información utilizado para analizar y controlar la gestión de las empresas. También recibe el nombre de contabilidad de costes. Más que reflejar la realidad económica de una empresa como contabilidad, lo que trata es averiguar en qué parte del proceso productivo se generan los costes. // Clasificación y acumulación de los datos económicos, en relación con los objetivos fijados o con los programas específicos llevados a cabo por cada una de las unidades de la organización de la institución. (105) // Sistema mediante el cual se conoce el resultado contable de la empresa, se controla la eficacia de la empresa y de cada uno de sus componentes y se facilita la toma de decisiones. (95)

Contabilidad de costes. Es un sistema de información acerca de la actividad productiva de una empresa, que es relevante y oportuna para la planificación y control exigidas por la gestión de la empresa en sus distintos niveles. (97)

Contabilidad financiera. Es la ciencia del patrimonio que mide, registra y representa de forma adecuada las consiguientes variaciones de este en el tiempo. Tiene como finalidad (70): a) La representación cuantitativa y cualitativa del patrimonio al inicio del ejercicio. b) La representación de las variaciones patrimoniales que se produzcan durante el ejercicio. c) La determinación del beneficio o pérdida del ejercicio. d) La representación del patrimonio al cierre del ejercicio.

Contabilidad de gestión. Es un sistema informativo responsabilizado con la presentación de información contable relevante y oportuna para la adopción de decisiones. Dentro de la contabilidad de gestión, una de sus partes más desarrolladas la ha constituido la contabilidad analítica y la tradicionalmente denominada contabilidad de costes. (97)

Contabilidad del sector público. La que refleja todas las actividades y operaciones de las administraciones públicas, incluso con alcance analítico, y que constituye una acomodación del Plan General de Contabilidad a la esfera de los poderes públicos.

Contactos exteriores. Son las comunicaciones externas que las empresas establecen con sus clientes reales y potenciales tanto a través de los medios como de personas. (189)

Contaminación atmosférica. Se entiende por contaminación atmosférica, la presencia en el aire de sustancias y formas de energía que alteran la calidad del mismo, de modo que implique riesgos, daño, molestias graves para las personas y bienes de cualquier naturaleza. (18)

Contaminación fotoquímica. Se produce como consecuencia de la aplicación en la atmósfera de oxidantes originados al reaccionar entre sí los óxidos de nitrógeno, los hidrocarburos y el oxígeno en presencia de la radiación ultravioleta de los rayos del sol. (18)

Contención de costes. Control o reducción de los costes generados dentro de un sistema de provisión de cuidados, con relación a cualquier curso de acción sanitaria o en el volumen global de los mismos. Los tipos de intervención sobre los costes sanitarios pueden ejercerse sobre: los usuarios, los oferentes y los gestores. (22)

Contenedor. *Véase* RESIDUO.

Continuidad. Que la atención se provea de forma ininterrumpida y coordinada entre proveedores e instituciones. (107)

Contrata. Hace referencia al contrato civil por el que una empresa (auxiliar), que aporta sus propios trabajadores, se obliga a ejecutar o cooperar en la ejecución o exportación de una obra en beneficio de otra (principal) que se obliga a pagar por ella un precio cierto. (27)

Contrato. Pacto o convenio, oral o escrito, entre partes que se obligan sobre materias o cosas determinadas, y a cuyo cumplimiento pueden ser compelidas. (28) // Relación constituida sobre la base de un acuerdo o convención. Actualmente constituye una categoría abstracta o genérica que tiene su causa en el acuerdo de voluntades. (27)

Contrato a tiempo parcial. *Véase* CONTRATO DE TRABAJO.

Contrato administrativo. El concertado por la Administración Pública con personas naturales o jurídicas. La administración podrá concretar los contratos, pactos o condiciones que tenga por conveniente, siempre que no sean contrarios al interés público, al ordenamiento jurídico o a los principios de buena administración; y deberá cumplirlos a tenor de los mismos, sin perjuicio de las prerrogativas establecidas, en su caso, en favor de aquella. Con arreglo a la LCE podemos distinguir, básicamente, tres modalidades: el de obras, el de gestión de servicios públicos y el de suministros. (27)

Contrato de relevo. *Véase* CONTRATO DE TRABAJO.

Contrato de trabajo. Es aquel en virtud del cual una o varias personas participan en la producción mediante el ejercicio voluntariamente prestado de sus facultades intelectuales y manuales, obligándose a ejecutar una obra o a prestar un servicio a uno o varios patronos o empresarios o a una persona jurídica de tal carácter bajo la dependencia de estos, mediante una remuneración, sea la que fuere la clase o forma de ella. El contrato de trabajo se podrá celebrar por escrito o de palabra. Se presumirá existente entre todo el que presta un servicio por cuenta y dentro del ámbito de organización y dirección de otro y el que lo recibe a cambio de una retribución a aquél. (ET Art. 8.1). Deberán constar por escrito los contratos de trabajo cuando así lo exija una disposición legal y, en todo caso, los de prácticas y para formación, los contratos a tiempo parcial, fijo-discontinuo y de relevo, los contratos de trabajo a domicilio, los contratos para la realización de una obra o de un servicio determinado, así como los de los trabajadores contratados en España al servicio de empresas españolas en el extranjero. (ET Art. 8.2). Cualquiera de las partes podrá exigir que el contrato se formalice por escrito, incluso durante el transcurso de la relación laboral. (ET Art. 8.4). Cuando la relación laboral sea de duración superior a cuatro semanas, el empresario deberá informar por escrito al trabajador, sobre los elementos esenciales del contrato. (ET Art. 8.5)

Elementos esenciales de las condiciones de trabajo. Serán considerados elementos esenciales del contrato: la jornada de trabajo, el horario, régimen de trabajo a turnos, sistema de remuneración, sistema de trabajo y rendimiento y funciones, cuando excedan de los límites que para la movilidad funcional prevé la normativa vigente. (ET Art. 41)

Periodo de prueba. Podrá concertarse por escrito un período de prueba, con sujeción a los límites de duración que, en su caso, se establezcan en los Convenios Colectivos. En defecto de pacto en Convenio, la duración no podrá exceder de los seis meses para los técnicos titulados, ni de dos meses para los demás trabajadores. (ET Art. 14.1). Durante el período de prueba el trabajador tendrá los derechos y obligaciones correspondientes al puesto de trabajo que desempeñe, como sí fuera de plantilla. (ET Art. 14.2)

Duración. El contrato de trabajo podrá concertarse por tiempo indefinido o por una duración determinada. Podrán celebrarse contratos de duración determinada en los siguientes supuestos (ET Art. 15): a) Por contratación de una obra o servicio determinado con autonomía o sustantividad propia. b) Cuando las circunstancias del mercado, acumulación de tareas o excesos de pedidos así lo exigieran, aun tratándose de la actividad normal de la empresa. En tales casos, los contratos podrán tener una duración máxima de seis meses, dentro de un periodo de doce meses. c) Cuando se trate de sustituir a trabajadores con derecho a reserva del puesto de trabajo, siempre que en el contrato de trabajo se especifique el nombre del sustituido y la causa de sustitución. Adquirirán la condición de trabajadores fijos, cualquiera que haya sido la modalidad de la contratación, los que hubieran sido dados de alta en la Seguridad Social, una vez transcurrido un plazo igual al que legalmente hubiera podido fijar para el período de prueba. Se presumirán por tiempo indefinido los contratos temporales celebrados en fraude de ley.

Ingreso al trabajo. Los empresarios están obligados a registrar en la oficina pública de empleo, en el plazo de los diez días siguientes a su concertación, los contratos que deban celebrarse por escrito o a comunicar, en igual plazo, las contrataciones efectuadas, aunque no exista obligación legal de formalizarlas por escrito. Se prohibe la existencia de agencias de colocación con fines lucrativos. (ET Art. 16)

Trabajo de los menores. Se prohíbe la admisión al trabajo a los menores de dieciséis años. Los trabajadores menores de dieciocho años no podrán realizar trabajos nocturnos ni aquellas actividades o puestos de trabajo que el Gobierno a propuesta del Ministerio de Trabajo y Asuntos Sociales, previa consulta con las organizaciones sindicales más representativas, declare insalubres, penosos, nocivos o peligrosos, tanto para la salud como para su formación profesional y humana. (ET Art. 6)

Contrato a jóvenes. Es aquel que se formula a jóvenes de menos de 25 años con un año de antigüedad en el paro o menores de 30 años con menos de tres meses trabajados. Son indefinidos y se subvencionan con 400.000 pesetas.

Contrato a mujeres. Es aquel que se formaliza con mujeres en profesiones o servicios donde estén sobre presentadas o mayores de 25 años que se reincorpores a la actividad laboral. También son indefinidos y se subvencionan con 500.000 pesetas.

Contrato a tiempo parcial y fijo-discontinuo. El trabajador se entenderá contratado a tiempo parcial cuando preste servicios durante un número de horas al día, a la semana, al mes o al año, inferior al considerado como habitual en la actividad de que se trate en dichos períodos de tiempo. El contrato a tiempo parcial podrá concertarse por tiempo indefinido o por duración determinada en los supuestos en los que legalmente se permita la utilización de esta modalidad de contratación, excepto en el contrato para la formación. Sin perjuicio de lo señalado en el párrafo anterior, el contrato a tiempo parcial se entenderá celebrado por indefinido cuando (ET Art. 12): a) Se concierte para celebrar trabajos fijos y periódicos dentro del volumen normal de actividad de la empresa. b) Se concierte para realizar trabajos que tengan el carácter de fijos-discontinuos y no se repitan en fechas ciertas, dentro del volumen normal de actividad de la empresa

Contrato de aprendizaje. El contrato de aprendizaje tendrá por objeto la adquisición de la formación teórica y práctica necesaria para el desempeño adecuado de un oficio o un puesto de trabajo cualificado y se regirá por las siguientes normas: a) Se podrá celebrar con trabajadores mayores de dieciséis años y menores de veinticinco años que no tengan la titulación requerida para formalizar contrato en prácticas. No se aplicará límite de edad para los trabajadores minusválidos. b) Reglamentariamente se establecerá el número de aprendices que las empresas puedan tener. c) La duración del contrato no podrá ser inferior a seis meses ni exceder de tres años. d) Expirada la duración máxima, ningún trabajador podrá ser contratado bajo esa modalidad por la misma o distinta empresa. e) Los tiempos dedicados a la formación teórica deberán alternarse con los de trabajo efectivo, no pudiendo ser inferior de un 15% de la jornada máxima prevista en convenio. f) La retribución del aprendiz será fijada en convenio colectivo, sin que, en su defecto, pueda ser inferior al 70, al 80 o al 90 % del salario mínimo interprofesional durante, respectivamente, el primero, segundo y tercer año de vigencia. No obstante lo anterior, las retribuciones del aprendiz menor de dieciocho años no podrá ser inferior al 85 % del salario mínimo interprofesional correspondiente a su edad. g) La protección social del aprendiz sólo incluirá las contingencias de accidente de trabajo y enfermedad profesional, asistencia sanitaria por contingencias comunes, prestaciones económicas por descanso maternal, pensiones y Fondo de Garantía Salarial. En el supuesto de incorporación del interesado a la empresa sin solución de continuidad, no podrá concertarse un nuevo período, computándose la duración de este período a los efectos de antigüedad en la empresa. (ET Art. 11)

Contratos de duración determinada. Pueden ser de varios tipos: Contrato de obra o servicio determinado, que tienen por objeto la realización de una obra o servicio de duración incierta en el tiempo. Contrato por circunstancias de la producción, cuyo objetivo es cubrir exigencias circunstanciales del mercado, aún tratándose de actividades normales de la empresa, como una acumulación de tareas, exceso de pedidos, etc. Su duración máxima es de 6 meses de cada 12. Contratos de interinidad, para sustituir a trabajadores con reserva del puesto de trabajo. Contratos de lanzamiento de nueva actividad, para empresas de nuevo establecimiento o que amplíe sus actividades. No puede ser inferior a seis meses ni superior a tres años.

Contrato de minusválidos. Si el contrato es indefinido y a jornada completa, hay una subvención de 500.000 pesetas y bonificaciones en la cuota patronal. Las empresas que celebren contratos para la formación con trabajadores minusválidos tendrán derecho a una reducción del 50 % en las cuotas empresariales a la Seguridad Social previstas para los contratos para la formación. (ET Disp. Adic. 2ª)

Contrato de relevo. Se denomina así al contrato de trabajo por el que se sustituye la jornada dejada vacante por el trabajador que reduce su jornada. (ET Art. 12.5)

Contrato de sustitución en caso de jubilación anticipada. Es el que se formaliza cuando el trabajador decida jubilarse a los 64 años y el empresario le sustituya con un trabajador en paro por un tiempo mínimo de un año. El jubilado no tendrá ningún recorte en su pensión, considerándose como si se jubilara a los 65 años.

Contrato de trabajo a domicilio. Es aquel en el que la prestación de la actividad laboral se realiza en el domicilio del trabajador o en el lugar libremente elegido por éste y sin vigilancia del empresario. El contrato se formalizará por escrito con el visado de la oficina de empleo, donde quedará depositado un ejemplar, en el que conste el lugar en el que se realice la prestación laboral, a fin de que puedan exigirse las necesarias medidas de higiene y seguridad que se determinen. (ET Art. 13)

Trabajo en común y contrato de grupo. Si el empresario diera un trabajo en común a un grupo de sus trabajadores, conservará respecto de cada uno, individualmente, sus derechos y deberes. Si el empresario hubiese celebrado un contrato con un grupo de trabajadores considerados en su totalidad, no tendrá frente a cada uno de sus miembros los derechos y deberes que como tal le competen. (ET Art. 10)

Contratos formativos. El contrato de trabajo en prácticas podrá concertarse con quienes estuvieran en posesión de título universitario o de formación profesional de grado medio o superior, o títulos oficialmente reconocidos como equivalentes, que habiliten para el ejercicio profesional, dentro de los cuatro años inmediatamente siguientes a la terminación de los correspondientes estudios, de acuerdo con las siguientes reglas (ET Art. 11): a) El puesto de trabajo deberá permitir la obtención de la práctica profesional adecuada al nivel de estudios cursados. b) La duración del contrato no podrá ser inferior a seis meses ni exceder de dos años. c) Ningún trabajador podrá estar contratado en práctica en la misma o distinta empresa por tiempo superior a dos años en virtud de la misma titulación. d) Salvo lo dispuesto en convenio colectivo, el período de prueba no podrá ser superior a un mes para los contratos en prácticas celebrados con trabajadores que estén en posesión del título de grado medio, ni a dos meses para los contratos en prácticas celebrados con trabajadores que estén en posesión de título de grado superior. e) La retribución será fijada en convenio colectivo sin que en su defecto pueda ser inferior al 60 o al 75 % durante el primero o el segundo año de vigencia del contrato respectivamente, del salario fijado en convenio para un trabajador que desempeñe el mismo o equivalente puesto de trabajo. f) Si al término del contrato el trabajador continuase en la empresa no podrá concertarse un nuevo periodo de prueba, computándose la duración de las prácticas a efectos de antigüedad en la empresa.

Contrato indefinido para mayores de 45 años. Es aquel que se establece para trabajadores de más de 45 años, desempleados y con un año de antigüedad en el paro por lo menos. Estos contratos se subvencionan con 500.000 pesetas y una bonificación del 50 % en las cuotas patronales a la Seguridad Social.

Extinción del contrato. El contrato de trabajo se extinguirá (ET Art. 49): a) Por mutuo acuerdo de las partes. b) Por las causas consignadas válidamente en el contrato, salvo que las mismas constituyan abuso de derecho manifiesto por parte del empresario. c) Por expiración del tiempo convenido o realización de la obra o servicio objeto del contrato. d) Por dimisión del trabajador, debiendo mediar el preaviso que señalen los convenios colectivos o la costumbre del lugar. e) Por muerte, gran invalidez o invalidez permanente, total o absoluta del trabajador. f) Por jubilación del trabajador. g) Por muerte, jubilación o incapacidad del empresario. (STC 37/86). h) Por fuerza mayor que imposibilite definitivamente la prestación del trabajo. i) Por despido colectivo, fundado en causas económicas, técnicas, organizativas o de producción, siempre que su existencia haya sido debidamente constatada. j) Por voluntad del trabajador, fundamentada en un incumplimiento contractual del empresario. k) Por despido del trabajador. l) por causas objetivas legalmente procedentes.

Suspensión del contrato. El contrato de trabajo podrá suspenderse por las siguientes causas (ET Art. 45): a) Mutuo acuerdo de las partes. b) Las consignadas validamente en el contrato. c) Incapacidad temporal de los trabajadores. d) Maternidad de la mujer trabajadora y adopción o acogimiento de menores de cinco años. e) Cumplimiento del servicio militar o de la prestación social sustitutoria. f) Ejercicio de cargo público representativo. g) Privación de libertad del trabajador. h) Suspensión de empleo y sueldo por razones disciplinarias. i) Fuerza mayor temporal. j) Causas económicas, técnicas, organizativas o de producción. k) Excedencia forzosa. l) Por el ejercicio del derecho a huelga. m) Cierre legal de la empresa.

INSALUD. *Véase* PERSONAL DEL INSALUD.

Contrato programa. Acuerdo o pacto de actividad/financiación establecido entre la Administración Pública y otra entidad para preparar la ejecución de toda una serie de realizaciones a las cuales se contribuye con apoyo tecnológico o asistencia financiera. El Insalud tiene establecido un modelo de contrato-programa como forma de relación entre los organismos centrales y sus unidades proveedoras de prestaciones sanitarias. (22) // Compromiso anual que se establece entre el comprador y el proveedor de servicios sanitarios por medio del cual, se fija la financiación prospectiva a los citados centros en función de la actividad y calidad de la atención sanitaria que proveen a la población.

Contrato psicológico. Se refiere a la expectativa recíproca del individuo y al hecho de que la organización se extiende mucho más que cualquier contrato formal de empleo que establece el trabajo por ser realizado y la recompensa por recibirse. El contrato psicológico es un entendimiento tácito entre individuo y organización. (88)

Contratos de aprendizaje. *Véase* CONTRATO DE TRABAJO.

Contratos en prácticas. *Véase* CONTRATO DE TRABAJO.

Contratos formativos. *Véase* CONTRATO DE TRABAJO.

Contribuciones. Son pagos que cada participante hace a la organización a la cual está vinculado (trabajo del empleado, honorarios del cliente, capital del inversionista, etc.). Cada tipo de contribución posee un correspondiente valor para el individuo (función-utilidad), que varía de acuerdo con aquello que él hace para realizar sus contribuciones a la organización. De ahí las varias modalidades de comportamiento que están a disposición del participante. (148)

Control de calidad. *Véase* CALIDAD.

Control de gestión. *Véase* GESTIÓN.

Control financiero. *Véase* INTERVENCIÓN GENERAL DE LA ADMINISTRACIÓN DEL ESTADO.

Control financiero. Proceso de comprometer a los gestores operativos con las directrices y planes financieros, que han sido establecidas por los altos ejecutivos de la institución.

Control sanitario. Presenta una doble acepción. En unos casos, se refiere al conjunto de actuaciones cuyo fin es comprobar el ajuste existente entre las medidas aplicadas en un programa y los resultados de las mismas. En otros casos, se refiere a todos los aspectos relacionados con la vigilancia de la protección a la salud, incluyendo la comparación de las actuaciones sanitarias con las normas que los regulan. (262)

Convalidación. *Véase* PLANES DE ESTUDIO.

Convenio colectivo. Los convenios colectivos, como resultado de la negociación desarrollada por los representantes de los trabajadores y de los empresarios, constituyen la expresión del acuerdo libremente adoptado por ellos en virtud de su autonomía colectiva. Mediante ellos, y en su ámbito correspondiente, los empresarios y trabajadores regulan las condiciones de trabajo y de productividad; igualmente podrán regular la paz laboral a través de las obligaciones que se pacten. Los convenios colectivos vinculan a las partes. Sin perjuicio de lo anterior, los convenios colectivos de ámbito superior a la empresa, establecerán las condiciones y procedimientos por los que podría no aplicarse el régimen salarial del mismo a las empresas cuya estabilidad económica pudiera verse dañada como consecuencia de tal aplicación. De no existir acuerdo, la discrepancia será solventada por la Comisión Paritaria del Convenio. (ET Art. 82). Salvo pacto en contrario, los convenios colectivos tendrán una vigencia de un año. El convenio que sucede a uno anterior deroga en su integridad a este último, salvo en los aspectos que expresamente se mantengan. (ET Art. 86)
Legitimación. Estarán legitimados para negociar (ET Art. 87): a) En los convenios de empresa o ámbito inferior: El Comité de Empresa, delegados de personal, en su caso, o las representaciones sindicales si las hubiere. En los convenios que afecten a la totalidad de los trabajadores de la empresa, será necesario que tales representaciones sindicales, en su conjunto, sumen la mayoría de los miembros del comité. En

todos los casos será necesario que ambas partes se reconozcan como interlocutores. b) En los convenios de ámbito superior: Los sindicatos que tengan la consideración de más representativos a nivel estatal, así como en sus respectivos ámbitos, los entes sindicales afiliados, federados o confederados de los mismos. Los sindicatos que tengan la consideración de más representativos en el ámbito de la Comunidad Autónoma, cuando no trasciendan de dicho ámbito. Los sindicatos que cuenten con un mínimo del 10 % de los miembros de los Comités de Empresa o delegados de personal en el ámbito geográfico y funcional que se refiera el convenio. c) Las asociaciones de empresarios que cuenten con el 10 % de los empresarios y de los trabajadores afectados por el ámbito de aplicación del convenio. d) Todo sindicato, federación o confederación sindical, y toda asociación empresarial, que reúna el requisito de legitimidad, tendrá derecho a formar parte de la Comisión Negociadora.

Comisión negociadora. En los convenios de ámbito empresarial, o inferior, la comisión negociadora se constituirá por el empresario o sus representantes, de un lado, y de otro, por los representantes de los trabajadores legitimados para ello. En los de ámbito superior a la empresa, la comisión negociadora quedará constituida cuando los representantes de los empresarios y de los trabajadores, representen como mínimo, la mayoría absoluta de los miembros de los Comités de Empresa y delegados de personal, en su caso, y a empresarios que ocupen la mayoría de los trabajadores afectados. La comisión negociadora tendrá que tener un presidente con voz, pero sin voto, designado libremente por aquélla. (ET Art. 88)

Validez. Los convenios colectivos han de efectuarse por escrito, bajo sanción de nulidad, entrando en vigor en la fecha en que acuerden las partes. (ET Art. 90)

Cooperación del paciente. Grado en que el paciente cumple el plan de atención. Depende de la relación que se establece entre el paciente y el profesional. (189)

Coordenadas. En una gráfica bidimensional, valores de la ordenada y de la abscisa que definen el lugar o posición de un punto.

Coordinación. Es la acción dirigida a sincronizar y armonizar constantemente entre sí, y en función de los programas establecidos, las actividades, los medios y los hombres empleados en la consecución de los objetivos. Es un proceso continuo que afecta a todos los procesos de la organización. No se trata de una acción independiente ni esporádica, sino de una acción consustancial a la propia organización que se extiende a todos los niveles y actuaciones. (189)

Copago. Forma de compartir el coste mediante el cual, el asegurado paga una cantidad específica por unidad de servicio recibido. Esto difiere de un acuerdo de coseguro mediante el cual, el pago es expresado como un porcentaje del coste. (49) // Formula de pago compartido de los costes de las prestaciones sanitarias en donde los pacientes deben asumir el pago de una parte (normalmente fija) por unidad de servicios prestados o por unidad de tiempo, sobre el coste de los servicios sanitarios, en el caso en que se produzca la contingencia sanitaria de la que están parcialmente protegidos desde el punto de vista financiero. (22)

Copias ilegales o piratas. Reproducción de un programa con violación de la normativa sobre los derechos de propiedad intelectual de protección jurídica de los programas de ordenador. (306)

Copyright. Palabra inglesa inicial en libros impresos indicadora internacionalmente de los derechos de autor registrados.

Corona metropolitana. *Véase* ACCESIBILIDAD.

Corporativismo. Actuación que promueve la sustitución de las organizaciones basadas en intereses de clase por otras corporaciones de carácter profesional, empresarial y de oficio. (27)

Correlación. Llamaremos correlación a la teoría que trata de estudiar la dependencia que existe entre las dos variables que intervienen en una distribución bidimensional. (119)

Correo electrónico. Sistema que sirve para el transporte de mensajes. Comunicación «no interactiva» mediante mensajes interpersonales de texto o datos, desde un usuario a otros con almacenamiento intermedio de los mensajes en «buzones». Cada mensaje lleva una etiqueta (destinatario) equivalente al sobre de correos, el servicio de transporte se encargará de depositar el mensaje en el buzón (mailbox) donde quedará a disposición del destinatario. (305)

Cortes Generales. Las Cortes Generales representan al pueblo español y están formadas por el Congreso de los Diputados y el Senado. Las Cortes Generales ejercen la potestad legislativa del Estado, aprueban sus presupuestos, controlan la acción del Gobierno y tienen las demás competencias que le atribuye la Constitución. Ningún parlamentario podrá ser miembro de las dos Cámaras simultáneamente, ni acumular el acta de una Asamblea de Comunidad Autónoma con la de Diputado del Congreso. (CE Art. 66). Las Cámaras funcionarán en Pleno y por Comisiones. (CE Art. 75). En cada Cámara habrá una Diputación Permanente compuesta por un mínimo de 21 miembros. (CE Art. 78). Las sesiones plenarias de las Cámaras serán públicas, salvo acuerdo en contrario de cada Cámara, adoptado por mayoría absoluta. (CE Art. 80)

Congreso de los Diputados. Se compone de un mínimo de 300 y un máximo de 400 Diputados, elegidos por sufragio universal, libre, igual, directo y secreto. La circunscripción electoral es la provincia. El Congreso es elegido por cuatro años. (CE Art. 68)

Senado. El Senado es la Cámara de representación territorial. En cada provincia se elegirán cuatro Senadores por sufragio universal, libre, igual, directo y secreto por los votantes de cada una de ellas. Las CCAA designarán además un Senador y otro mas por cada millón de habitantes de su respectivo territorio. El Senado es elegido por cuatro años. (CE Art. 69)

Disolución de las Cámaras. El Presidente del Gobierno, previa deliberación del Consejo de Ministros y bajo su exclusiva responsabilidad, podrá proponer la disolución del Congreso, del Senado o de las Cortes Generales, que será decretada por el Rey. El decreto de disolución fijará la fecha de las elecciones.

Cortesía. Es el desarrollo del nivel adecuado de la función relacional de todo el personal de contacto. (189)

Coste. Es un activo al que el consumidor tiene que renunciar para adquirir un producto o servicio. No confundir con precio. *Véase* PRECIO.(153) // Gasto o sacrificio en que se incurre en la producción de una mercancía o un servicio. Hace referencia al coste total si no dice otra cosa. Existen los siguientes tipos de costes (30):

Coste adquisición. Comprende además del precio de la compra, todos los gastos necesarios para poner los productos adquiridos al servicio de la empresa.

Coste beneficio. Estimar los resultados que obtendremos utilizando los recursos disponibles u otros que haya que crear. (137) (*Véase* ANÁLISIS COSTE-BENEFICIO).

Coste capital. Es la media de los costes de la deuda y de los recursos propios de una compañía, ponderada por la cantidad de deuda y recursos propios.

Coste comprometido. Son aquellos que no pueden alterarse en el corto plazo, ya que proceden de decisiones anteriores. Para su modificación hay que esperar que se produzca otro período de decisión. (163)

Coste contable. Es el conjunto de recursos empleados en la obtención de un resultado concreto. (189) // Un coste es controlable por un determinado entorno de responsabilidad si éste tiene capacidad de decisión para incurrir en él. Al igual que los costes directos, los costes controlables exigen hacer referencia a la unidad de gestión. (163)

Coste de acceso. El esfuerzo de inversión para poner en marcha una nueva actividad.

Coste de calidad. Son aquellos originados por la implantación y desarrollo de las actividades necesarias para alcanzar los objetivos de calidad fijados por la empresa. (97)

Coste de evaluación. Son los costes correspondientes a la medida, evaluación o auditoría de los productos o servicios, realizadas con objeto de asegurar la conformidad con los estándares de calidad y requisitos de funcionamiento. (189)

Coste de fallos. Son los resultantes de productos o servicios disconformes con las especificaciones o las necesidades del cliente. (189)

Coste de la vida. Es el gasto a realizar en términos monetarios para mantener un cierto nivel de vida medido por una cesta de productos y servicios.

Coste de no calidad. Son aquéllos costes asociados a los fallos o errores en los productos que impiden que éstos cumplan con los requisitos previamente fijados. Expresan las consecuencias económicas negativas que ocasionan los fallos de calidad; están compuestos por la suma de los costes de los fallos internos y externos. (97)

Coste de prevención. Son los costes de todas las actividades diseñadas específicamente para prevenir la mala calidad de los productos y servicios. (189)

Coste de quiebra. Son los que aparecen al aumentar la proporción de deuda sobre recursos propios en la estructura de capital de una empresa.

Coste de reposición. Valoración que se hace de los bienes de equipo, materias primas, stocks, etc. a efectos de su inclusión en el activo del balance.

Coste directo. Son los que pueden asociarse directamente a un producto o a una unidad organizativa de la empresa. Esta denominación sólo tiene sentido cuando se identifica la unidad de referencia. (163)

Coste discrecional. Es el que depende de una decisión de la Dirección y que pueden presentar distintos niveles potestativos de materialización. (163)

Coste diferencial. Cuando se comparan dos alternativas, los costes diferenciales son los que varían al optar por una de ellas frente a la otra. Presentan dos características importantes, la primera, consiste en que son estimaciones de costes futuros; y la segunda, se refiere a que son los únicos costes que cambiarán por tomar la decisión. A efectos prácticos, los costes diferenciales se asocian con desembolsos en efectivo. (163)

Coste estándar. El establecido antes del comienzo del proceso productivo como consecuencia de un análisis de la actuación prevista por una empresa. (30) // En este tipo de sistemas, más aplicables a los procesos de producción en serie que a la fabricación bajo pedido, se estiman los costes al comienzo del período, para lo cual se fijan los estándares. Para una determinada partida, el coste estándar es un coste esperado bajo una hipótesis definida de comportamiento de las operaciones internas de la empresa y de parámetros de su entorno. (163)

Coste estructural o de sostenimiento. Cantidad de recursos que una empresa debe asignar a fin de garantizar el funcionamiento de un equipo en un determinado proceso de producción.

Coste explotación. Gastos directamente relacionados con los bienes vendidos por una empresa.

Coste fijo. Parte del coste total, que a diferencia del coste variable, no experimenta ningún incremento o decremento al aumentar o disminuir, en un cierto volumen, el número de unidades producidas. (30) // Estos costes no varían con el volumen de la producción. Esto es cierto en un determinado rango de validez, esto es, para variaciones acotadas del volumen. Fuera de este rango, el comportamiento de los costes fijos podrá experimentar cambios sustantivos. (163)

Coste hundido. Son aquellos que por ya haberse producido no pueden recuperarse. A diferencia del coste oportunidad, el coste hundido es un coste del pasado y no son relevantes en los procesos de toma de decisiones. (163)

Coste indirecto. Gasto a tener en cuenta en la producción de un objeto o de un servicio, sin poder imputarlo en su totalidad a una fase concreta del proceso de producción. (30) // Los costes indirectos son aquéllos que se comparten entre varias unidades de referencia, bien porque resulte excesivamente oneroso identificar su relación con una unidad, bien porque sean costes compartidos entre varias unidades. (163)

Coste laboral. Valor total de las retribuciones pagadas a los trabajadores, que incluye las cotizaciones a la seguridad social y los pagos en especie.

Coste marginal. Incremento del coste total que resulta al obtenerse una unidad más del producto.

Coste medio. Es el cociente del coste total por el número de unidades producidas.

Coste neto de financiación. Es la diferencia entre el tipo de interés para el período que media entre el momento de comprar el futuro y cuando éste se ejercita.

Coste o mercado. Aplicación del principio de prudencia valorativa, en virtud de la cual se va-

loran las existencias al precio más bajo, sea la del coste o el del mercado.
Coste oportunidad. Es el valor de la mejor alternativa económica posible a que se renuncia por dedicar los recursos a otra actividad concreta. (30) // El coste de oportunidad de una decisión es la pérdida que se produce por haberla seleccionado frente a la mejor de las alternativas rechazadas. (163)
Coste por órdenes de trabajo. Se utilizan cuando los productos son singulares, distintos del resto. Estos sistemas son de aplicación en empresas de consultorías, bienes de equipo por pedido, talleres de reparación, etc. (163)
Coste por proceso. Son de aplicación cuando los productos son idénticos o pueden expresarse sobre la base de una unidad de medida común (163) // Es la determinación del coste total de un proceso asistencial, a través de la suma de todos los costes imputables a dicho proceso. // Será un sistema de cálculo y reparto de costes, con el fin de obtener los correspondientes a los distintos procesos finales que se realizan en cada una de las unidades o servicios finales. (180)
Coste potencial. Es el conjunto de consecuencias negativas para la sociedad como efecto de un determinado suceso. (189)
Coste producción. Es el que incluye todos los costes devengados en el proceso de transformación, durante un período determinado. (163)
Coste ruptura. Refleja las consecuencias perjudiciales de una imprevista falta de stock.
Coste sanitario. Son aquellos, cualesquiera que sea su naturaleza, que tienen como cliente final al usuario del centro sanitario, tanto cuando lo demanda directamente él como cuando es solicitado a través de un médico. (189)
Coste total. Es la suma del coste fijo y el coste variable.
Coste variable. Parte del coste total, que a diferencia del coste fijo sí evoluciona con el volumen de la producción. // En este tipo de sistemas sólo se imputan al producto los costes variables de producción. La justificación para ello se sustenta en interpretar que los costes fijos se producen con independencia del volumen de producción. En realidad se considera que los costes fijos son necesarios para mantener la capacidad de producción. (163)
Coste venta. Son los que permiten forzar la curva de demanda para ampliar un mercado concreto por medio del marketing, la publicidad y la promoción. (30) // El coste de ventas recoge el de producción asociado a los productos vendidos durante el período. (163)
Costes directos. Son los que se relacionan inequívocamente con la producción de un determinado artículo o servicio.
Costes sociales. En ellos se incurre como consecuencia del crecimiento económico que se realiza sin tener en cuenta sus consecuencias negativas para la sociedad y especialmente en lo medioambiental.

Coste-efectividad. *Véase* ANÁLISIS COSTE-EFECTIVIDAD.

Coste-utilidad. *Véase* ANÁLISIS COSTE-UTILIDAD.

Cotizaciones sociales. (Seg. Soc.) Pago o ingreso de las cuotas del sistema de Seguridad Social, inherente a la situación de alta en cualquiera de los regímenes que integran el mismo, determinándose en cada uno de ellos, el sujeto responsable del cumplimiento de dicha obligación. La obligación de cotizar nace desde el mismo momento en que se inicia la actividad productiva. (27) // (PGE) Las cotizaciones ordinarias de empleadores y trabajadores se establecen de conformidad con la normativa en vigor por cada régimen y tipo de contingencias, teniendo presente a su vez, la evolución del colectivo de cotizantes. Asimismo, se tomará en consideración la cotización que corresponda por vía ejecutiva y por aplazamiento de cuotas. (O. 26-6-96 Art. 4)

Covarianza. Es la media aritmética de los productos de las desviaciones de cada una de las variables con respecto a su media aritmética. (127) // La covarianza es la media aritmética de los productos entre la diferencia de dos variables correspondiente a cada uno de los N elementos que componen un grupo de objetos o personas en los que se ha medido X e Y. (117)

CR-1. Modelo utilizado para la solicitud de concierto para prestaciones de asistencia sanitaria hospitalaria y/o ambulatoria. (258)

Creatividad. Es una cualidad latente, se activa cuando un sujeto se motiva por la necesidad de autoexpresión o por la estimulación que representa una situación difícil. (138)

Crecimiento. Acción de crecer. Todas las organizaciones, y las instituciones sanitarias no son una excepción, tienden a desarrollarse. La expansión puede ser una forma efectiva de solucionar conflictos internos y de ayudar a la organización a conseguir los otros tres objetivos: sobrevivir, ser eficiente y controlar el entorno. (189)

Credenciales. Uno o más documentos entregados a una persona y que demuestran su derecho a ejercitar una cierta responsabilidad o autoridad. (296)

Credibilidad. Significa honestidad, confianza y prestigio ofrecidos por la empresa, el individuo o la institución proveedores del servicio. (189)

Crédito. Prestigio, grado de solvencia, trayectoria histórica de buen y puntual cumplimiento de las obligaciones comerciales y financieras. (281) // *Véase también* PLANES DE ESTUDIOS.

Criterio. Juicio de valor basado en la experiencia profesional y en la bibliografía. // Juicio o discernimiento. Norma para conocer la verdad. (29) // Descripción desprovista de valor cuantitativo de una variable, que es reconocida como un indicador de calidad adecuado. (105) // Un criterio es aquella norma que específica las condiciones deseables o indeseables más relevantes que debe cumplir un determinado aspecto de la atención, para que pueda ser considerada de calidad. (107)

Criterio empírico. Los criterios empíricos o descriptivos reflejan el modo más común de actuar, se elabora a partir de las situaciones habituales que se den en la unidad objeto de estudio y representan lo que se hace. (107)

Criterio explícito. Es aquel cuyo enunciado se elabora expresamente para una evaluación concreta. Representan lo que debe hacerse específicamente en la evaluación que se está desarrollando. Los criterios explícitos pueden ser a su vez empíricos o normativos. (107)

Criterio implícito. Es aquel en el que no están especificadas, descritas en concreto, las actuaciones a realizar en cada caso, pero existe un acuerdo común sobre cual debe ser la práctica adecuada. Un criterio implícito viene definido como lo que debería hacerse por un buen profesional. (107)

Criterio normativo. Son formulados por un proceso de discusión y consenso entre los profesionales. Están basados en juicios contrastados por la literatura científica. Se expresa por escrito, para una situación concreta, lo que de hacerse, cómo y por quién. (107)

Cuadro de mando. Es un documento de síntesis de los resultados de una unidad de actividad. Debe recoger, de forma sintética y oportuna, información sobre las operaciones de la unidad bajo un criterio de relevancia de la información. (163) // Es el conjunto de datos e indicadores convenientemente expuestos en gráficos y tablas. Es un instrumento periódico de información y control para la gestión. No existe un modelo universal de cuadro de mando dado que las características propias de cada centro condicionan la estructura del mismo. (186)

Cualificación profesional. Puede entenderse como la aptitud que posee el trabajador para desempeñar una determinada función laboral. Parte de la doctrina utiliza indistintamente los conceptos de cualificación profesional y calificación profesional, atribuyéndose el sentido que aquí cuando habla de cualificación personal o subjetiva del trabajador. (27)

Cuantiles. Al hablar de los promedios definimos la mediana como el valor del elemento que ocupa el lugar central de la distribución una vez ordenados todos ellos en el sentido creciente o decreciente de sus valores. Por tanto, la mediana gráficamente deja el 50 % de los elementos a su izquierda y el otro 50 % a su derecha. Existen tres cuartiles. La primera es la que deja a su izquierda el 25 % de los elementos del colectivo observado y el otro 75 % a su derecha. La segunda cuartila, deja a su izquierda el 50 % del colectivo y el otro 50 % a su derecha, divide la distribución en dos partes iguales en cuanto a su tamaño. La tercera cuartila deja a su izquierda el 75 % de la distribución y el otro 25 % a su derecha. (127)

Cuartiles. *Véase* CUANTILES.

Cuenta de resultados. La cuenta de resultados es la que sintetiza, para un período definido, los ingresos generados y los costes y gastos producidos y, por diferencia, el beneficio o pérdida obtenidos durante dicho período. (163)

Cuerpo consultivo. Es el que asesora a los administradores de línea. Estudia problemas, recopila y analiza datos, brinda alternativas y prepara planes. (138)

Cuerpos de la Seguridad Social. *Véase* GRUPOS DE CLASIFICACIÓN.

Cuerpo técnico. El Cuerpo Técnico de la Administración de la Seguridad Social, estará integrado por funcionarios que ostenten la titulación de Licenciado, Ingeniero Superior o Arquitecto. (Ley 30/1984 Art. 33.16)

Cuerpo auxiliar administrativo. El Cuerpo de Auxiliares Administrativos de la Administración de la Seguridad Social, estará integrado por funcionarios que ostenten la titulación de Graduado Escolar, Bachiller o Formación Profesional. (Ley 30/1984 Art. 33.16)

Cuerpo de gestión. El Cuerpo de Gestión de la Administración de la Seguridad Social, estará integrado por funcionarios que ostenten la titulación de Diplomados Universitarios, Ingenieros técnicos o Arquitectos técnicos. (Ley 30/1984 Art. 33.16)

Cuestionario. Es un instrumento o formulario impreso, destinado a obtener respuesta sobre el problema en estudio y que el investigado o consultado llena por sí mismo o a través de otro. (161) // Instrumento de observación o recogida de datos mediante la aplicación de listas o relación de cuestiones que se programan para ser cumplimentadas con el objeto de alcanzar cualquier fin informativo. (22) // Serie predeterminada de preguntas empleadas para recoger datos clínicos, del estado social, de grupos laboral, etc. Este término se aplica con frecuencia a un tipo de encuesta autocompletada, a diferencia del cuestionario entrevista. (2)

Cuestionario entrevista. Serie de preguntas, cuidadosamente elaboradas, utilizadas en una entrevista.

Cuidados enfermeros. *Véase* MODELOS DE ENFERMERÍA. // Cuidados proporcionados por los miembros del personal de enfermería cuando trabajan en contacto directo con los pacientes y que están relacionados específicamente con las necesidades físicas y psicológicas de éstos. (105) // (proyecto signo). Conjuntos de actos físicos y/o mentales, planificados por la enfermera y ejecutados por uno o varios miembros del personal cuidador en respuesta a una necesidad específica de salud. (252)

Actividades autónomas. Son aquellas que se consideran incluidas en el campo del diagnóstico y tratamiento enfermero.

Actividades derivadas. Son las que se ejercitan a partir de las instrucciones de otros profesionales.

Actividades de soporte. Son las que están orientadas a dotar la estructura organizativa que facilite la labor asistencial y la coordinación en el hospital.

Cuidados no profesionales. En términos de promoción de la salud, son aquellas medidas realizadas por no profesionales para fomentar, mantener, mejorar o restaurar la salud de la población. De acuerdo con esta definición la diferencia entre autoayuda y cuidados no profesionales radica en que la primera se refiere a medidas dirigidas o disponibles a la comunidad, y los cuidados no profesionales hacen referencia a las medidas dirigidas o asequibles al individuo. (1)

Culpa. Con respecto al autor de un delito o falta, circunstancia de haberlo cometido, que le estigmatiza moralmente y le hace responsable de él ante la justicia, ante los demás o ante su conciencia. (19)

Civil. Falta de diligencia. La culpa o negligencia del deudor consiste en la omisión de aquella diligencia que exija la naturaleza de obligación y corresponda a las circunstancias de las personas, del tiempo y del lugar. (CC Art. 1004) // Tradicionalmente existen los siguientes grados en su exigencia: a) Lata. Negligencia máxima del deudor que omite las precauciones más elementales previstas por todos. b) Leve. Omisión de la precaución generalmente usada por un buen padre de familia. c) Levísima. Omisiones en que caen hasta los hombres de más extraordinaria prudencia. En la actualidad se ha superado este encasillamiento de los tipos de conducta culposa y prefiere dejarse a criterio de los tribunales la determinación de las responsabilidades.

Penal. Culpa consciente, inconsciente, lata, levis, levísima. Imprudencia. Consiste en una desatención contraria al deber de cuidado exigido en el ámbito de la relación social en la que se produce. Se produce cuando obrando sin intención y sin diligencia debida se causa un resultado dañoso, previsible y penado por la ley. A diferencia de la culpa civil, su finalidad fundamental está en el reproche social a que es merecedora esa conducta y por tanto regulada penalmente, independientemente de que esa misma conducta haya originado un daño que deba o pueda ser indemnizado. (27)

Cultura de empresa. Se entiende por cultura empresarial la forma de comportamiento de la organización ante lo cotidiano. Son valores compartidos explícita o tácitamente por sus miembros y que se concretan y manifiestan en el modo de reaccionar ante los problemas y de interpretar las políticas, en los atributos que se destacan, en la actitud ante el riesgo e incluso en meros símbolos externos. (163)

Cultura laboral. Es algo más estable y permanente que el clima laboral, son los diferentes factores internos y externos que actúan sobre la vida diaria de los empleados. (218)

Cum laude. *Véase* DOCTOR.

Cuotas. A los efectos de la Seguridad Social, importes que mensualmente ingresan los sujetos obligados en la Tesorería de la Seguridad Social. La cuota resulta de la aplicación del tipo de cotización a la base de cotización, según la normativa vigente en cada momento. (LGSS Art. 103)

Cupo. Número de personas adscritas al personal sanitario (médico, matrona y enfermera/ATS) que continúa percibiendo sus retribuciones por el sistema de determinación de honorarios, basado en un coeficiente por cartilla.

Curanderismo. El que ejerce la medicina sin título oficial de médico.

Curriculum. *Véase* PLANES DE ESTUDIOS.

Curtosis. Se denomina curtosis al grado de apuntamiento de una distribución. (119)

Curva de Gauss-Laplace. Es una curva que representa la distribución de los valores de una variable. La curva normal también se denomina curva de error. Su altura máxima se encuentra en la media. En lenguaje técnico, se expresa diciendo que la ordenada máxima, corresponde a una abscisa igual a la media. La curva normal es asintótica. Quiere decir que, técnicamente, las ramas son tangentes al eje horizontal de abscisas. Se extiende infinitamente en los dos sentidos de su dirección. (254) // La distribución normal esta totalmente determinada por dos constantes o parámetros. Primero, hay una media, que se localiza en el centro de la distribución. Segundo, la desviación estándar mide el derrame o variación de las mediciones individuales. (255).

D

D. Denominación de un determinado documento contable. *Véase* DOCUMENTO D.

DAFO. (Debilidades, amenazas, fortalezas y oportunidades). Existen varios métodos que ayudan a seleccionar las estrategias; la mayoría de ellos se basan en los denominados «tableros estratégicos». Uno de ellos es el denominado DAFO. La matriz DAFO se diseña en dos dimensiones (98): a) Situación de competitividad de la organización con relación a sus fortalezas y debilidades en comparación con los competidores. b) Situación del entorno con relación a las oportunidades y amenazas para la organización.

DPO. (Dirección participativa por objetivos). *Véase* DIRECCIÓN.

DSS. (Decision Support Systems). *Véase* SISTEMAS DE SOPORTE A LA DECISIÓN.

Daño. Cualquier agravio o perjuicio producido a otro, bien en su persona, sus derechos o su propiedad. (49).
Civil. Alteración desfavorable de las circunstancias que a consecuencia de un hecho determinado se produce contra la voluntad de una persona y que afecta a los bienes jurídicos que le pertenecen (personalidad, libertad, honor, patrimonio, etc.) (81).
Penal. Toda acción u omisión que ocasiona la destrucción o menoscabo de cosas valiosas ajenas, sin la autorización de su dueño, o de las cosas propias especialmente protegidas por el derecho siempre que no merecieren otra calificación jurídico-penal. (75).

Daños derivados del trabajo. Son aquellas enfermedades, patologías o lesiones sufridas con motivo u ocasión del trabajo. (LPRL Art. 4).

Dato. Variable asociada a acontecimiento, cuantificación de un fenómeno. Representación de un término de un mensaje (conocimiento) en forma digital. (3) // Son los elementos que sirven de base para la resolución de problemas para la formación de un juicio. Un dato es apenas un índice, una manifestación objetiva, posible de análisis subjetivo. (88) // Es el registro puntual de un hecho. Materia prima de la información. (101)

Datos de carácter personal. *Véase* AGENCIA DE PROTECCIÓN DE DATOS.

Dbase III. Sistema de gestión de base de datos relacional, desarrollada por Asthon Tate, que permite el tratamiento fácil de los datos. (307)

Decanos. *Véase* UNIVERSIDAD.

Deciles. Valores que dividen al conjunto de datos en diez partes iguales. (117)

Decisiones individuales (CE). *Véase* TRATADO DE LA UNIÓN EUROPEA.

Decisiones. Última fase del proceso mediante el cual un individuo escoge una alternativa entre varias, en un intento de conseguir el objetivo deseado. (105) // Decidir es elegir una determinada línea de acción, entre varias alternativas posibles. Elegir implica renunciar a lo que no se ha seleccionado.(4).

Arboles de decisión. Representan los puntos donde hay que decidir las alternativas futuras y sus probabilidades. (135) // Diagrama ordenado de secuencias de decisiones alternativas, sucesos futuros con distintas probabilidad de ocurrencia, y resultados finales valorados objetiva o subjetivamente. Sirve para visualizar las decisiones a tomar, ahora y en el futuro, y para facilitar la expresión de probabilidades, valoraciones de diversos sucesos y resultados por cada uno de los miembros del equipo que toma la decisión. (281)

Decisiones estratégicas. Pretenden relacionar a la empresa con su entorno y tienen como finalidad establecer los objetivos generales de la organización, considerada como un todo unitario. En este nivel de toma de decisiones, se intenta actuar sobre la identidad profunda de la empresa de acuerdo con la formulación de decisiones de su política económica, que afectarán a la organización en su conjunto. (97)

Decisiones operativas. Son decisiones relacionadas con las tareas específicas que tienen lugar en el desarrollo diario de la actividad de la organización y van encaminadas, tanto a conseguir que el proceso productivo se lleve a cabo de una manera efectiva y eficiente, como a asegurar que con ellas se alcanzarán los objetivos tácticos y estratégicos previamente marcados. (97)

Decisiones tácticas. Tomando como referencia la consecución de los objetivos fijados mediante las decisiones estratégicas, las decisiones tácticas se sitúan ya en la fase de puesta en práctica de la política de actuación concreta de la empresa, e implica tanto la formulación de un conjunto de opciones alternativas como la elección de la más conveniente para alcanzar los objetivos estratégicos. (97).

Decreto Legislativo. Son disposiciones del Gobierno que contienen legislación delegada. (CE Art. 85) Si la delegación legislativa se establece para textos articulados, se articularán a través de las denominadas Leyes de Bases, si se otorgara para textos refundidos, será a través de Leyes Ordinarias. // La Constitución señala que las Cortes Generales podrán delegar en el Gobierno la potestad de dictar normas con rango de Ley sobre determinadas materias. Se hace necesario (270): a) Que las Cortes autoricen en cada caso al gobierno. b) Que el Consejo de Estado informe acerca de sí el Gobierno ha cumplido o se ha extralimitado con relación a la autorización de las Cortes. c) No se permite la subdelegación a autoridades distintas del Gobierno.

Decreto. Son disposiciones generales en materia no reservada a las leyes y las Resoluciones del Consejo de Ministros, cuando así lo exija alguna disposición legal. Son firmadas por el Rey y refrendadas por el Ministro que corresponda. Si afectara a varios ministerios, el Decreto se dictará a propuesta de los Ministerios interesados, y será refrendado por el Presidente del Gobierno o el Ministro de la Presidencia. (LRJAE Art. 24).

Decreto-Ley. En caso de extraordinaria y urgente necesidad, el Gobierno podrá dictar disposiciones legislativas provisionales que tomarán la forma de Decretos-Ley y que no podrán afectar al ordenamiento de las instituciones básicas del Estado, a los derechos, deberes y libertades de los ciudadanos regulados en el Titulo I de la Constitución (de los derechos y deberes fundamentales), al régimen de las CCAA, ni al Derecho electoral general. (CE Art. 86) // Son normas con fuerza de ley emanadas del ejecutivo. Su razón es la urgencia de regulación de determinadas materias sin posibilidad de esperar la intervención del legislador ordinario. (270).

Deducción. Proceso de razonamiento en el que una persona va más allá de la información disponible, con el objeto de emitir un juicio crítico en relación con un hecho determinado. (105) // A partir de experiencias anteriores se emite la hipótesis de una relación causal en función de la cual se organiza un nuevo estudio para confirmar o rechazar la hipótesis, entre las variables dependientes e independientes que constituyen el modelo causal. (264).

Deducciones. Son cantidades rebajadas o descontadas de una obligaciones económicas (aportaciones) a la Administración para premiar o incentivar al contribuyente.

Deficiencia. Es una pérdida, malformación o anormalidad de una estructura o función psicológica, fisiológica o anatómica.

Déficit. Situación de una entidad cuyos gastos superan los ingresos. (281) // Situación inversa a la de superávit, y que expresa una diferencia negativa entre el haber y el debe; y en las administraciones públicas, entre ingresos y gastos. (30).

Déficit comercial. Forma de referirse al déficit en la balanza comercial, que se produce cuando las importaciones de un país superan a las exportaciones.

Déficit público. Es el déficit que tiene la Administración Pública, incluyéndose el provocado por las Comunidades Autónomas y los entes locales. Es un exceso de gasto actual a ser pagadero por generaciones futuras y que su financiación mediante creación de dinero, supone inflación y mediante emisión de deuda supone el efecto de exclusión. Sumado al ahorro nacional y al déficit comercial es igual a la inversión.

Definir. Significa observar y alcanzar conclusiones sobre hechos y fenómenos explicados a través de parámetros o indicadores. (161).

Deflación. Situación inversa a la de inflación, que se manifiesta en la caída del nivel general de precios, como consecuencia, normalmente, de una política de reducción de los agregados monetarios, o a causa de una depresión que incide en una baja importante de la demanda. (30) // Disminución del nivel del índice general de precios. Tradicionalmente la deflación iba unida a la recesión económica, pero en los últimos años ha aparecido el fenómeno de estanflación: recesión e inflación al mismo tiempo. (281).

Deflactar. Operación por la cual se transforma una determinada cantidad, expresada en términos monetarios nominales, en otra en términos reales, es decir, en moneda constante referida a un año concreto. (30).

Delegación de competencias. En cada Administración Pública se podrá acordar la delegación del ejercicio de competencias atribuidas a sus órganos administrativos en otros órganos, aunque no sean jerárquicamente dependientes, cuando existan circunstancias de índole técnica, económica, social, jurídica o territorial que lo hagan conveniente.
En ningún caso podrá ser objeto de delegación las competencias relativas a asuntos que se refieran a relaciones con la Jefatura del Estado, Presidencia del Gobierno de la Nación, Cortes Generales, Presidencia de los Consejos de Gobierno de las CCAA y Asambleas Legislativas de las CCAA.
Salvo autorización expresa de una Ley, no podrán delegarse las competencias que se ejerzan por delegación. La delegación será revocable en cualquier momento por el órgano que la haya conferido. (LRJAP 30/92 Art. 13).

Delegación de firma. Los titulares de los órganos administrativos podrán, en materia de su propia competencia, delegar la firma de sus resoluciones y actos administrativos a los titulares de los órganos o unidades administrativas que de ellos dependan, dentro de los límites señalados por la ley. La delegación de firma no alterará la competencia del órgano delegante. No cabrá la delegación de firma en las resoluciones de carácter sancionador. (LRJAP 30/92 Art. 16).

Delegado de Gobierno. *Véase* COMUNIDADES AUTÓNOMAS.

Delegados de personal. Son los representantes de los trabajadores en las empresas o centros de trabajo que tengan menos de cincuenta y más de diez trabajadores. Los trabajadores elegirán, mediante sufragio libre, personal, secreto y directo a los delegados de personal en la cuantía siguiente: hasta treinta trabajadores, uno; de treinta y uno a cuarenta y nueve, tres. Los delegados de personal ejercerán mancomunadamente ante el empresario la representación para la que fueron elegidos, y tendrán las mismas competencias establecidas para los Comités de Empresa. (ET Art. 62).

Para el personal vinculado administrativa o estatutariamente a las Administraciones Públicas, *véase* JUNTAS DE PERSONAL.

Para el personal regulado por la reglamentación laboral ordinaria, *véase* COMITÉS DE EMPRESA.

Delegados de prevención. Son los representantes de los trabajadores con funciones específicas en materia de prevención de riesgos en el trabajo.

Serán designados por y entre los representantes del personal, en el ámbito de los órganos de representación previstos en las normas vigentes. (LPRL Art. 35).

Servicio de prevención ajena. Es el prestado por una entidad especializada que concierte con la empresa la realización de actividades de prevención, el asesoramiento y apoyo que precise en función de los tipos de riesgo o ambas actuaciones conjuntamente.

Servicio de prevención propia. Es el conjunto de medios humanos y materiales de la empresa necesarios para la realización de las actividades de prevención.

Insalud. Según el Pacto firmado por los Sindicatos y la Administración sanitaria el pasado 20 de diciembre de 1996, podrán designarse delegados de prevención por los sindicatos presentes en los órganos de representación, en función de la representatividad otorgada a cada uno en las elecciones sindicales. El Pacto establece que no es necesario que los delegados de prevención sean previamente delegados de Juntas de Personal o de Comités de Empresa, pudiendo ser, simplemente, trabajadores que cuenten con la confianza de las organizaciones sindicales que los designen.

Se establece la diferencia entre atención primaria y especializada, nombrando a los delegados específicamente para cada ámbito asistencial, en cada Sector Sanitario, se forma proporcionada al número de trabajadores de cada plantilla.

Delegar. Es el proceso en el que se confiere a un colaborador el encargo de realizar una tarea, concediéndole la autoridad y la libertad necesarias, pero conservando siempre la responsabilidad final por el resultado. Al delegar la tarea hay que tener en cuenta que hay que delegar también los medios y la autoridad. La responsabilidad final nunca se delega, siempre debe ser conservada por la persona que delega la autoridad. (102) // Proceso que nos permite conferir a un colaborador un encargo de realizar una tarea, concediéndole la autoridad y la libertad necesarias, pero conservando siempre la responsabilidad final por el resultado. La tipología de las tareas delegables y no delegables son las siguientes (243):

Tareas delegables: a) Tareas necesarias. Aquellas que son obligatorias dentro del conjunto de trabajo de un departamento o empresa. Ej. realizar un inventario de horas extras. b) Tareas discrecionales. Requieren mayor capacidad de juicio y discernimiento que las anteriores. Ej. mantener una reunión para reducir el número de horas extras. c) Rutinas. Aquellas que se realizan de forma repetitiva. d) Trivialidades. Tareas que tienen muy poco impacto real, o ninguno, en el resultado que se espera conseguir. Hay que plantearse la necesidad de eliminarlas. e) Urgencias. Las tareas urgentes no suelen ser importantes, pero a veces se producen fuegos que es necesario apagar de inmediato. f) Especialidades. Trabajos que se alejan de nuestros conocimientos y requieren habilidades específicas. g) Tareas gratificantes. Son difíciles de llevar a cabo, pero son satisfactorias porque exigen poner en contribución de las mismas, el más alto grado de motivación y conocimientos profesionales. h) Trabajos sucios. Tareas que implican mucho esfuerzo, mucha motivación, mucha precisión y bastante engorro.

Tareas no delegables: a) Tareas propias del estatus del dirigente. Por ejemplo reuniones, compromisos y cenas de negocios con colegas del mismo nivel. b) Tareas relacionadas con políticas de la empresa, departamento o de personal. c) Asuntos confidenciales y secretos. d) Tareas derivadas de crisis importantes. Situaciones de emergencia que tienen un gran trasfondo de importancia en el que es fundamental utilizar las capacidades, conocimientos y experiencia de la persona que está al frente del departamento o empresa.

Delito. Son delitos las acciones y omisiones dolosas o imprudentes penadas por la ley. (CP Art. 10) // Sólo sobrevive como delito la imprudencia temeraria que, si mediare dolo, constituiría delito. En este caso, cuando se produjeran muerte o lesiones con los resultados previstos en los artículos 418, 419 ó 421.2, a consecuencia de impericia o de negligencia profesional, se impondrán las penas en su grado máximo, las cuales se podrán elevar en uno o en dos grados, a juicio del Tribunal, cuando el mal causado fuere de extrema gravedad. La pena que corresponde al supuesto normal es la de prisión menor, pero si al delito doloso correspondiese una pena igual o menor los tribunales aplicaran la inmediata inferior a ésta última (art. 565), es decir la de arresto mayor. (268).

Delphi. Es un método de búsqueda de consenso basado en opiniones de personas denominadas informadores-claves, que se les reconoce tener un buen conocimiento del medio motivo de estudio. Se considera un método de grupo aunque no se comuniquen directamente entre ellos, toda vez que los miembros del grupo Delphi influyen sobre la información emitida por los otros participantes, de tal forma que llegan a un consenso sin que haya habido discusión entre ellos. (6).

Demanda. Solicitud dirigida a un juzgado y que da origen al procedimiento. (27) // Cantidades de un bien o servicio que un consumidor puede y está dispuesto (de forma explícita) a adquirir (para cada nivel de precios señalado para el mismo y para unas circunstancias de mercado dadas). En el ámbito sanitario, y como criterio de asignación de recursos, representa la expresión de las preferencias de los individuos en forma de su disposición a pagar a cambio de percibir servicios sanitarios y satisfacer así su utilidad individual a través del sistema de mercado. (22) // Es la materialización de la tensión de consumo en el mercado motivada por los deseos del consumidor y la actuación del comprador. (189)

Demografía. Estudio de las poblaciones, especialmente por lo que se refiere a su tamaño y densidad, fertilidad, mortalidad, crecimiento, distribución de edades, fenómenos migratorios y estadísticas vitales, estudiando la interacción de todos estos factores con las condiciones sociales y económicas. (2).

Demografía dinámica. Es aquella parte de la demografía que se ocupa del análisis temporal de las poblaciones, midiendo las alteraciones de su estructura, debido fundamentalmente a tres tipos de fenómenos: mortalidad, natalidad u migración, además de otros de interés y que, en su mayor parte, se derivan de los anteriores, como son: la fecundidad, la fertilidad, el celibato, las causas de mortalidad, la edad al casarse, etc. (42).

Demografía estática. Es aquella parte de la demografía que estudia la estructura de la población en un momento determinado. (42).

Demora media. (estadística. cons. ext.) Para una primera consulta, número de pacientes pendientes de primera consulta / número medio de primeras consultas. (213).

Denominador. Porción inferior de una fracción, utilizada para calcular una tasa o un cociente.

Densidad de población. Término demográfico que significa el número de personas en relación con el espacio disponible para éstas. Se expresa en habitantes por kilómetro cuadrado.

Denuncia. *Véase* DOCUMENTO ADMINISTRATIVO.

Deontología. Del griego deontos, deber y logos, tratado. Equivale a ciencia o tratado de los deberes. (19).

Departamento. Cualquier unidad estructural de la organización de asistencia sanitaria, tanto si se denomina departamento, servicio, unidad o algo similar. (296)

Departamentos Universitarios. *Véase* UNIVERSIDAD.

Depreciación. En sentido monetario estricto, disminución del valor de una moneda, por comparación con otra u otras, en los mercados libres de divisas, cuando por el predominio de los cambios flotantes no funciona el sistema de la devaluación formal. (30)

Derecho. Conjunto de normas que el Estado mantiene en vigor con carácter coactivo. Orden de las acciones encaminadas a la satisfacción de los varios intereses humanos establecidos y garantizados por la autoridad social. (78)

Derechos adquiridos. Los derechos adquiridos de los funcionarios no llegan a configurarse frente a cambios o modificaciones de las condiciones del trabajo, no operando ni siquiera cuando éstas tienen lugar por vía unilateral de la Administración, esto es, como autolimitación. Ni frente a cambios normativos, ni frente a cambios discrecionales se petrifica una situación determinada». (STC 99/1987). Es copiosísima la jurisprudencia del Tribunal Central de Trabajo que ha insistido retiradamente en la cuestión de que la relación estatutaria no admite derechos adquiridos, ni condiciones más beneficiosas a título personal que impidan modificaciones posteriores. (Sentencia de 1-12-1987, 25 de abril de 1988, 11-4-1989, etc.) (244)

Desacato. Delito que si bien vulgarmente podemos definirlo como la falta de respeto a una persona, el TS ha manifestado que entrañan una ofensa moral al principio de autoridad, un desconocimiento de la dignidad entrañada en el ejercicio de la función pública, bien jurídico acatado, y que se encuentra dentro de los delitos contra la seguridad interior del Estado en cuanto que éste actúa a través de órganos autoritarios, quedando, por tanto, independiente de los delitos privados contra el honor. Se regulan desacatos contra la autoridad, sus agentes y a funcionarios públicos. (27)

Desamortización. Acción y efectos de desamortizar, o dejar libres los bienes anteriormente propiedad de las manos muertas que no los transmitían y los retenían al margen del mercado. (30)

Desarrollo comunitario. En promoción de la salud, es el proceso mediante el cual se hace participar a una comunidad en la identificación y el refuerzo de aquellos aspectos de la vida cotidiana, la cultura y la actividad política que promueven la salud. Puede incluir apoyo a medidas políticas con objeto de modificar el entorno global y potenciar los recursos para instaurar formas saludables de vida, así como consolidar la red social de sostén y el apoyo social dentro de una comunidad y aprovechar los recursos materiales de que ésta dispone. (1)

Desarrollo organizacional. Se basa en conceptos y métodos de las ciencias de comportamiento, ve la organización como un sistema global y se compromete a mejorar su eficacia a largo plazo, mediante intervenciones constructivas en procesos y estructuras organizacionales. (88)

Descanso semanal. Los trabajadores tendrán derecho a un descanso mínimo semanal, acumulable por períodos de hasta catorce días, de día y medio ininterrumpido que, como regla general, comprenderá la tarde del sábado o, en su caso, la mañana del lunes y el día completo del domingo. La duración del descanso semanal de los menores de dieciocho años será, como mínimo, de dos días ininterrumpidos. (ET Art. 37)

Descentralización. Dispersión, traslado o transferencia de competencias y poderes de la Administración directa del Estado a los entes administrativos locales o autonómicos. // Política empresarial o gubernamental que consiste en dotar de autonomía, autoridad y capacidad de decisión a los órganos periféricos, en lugar de que estén establecidos en el órgano central. (22)

Desconcentración. Traslado o transferencias de competencias en sentido vertical, desde los órganos superiores de un ente administrativo en favor de los órganos inferiores dentro de la misma institución. (22).

Descripción de un puesto de trabajo. Es un proceso que consiste en determinar los elementos o hechos que componen la naturaleza de un cargo y que lo hacen distinto de todos los otros existentes en la organización. La descripción de un cargo es la relación detallada de las atribuciones o tareas del cargo (lo que el ocupante hace), de los métodos empleados para la ejecución de esas atribuciones o tareas (cómo lo hace) y los objetivos del cargo (para qué lo hace). (88) // Indica el conjunto de tareas que debe llevar a efecto una persona; persigue, pues, tipificar y objetivar los aspectos más importantes del mismo. (189).

Desempleo. Situación en la que se encuentran quiénes, pudiendo y queriendo trabajar, pierden su empleo o ven reducida su jornada ordinaria de trabajo. *Véase* PARO.
Cuando se extinga la relación laboral se encontrarán en situación de desempleo en los siguientes supuestos (LGSS Art. 208): a) Por regulación de empleo. b) Por muerte, jubilación o incapacidad del empresario individual, cuando determinen la extinción del contrato de trabajo.c) Por despido procedente o improcedente. d) Por despido basado en causas objetivas. e) Por resolución voluntaria por parte del trabajador, en los supuestos previstos en los artículos 40, 41.3 y 50 del Estatuto de los Trabajadores. f) Por expiración del tiempo convenido o realización de la obra o servicio objeto del contrato, siempre que dichas causas no hayan actuado por denuncia del trabajador. g) Por resolución de la relación laboral, durante el período de prueba, a instancia del empresario, siempre que la extinción de la relación anterior se hubiera debido a alguno de los supuestos contemplados en este apartado, o haya transcurrido un plazo de tres meses desde dicha extinción o desde la sentencia que declaró el despido procedente.
Niveles de protección. La protección por desempleo se estructura en un nivel contributivo y en un nivel asistencial, ambos de carácter público y obligatorio. (LGSS Art. 204).
Nivel contributivo. Tiene como objeto proporcionar prestaciones sustitutivas de las rentas salariales dejadas de percibir como consecuencia de la pérdida de un empleo anterior o de la reducción de la jornada.
Nivel asistencial. Complementario del anterior, garantiza la protección a los trabajadores desempleados que se encuentren en los siguientes supuestos (LGSS Art. 204): a) Haber agotado las prestaciones de desempleo y tener familia a su cargo. b) Haber agotado un derecho a prestación por desempleo de, al menos, 360 días de duración, carecer de responsabilidades familiares y ser mayor de 45 años de edad en la fecha del agotamiento. c) Ser trabajador emigrante que, habiendo retornado del extranjero, no tenga derecho a prestación por desempleo y hubiera trabajado como mínimo seis meses en el extranjero desde su última salida de España. d) Haber sido liberado de prisión y no tener derecho a prestación por desempleo, siempre que la privación de libertad haya sido por tiempo superior a seis meses. e) Haber sido declarado plenamente capaz o inválido en el grado de incapacidad permanente parcial para su trabajo habitual, como consecuencia de un expediente de revisión por mejoría de una situación de invalidez, en el grado de incapacidad permanente total, absoluta o gran invalidez.

Desgravación fiscal. Rebajar los derechos arancelarios o los impuestos sobre determinados objetos. (28) // Deducción. Exención. Rebaja del importe de los derechos arancelarios o de tributos, cuando se den los supuestos fijados por la ley. (27).

Deshecho. Cualquier producto deficiente, inservible o inutilizado que su poseedor destina al abandono o del que quiere desprenderse. (Ley 42/1975) *Véase* RESIDUOS.

Desigualdad social. En términos de promoción de la salud, la existencia de oportunidades y recompensas desiguales para los diferentes puestos o status sociales dentro de un grupo o sociedad. La desigualdad social en el campo de la salud se suele referir a la desigual influencia que ejercen sobre el estado de salud las diferentes recompensas materiales o bienes disponibles a las personas de diferente situación o status social. (1)

Desinfección. Técnica de saneamiento que tiene por objeto destruir los microorganismos patógenos productores de enfermedades transmisibles, actuando sobre personas, animales, ambiente y superficie de locales, objetos y excretas que son portadores de aquéllos, evitando así su propagación; esta acción germicida puede ser bactericida, viricida, fungicida o esporicida, según que la actuación sea sobre bacterias, virus u hongos o sobre sus formas de resistencia. (131) // Destrucción de los agentes infecciosos fuera del organismo, por exposición directa de agentes químicos o físicos. (15)

Desinfectantes. Sustancias que se utilizan por lo común para destruir elementos patógenos en objetos inanimados, como por ejemplo unas tijeras, pinzas, etc. (15)

Desinfestación. Cualquier proceso físico o químico destinado a destruir o eliminar los pequeños animales de presencia indeseable, en particular artrópodos o roedores, existentes en las personas, sus ropas, ambiente que les rodea o animales domésticos. (15)

Desinsectación. Empleo de métodos científicos para destruir los artrópodos (insectos y arácnidos) en sus distintas fases. (121)

Desparasitación. Lucha contra los parásitos que transmiten enfermedades. // Es la lucha contra las enfermedades cuyos agentes causales son transmitidos por los parásitos, juega un papel primordial la destrucción de tales agentes transmisores mediante una serie de productos llamados desinsectantes. (15)

Despido. Es la decisión unilateral de una empresa de prescindir de los servicios de un trabajador.

Despido colectivo. Es la extinción de contratos de trabajo fundadas en causas económicas, técnicas, organizativas o de producción, cuando, en un período de noventa días, la extinción afecte al menos a (ET Art. 51): a) Diez trabajadores en empresas de menos de cien. b) El 10 % de aquellas empresas que ocupen entre cien y trescientos trabajadores. c) Treinta trabajadores de aquellas empresas que ocupen trescientos o más trabajadores. El empresario que tenga la intención de efectuar un despido colectivo deberá solicitar autorización para la extinción de los contratos de trabajo conforme al procedimiento de regulación de empleo previsto en el Estatuto de los Trabajadores. El procedimiento se iniciará mediante la solicitud a la autoridad laboral competente y la apertura simultánea de un período de consultas con los representantes legales de los trabajadores.

Despido disciplinario. El contrato de trabajo podrá extinguirse por decisión del empresario, mediante despido basado en un incumplimiento grave y culpable del trabajador. (ET Art. 54 y STC 24/84; 62/84; 36/85 y 204/91).

Se considerarán incumplimientos contractuales: a) Las faltas injustificadas y reiteradas de asistencia o puntualidad al trabajo. b) La indisciplina o desobediencia en el trabajo. c) Las ofensas verbales o físicas al empresario o a las personas que trabajan en la empresa o a los familiares que convivan con ellos. d) La transgresión de la buena fe contractual, así como el abuso de confianza en el desempeño del trabajo. e) La disminución continuada y voluntaria del rendimiento en el trabajo normal o pactado. f) La embriaguez habitual o toxicomanía si repercuten negativamente en el trabajo. El despido deberá ser notificado por escrito, en el que han de figurar los hechos que lo motivan y la fecha en que tendrá lugar.

Despido improcedente. Cuando el despido sea improcedente, el empresario, en el plazo de cinco días desde la notificación de la sentencia, podrá optar entre la readmisión del trabajador, con abono de una cantidad igual a la suma de los salarios dejados de percibir desde la fecha del despido hasta la notificación de la sentencia, o el abono de una indemnización de cuarenta y cinco días de salario, por año de servicio. (ET Art. 56).

Despido procedente. El despido se considerará procedente cuando quede acreditado el incumplimiento alegado por el empresario en su escrito de comunicación. El despido procedente convalidará la extinción del contrato de trabajo que con aquél se produjo, sin derecho a indemnización ni a salarios de tramitación. (ET Art. 55.4).

Despido nulo. Será nulo el despido que tenga por móvil algunas de las causas de discriminación prohibidas en la Constitución o en la Ley, o bien se produzcan con violación de derecho fundamentales y libertades públicas del trabajador. El despido nulo tendrá el efecto de la readmisión inmediata del trabajador, con abono de los salarios dejados de percibir. (ET Art. 55.5).

Desratización. Técnica de saneamiento que se aplica para la exterminación de roedores, ratas y ratones, en un local, edificio, manzana de casas, barcos, barrios e incluso ciudades y regiones enteras. (121) // Comprende una serie de técnicas de saneamiento cuyo fin es destruir a los roedores perjudiciales para la salud. (15)

Desviación media. Es la media de las diferencias en valores absolutos de «n» puntuaciones con relación a su media aritmética. (117) // Esta medida de dispersión se define como una media aritmética de las desviaciones de los valores de la variable con respecto a un promedio, tomándose aquellos en valores absolutos. Hace tiempo era un estadígrafo muy empleado, pero hoy en día se ha sustituido por la desviación típica. (254)

Desviación típica. Desviación típica o estándar. Medida de dispersión. Es la medida más ampliamente utilizada para juzgar sobre la dispersión de una distribución de frecuencias. Es igual a la raíz cuadrada positiva de la varianza. La medida informa acerca de la centralización de los valores de un grupo. La desviación estándar es una apreciación global de la amplitud de la dispersión que presentan los valores alrededor de dicho centro. // Es la raíz cuadrada positiva de la media aritmética de los cuadrados de las desviaciones con respecto a la media. (119) // Es la raíz cuadrada de la varianza. (117)

Determinación de créditos. En la ejecución del presupuesto, la determinación de crédito es el primer asiento a realizar y corresponde al presupuesto aprobado. (O. 5-3-1992 Art. 2).

Determinante. Si ocurre A, es decir el factor de riesgo, ocurre B. Es muy poco común este tipo de elección en epidemiología. (264).

Deuda. Obligación que uno tiene de pagar, satisfacer o reintegrar a otro, en virtud de una cosa que previamente le prestó, por lo común, dinero. (30)

Deuda pública. Forma de obtener recursos financieros por el Estado, otros poderes públicos, o sus organismos autónomos mediante emisión de títulos de valores, generalmente negociables en bolsa. (30)
El Gobierno habrá de estar autorizado por ley para emitir Deuda Pública o contraer crédito. (CE Art. 135).

Devolución de cuotas. Las devoluciones de cuota por ingresos indebidos, incluidas las de accidentes de trabajo y enfermedades profesionales correspondientes a empresas que tengan cubiertas dichas contingencias con una Mutua Patronal de Accidentes de Trabajo, se efectuarán por la Tesorería General de la Seguridad Social, tanto si se realizan a petición del sujeto responsable como si se llevan a cabo de oficio. Los ingresos indebidos, cualquiera que sea su causa, no podrán ser deducidos por el sujeto responsable en las liquidaciones de cuotas.

Diagnóstico. Proceso de determinar el estado de salud y los factores responsables de su mantenimiento; puede aplicarse a individuos, familias, grupos o toda la colectividad. El término se emplea para hacer referencia tanto al proceso de determinación como a sus hallazgos. (264) // Término aceptable médica o científicamente, dado a un conjunto de signos (molestias o sensaciones que experimenta el paciente), síntomas (molestias que puede detectar el médico u otro individuo) y resultados (detectado por el laboratorio, rayos, etc.), u otros procedimientos diagnósticos o reacciones a la terapia. (296)

Diagnóstico biológico. Descripción abreviada de una especie, género, etc., en la que se indica de manera sucinta sus características más notables y permite distinguirlo de otras especies, géneros, etc., más próximos. (156) // El que tiene por base las pruebas experimentales de los animales. (185)

Diagnóstico comunitario. Proceso de valoración del estado de salud de una comunidad en el que utilizan estadísticas vitales y otras estadísticas sanitarias, así como la información sobre determinantes de la salud. El diagnóstico comunitario puede realizarse con carácter global o quedar restringido a determinadas condiciones sanitarias, elementos influyentes o subgrupos de población. // Instrumento de recogida de información que permite planificar recursos dirigidos a mejorar la asistencia sanitaria de una comunidad. (264)

Diagnóstico enfermero. Síntesis de la valoración del nivel de salud (posesión, carencia o posible pérdida) del individuo, familia o comunidad, que la enfermera tiene capacidad para mantener y potenciar cuando la salud es óptima, o tratar cuando ésta se encuentra deteriorada o en riesgo de deteriorarse. (154) // Una explicación que describe un estado de salud o una alteración real o potencial en los procesos vitales de una persona (fisiológico, psicológico, sociológico de desarrollo y espiritual). (129) // Es una identificación de los síntomas y capacidades funcionales más importantes del paciente. (129) // Es un proceso de deducciones clínicas a partir de los cambios observados en la condición física y psicológica de un paciente. (129) // La manifestación del estado de alteración, potencial o real, de la salud de un usuario, que se deriva de una valoración enfermera y que requiere la actuación por parte del profesional enfermero. (129) // El diagnóstico en la asistencia sanitaria es el resultado final del proceso de valoración. Es el establecimiento de una conclusión, provisional o definitiva, una vez que éste ha realizado una valoración de la situación del paciente. (129) // El diagnóstico en la asistencia sanitaria es un juicio o una conclusión basada en los datos obtenidos en el proceso de valoración. (129) // Es el resultado de la identificación y valoración de los datos recogidos, interpretados según definiciones dadas por enfermeras de las necesidades de salud detectadas en los pacientes. (156) (... de riesgo) Síntesis de la valoración del nivel de salud que define la posibilidad de que presente un problema de salud ante la evidencia de factores de alto riesgo. (154) // Describe respuestas humanas a situaciones de salud/procesos vitales que pueden desarrollarse en un futuro próximo en una persona, familia o comunidad vulnerables. (157) // (... real) Síntesis de la valoración del nivel de salud que define un problema de salud evidente. (154) // Describe la respuesta actual de una persona, familia o comunidad a una situación de salud/proceso vital. Su formulación se apoya en la existencia de características definitorias (datos objetivos y subjetivos) que indican su presencia en el momento de valoración. (157) // (... salud) Síntesis de la valoración del nivel de salud que recoge los aspectos positivos que ha conseguido el sujeto en el cuidado de su salud. (154) // (... posible) Es el que se formula cuando la enfermera sospecha de su existencia, pero no está segura, en otras palabras, cuando durante la valoración se detectan unas claves que podrían indicar su presencia pero faltan datos que permitan afirmarla o negarla con certeza. (157) // Es un juicio clínico sobre la respuesta de un individuo, familia o comunidad, frente a procesos vitales o problemas de salud reales o potenciales. Los diagnósticos enfermeros proporcionan la base para la selección de intervenciones enfermeras destinadas a lograr los objetivos de los que la enfermera es responsable. (246) // La explicación del estado de salud, resultado del proceso de identificación de problemas que deban ser tratados por la enfermera. (260)

Diagnóstico médico. Parte de la medicina que tiene por objeto la identificación de una enfermedad fundándose en los síntomas y signos de ésta. (185) // Determinación de una enfermedad a partir de sus síntomas. (156) // (Citológico) Basado en los diagnósticos de los procesos benignos o malignos por medio del estudio de las células exfoliativas. (185) // (Clínico) Fundado exclusivamente en los síntomas y el examen físico del paciente. (185) // (Prenatal) El que se realiza durante la gestación por medio del examen físico, químico, enzimático, citogénico, etc., del líquido amniótico. Se utiliza para detectar principalmente las aberraciones cromosómicas y ciertos errores de metabolismo. (185) // (Diferencial) Determinación de la enfermedad que sufre un paciente después del estudio comparativo de los síntomas y lesiones de las diferentes dolencias que podrían afligirle. (185)

Diagnóstico potencial. El diagnóstico potencial es aquel que se establece sin que se confirmen los signos y síntomas principales pero sin los factores de riesgo etiológicos. (260)

Diagnóstico posible. Es aquel que se establece cuando no se confirman signos o síntomas ni tampoco factores de riesgos, pero se sospecha un problema que aún no se ha detectado. (260)

Diagnóstico principal. El diagnóstico que ha determinado la necesidad de su ingreso hospitalario. (252) // *Véase* CONJUNTO MÍNIMO BÁSICO DE DATOS.

Diagnóstico psicológico. Término normal del análisis de un caso y síntesis lógica de las informaciones recogidas en el curso del examen. (156)

Diagnósticos secundarios. (proyecto signo). Todas aquellas patologías secundarias que existan en el momento del ingreso o que se desarrollen durante la hospitalización y que afecten al tratamiento o la duración de la estancia. (252)

Otros diagnósticos. *Véase* CONJUNTO MÍNIMO BÁSICO DE DATOS.

Diagrama. Diagramas de barras. Técnica gráfica para presentar los datos discretos de variables no continuas, organizada de tal modo que cada observación caiga sólo en una de las distintas categorías de la variable. Las frecuencias se enumeran a lo largo de un eje y las categorías de la variable, a lo largo del otro. Las frecuencias de cada grupo de observaciones quedan representadas por las longitudes respectivas de las correspondientes barras. (264) // Es especialmente útil si se desea comparar datos cualitativos o cuantitativos de tipo discreto. (119)

Diagrama de dispersión. Método gráfico que ofrece la distribución de dos variables relacionadas. Los valores de una de ellas se miden en el eje horizontal y los de la otra, en el vertical.

Diagrama de Grantt. Es un método de clasificación de actividades que permite indicar el tiempo previsto y el tiempo real de cada una de las tareas de un proyecto y facilita la visualización del programa de los trabajos. (189)

Diagrama de Ishikawa. También denominado de causa y efecto, tiene aspecto de hueso de pescado. Identificado el problema, se trata de definir mediante la colocación en las espinas de ambos lados las causas. Se someten las causas a « Brainstorming ». (113)

Diagramas lineales. Este tipo de diagramas son muy utilizados para mostrar el cambio de valores con el paso de la edad o el tiempo. Ej.: distribución de nacimientos, defunciones, etc. (119)

Diagrama de Milestone. Es una variante sofisticada de la variante de Grantt, en el que se indican los puntos de control representados por una flecha. (203)

Diagrama de Pert. Es la técnica de evaluación y revisión de programas, con la intención de administrar el tiempo y los costes de los proyectos. (113)

Diagramas de sectores. Consiste en representar mediante sectores circulares las distintas modalidades de un carácter, teniendo en cuenta que los sectores circulares han de tener un ángulo central proporcional a la frecuencia absoluta correspondiente. El área del sector circular será proporcional a la frecuencia absoluta. (119)

Diálisis. Técnica de sustitución del filtrado sanguíneo realizado por los riñones. Desde el punto de vista estadístico, es el total de puestos en funcionamiento. Se recogerá el número de puestos destinados a llevar a cabo tratamientos con hemodiálisis a enfermos en insuficiencia renal crónica. No se incluirán los destinados a tratar enfermos agudos. (214)

Número de pacientes en hemodiálisis. Número de pacientes con insuficiencia renal crónica en programas de diálisis mediante la técnica de hemodiálisis, (en hospital o en centros concertados). No se recogerán los enfermos con insuficiencia renal aguda.

Número de sesiones de hemodiálisis. Las generadas por los pacientes que están en programas de hemodiálisis en el hospital y en los centros concertados (no se incluirán sesiones de enfermos agudos).

Número de pacientes en diálisis domiciliaria. Promedio mensual de pacientes dializados mediante la técnica de diálisis peritoneal ambulatoria continua.

Número de pacientes en CAPD. Promedio mensual de pacientes dializados mediante la técnica de diálisis peritoneal ambulatoria continua.

Días de demora. Días de demora que existen el último día del mes para la realización de un estudio (primer hueco de la agenda), no urgente. (214)

Días hábiles. Son días hábiles todos los del año, menos los domingos, fiestas enteras religiosas o civiles y los que esté mandado o se mandare que vaquen los Tribunales. (LOPJ Art. 257).

Horas hábiles.- Son horas hábiles desde las ocho de la mañana a las ocho de la tarde, salvo que la Ley disponga lo contrario. (LOPJ Art. 182).

Días inhábiles. Los domingos, los días de fiesta nacional y los festivos a efectos laborales en la respectiva Comunidad Autónoma o localidad. (LOPJ Art. 182).

Dictámenes CE. *Véase* TRATADO DE LA UNIÓN EUROPEA.

Dietas. Son los créditos otorgados para compensar al personal de las Entidades de los mayores gastos ocasionados con motivo de la estancia por razones de servicio en localidades distintas de la que radique su centro de trabajo. También incluirán las asistencias que reglamentariamente se reconozcan al personal que actúe como miembro de tribunales o comisiones. (215)

Difamar. Daño del carácter o reputación de una persona por medio de afirmaciones intencionadas y maliciosas hechas a una tercera persona. La difamación incluye tanto el libelo como la calumnia. (49).

Diferencial. Diferencia observada en la tabulación de las estadísticas sanitarias y vitales, según la edad, sexo o algún otro factor; las diferencias de edad son las halladas en la tabulación de tasas en los distintos grupos de edad; las de sexo, las observadas entre hombres y mujeres; las de ingresos económicos, las que se aprecian entre las distintas categorías establecidas de ingresos, etc.

Diferencial de salarios. *Véase* MASA SALARIAL.

Dinámica de grupo. Técnica de sociología que se basa en las relaciones y reacciones de las personas dentro de un grupo. Se usa para mejorar las relaciones del grupo o para solucionar un problema interno o externo al mismo, pero siempre basándose en una estructura grupal. (281)

Dinámica de la población. Cambios en la estructura de una población; término utilizado de manera imprecisa como sinónimo de demografía. (264).

Dinero. Billete o moneda en circulación. En teoría económica, todo aquello que una sociedad acepta generalmente como medio de pago o de medición del valor. (30)

Dinero a la vista. El que se mueve en operaciones interbancarias a plazos muy cortos.

Dinero caliente. Con esta expresión se denominan los movimientos monetarios internacionales a cortísimo plazo, que normalmente buscan una colocación de fondos a la rentabilidad más favorable en cada momento.

Dinero caro. Referencia al elevado coste de los recursos monetarios con fines de capital circulante o de inversión que se da cuando los tipos de interés alcanzan las cotas más altas, en ocasiones como consecuencia de las políticas de contención de la oferta monetaria, con vistas a frenar procesos inflacionistas.

Dinero especulativo. Capital a corto plazo que se traslada de un país a otro con el propósito de obtener mejores colocaciones, a veces violando la legislación de movimientos de capitales o el régimen de control de cambios.

Dinero negro o dinero B. Dícese del que no aflora en las cuentas y balances que se tienen a disposición del fisco, y que circula en operaciones comerciales y financieras paralelas.

Diplomatura. Título universitario que se obtiene una vez superado el primer ciclo de estudios universitarios. (LRU Art. 30).

Dirección. Dirigir supone conseguir resultados con personas, logrando al mismo tiempo su satisfacción personal y del equipo, así como el desarrollo humano y profesional de todos. La función directiva trata de conseguir resultados (aumentando el rendimiento, la productividad, mejorando la calidad, contener los costes), a través de otros (colaboradores directos), logrando satisfacción y desarrollo (jefes y colaboradores). (102) // Dirigir una organización determinada consistirá, en lo que a función directiva se refiere, en dotarse del equipo directivo adecuado para esa organización, en ese momento y lugar determinados. (256) // Es un proceso o método de coordinar propósitos y personas para lograr un objetivo predeterminado. (226) // La dirección involucra la planificación, la toma de decisiones y el establecimiento de los procedimientos para ejecutar las decisiones así como hacer que otras personas hagan las tareas encomendadas y supervisadas. (227) // Es lograr hacer las cosas por medio de otras personas. (228) // La tarea de dirigir, es la tarea de dirigir personas. El dirigente puede hacer otras cosas también, pero como dirigente está siempre trabajando a través de personas. (229) // En inglés se dice management y las tres primeras letras MAN significan HOMBRE. Reconozcamos y hagamos énfasis en estas tres primeras letras de esta palabra tan importante. (230) // Es el arte de enfrentarse a lo incierto. (232) // Buena dirección consiste en enseñar a personas de condición media a hacer el trabajo de personas superiores. (233).

Existen diferentes estilos de mando (102)

Autocrático. Se define por el alto grado de interés por la tarea y un bajo interés por las personas (yo mando, usted obedece). Son características comunes de éste estilo el autoritarismo, individualismo, centralización y rigidez.

Liberal. Se caracteriza por un reducido interés por la tarea y un reducido interés por las personas. Este grado mínimo de interés no indica interés nulo. Debe interpretarse como un grado suficiente, aunque a veces no se logra ni siquiera salvar las apariencias. Es una característica de este estilo la transmisión de las ordenes superiores al pie de la letra, « me han dicho que os diga...».

Participativa. Este estilo supone el máximo interés por las tareas y las personas. Son características de este estilo fomentar el autocontrol, ante el error no se reprime, se educa, el desarrollo personal y el de la organización van unidos, los trabajadores se sienten respetados por la empresa por eso ellos la respetan, los objetivos pueden trazarlos los empleados, pues aceptan como propia la meta principal.

Paternalista. Se caracteriza por un reducido interés, dedicación o preocupación por la tarea, frente a un elevado interés por las personas. Son características de este estilo la ayuda en lugar de la exigencia, alta moral y baja productividad, cobijarse en el monopolio para evitar la competitividad.

Tecnócrata. Este estilo pretende situarse en una función de equilibrio entre el interés por la tarea y el interés por las personas. Representa lo aséptico, lo técnicamente puro. Pone énfasis en la tarea, pero ve que necesita a las personas. La formación consiste en saber amoldarse a las reglas y políticas de la empresa.

Dirección burocrática. Da más importancia a la forma que al contenido, a los medios que al fin. // Caracteriza al directivo que actúa guardando una cierta distancia frente a sus subordinados y una cierta independencia con respecto a la organización, con el fin de mantener su influencia y su libertad. (237)

Dirección de calidad total. *Véase* CALIDAD.

Dirección científica. Es mucho más que un simple ejercicio de eficiencia económica. Es parte de la búsqueda de la apreciación social. (231).

Dirección dedicada. Este estilo lo sigue el directivo que cree que la realización de los objetivos empresariales, de grupo, debe ser prioritario a cualquier consideración de las satisfacciones individuales y al cuidado de las buenas relaciones humanas. (237)

Dirección gerencial. El estilo de mando es una actividad o predisposición para la dirección de equipos y personas, plantean su revisión desde dos elementos de análisis (237): a) Su actitud hacia las consideraciones e importancia que ha de dar a que los individuos que dirige, logren sus objetivos personales. b) Su actitud hacia la consideración e importancia que ha de dar a la consecución de los objetivos del grupo, departamento o empresa.

Dirección integrada. Este directivo cree que son perfectamente compatibles el máximo compromiso personal en la satisfacción de los objetivos empresariales, la consecución de los objetivos individuales y la cooperación entre los miembros de la organización a cualquier nivel. (237)

Dirección participativa por objetivos. (DPO) Técnica de dirección que está basada en una serie de procesos mediante los cuales los elementos jerarquizados de una organización identifican de forma conjunta las metas comunes de la misma, definen cada responsabilidad principal y usan estas medidas como guías para hacer funcionar los departamentos de dicha organización y evaluar la contribución de cada uno de sus miembros en la consecución de los objetivos de la misma. (22) // Método de dirección de los empleados que se caracteriza por la deliberación ponderada y los acuerdos conjuntos, entre un superior y un subordinado, sobre los objetivos a cumplir. (105)

Dirección relacionada. El directivo que sigue este estilo estima que lograr la satisfacción de las personas que dirige, así como un clima que favorezca la cooperación entre ellos, es una de las misiones más importantes de todo el mando de la empresa. (237)

Dirección por objetivos. Técnica de gestión empresarial consistente en la fijación de objetivos minuciosos, cuantificados y fechados, con el fin de que todos los miembros de la organización conozcan perfectamente lo que tienen que hacer y bajo qué criterios va a ser evaluada su gestión. (332)

Dirección transacional. Este directivo se ve a sí mismo como muy realista y consciente de la medida que conviene dar a las cosas. Cree que es preciso un justo equilibrio entre la realización de los objetivos empresariales y la consecución de un clima razonable de cooperación que posibilite la satisfacción de los objetivos personales, ya que en la práctica nunca se consiguen realizar todos los objetivos simultáneamente. (237)

Direcciones generales. Las Direcciones Generales son las unidades sectoriales básicas de los Ministerios que se estructuran ante las necesidades de especialización en las actividades y bajo el principio de división del trabajo, para dirigir y gestionar asuntos del sector correspondiente. Son nombrados y cesados mediante Real Decreto a propuesta del Ministro. (11) // Son Jefes del Centro directivo que les está encomendado y tienen las siguientes atribuciones (LRJAP 30/92 Art. 16): a) Dirigir y gestionar los servicios y resolver los asuntos de los Departamentos que sean de su incumbencia. b) Vigilar y fiscalizar todas las dependencias a su cargo. c) Proponer al Ministro la resolución que estime procedente en los asuntos que sean de su competencia y cuya tramitación corresponda a la Dirección General. d) Establecer el Régimen Interno de las oficinas de ellos dependientes. e) Elevar anualmente al Ministro un informe acerca de la marcha, coste y rendimiento de los servicios a su cargo. f) Las demás atribuciones que les señalen las leyes y reglamentos.

Directivas CE. *Véase* TRATADO DE LA UNIÓN EUROPEA.

Directivo. Gestor cuya posición en la jerarquía de la organización está situada en el nivel inmediatamente inferior al cargo más elevado. (105)

Directivos. (estadística) Total de personal directivo: gerente, directores y subdirectores. (213)

Director de departamento. *Véase* UNIVERSIDAD (departamento).

Director de enfermería. Responsable de la División de Enfermería en el hospital y le corresponde la función de dirigir, coordinar y evaluar el funcionamiento de las unidades y servicios de la División de Enfermería y las actividades del personal integrado en los mismos, así como promocionar y evaluar la calidad de las actividades asistenciales, docentes e investigadoras desarrolladas por el personal enfermero. (RD 521/1987 Art. 12).

Director de Gestión y Servicios Generales. Responsable de la División de Gestión y Servicios Generales y le corresponderá dirigir, coordinar y evaluar el funcionamiento de las unidades y servicios de la División a su cargo. Le corresponderán las siguientes actividades (RD 521/1987 Art. 14 y 15): a) Gestión económica, presupuestaria y financiera. b) Gestión administrativa en general y de la política de personal. c) Suministros. d) Hostelería. e) Orden interno y seguridad. f) Obras y mantenimiento.

Director de tesis. *Véase* DOCTOR.

Director general. Son los titulares de los órganos directivos encargados de la gestión de una o varias áreas funcionalmente homogéneas del Ministerio. A tal efecto les corresponde (Ley 6/97 Art. 18): a) Proponer los proyectos de su Dirección General para alcanzar los objetivos establecidos por el Ministerio, dirigir su ejecución y controlar su adecuado cumplimiento. b) Ejercer las competencias atribuidas a la Dirección General y las que les sean desconcentradas o delegadas. c) Proponer, en los restantes casos, al Ministro o al titular del órgano del que dependa, la resolución que estime procedente sobre los asuntos que afecten al órgano directivo. d) Impulsar y supervisar las actividades que forman parte de la gestión ordinaria del órgano directivo y velar por su buen funcionamiento. e) Las demás atribuciones que le confieren las leyes y reglamentos.

Los Directores Generales serán nombrados y separados por Real Decreto del Consejo de Ministros, a propuesta del titular del Departamento.

Director gerente. *Véase* GERENTE.

Director médico. Atención especializada. Responsable de la División Médica en el hospital y le corresponderán las funciones de dirección, supervisión, coordinación y evaluación del funcionamiento de los servicios médicos y otros servicios sanitarios del hospital, proponiendo al Director Gerente, en su caso, las medidas necesarias para el mejor funcionamiento de dichos servicios. (RD 521/1987 Art. 10).

Atención primaria. Es el responsable de la organización de la actividad asistencial de los servicios sanitarios de atención primaria, a través de los coordinadores de equipos de atención primaria. Cuando las necesidades así lo aconsejen, la Gerencia y la Dirección Médica podrán estar unificadas en un sólo órgano. (RD 347/1993 Art. 6.3).

Directrices generales comunes. *Véase* PLANES DE ESTUDIOS.

Directrices generales propias. *Véase* PLANES DE ESTUDIOS.

Directriz. Formulación a largo plazo de los objetivos de la institución o de las líneas de actuación futuras. (105).

Discapacidad. Dentro de la experiencia de la salud, una discapacidad es toda restricción o ausencia (debido a una deficiencia) de la capacidad de realizar una actividad en la forma o dentro del margen que se considera normal para un ser humano; es un término similar al de incapacitado aunque se entienda éste como el que no puede, mientras que el discapacitado puede ser temporal.

La incapacidad refleja la adaptación de cada individuo con relación a una deficiencia que le aflige y a los tipos de actividad precisos.

Disease Staging. *Véase* CASE MIX.

Diseño. El diseño supone la capacidad de alterar el sistema. Es el caso del diseño organizativo comporta utilizar los factores que influyen en la división de trabajo y en los mecanismos de coordinación; afecta, por lo tanto, a la forma en que funciona la organización. (189)

Diseño metodológico. Es el esquema general o marco estratégico que le da unidad, coherencia, secuencia y sentido práctico a todas las actividades que se emprenden para buscar respuesta al problema y objetivos planteados. (161)

Diseño organizativo. Hace referencia a los aspectos más estructurales: la manera en que las diferentes actividades se relacionan con las otras y, muy en particular los roles de dirección y supervisión/control. El diseño organizativo general se articula en tres niveles (todos ellos conflictivos): la definición general de las líneas de actividad (esqueleto orgánico); la definición de funciones que debe completar cada una de estas líneas; y la concreción de las funciones en tareas y actividades que debe reflejarse en el número y características de los diferentes puestos de trabajo, así como de los grupos profesionales (categorías) que los desempeñan. (219)

Dispensario. Consultorio sanitario en el que se prestan en régimen de no internamiento, asistencia y servicios sanitarios. Hoy en día han sido sustituidos en gran medida por modernos centros de salud.

Disponibilidad. Un producto está disponible cuando está operativo. El tiempo total del estado operativo es la suma del tiempo invertido en uso activo y en estado de espera. El tiempo total de estado improductivo o de parada, es la suma del tiempo empleado en la reparación activa y en la espera de piezas de repuesto, órdenes de trabajo, etc. (189)

Disposiciones. (ejecución de presupuesto) Es el acto de relevancia jurídica para con terceros, que vincula a la Seguridad Social a realizar un gasto concreto y de cuantía determinada. Es un compromiso de gasto en firme y vendrá a restar de las autorizaciones aprobadas, determinando el saldo de éstas. (O. 5-3-1992 Art. 2).

Disposiciones administrativas. Orden de alguna autoridad o ley que dispone lo que hay que hacer o cómo hay que hacer algo. (19)

Anulabilidad. Son anulables los actos de la Administración que incurran en cualquier infracción del ordenamiento jurídico, incluso la desviación del poder. No obstante, el defecto de forma sólo determinará la anulabilidad cuando el acto carezca de los requisitos formales indispensables para alcanzar su fin o dé lugar a la indefensión de los interesados. (LRJAP 30/92 Art. 63)

Convalidación. La Administración podrá convalidar los actos anulables, subsanando los vicios de que adolezcan. (LRJAP 30/92 Art. 67).

Ejecutividad y efectos. Los actos de las Administraciones Públicas sujetos a Derecho Administrativo serán ejecutivos con arreglo a la Ley de Procedimiento Administrativo. Dichos actos se presumirán válidos y producirán efectos desde la fecha en que se dicten, salvo que se disponga otra cosa. Excepcionalmente se podrá otorgar eficacia retroactiva a los actos cuando se dicten en sustitución de actos anulados. (LRJAP 30/92 Art. 56 y 57).

Jerarquía. Ninguna disposición administrativa podrá vulnerar los preceptos de otra de rango superior. Las disposiciones administrativas se ajustarán al orden jerárquico que establezcan las leyes. (LRJAP 30/92 Art. 51).

Motivación y forma. Los actos administrativos serán motivados, con sucinta referencia de hechos y fundamentos de derecho. Éstos se producirán por escrito a menos que su naturaleza exija o permita otra forma más adecuada de expresión y constancia. (LRJAP 30/92 Art. 54 y 55).

Notificación. Las notificaciones a los interesados se practicarán por cualquier medio que permita tener constancia de la recepción por el interesado o su representante, así como de la fecha, la identidad y el contenido del acto notificado. (LRJAP 30/92 Art. 58).

Nulidad. Los actos de las Administraciones Públicas son nulos de pleno derecho en los casos siguientes (LRJAP 30/92 Art. 62): a) Los que lesionen el contenido esencial de los derechos y libertades protegidos por la Constitución. b) Los dictados por órgano manifiestamente incompetente por razones de materia o territorio. c) Los que tengan un contenido imposible. d) Los que sean constitutivos de infracción penal. e) Los dictados prescindiendo total o absolutamente del procedimiento legalmente establecido. f) Los actos expresos o presuntamente contrarios al ordenamiento jurídico. g) Cualesquiera otro que se establezca expresamente en una disposición de rango legal.

Publicación. Los actos administrativos serán objeto de publicación cuando así lo establezcan las normas reguladoras de cada procedimiento o cuando lo aconsejen razones de interés público apreciadas por el órgano competente. (LRJAP 30/92 Art. 60).

Transmisibilidad. En la Función Pública, la nulidad o anulabilidad de un acto no implicará la de los sucesivos en el procedimiento que sean independientes del primero. (LRJAP 30/92 Art. 64).

Distintivos. *Véase* PLAN DE CATÁSTROFES.

Distribución. Resumen completo de las frecuencias observadas en los valores o categorías de una medición hecha sobre un grupo de personas. La distribución muestra que número o proporción del grupo poseen cada uno de los valores entre los posibles en la medida cuantitativa.

Distribución aleatoria. Asignación de los individuos a grupos para regímenes experimentales y de control, efectuadas al azar.

Distribución aleatoria estratificada. Es cuando una población se subdivide en distintas subpoblaciones o estratos, de modo que la muestra esté constituida por elementos de cada uno de ellos. La ventaja del muestreo estratificado es que aumenta la precisión de las estimaciones al agrupar elementos con características comunes. (135)

Distribución bimodal. Distribución con dos regiones de alta frecuencia, separadas por otra zona de baja frecuencia de observaciones. Distribución con dos picos (modas).

Distribución binomial. Distribución de probabilidades asociada a dos resultados que se excluyen mutuamente. Distribución de probabilidad del número de veces con que aparece un hecho binario en una muestra de n observaciones independientes. La distribución binomial se utiliza para modelar la razón de incidencia acumulada y la tasa de prevalencia.

Distrito compartido. Es el sistema mediante el cual se reserva un porcentaje de plazas de una universidad a alumnos que hayan superado las pruebas de acceso a la universidad en otro distrito universitario. Se aplica en aquellos centros o estudios en los que existe límite máximo de admisión y las plazas ofertadas se pueden solicitar por cualquier estudiante, sea cual sea su lugar de residencia. (176).

División enfermera. *Véase* DIRECTOR DE ENFERMERÍA.

División de Gestión y Servicios Generales. *Véase* DIRECTOR DE GESTIÓN Y SERVICIOS GENERALES.

División del trabajo. Se refiere al número y tipos de actividades que se encomiendan a cada puesto de trabajo dentro de la organización y al control que se ejerce sobre ellas. La división del trabajo se puede llevar a cabo de dos formas (98):

División horizontal. Es esta forma, existen pocas reglas sobre la manera de llevar a cabo las actividades, por lo que el empleado puede ejercer un gran control al respecto. Esta forma de división del trabajo aparece en organizaciones con un alto grado de especialización.

División vertical. A diferencia de la anterior, el empleado tiene un escaso control sobre las actividades que realiza. En esta forma de división del trabajo, las tareas están fuertemente sometidas a normas y criterios.

División médica. *Véase* DIRECTOR MÉDICO.

Divisiones. *Véase* PROYECTO SIGNO.

Doctor. Título universitario que se obtiene una vez superado el tercer ciclo de estudios universitario. Los cursos de doctorado tendrán como finalidad la especialización del estudiante y su formación en técnicas de investigación, dentro de un área de conocimientos. Los catedráticos y profesores titulares que obtengan el título de doctor, tendrán plena capacidad investigadora.

Los cursos de doctorado tendrán como finalidad la especialización del estudiante y su formación en las técnicas de investigación, dentro de un área de conocimientos.

Los cursos de doctorado comprenderán, al menos dos años, y se realizarán bajo la dirección de un Departamento, en la forma que determinen los Estatutos de cada Universidad con arreglo a los criterios que, para la obtención del título de Doctor, aprobará el Gobierno a propuesta del Consejo de Universidades.

La superación de los cursos de doctorado facultará para presentar un trabajo original de investigación, cuya aprobación dará derecho a obtener el título de Doctor. El procedimiento para la obtención de este título se regulará por los Estatutos de la Universidad con arreglo a los criterios a que se refiere el apartado anterior. (LRU Art. 30 y 31).

Comisión de doctorado. En cada Universidad, según establezcan los respectivos Estatutos, existirá, al menos, una Comisión de Doctorado, formada por Profesores Doctores de los cuerpos docentes universitarios. (RD 185/1985 Art. 4).

Tesis doctoral. Quienes habiendo conseguido el reconocimiento de suficiencia investigadora por el correspondiente Departamento Universitario, aspiren a la obtención del título de doctor, deberán presentar y obtener la correspondiente tesis doctoral, que consistirá en un trabajo original de investigación sobre materia relacionada con el campo científico, técnico o artístico propio del programa de Doctorado realizado por el doctorando. Su plazo de presentación deberá ser como máximo de cinco años, plazo que podrá ser ampliado por la Comisión de Doctorado por un período de dos años más. (RD 185/1985 Art. 7). Terminada la defensa de la tesis doctoral, el Tribunal otorgará la calificación de «apto « o « no apto « previa votación secreta. (RD 185/1985 Art. 7).

Director de tesis. Para ser Director de tesis será necesario estar en posesión del título de Doctor y pertenecer a uno de los Cuerpos docentes universitarios. (RD 185/1985 Art. 10).

Cum laude. Mención especial que se concede al opositor cuando obtiene cuatro de los cinco votos del Tribunal. Esta mención se hará constar en el correspondiente título de doctor. (RD 185/1985 Art. 10).

Honoris Causa. Las Universidades, conforme a lo establecido en sus normas estatutarias, podrán nombrar Doctor Honoris Causa a aquellas personas que, en atención a sus méritos, sean acreedoras de tal consideración. (RD 185/1985 Art. 14).

Becas. El Ministerio de Educación y Cultura efectuará anualmente una convocatoria pública de becas de ámbito nacional para estudiantes de doctorado. (RD 185/1985 Art. 16).

Documento administrativo. Son el soporte en el que se materializan los distintos actos de la Administración Pública, la forma externa de dichos actos. Tienen la consideración de documento público administrativo aquellos válidamente emitidos por los órganos de las Administraciones Públicas. Son algunos de los documentos administrativos los siguientes (327):

Documentos de los ciudadanos. Son el instrumento por el que el ciudadano se relaciona con la actividad de las Administraciones Públicas. Pueden distinguirse las siguientes categorías: A) Solicitud. Documento que contiene una o varias peticiones del ciudadano dirigidas a promover la acción del órgano administrativo al que se dirige para satisfacer una o varias pretensiones con fundamento en un derecho subjetivo o un interés legitimo. B) Denuncia. Documento por el que cualquier ciudadano, en cumplimiento o no de una obligación legal, pone en conocimiento de un órgano administrativo la existencia de un determinado hecho que pudiera obligar a la iniciación de un procedimiento administrativo. C) Alegaciones. Documento por el que el interesado en un procedimiento administrativo aporta a los órganos responsables de éste datos o valoraciones de carácter fáctico o jurídico para su consideración. D) Recurso. Documento por el que el ciudadano impugna un acto administrativo que afecta a sus derechos o intereses, demandando su anulación por incurrir en alguna de las causas de invalidez previstas en el ordenamiento jurídico.

Documentos de constancia. Son aquellos que contienen una declaración de conocimiento de un órgano administrativo cuya finalidad es la acreditación de actos, hechos o efectos. Estos pueden ser clasificados en tres categorías: A) Actas. Es la denominación de los documentos que acreditan hechos, circunstancias, juicios o acuerdos. *Véase* ACTA. B) Certificado. Es un documento que acredita actos o situaciones de carácter administrativo cuyo destinatario es una persona, órgano o entidad que pretende la producción de efectos en un procedimiento administrativo o en el marco de relaciones jurídicas privadas. También se utiliza el término certificación para las acreditaciones emitidas por el secretario de un órgano colegiado sobre acuerdos adoptados por éste. C) Certificado del acto presunto. Es el documento que acredita la existencia y los efectos de un acto presunto y que se emite por el órgano competente para la adopción del acto expreso.

Documentos de decisión. Son aquellos que contienen una declaración de voluntad de un órgano administrativo sobre materias de su competencia. Existen documentos de decisión de dos categorías: A) Resoluciones. Es el documento administrativo que recoge las decisiones del órgano competente que ponen fin a un procedimiento resolviendo todas las cuestiones planteadas en éste. B) Acuerdos. Es el documento administrativo que recoge las decisiones adoptadas por los órganos competentes sobre la iniciación y las cuestiones que se suscitan en la tramitación de un procedimiento con carácter previo a la resolución del mismo.

Documentos de juicio. Son los documentos que contienen una declaración del juicio de un órgano administrativo, persona o entidad pública o privada, sobre las cuestiones de hecho o de derecho que sean objeto de un procedimiento administrativo. Pueden tener las siguientes categorías: A) Preceptivos. Son los informes que deben ser necesariamente solicitados porque así lo exige una disposición legal. B) Facultativos. Son los informes que el órgano administrativo competente solicita, sin estar obligado a ello, con objeto de obtener datos, opiniones o valoraciones que estima convenientes. C) Vinculantes. Son aquellos que obligan al órgano administrativo a resolver en el sentido informado. Salvo disposición expresa en contrario, los informes no son vinculantes. D) No vinculantes. Son los informes cuyas conclusiones asesoran al órgano administrativo que lo solicita, pero éste puede o no resolver en el sentido de lo informado.

Documentos de transmisión. Son aquellos documentos administrativos que comunican la existencia de hechos o actos a otras personas, órganos o entidades. Existen documentos administrativos de transmisión de tres categorías: A) Notificación. La práctica de la notificación se efectúa mediante un agente interpuesto que puede ser una persona (funcionario del servicio de Correos) o un medio automatizado (Fax, correo electrónico, etc.). B) Publicación. Es una actuación material consistente en la inserción de un acto administrativo en un diario oficial, tablón de anuncios o medio de comunicación con el fin de comunicarlo. C) Comunicación. Son aquellos documentos administrativos de transmisión en los que emisor y receptor tienen la condición de órgano o unidad administrativa.

Documento contable del presupuesto de gasto. Todo hecho con reflejo presupuestario o susceptible de producir el nacimiento, modificación o cancelación de obligaciones, tendrá como soporte el correspondiente documento que, podrá ser (O. 5-3-1992 Art. 3): a) De crédito presupuestario. b) De gestión. c) De resumen contable. d) De tramitación.

Documento fuente. Papel original en el que se registra la información relativa a una transacción. (49).

Documento público. Tienen la consideración de documentos público administrativos los válidamente emitidos por los órganos de las Administraciones Públicas. Las copias de cualesquiera documentos públicos gozarán de la misma validez y eficacia que éstos siempre que exista constancia de que sean auténticas. Cada Administración Pública determinará reglamentariamente los órganos que tengan atribuidas las competencias de expedición de copias auténticas de documentos públicos o privados. (LRJAP 30/92 Art. 46).

Documentos de gestión. Son documentos de gestión, los originados por hechos económico-contables (reintegros de gastos, retención de crédito, etc.) (O. 5-3-1992 Art. 3).

Documento A. Denominación del documento contable de gestión que recoge la autorización del gasto en la contabilidad presupuestaria. (101) // Son documentos A los que se expiden para contabilizar las autorizaciones de gasto. (O. 5-3-1992 Art. 3).

Documento D. Fase de la contabilidad presupuestaria asignada a la disposición de una cuantía. (101) // Son documentos D los que reflejan las operaciones de compromisos de gastos, que vinculan al órgano gestor de la Seguridad Social a realizar un gasto de cuantía determinada. (O. 5-3-1992 Art. 3).

Documento O. Son los que se expiden para contabilizar el reconocimiento de obligaciones a cargo del órgano gestor de la Seguridad Social. (O. 5-3-1992 Art. 3).

Documento K. Son aquéllos mediante los cuales el órgano gestor efectúa la propuesta de pago, relativa a las obligaciones previamente contraídas, para su ejecución por la Tesorería General de la Seguridad Social. o sus Direcciones Provinciales. (O. 5-3-1992 Art. 3).

Documento ADOK. Denominación del documento de gestión que recoge simultáneamente las fases de autorización, disposición, obligación y propuesta de pago en la contabilidad presupuestaria. (101) // Es un documento denominado como mixto que incorporan las operaciones de autorización, compromiso, reconocimiento y propuesta de pago. (O. 5-3-1992 Art. 3).

Documento AD. Denominación del documento contable de gestión que recoge simultáneamente las fases de autorización y disposición del gasto en la contabilidad presupuestaria. (101) // Es un documento denominado como mixto que combina las fases de autorización (documento A) y el compromiso del pago (documento D) (O. 5-3-1992 Art. 3).

Documento OK. Es un documento denominado como mixto que combina las operaciones de reconocimiento de las obligaciones y la propuesta de pago. (O. 5-3-1992 Art. 3).

Documento P. Son los que se expiden por la Tesorería General de la Seguridad Social o sus Direcciones provinciales con objeto de que se proceda al cumplimiento inmediato del pago de una obligación que previamente ha sido propuesta por los Centros de gestión. (O. 5-3-1992 Art.).

Documento KRPG. Son aquéllos mediante los cuales el órgano gestor efectúa la propuesta de reintegro del presupuesto de gastos para su ejecución por la Tesorería General de la Seguridad Social o sus Direcciones Provinciales. (O. 5-3-1992 Art. 3).

Documento R. Son aquéllos que se expiden por la Tesorería General de la Seguridad Social o sus Direcciones Provinciales, en virtud de los cuales se extingue mediante su pago una obligación determinada a cargo de la Seguridad Social y que implica una salida material o virtual de fondos de su tesorería. (O. 5-3-1992 Art. 3).
Documento contable del presupuesto de gastos y dotaciones de las Entidades gestoras de la Seguridad Social que corresponde a las transferencias de créditos.

Dolo. Hay dolo directo cuando la voluntad se dirige al resultado propuesto, incluidas las consecuencias necesariamente ligadas al mismo. Si el resultado propuesto se corresponde con la intención estamos en presencia de dolo de primer grado y si el sujeto, representándose como necesarios e inevitables determinados efectos de su actuar, inherentes al resultado deseado y no perseguidos directamente, ratifica con su voluntad los mismos, hay dolo indeterminado o de consecuencias necesarias. Por último, hay un dolo eventual cuando habiéndose representado el agente, el resultado dañoso de posible y no necesaria originación, no directamente querido, lo acepta, sin renunciar a la planificada ejecución de la infracción penal o criminal (Ss.TS 2ª de 8-7-85 y 4-3-86) prevaleciendo así la teoría del consentimiento (STS de 18-4-86). Todas estas conductas se incluyen en el tipo de injusto de delito doloso (STS de 10-2-86) (268).
Civil. Es sinónimo de mala fe. Significa maquinación o artificio de que se sirve uno de los contratantes para engañar al otro.
Penal. Elemento fundamental de toda responsabilidad del orden criminoso, que está integrada por la voluntad de ejecutar el hecho y la conciencia de lo que se ejecuta. Es graduable en la preterintencionalidad e incompatible con la culpa y la imprudencia y más aún con el caso fortuito. (27).

Dotación. (personal Insalud) Es la última plantilla orgánica aprobada por la Dirección General del Insalud. (214).

Dotación presupuestaria. Conjunto de créditos presupuestarios que aparecen en los estados de gastos de los Presupuestos Generales del Estado, y cuyo importe debe coincidir con la cuantía total de los gastos públicos. (27).

Dumpin. *Véase* CIERRE PATRONAL.

E

E.106. *Véase* FORMULARIOS.

E.109. *Véase* FORMULARIOS.

E.111. *Véase* FORMULARIOS.

E.111-D-1. *Véase* FORMULARIOS.

E.112. *Véase* FORMULARIOS.

E.121. *Véase* FORMULARIOS.

E.122. *Véase* FORMULARIOS.

EAP. *Véase* EQUIPO DE ATENCIÓN TEMPRANA.

EDO. *Véase* ENFERMEDADES DE DECLARACIÓN OBLIGATORIA.

EHC. *Véase* EPISODIO DE HISTORIA CLÍNICA.

ENMT. *Véase* ESCUELA NACIONAL DE MEDICINA DEL TRABAJO.

ENS. *Véase* ESCUELA NACIONAL DE SANIDAD.

EVI. *Véase* EQUIPO DE VALORACIÓN DE INCAPACIDADES.

Ecología. Estudio de las relaciones entre los organismos vivos y su ambiente. La ecología humana se refiere al estudio de los grupos humanos, en cuanto a la influencia que ejercen sobre ellos los factores ambientales, entre los cuales se incluyen a menudo los sociales y los de conducta. (2) // Conjunto de todos los factores y circunstancias que existen en el lugar en que residimos y con los que nos hallamos en íntima relación. (18)

Ecología de la salud. En promoción de la salud, planteamiento que presupone la responsabilidad personal y social en materia de salud y una concepción positiva de la misma.

Según este planteamiento, la población se responsabiliza personalmente de su propia salud con ánimo de autoayuda o ayuda mutua, y hace hincapié de forma activa en que la sociedad proporcione un entorno que promueva la salud. (1)

Ecología humana. Es una rama de la Biología que estudia las relaciones e interpretaciones del hombre o de sus asociaciones con el medio ambiente, tanto animado como inanimado. (18)

Economía de la salud. Conjunto de estudios, métodos de medición y sistemas de análisis, que se refieren a la administración de los dispositivos de la seguridad social, y del resto del sector público y privado que se ocupa del estado físico de los ciudadanos, en su aspecto preventivo y curativo. (30)

Ecosistema. Vida vegetal y animal de una región, considerada en relación con los factores ambientales que ejercen influencia sobre ella; más específicamente, unidad fundamental en ecología, que comprende los organismos vivientes y los elementos no vivientes, que interaccionan en una región determinada. (2) // También denominado sistema ecológico, está formado por el conjunto de organismos vivientes y de ambiente inerte que se influyen recíprocamente. (18)

Edad. Es una variable fundamental desde el punto de vista de la demografía por las repercusiones sociales y económicas que supone. Sólo las edades medias tienen capacidad de producir mientras que los niños y ancianos son subpoblaciones pasivas, dependientes de las aportaciones económicas de los grupos de edades intermedias. (264)

Edictos. Documento que se publica en los periódicos oficiales, diarios o tablones de anuncios del juzgado o en todos o algunos de ellos, que tienen por objeto transmitir a una o varias personas lo que en el mismo se encuentra inserto. Su contenido no sólo se contrae al anuncio de un hecho sino que puede contener la inserción de una notificación, citación, emplazamiento, etc. (27)

Educación básica. La enseñanza básica comprenderá diez años de escolaridad, iniciándose a los seis años de edad y extendiéndose hasta los dieciséis.
La educación primaria y la educación secundaria obligatoria constituyen la enseñanza básica que será obligatoria y gratuita. (LOGSE Art. 5).
A lo largo de la enseñanza básica, se garantizará una educación común para los alumnos.
Los alumnos tendrán derecho a permanecer en los centros ordinarios, cursando la enseñanza básica, hasta los dieciocho años de edad. (LOGSE Art. 6).

Educación especial. Es aquélla que se diseña para que los alumnos con necesidades educativas especiales, temporales o permanentes, puedan alcanzar dentro del mismo sistema, los objetivos establecidos con carácter general para todos los alumnos.
La identificación y valoración de las necesidades educativas especiales se realizará por equipos integrados por profesionales de distintas cualificaciones, que establecerán en cada caso, planes de actuación en relación con las necesidades educativas específicas de los alumnos.
La atención al alumnado con necesidades educativas especiales se regirá por los principios de normalización y de integración escolar.
La atención a los alumnos con necesidades educativas especiales, se iniciará desde el momento de su detección. A tal fin, existirán los servicios educativos precisos para estimular y favorecer el mejor desarrollo de estos alumnos y las Administraciones educativas competentes garantizarán su escolarización. (LOGSE Art. 37).

Educación infantil. La educación infantil. que comprenderá hasta los seis años de edad, contribuirá al desarrollo físico, intelectual, afectivo, social y moral de los niños. Tendrá carácter voluntario y comprenderá dos ciclos. El primero se extenderá hasta los tres años y el segundo desde los tres hasta los seis años de edad.
El primer ciclo de la educación infantil se atenderá al desarrollo del movimiento, al control corporal, a las primeras manifestaciones de la comunicación y del lenguaje, a las pautas elementales de la convivencia y relación social y al descubrimiento del entorno inmediato.
En el segundo ciclo se procurará que el niño aprenda a hacer uso del lenguaje, descubra las características físicas y sociales del medio en que vive, elabore una imagen de sí mismo positiva y equilibrada, y adquiera los hábitos básicos de comportamiento que le permitan una elemental autonomía personal.
La educación infantil será impartida por maestros con la especialización correspondiente. En el primer ciclo, los centros dispondrán asimismo de otros profesionales con la debida cualificación para la atención educativa apropiada a los niños de esa edad.

Los centros de educación infantil, podrán impartir el primer ciclo, el segundo, o ambos.
Objetivos. Desarrollar las siguientes capacidades: a) Conocer su propio cuerpo. b) Relacionarse con los demás a través de las distintas formas de expresión y de comunicación. c) Observar y explorar su entorno natural, familiar y social. d) Adquirir progresivamente una autonomía en sus actividades habituales. (LOGSE Art. 7,8,9,10 y 11).

Educación para la salud. Es el conjunto de actividades planificadas y sistemáticas que favorecen y provocan experiencias en momentos, formas y situaciones que inducen a adquirir conocimientos y a adoptar actitudes y comportamientos más convenientes para la salud del individuo, del grupo o de la colectividad. (OMS, 1969) // Cualquier combinación de actividades de información y educación que lleve a una situación en que la gente desee estar sana, sepa como alcanzar la salud, haga lo que pueda individual y colectivamente para mantener la salud y busque ayuda cuando la necesite. (OMS, 1985) // La educación para la salud es un término que se utiliza para designar a las oportunidades de aprendizaje creadas conscientemente con vistas a facilitar cambios de conducta encaminados hacia una meta predeterminada. Se trata fundamentalmente de una actividad educativa diseñada para ampliar el conocimiento de la población en relación con la salud y desarrollar la comprensión y las habilidades personales que promuevan la salud.
Sin embargo, la educación para la salud no se preocupa solo de los individuos concretos y de sus conductas saludables y de riesgo. En el ámbito de la promoción de la salud es también necesario poner en práctica diferentes formas de educación para la salud dirigidas hacia los grupos y las organizaciones y hacia comunidades enteras. Estas actividades educativas pueden servir para concienciar sobre las causas económicas y ambientales de la salud y de la enfermedad.
De este modo, la educación para la salud y la promoción de la salud quedan estrechamente entrelazadas. La promoción de la salud depende, en esencia, de la participación activa de una población bien informada en el proceso de cambio. La educación para la salud es una herramienta de vital importancia en este proceso. (1)

Educación primaria. La educación primaria comprenderá seis cursos académicos, desde los seis a los doce años de edad. La finalidad de este nivel educativo será proporcionar a todos los niños una educación común que haga posible la adquisición de los elementos básicos culturales, los aprendizajes relativos a la expresión oral, a la lectura, a la escritura y al cálculo aritmético, así como una progresiva autonomía de acción en su medio.
La educación primaria comprenderá tres ciclos de dos cursos académicos cada uno y se organizará en áreas que serán obligatorias y tendrán un carácter global e integrador. La evaluación de los procesos de aprendizaje de los alumnos será continua y global. (LOGSE Art. 12,14 y 15).
Profesorado. La educación primaria será impartida por maestros, que tendrán competencia en todas las áreas de este nivel. La enseñanza de la música, de la educación física, de los idiomas extranjeros o de aquellas enseñanzas que se determinen, será impartida por maestros con la especialización correspondiente. (LOGSE Art. 16).
Objetivos. Desarrollar las siguientes capacidades: a) Utilizar de manera apropiada la lengua castellana y la lengua oficial de la Comunidad Autónoma. b) Comprender y expresar mensajes sencillos en una lengua extranjera. c) Aplicar a las situaciones de su vida cotidiana operaciones simples de cálculo y procedimientos lógicos elementales. d) Adquirir las habilidades que permitan desenvolverse con autonomía en el ámbito familiar y doméstico, así como en los grupos sociales con los que se relaciona. e) Apreciar los valores básicos que rigen la vida y la convivencia humana y obrar de acuerdo con ellos. f) Utilizar los diferentes medios de representación y expresión artística. g) Conocer las características fundamentales de su medio físico, social y cultural, y las posibilidades de acción en el mismo. h) Valorar la higiene y salud de su propio cuerpo, así como la conservación de la naturaleza y del medio ambiente. i) Utilizar la educación física y el deporte para favorecer el desarrollo personal. (LOGSE Art. 13).

Educación secundaria. El nivel de educación secundaria comprenderá: a) La etapa de educación secundaria obligatoria, que completa la enseñanza básica y abarca cuatro cursos académicos, entre los doce y dieciséis años de edad. b) El bachillerato, con dos cursos académicos de duración a partir de los dieciséis años de edad. c) La formación profesional específica de grado medio. (LOGSE Art. 17).

Educación secundaria obligatoria. La educación secundaria obligatoria tendrá como finalidad transmitir a todos los alumnos los elementos básicos de la cultura, formarles para asumir sus deberes y ejercer sus derechos y prepararles para la incorporación a la vida activa o para acceder a la formación profesional específica de grado medio o el bachillerato. (LOGSE Art. 18).

La educación secundaria obligatoria constará de dos ciclos, de dos cursos cada uno, y se impartirá por áreas de conocimiento. (LOGSE Art. 20).

Título. La evaluación de la educación secundaria obligatoria será continua e integradora. Los alumnos que al terminar esta etapa hayan alcanzado los objetivos de la misma, recibirá, el título de Graduado en Educación Secundaria, que facultará para acceder al bachillerato y a la formación profesional específica de grado medio. Esta titulación será única. (LOGSE Art. 22).

Profesorado. La educación secundaria obligatoria será impartida por licenciados, ingenieros y arquitectos o quienes posean titulaciones equivalentes a efectos de docencia. En aquellas áreas o materias que se determinen, en virtud de su especial relación con la formación profesional, se establecerá la equivalencia a los efectos de la función docente, de títulos de Ingeniero Técnico, Arquitecto Técnico o Diplomado Universitario.

Para impartir las enseñanzas de esta etapa será necesario además estar en posesión de un título profesional de especialización didáctica. Este título se obtendrá mediante la realización de un curso de cualificación pedagógica, con una duración mínima de un año académico, que incluirá, en todo caso, un periodo de práctica docente. (LOGSE Art. 24).

Objetivos. Desarrollar las siguientes capacidades:

a) Comprender y expresar correctamente en lengua castellana y, en la lengua oficial propia de la Comunidad Autónoma, textos y mensajes complejos, orales y escritos. b) Comprender una lengua extranjera y expresarse en ella de manera apropiada. c) Utilizar con sentido crítico los distintos contenidos y fuentes de información, y adquirir nuevos conocimientos con su propio esfuerzo. d) Comportarse con espíritu de cooperación, responsabilidad moral, solidaridad y tolerancia, respetando el principio de la no discriminación entre las personas. e) Conocer, valorar y respetar los bienes artísticos y culturales. f) Analizar los principales factores que influyen en los hechos sociales, y conocer las leyes básicas de la naturaleza. g) Entender la dimensión práctica de los conocimientos obtenidos y adquirir una preparación básica en el campo de la tecnología. h) Conocer las creencias, actitudes y valores básicos de nuestra tradición y patrimonio cultural, valorarlos críticamente y elegir aquellas opciones que mejor favorezcan su desarrollo integral como personas. i) Valorar críticamente los hábitos sociales relacionados con la salud, el consumo y el medio ambiente. j) Conocer el medio social, natural y cultural en que actúan y utilizarlos como instrumento para su formación. k) Utilizar la educación física y el deporte para favorecer el desarrollo personal. (LOGSE Art. 19).

Bachillerato. Comprenderá dos cursos académicos. Tendrá modalidades diferentes que permitirán una preparación especializada de los alumnos para su incorporación a estudios posteriores o a la vida activa.

Podrán acceder a los estudios de bachillerato los alumnos que estén en posesión del título de Graduado en Educación Secundaria, y proporcionará a los alumnos una madurez intelectual y humana, así como los conocimientos y habilidades que les permitan desempeñar sus funciones sociales con responsabilidad y competencia. Asimismo, les capacitará para acceder a la formación profesional de grado superior y a los estudios universitarios. (LOGSE Art. 25).

Profesorado. El bachillerato será impartido por licenciados, ingenieros y arquitectos o quienes posean titulaciones equivalentes a efectos de docencia. En aquellas áreas o materias que se determinen, en virtud de su especial relación con la formación profesional, se establecerá la equivalencia a los efectos de la función docente, de títulos de Ingeniero Técnico, Arquitecto Técnico o Diplomado Universitario.

Para impartir las enseñanzas de esta etapa será necesario además estar en posesión de un título profesional de especialización didáctica. Este título se obtendrá mediante la realización de un curso de cualificación pedagógica, con una duración mínima de un año académico, que incluirá, en todo caso, un periodo de práctica docente. (LOGSE Art. 28).

Títulos. Los alumnos que cursen satisfactoriamente el bachillerato en cualquiera de sus modalidades recibirán el título de Bachiller, que le facultará para acceder a la formación profesional de grado superior y a los estudios universitarios. En este último caso será necesaria la superación de una prueba de acceso, que, junto a las calificaciones obtenidas en el bachillerato, valorará, con carácter objetivo, la madurez académica de los alumnos y los conocimientos adquiridos en él. (LOGSE Art. 29).

Objetivos. Desarrollar las siguientes capacidades: a) Dominar la lengua castellana y la lengua oficial propia de la Comunidad Autónoma. b) Expresarse con fluidez y corrección en una lengua extranjera. c) Analizar y valorar críticamente las realidades del mundo contemporáneo y los antecedentes y factores que influyen en él. d) Comprender los elementos fundamentales de la investigación y del método científico. e) Consolidar una madurez personal, social y moral que les permita actuar de forma responsable y autónoma. f) Participar de forma solidaria en el desarrollo y mejora de su entorno social. g) Dominar los conocimientos científicos y tecnológicos fundamentales y las habilidades básicas propias de la modalidad escogida. h) Desarrollar la sensibilidad artística y literaria como fuente de formación y enriquecimiento cultural. i) Utilizar la educación física y el deporte para favorecer el desarrollo personal. (LOGSE Art. 26).

Formación Profesional Especifica. *Véase* FORMACIÓN PROFESIONAL.

Efectividad. Grado en el que una determinada intervención, procedimiento, régimen o servicio puestos en práctica logran lo que se pretende conseguir. (2) // Grado en que una determinada práctica consigue producir una mejoría en el nivel de salud del paciente o la población, en condiciones de aplicación normales. (3) // Grado en el que se alcanza un determinado impacto, resultado, beneficio o efecto real a causa de la aplicación práctica de una acción bajo condiciones habituales. (22) // Hace referencia a la capacidad de éxito real de esa medida en un momento dado, considerando las máximas posibilidades en las mejores condiciones. (189) // Al igual que la eficacia, también pretende medir la probabilidad de que un individuo, en una población definida, se beneficie de la aplicabilidad de una tecnología médica, pero en unas condiciones reales de aplicación por el médico. Su establecimiento, por tanto, no tendrá validez universal. (286)

Eficacia. Grado en el que una determinada intervención, procedimiento, régimen o servicio originan un resultado beneficioso en condiciones ideales. De manera ideal, la determinación de la eficacia se basa en los resultados de un ensayo controlado con distribución aleatoria. (2) // Beneficios obtenidos de un determinado procedimiento en condiciones de aplicación ideales, como las que se pueden dar en investigación. (3) // Capacidad de alcanzar el objetivo previsto o deseado. (7) // La probabilidad de beneficio que pueda proporcionar a los individuos la aplicación de determinada tecnología en condiciones ideales de uso. (107) // Es la acción para cumplir los objetivos previstos, la actuación administrativa en el sentido estricto. Correlaciona la capacidad de una medida sanitaria con la consecución de un determinado efecto. (189) // La eficacia mide la probabilidad de que un individuo, en una población definida, se beneficie de la aplicación de una tecnología médica a la resolución de un problema de salud determinado, bajo condiciones ideales de actuación. Se establecerá, habitualmente, de forma experimental y tiene validez universal. (286)

Eficacia potencial. También denominada «teórica de los recursos», es la capacidad de la ciencia médica y de la tecnología sanitaria para producir un cambio deseado en el estado de salud y, por lo tanto, para alcanzar los objetivos planeados. (6)

Eficiencia. Capacidad de obtener el resultado deseado con el menor coste posible. (7) // Efectos o resultados finales alcanzados en relación con el esfuerzo empleado, en términos monetarios, de recursos y de tiempo. Grado en que los recursos empleados para procurar una determinada intervención, procedimiento, régimen o servicio, de eficacia, de efectividad conocidas, son mínimos. Medida de la economía (o coste de recursos) con la que se lleva a cabo un procedimiento de eficacia y efectividad conocidas. En estadística, precisión relativa con la que un determinado diseño o método de estimación de un estudio estima un parámetro de interés. (2) // Grado con el que se consigue obtener el más alto nivel de calidad posible con unos recursos determinados. Relaciona los resultados obtenidos con los costes generados. (126) // Es el máximo de efectividad al mínimo coste. Se asume que a mayor eficiencia mayor calidad. (107) // Es la expresión que mide la capacidad de la actuación de un sistema o sujeto económico de lograr el cumplimiento de un objetivo minimizando el empleo de los recursos: es la actuación económica en sentido estricto y supone hacer bien las cosas. (192) // La eficiencia de una intervención sanitaria, es la consecución de unos objetivos al menor coste posible. (193) // Es una medida de calidad lógica que hace referencia al uso adecuado de la información e indica hasta qué punto se ha realizado todo lo que era preciso. (189)

Eficiencia clínica. Está subordinada a la actuación del profesional, que no debe emplear recursos innecesarios. Su evaluación se realiza mediante auditorías (peer review utilization) llevadas a cabo por sanitarios de igual cualificación profesional. (189)

Eficiencia de la producción. Depende de la institución, del sistema productivo en su conjunto. Es la eficiencia con que la organización produce bienes y servicios y los pone a disposición de los profesionales. Su evaluación no forma parte de la medida de la calidad de la actividad clínica, pero influye en el coste sanitario. (189)

Ejecutividad. *Véase* DISPOSICIONES ADMINISTRATIVAS.

Ejecutivo. Gestor cuya posición está situada en los niveles más altos de la jerarquía de la organización. (105).

Ejercicio libre. (de los profesionales) Se considera como tal, la actividad profesional que no depende de los vínculos contractuales con la Administración Pública. (262)

Elasticidad. Concepto que mide la relación entre la variación relativa de una variable, respecto de la variación relativa de otra con la que está ligada mediante una función. Aplicada a la demanda o a la oferta sanitaria mide la sensibilidad que sobre el volumen de las mismas tienen las variaciones de otras variables (habitualmente el precio de los servicios y la renta de los sujetos). (22) // Es un concepto económico que mide la variación porcentual que experimenta una variable (necesidad, demanda) con respecto al porcentaje de cambio de otra. (189)

Elección saludable. En términos de promoción de salud, es la elección que realizan los individuos y/o las comunidades entre las alternativas a su alcance con miras a fomentar la salud. Estas opciones se ven limitadas inevitablemente por el entorno global. (1)

Eliminación. *Véase* RESIDUO.

Embargo. Retención, traba o secuestro de bienes por mandamiento de juez o autoridad competente. (28)

Emergencia. Un suceso o acontecimiento repentino e inesperado que produce amenaza a la vida o a la salud. Las responsabilidades legales de aquellos que están implicados en la situación de emergencia son medidas de acuerdo con el hecho. (49) // Según la OMS, es aquella patología cuya evolución llevaría a la muerte en un tiempo corto (inferior a una hora). Caso en que la falta de asistencia conducirá a la muerte en minutos y en el que la aplicación de primeros auxilios por cualquier persona es de importancia primordial.

Emigración. Acción de emigrar, fenómeno de entrar en un país para establecerse en él, gente de otros países. (19)

Emigrante. Se aplica a la persona que se establece en un país procedente de otro. (19)

Emigrar. Llegar a un país para establecerse en él. (19)

Emisor. *Véase* COMUNICACIÓN.

Empadronar. Asentar o escribir a uno en el padrón o libro de los habitantes de un pueblo, ya para la policía o gobierno del mismo, ya para el pago de tributos u otro fin análogo. (27)

Empatía. Es la comprensión del cliente, entender sus necesidades y especificaciones. La empatía permite producir un servicio personalizado. (189) // Capacidad del profesional para entender y transmitir los pensamientos y emociones del usuario.

Empírico. Basado directamente en la experiencia, por ejemplo, en la observación o en un experimento, en vez de basarse exclusivamente en los razonamientos. (2) // Procedimiento fundado únicamente en la práctica o rutina. Toma la experiencia como única base del conocimiento. (156).

Empleo. Destino, ocupación, oficio, acción de emplear. (29) // Es el sistema de relaciones entre la persona que cambia y el trabajo que se modifica en un contexto económico y psicosocial que está en perpetuo devenir. (234).

Empresa. Es un conjunto de bienes humanos, materiales y económicos que persiguen un fin último. Los elementos definidores de una organización son un fin u objetivo común, un conjunto de hombres y medios, un esfuerzo combinado y un sistema de dependencias y relaciones. (201)

Empresa policelular. Se trata de organizaciones donde se potencia el desplazamiento horizontal, lo cual es extraordinariamente positivo para el desarrollo profesional. Se caracteriza por tener una organización intercelular con una profusión de relaciones interpersonales que constituyen una tupida red en la que se da la máxima flexibilidad operativa y fluidez en la información. La estructura policelular permite el reconocimiento del grupo pequeño de trabajo, lo que constituye el cambio fundamental respecto a la organización tradicional. Estos grupos de trabajo que van desde los círculos de calidad, grupos de progreso, las task-forces y los diversos comités de dirección, son los que permiten la integración del individuo y hacen a la empresa realmente competitiva. (223)

Empresario. Personas físicas o jurídicas, o comunidades de bienes que perciban la prestación de servicios de trabajadores, entendidos éstos como personas que prestan unos servicios voluntarios retribuidos por cuenta ajena y dentro del ámbito de organización y dirección de otra persona, física o jurídica.

Empresas colaboradoras. En relación con la Seguridad Social, son empresas individualmente consideradas que en relación con su propio personal, podrán colaborar con la gestión de la Seguridad Social en algunas de las siguientes formas: a) Asumiendo directamente el pago, a su cargo de las prestaciones por incapacidad temporal derivada de Accidente de Trabajo y Enfermedad Profesional, así como la asistencia sanitaria y recuperación profesional. b) Asumiendo la colaboración en la gestión de la asistencia sanitaria y de la incapacidad temporal derivadas de enfermedad común y accidente o laboral. c) Pagando a sus trabajadores, con cargo de la entidad gestora obligada, las prestaciones económicas derivadas de la incapacidad temporal. d) Asumiendo directamente el pago a su cargo, de las prestaciones económicas por incapacidad temporal derivada de enfermedad común o accidente no laboral. (LGSS Art. 77).

Empresas de trabajo temporal. Se denomina empresa de trabajo temporal aquella cuya actividad consiste en poner a disposición de otra empresa usuaria, con carácter temporal, trabajadores por ella contratados. La contratación de trabajadores para cederlos temporalmente a otra empresa sólo podrá efectuarse a través de empresas de trabajo temporal debidamente autorizadas en los términos previstos por esta Ley. (Ley 14/94 Art. 1).

Empresas sobresalientes. *Véase* EXCELENCIA.

Encomienda de funciones inferiores. En el caso de encomienda de funciones inferiores, ésta deberá estar justificada por necesidades perentorias o imprevisibles de la actividad productiva, debiendo el empresario comunicar esta situación a los representantes de los trabajadores. (ET Art. 39.2).

Encomienda de gestión. La realización de actividades de carácter material, técnico o de servicios de la competencia de los órganos administrativos o de las Entidades de la misma o de distinta Administración, por razones de eficacia o cuando no se posean los medios técnicos idóneos para su desempeño. La encomienda de gestión no supone la cesión de la titularidad de la competencia ni de los elementos sustantivos de su ejercicio, siendo responsabilidad del órgano o Entidad encomendante dictar cuantos actos o resoluciones de carácter jurídico den soporte o en los que se integre la concreta actividad material objeto de encomienda. (LRJAP 30/92 Art. 15).

Encuesta. Investigación en la que se recoge sistemáticamente la información, pero donde no se emplea ningún método experimental. Una encuesta de población puede llevarse a cabo mediante entrevista directa con personas, por cuestionarios completados por las personas seleccionadas, por teléfono, por correo, o por algún otro medio. (2)

Encuesta CAP (conocimientos, actitudes, práctica). Encuesta formal con entrevistas directas, en las que se preguntan a los entrevistados una serie de preguntas estandarizadas, previamente aprobadas, acerca de los conocimientos que poseen determinados asuntos (Ej.: mujeres sobre métodos anticonceptivos), actitudes hacia éstos y empleo que de ellos se hacen.

Encuesta de salud. Investigación destinada a proporcionar información sobre el estado de salud de una población. Puede ser descriptiva, explorativa o explicativa.

Encuestas nutricionales de población. Son los medios de vigilancia comunitarios más comunes para conocer el estado nutricional de una cierta población. (18)

Endemia. Es la situación en que la enfermedad se presenta con una incidencia relativamente constante en una comunidad geográfica o de otro tipo. En la endemia hay un criterio de geográfico y otro temporal. Suele aceptarse que un área es endémica cuando se presenta la enfermedad como mínimo 8 meses al año. (134)

Foco endémico. Es la presencia de varios casos en una determinada área geográfica. Sería una pequeña endemia. (134)

Enfermedad. Circunstancia en la que existe una alteración de una función corporal. (2) // Proceso morboso de causa interna o externa al individuo, que rompe el estado de salud o equilibrio biológico. Psíquica: que afecta a la mente. Física que afecta al cuerpo. Orgánica: lesión o alteración anatómica de órganos o aparatos. Funcional: cuando se altera la función. Congénita: si se nace con ella. Adquirida: se contrae a lo largo de la vida. Hereditaria: se hereda a partir de taras cromosómicas o genéticas de los progenitores. Contagiosa: con capacidad para transmitirse a otras personas. Epidémica: se da en un corto período de tiempo, en un gran número de personas. Pandémica: epidemia de grandes dimensiones que rebasa fronteras. Endémica: estado subepidémico propio o habitual en un entorno o población. Natural: la causa, endógena o exógena, es ajena a la voluntad del individuo y terceras personas. Traumática: consecuente con la agresión externa de objeto o circunstancia generalmente imprevisible. Profesional: las tipificadas en la Ley y recogidas en el cuadro de enfermedades profesionales. (de uso habitual en medicina legal) (27)

Enfermedad aguda. Una situación o enfermedad que requiere tratamiento médico o actividad restringida y que se espera que dure menos de tres meses desde la fecha de su comienzo. (49)

Enfermedad autoinmunitaria. Cualquiera de las enfermedades en que la lesión tisular se asocia con respuestas inmunitarias homurales o celulares a los elementos corporales propios; pueden ser generalizadas o específica de un órgano. (301)

Enfermedad crónica. Deterioros o enfermedades que tienen una o más de las siguientes características (49): a) Son presumiblemente permanentes. b) Dejan incapacidad residual. c) Están causadas por alteraciones patológicas no reversibles. d) Requieren capacitación o rehabilitación especial del paciente. e) Se puede esperar que requieran un largo período de supervisión y/o cuidado médico.

Enfermedad ocupacional. Son las provocadas por diversos factores intrínsecos a las ocupaciones. Las enfermedades varían con el tipo de trabajo realizado. (301)

Enfermedad orgánica. Son las que se deben a cambios estructurales en los órganos o tejidos, o que se acompaña de estos. (301).

Enfermedad secundaria. Es el trastorno subsecuente a otra enfermedad o consecuencia de ésta. (301)

Enfermedad transmisible. Es la que el agente causal se transmite de unas personas a otras de forma directa o indirecta. (301)

Enfermedad yatrogénica. Enfermedad que resulta de la actividad profesional de los profesionales sanitarios. (2)

Enfermedad común. *Véase* INCAPACIDAD TEMPORAL.

Enfermedad de declaración obligatoria. Enfermedades de declaración obligatoria. En la actualidad se recogen 42 enfermedades, de las cuales se recoge el número de casos según la 9ª revisión de la Clasificación Internacional de Enfermedades (CIE-9). Cada comunidad tiene su propio formato pero se agrupan en: alimentarias, zoonosis, respiratorias, vacunables, transmisión sexual, cuarentenables y de vigilancia internacional, y un capitulo de otras. (264)

Enfermedad declarable. Enfermedad que se debe notificar obligatoriamente a las autoridades sanitarias de la jurisdicción pertinente, al efectuar el diagnóstico. (2)

Enfermedad profesional. *Véase* INCAPACIDAD TEMPORAL.

Enfermería. Arte y ciencia del cuidado, promoción, mantenimiento y restauración de la salud y el bienestar, con una concepción holística del hombre, basándose en fundamentos teóricos y metodológicos propios. (212) *Véase* MODELOS ENFERMEROS.

Enfermero. *Véase* MODELOS ENFERMEROS. Profesional que ha superado las enseñanzas conducentes a la obtención del título oficial de Diplomado en Enfermería. Estas enseñanzas deberán proporcionar (RD 1466/1990): a) Un conocimiento adecuado de las ciencias que constituyen la base de los cuidados generales, incluido un conocimiento suficiente del organismo, de las funciones fisiológicas y del comportamiento de las personas en buen estado de salud y de las personas enfermas así como de las relaciones que existen entre el estado de salud y el entorno físico social del ser humano. b) Un conocimiento suficiente de la naturaleza y de la ética de la profesión y de los principios generales relacionados con la salud y los cuidados. c) Una experiencia clínica adecuada. d) La capacidad para participar en la formación del personal sanitario y experiencia en la colaboración con este personal. // La enfermera es una persona que ha completado un programa de educación de enfermería básica y general, y que ha sido habilitada por la autoridad reguladora pertinente a ejercer la enfermería en su país. La formación de enfermería básica es un programa de estudios formalmente reconocido que proporciona un fundamento amplio y sólido en las ciencias del comportamiento, de vida y de enfermería, para el ejercicio general de la enfermería, el papel de liderazgo y para la educación postbásica para el ejercicio especializado o avanzado de la enfermería. // Profesional cualificado en el arte y la ciencia de la enfermería, y que cumple los requisitos legales de titulación para el ejercicio de la profesión. (212) // Persona cualificada en el arte y ciencia de la enfermería y que llena ciertos estándares prescritos de estudios y competencia clínica. (301).

Auxiliar de Enfermería. Personal sanitario que ejerce servicios complementarios de la asistencia sanitaria en aquellos aspectos que no sean de la competencia de la Enfermera. A tales efectos, se atendrán a las instrucciones que reciban de las citadas enfermeras que tengan atribuida la responsabilidad en la esfera de su competencia del Departamento o Servicio donde actúen las interesadas y, en todo caso, dependerán de la Dirección de Enfermería. (302) // *Véase* TÉCNICO EN CUIDADOS AUXILIARES DE ENFERMERÍA.

Enfermero especialista. Es un enfermero que posee cualificaciones complementarias a las de un enfermero responsable de cuidados genera-

les con arreglo a la Directiva 77/452/CEE y está habilitado para ejercer como especialista que posee conocimientos avanzados en un ámbito determinado de los cuidados enfermeros.
El ejercicio de una especialidad comprende actividades clínicas y de relación, de asesoramiento, investigación, docencia y administración.
La formación complementaria en cuidados enfermeros para el ejercicio de una especialidad es un programa de enseñanzas oficialmente reconocido que se basa en la formación general del enfermero y que permite adquirir los conocimientos y la experiencia necesaria para garantizar un nivel de experto en el ámbito correspondiente.
Los Diplomas de los enfermeros especializados contienen en la mayoría de los casos la mención de enfermero especializado, asociada a la designación de la especialidad en cuestión. (CIE CH 1201-Ginebra) // La enfermera especialista es una enfermera con un nivel de preparación superior al de enfermera generalista, y autorizada a practicar como especialista con amplia experiencia en una rama de la enfermería. Su regulación en España esta establecida por el RD 992/1987

Enmienda. Propuesta de variante, adición o reemplazo de un proyecto, dictamen, informe o documento análogo. (27).

Ensayo clínico con medicamentos. Es toda evaluación experimental de una sustancia o medicamento a través de su aplicación a seres humanos orientada hacia alguno de los siguientes fines (Ley 25/90 Art. 59): a) Poner de manifiesto sus efectos farmacológicos o recoger datos referentes a su absorción, distribución, metabolismo y excreción en el organismo humano. b) Establecer su eficacia para una indicación terapéutica, profiláctica o diagnóstica determinada. c) Conocer el perfil de sus reacciones adversas y establecer su seguridad.

Enseñanzas artísticas. Las enseñanzas artísticas tendrán como finalidad proporcionar a los alumnos una formación artística de calidad y garantizar la cualificación de los futuros profesionales de la música, la danza, el arte dramático, las artes plásticas y el diseño.
Las enseñanzas artísticas comprenden:
De la música y de la danza. Las enseñanzas de la música y de la danza, comprenderán tres grados: a) Grado elemental, que tendrá cuatro años de duración. b) Grado medio, que se estructurará en tres ciclos de dos cursos académicos de duración cada uno. c) Grado superior, que comprenderá un sólo ciclo cuya duración se determinará en función de las características de estas enseñanzas. (LOGSE Art. 39).
Al término de grado elemental se expedirá el correspondiente certificado.
La superación del tercer ciclo del grado medio dará derecho al título profesional de la enseñanza correspondiente.
Quienes hayan cursado satisfactoriamente el grado superior de dichas enseñanzas tendrán derecho al título superior en la especialidad correspondiente, que será equivalente a todos los efectos al título de Licenciado Universitario. (LOGSE Art. 42).
Del arte dramático. Las enseñanzas de arte dramático comprenderán un sólo grado de carácter superior, de duración adaptada a las características de estas enseñanzas. (LOGSE Art. 43).
Quienes hayan superado las enseñanzas de arte dramático, tendrán derecho al título Superior de Arte Dramático, equivalente a todos los efectos al título de Licenciado Universitario. (LOGSE Art. 45).
De las enseñanzas de las artes plásticas y de diseño. Las enseñanzas de las artes plásticas y de diseño comprenderán estudios relacionados con las artes citadas, los oficios artísticos, el diseño en sus diversas modalidades y la conservación y restauración de bienes culturales. (LOGSE Art. 46).
Los estudios correspondientes a la especialidad de Conservación y Restauración de Bienes Culturales tendrán la consideración de estudios superiores. Los alumnos que superen dichos estudios obtendrán el título de Conservación y Restauración de Bienes Culturales, que será equivalente, a todos los efectos al título de Diplomado Universitario. (LOGSE Art. 49).

Enseñanzas de idiomas. La estructura de las enseñanzas de idiomas, sus efectos académicos y las titulaciones a que den lugar serán las establecidas en la legislación específica sobre dichas enseñanzas. (LOGSE 50).

Para acceder a las enseñanzas de las Escuelas Oficiales de Idiomas, será requisito imprescindible haber cursado el primer ciclo de la enseñanza secundaria obligatoria o estar en posesión del título de Graduado Escolar, del certificado de escolaridad o de estudios primarios.

Ente público. Sujeto de derecho público, integrante de la Administración Pública, dotado de personalidad jurídica propia y plena capacidad para el cumplimiento de sus fines. En nuestro ordenamiento reciben esta denominación: la Administración del Estado; la Administración de las CCAA; las distintas entidades locales que integran la Administración Local: provincias, municipios, islas, entidades de ámbito territorial inferior al municipio, áreas metropolitanas, y las mancomunidades de municipios; la Administración Institucional; corporaciones y organismos autónomos. (27)

Entidades colaboradoras. (Seg. Soc.). La colaboración en la gestión del sistema de Seguridad Social se llevará a cabo por Mutuas de Accidentes de Trabajo y Enfermedades Profesionales de la SS y por empresas, de acuerdo con lo establecido en la presente sección.
La colaboración en la gestión se podrá realizar también por asociaciones, fundaciones y entidades públicas y privadas, previa su inscripción en un registro público. (LGSS Art. 67).

Entidades Gestoras de la Seguridad Social. *Véase* SEGURIDAD SOCIAL.

Entidades públicas empresariales. Dependen de un Ministerio o un Organismo autónomo, correspondiéndole las funciones de dirección estratégica, la evaluación y el control de los resultados de su actividad, a través del órgano al que esté adscrito el Organismo. (Ley 6/97 Art. 43).

Entorno económico. En promoción de la salud se refiere a aquellos factores económicos que no están bajo el control inmediato de la persona y afectan a la salud y los estilos de vida saludables. (1).

Entorno físico. En promoción de la salud se refiere a aquellos factores físicos, químicos y biológicos en el hogar, el barrio y/o el lugar de trabajo fuera del control inmediato del individuo, que afectan a la salud. (1).

Entorno global. En promoción de la salud, todos aquellos aspectos identificables del entorno físico, social y económico que pueden influenciar el estado de salud de la persona o los grupos. (1)

Entrenamiento. Proceso educativo a corto plazo que utiliza un procedimiento sistemático y organizado por el cual el personal no gerencial, aprende conocimientos y habilidades técnicas para su propósito definido. (164).

Entrevista. La entrevista consiste en recabar información pertinente y relevante del aspirante a una plaza para emitir un pronóstico fiable sobre su integración en la empresa. (240) // Es un método para reunir datos durante una consulta privada o una reunión; una persona que se dirige al entrevistador, cuenta su historia, da su versión de los hechos, o responde a las preguntas relacionadas con el problema estudiado. (79) // Una conversación seria que se propone un fin determinado, distinto del simple placer de conversar. (85) // Conversación programada con un determinado propósito, que tiene lugar entre dos personas y en la que cada una de ellas intenta obtener información de la otra para utilizarla en beneficio propio. (105) // Entrevista estandarizada es aquella que ha sido planificada y organizada para sobrepasar las limitaciones y los defectos de los procedimientos ordinarios de la entrevista. (159) // Es básicamente un sistema de comunicación unido a otros sistemas en función de cinco elementos fundamentales (88): a) Candidato. Características de personalidad, limitaciones, hábitos, maneras de expresarse, etc. b) Transmisor. Instrumento de codificación que transforma el mensaje en palabras, gestos o expresiones. c) Canal de transmisión. Hay por lo menos en la entrevista dos canales, palabras habladas y gestos. d) Instrumentos de descodificación. Los receptores de la información pueden interpretar los mensajes de forma diferente. e) Destino. A quien se pretende transmitir el mensaje.
Entrevista de liderazgo. Encuentro de todos los encuestadores (o evaluadores) con el líder

senior de la organización, con el propósito de elaborar un juicio sobre cómo los líderes de la organización trabajan juntos las actividades de mejora de la calidad, los roles que cada uno de los componentes principales de la organización juega en su dirección y el grado en que la organización se enfrenta a los requisitos en los estándares respecto a comunicación y cooperación. (289)

Principios. (159) a) Preparación de la entrevista. b) Ambiente. c) Desarrollo de la entrevista. d) Cierre de la entrevista; y e) Evaluación del candidato.

Entropía. Principio de economía en el uso del lenguaje en virtud del cual debe expresarse la mayor cantidad de información utilizando el menor número de palabras. (291)

Entropía negativa. La entropía es un proceso por el cual todas las formas organizadas tienden a la extinción, a la desorganización, a la desintegración y finalmente a la muerte. Para sobrevivir, los sistemas abiertos necesitan moverse para detener el proceso entrópico y reabastecerse de energía, manteniendo indefinidamente su estructura organizacional. A ese proceso reactivo de obtención de reservas de energía se le da el nombre de entropía negativa. (140) // Los sistemas abiertos intentan imponer más energía de la que consumen y exportan con el fin de asegurarse su supervivencia. (189)

Envase. *Véase* RESIDUO.

Envejecimiento de la población. Término demográfico que equivale al aumento, en el transcurso del tiempo, de la proporción de personas de mayor edad existente en una población. No implica necesariamente un aumento en la esperanza de vida, ni tampoco que la gente viva más de lo que era habitual antes. (2) // Porcentaje de personas mayores con respecto al total de la población.

Epidemia. Es el aumento natural de la incidencia habitual de una enfermedad transmisible en una comunidad dada, que plantea un problema sanitario. (264) // Aparición en una comunidad o región de casos de una enfermedad, conducta específica u otros hechos, en relación con la salud, claramente excesivos con respecto a lo que cabe esperar en condiciones normales. La comunidad o región y el período en que se presentan los casos se hallan netamente definidos. El número de casos necesarios para hablar de epidemia varía según el agente causal, el tamaño y tipo de población expuesta, la experiencia previa o falta de exposición a la enfermedad y el tiempo y lugar de su aparición; por lo tanto, en carácter epidémico esta en relación con la frecuencia usual de la enfermedad en la misma área, entre la población específica y en la misma época del año. (2)

Epidemiología. Estudio de la distribución y los determinantes de los estados o acontecimientos relacionados con la salud de las determinadas poblaciones; aplicación de este estudio al control de los problemas sanitarios. (2) // Estudio de la distribución de las enfermedades y de los determinantes de su prevalencia en el hombre. (39) // El estudio de la distribución de las enfermedades, de la conducta u otros indicadores del estado de salud en las poblaciones humanas, se ocupa asimismo de los factores que la provocan o están asociados con su distribución, y la aplicación de este estudio al control de los problemas de salud.

La información epidemiológica, especialmente aquella que define los grupos de riesgo y las conductas de riesgo ha sido la base para la prevención de las enfermedades. Sin embargo, el hecho de que tradicionalmente la epidemiología se haya centrado en la enfermedad y los determinantes de ésta ha supuesto que su empleo haya sido de menor utilidad en el campo de la promoción de la salud. En este ámbito resulta más adecuada la utilización del concepto de epidemiología social. (73)

Epidemiología social. La epidemiología que es sensible a los fenómenos sociales, se basa en la información que proporciona la comprensión de la realidad sociológica.

Aunque la epidemiología normalmente reconoce y utiliza algunos factores y clasificaciones sociales, tales como clase social, la epidemiología social elabora y concede más importancia a los componentes sociales y critica, desde una perspectiva sociológica, algunos términos médicos, por ejemplo el de depresión, que con frecuencia tienen más base cultural e institucional de lo que comúnmente se les atribuye. (1)

Episodio. Período durante el cual existe un problema sanitario, desde su comienzo hasta su resolución. (2)

Episodio de historia clínica. (proyecto signo) Conjunto de registros de la historia clínica de cada paciente, relativos a cada ingreso o proceso que requieren atención médica en el centro hospitalario. (252) // Componente de un registro médico consistente en la historia de un paciente, obtenida, siempre que sea posible, del mismo paciente. Incluye al menos: dolencia fundamental, detalles de su enfermedad actual, historia pasada importante y una descripción relevante de su organismo. (289)

Equidad. Principio normativo de la economía de la salud que, como concepto genérico, equivale a rectitud o sentido de justicia natural y cuyo objetivo en el ámbito sanitario es la provisión igualitaria de servicios para toda la población; requiere el conocimiento y determinación previa del concepto de necesidad; y exige la utilización de patrones para su medición objetiva. (22) // Reducción de las desigualdades en salud entre países y dentro de cada país. (29) // Se basa en que los resultados del reparto son independientes del grado de utilidad que proporciona a las personas y del orden de preferencias que éstas tengan. (189)

Equifinalidad. Es posible que los sistemas abiertos alcancen el mismo estado final a partir de condiciones iniciales diferentes y que lleguen a estados finales distintos partiendo de las mismas condiciones iniciales. (189)

Equipo. Grupo de personas que realizan diferentes aportaciones, con una metodología compartida, de cara a un objetivo común; donde cada miembro tiene claramente asumidas sus propias funciones y los intereses comunes del colectivo, y todos los miembros comparten la responsabilidad de los resultados. (13) // Un grupo de gente que realiza distintas aportaciones hacia el logro de un objetivo común. (68) // Los equipos son los instrumentos de los que se sirven, bien los trabajadores o bien los clientes. Influye de forma directa sobre el servicio. (189)

Equipo de atención primaria (EAP). Conjunto de profesionales sanitarios y no sanitarios con actuación en la Zona de Salud. El Equipo tiene como ámbito territorial de actuación la Zona Básica de Salud, y como localización física principal el Centro de Salud. (RD 137/84) // Grupo de personas que realizan diferentes aportaciones, con una metodología compartida, de cara a un objetivo común; donde cada miembro tiene claramente asumidas sus propias funciones y los intereses comunes del colectivo, y todos los miembros comparten la responsabilidad de los resultados. (13)

Equipo de emergencia. *Véase* PLAN DE EMERGENCIA.

Equipo de primera intervención. *Véase* PLAN DE EMERGENCIA.

Equipo de protección individual. Cualquier equipo destinado a ser llevado o sujetado por el trabajador para que le proteja de uno o varios riesgos que puedan amenazar su seguridad o su salud en el trabajo, así como cualquier complemento o accesorio destinado a tal fin. (LPRL Art. 4).

Equipo de trabajo. En salud y prevención de riesgos laborales, se entiende por equipo de trabajo cualquier máquina, aparato, instrumento o instalación utilizada en el trabajo. (LPRL Art. 4).

Equipo de valoración de incapacidades (EVI). El equipo de valoración de incapacidades, con encuadramiento orgánico y funcional de las Direcciones provinciales del INSS tendrá las funciones de: a) Examinar la situación de incapacidad del trabajador y formular al Director Provincial del INSS los dictámenes-propuestas preceptivos y no vinculantes en materia de anulación o disminución de la capacidad del trabajador por situaciones de invalidez permanente, determinar los plazos de revisión de grado de invalidez, determinar el carácter profesional o no de la enfermedad, procedencia o no de la prorroga en el período de observación, etc. b) Efectuar el seguimiento de los programas de control de las prestaciones económicas de incapacidad temporal y proponer al Director Provincial del INSS la adopción de medidas adecuadas, en coordinación con los restantes órganos competentes en esta materia. c) Prestar asistencia técnica y de asesoramiento en los procedimientos contenciosos en los que sea parte el Instituto, en materia de incapacidades laborales, a requerimiento del Director Provincial correspondiente de dicho Instituto. (RD 1300/1995 Art. 2 y 3).

Equipo físico (hardware). Termino inglés que significa originariamente ferretería y que en informática acoge a todos los elementos físicos (tarjetas, cables, chips, pantalla, teclado, etc.) de un sistema informático. (307)

Equipo lógico (software). Conjunto de instrucciones escritas en lenguajes especiales y organizados en programas y conjuntos de programas, gracias a las cuales el equipo físico puede trabajar. (307)

Equipos tecnológicos. Es la suma de todos los equipos instalados en los diferentes centros sanitarios. (214) // El Insalud considera alta tecnología a efectos estadísticos a: Litofragmentador, TAC, Angiografo digital, Hemodinamia, Gammacámara, RNM, Planificadores, Simuladores, Acelerador lineal y Bomba de Cobalto. (83)

Erario público. Fondos propiedad de los ciudadanos de una nación y custodiados por su Administración. Sinónimo de Tesoro Público. (281)

Error aleatorio. Diferencia entre la estimación obtenida en el estudio y el parámetro que se pretende estimar, debida al azar. Se atribuye generalmente a la variabilidad inherente al proceso de medición y a la propia variabilidad aleatoria de las variables. (264)

Error diagnóstico. Falso juicio en el proceso diagnóstico que produce la detección de un problema inexistente o la no detección de un problema de salud. (154)

Error estándar. Mide la variación que sufre un conjunto de muestras, y podíamos decir que se considera como la desviación estándar de un conjunto de muestras. Es en definitiva una desviación típica y por tanto todas las propiedades de la distribución o curva normal. (264) // Media estadística que evalúa la magnitud de la variación aleatoria que puede presentar un estimador. Señala la precisión de un estimador. (7)

Error típico de la estimación. Siempre que hacemos una predicción utilizando la línea de regresión, cometemos un error, porque la recta de regresión Y sobre X es la línea que con más exactitud se ajusta a la mayoría de las medias de columnas de las correspondientes puntuaciones en Y. Su formula matemática es la raíz cuadrada de la suma de las desviaciones de Y sobre Y' elevada al cuadrado y dividida por N-2. (117)

Error típico de la media. Es inversamente proporcional a la raíz cuadrada del tamaño de la muestra y directamente proporcional a la desviación típica de la muestra. (250).

Escala de medición. Margen completo de valores posibles para una medición. Las escalas de medición se clasifican en cinco tipos principales, atendiendo a su carácter cuantitativo. (2) // Conjunto de modalidades empíricas puestas en correspondencia biunívoca con los números. (117)

Escala de intervalos. Un intervalo requiere la asignación de valores con una distancia natural entre ellos, de tal modo que una determinada distancia entre dos valores en una región de la escala, representa significativamente la misma distancia entre dos valores en otra región de dicha escala. (2) // Poseen la característica de las escalas nominales y de las ordinales; en particular, la que se refiere al orden de rangos. Una escala intervalar se caracteriza por una unidad de medida común y constante que asigna un número real a todos los objetos en un conjunto ordenado; donde se da una relación de mayor, igual o menor. (161) // A la información que proporciona la escala ordinal, la escala de intervalo añade el conocimiento de la distancia numérica entre dos categorías en unidades iguales. (117)

Escala de razones. Una razón es una escala de intervalos con un punto cero real, de modo que las razones entre los valores queden definidas de manera comprensible. (2) // Constituye el nivel más alto de medición; contiene las características de una escala de intervalo con la ventaja adicional de poseer el cero absoluto, lo cual permite determinar la proporción conocida de 2 valores de la escala. (161) // Las escalas de razón difieren de las escalas de intervalo en que tienen un punto 0 absoluto. (117).

Escala dicotómica. La que dispone los elementos en una de dos categorías que se excluyen mutuamente. (2)

Escala nominal. La clasificación en categorías cualitativas desordenadas, (por razas, religiones, etc.) como medición de los atributos individuales, ya que no existe orden inherente a sus categorías. (2) // Consiste en clasificar los objetos de estudio según las categorías de una variable. (161) // Se usan para medir las modalidades que clasifican a los objetos, las personas o datos en categorías. (117)

Escala ordinal. Clasificación en categorías cualitativas ordenadas, en la que los valores poseen un orden bien definido, pero las categorías son cualitativas, ya que no existe distancia natural (numérica) entre sus posibles valores. (2) // Clasifica objetos, hechos o fenómenos en forma jerárquica, según el grado que posea una característica determinada, sin proporcionar información sobre la magnitud de las diferencias entre los casos así clasificados. (161) // Además de clasificar objetos, personas o datos, proporciona una diferenciación cuantitativa. (117)

Escalafón. Es el resultado de personificar nominalmente la plantilla, cubriendo las distintas plazas con concretos trabajadores y que se concretiza en una relación nominada de personal por grupos profesionales, por categorías y por antigüedad, que refleja, por lo tanto, las posibles vacantes y abre en su caso el procedimiento de acceso. (77).

Escenario. Lugar donde se desarrolla una acción. (29) Existen tres tipos de escenarios (189):

Escenario estratégico. Se refiere a la secuencia causal de los esfuerzos para resolver el problema que se deduce del futuro entorno; la estrategia proyectada interfiere el curso establecido como natural, es decir, cambia el futuro.

Escenario exploratorio. Son predictivos, su propósito es facilitar una investigación de las capacidades potenciales de un sistema dinámico.

Escenario de distribución de recursos. Relaciona la cadena de sucesos y las necesidades de recursos de un servicio de salud para poder ejecutar una estrategia específica.

Escenario financiero. Se vincula el crecimiento del gasto sanitario canalizado a través del Insalud a la tasa de variación del PIB prevista. (184)

Revisión del escenario financiero. Una vez conocido el comportamiento real del PIB, se actualizará el escenario financiero y se practicará la correspondiente liquidación del ejercicio de que se trate.

Escisión. Operación por la cual: a) Una entidad divide en dos o más partes la totalidad de su patrimonio social. b) Una entidad segrega una o varias partes de su patrimonio social que formen ramas de la actividad y las transmite en bloque a una o varias entidades de nueva creación o ya existentes recibiendo a cambio valores representativos de capital social. (27).

Escuela Nacional de Medicina del Trabajo (ENMT). La Escuela Nacional de Medicina del Trabajo dependerá técnica y administrativamente de la dirección del Instituto Nacional de Medicina y Seguridad del Trabajo, encuadrándose dentro de la Universidad española. La Orden de 4 de julio de 1959 estableció el Reglamento de régimen interior de dicha Escuela, teniendo la consideración de centro docente superior, encargado de la formación y perfeccionamiento de los médicos y demás personal técnico en el amplio campo de la medicina del trabajo, seguros sociales y seguridad del trabajo. En la actualidad depende orgánica y funcionalmente del Instituto Nacional de la Salud por la Orden de 28 de Octubre de 1981.

Escuela Nacional de Sanidad (ENS). Se integra en el Instituto Nacional de Salud Carlos III, como órgano técnico del Ministerio de Sanidad y Consumo para contribuir al desarrollo y mejor funcionamiento del Sistema Nacional de Salud mediante la realización de programas docentes y de investigación en los campos de la gestión y dirección de servicios sanitarios y de la salud pública. Su estructura ha sido modificada parcialmente por el RD 1415/1994. (RD 150/1991).

Escuelas de Especialización Profesional. Las Escuelas de Especialización Profesional, son Centros universitarios que imparten enseñanzas para el mejor ejercicio de la profesión por los titulados universitarios. (176)

Escuelas de Salud Pública. Instituciones públicas o privadas cuyos fines son el fomento de la formación y la investigación dirigida a profesionales postgraduados, preferentemente en materias de salud pública y administración sanitaria. (22)

Escuelas Técnicas Superiores. *Véase* UNIVERSIDAD.

Escuelas Universitarias. *Véase* UNIVERSIDAD.

Espacio Económico Europeo (EEE). *Véase* TRATADO DE LA UNIÓN EUROPEA.

Espacio muestral. Se llama espacio muestral al conjunto de todos los resultados posibles del experimento aleatorio. (119).

Especialidades farmaceúticas. El medicamento de composición e información definidas, de forma farmacéutica y dosificación determinadas, preparado para su uso medicinal inmediato, dispuesto y acondicionado para su dispensación al público, con denominación, embalaje, envase y etiquetado uniformes al que la Administración del Estado otorgue autorización sanitaria e inscriba en el Registro de especialidades farmacéuticas.

Existen diferentes modalidades de prescripción y dispensación (245)

Publicitarias. Son aquellas de libre uso y dispensación sin receta médica, empleadas para alivio o tratamiento de síndromes o síntomas menores que no requieren atención médica o para la prevención de los mismos. No están incluidas dentro de las prestaciones del SNS.

Con receta médica. Estos medicamentos presentarán en su envase o cartonaje exterior y en su prospecto, el texto: «Con receta médica» y el símbolo «O» que con fines preventivos y de identificación exige la legislación vigente.

De uso hospitalario. Son aquellas cuya prescripción y administración se deben hacer bajo la responsabilidad de un hospital. En su envase exterior figurará el símbolo «H» y son expresamente calificados como tales por la Dirección General de Farmacia y Productos Sanitarios.

Que requieren diagnóstico hospitalario. Son aquellas que por su naturaleza o indicaciones requieren para su correcta utilización un tratamiento o medios de diagnóstico complejos sólo disponibles en hospitales y centros especializados. En el cartonaje deberá figurar las siglas «DH»

De especial control médico. Existen medicamentos que poseen una gran eficacia en sus indicaciones, pero pueden originar efectos adversos muy graves si no se utilizan en condiciones muy estrictas, lo que obliga a adoptar controles especiales en su prescripción. En el prospecto debe figurar: «Condiciones de prescripción y dispensación: Especialidad farmacéutica sujeta a especial control médico (ECM). Con receta médica.

Psicótropos. Los psicótropos se clasifican en dos anexos, las del anexo primero, no podrán ser utilizadas en terapéutica. En el embase exterior debe figurar: en los del anexo primero el símbolo «◐» y en los del anexo segundo el símbolo «⦶»

Estupefacientes. Se consideran estupefacientes las sustancias clasificadas en las listas I, II, III y IV de acuerdo con el Convenio Único de Estupefacientes de 1961, modificado por el Protocolo de 1992. En los envases exterior presentarán el símbolo «●»

Especificidad. Capacidad de un test o una prueba diagnóstica para reconocer los individuos sanos (verdaderos negativos). (264)

Esperanza de vida. Es el número medio de años que esperamos que una persona viva por término medio. También se le denomina vida media. La esperanza de vida se calcula a partir de las tablas de supervivencia, que se construyen con el número de supervivientes en cada año de una cohorte determinada. (7) // Promedio del número de años que se espera que viva un individuo de una determina edad, si se mantienen las tasas de mortalidad actuales. Abstracción estadística basada en las tasas de mortalidad existente, específicas para cada edad. (2)

Esperanza de vida al nacer. Promedio del número de años que se espera que viva un recién nacido, si se mantienen las tendencias actuales de mortalidad. Corresponde al número total de años que puede esperarse que viva una cohorte de niños recién nacidos, dividido por el número de componentes de la cohorte.

Esquirol. Obrero que se presta a realizar el trabajo abandonado por un huelguista. (281).

Estadística. Ciencia y arte que se ocupa de recoger, resumir y analizar datos que se hallan sujetos a variaciones aleatorias. El término se aplica también a los datos en sí y a sus resúmenes. (181)

Estadística descriptiva. Se ocupa de la recogida, ordenación y análisis de los datos de la muestra. (117)

Estadística inferencial. Se ocupa de la extensión a toda la población de la información obtenida a partir de la muestra de esa población. Abarca dos grandes aspectos (264)

Estimación. Determina el valor de un parámetro poblacional a partir de uno muestral.

Contraste de hipótesis. Investigar la verdad o la falsedad de una hipótesis acerca de una población.

Estadísticos. Es una variable aleatoria cuyos valores pueden ser determinados a partir de las observaciones de una muestra aleatoria. (250)

Estado. El Estado es la agrupación de un grupo social establemente asentado en un territorio determinado, mediante un orden jurídico autónomo y centralista, que tiende a realizar un bien común. (Sánchez Agesta).

España se constituye en un Estado social y democrático de Derecho, que propugna como valores superiores de su ordenamiento jurídico la libertad, la justicia y el pluralismo político.

La soberanía nacional reside en el pueblo español, del que emanan los poderes del Estado. La forma política del Estado español es la Monarquía parlamentaria.

Competencias. El Estado tiene competencias exclusivas sobre las siguientes materias (CE Art.149): 1) La regulación de las condiciones básicas que garanticen la igualdad de todos los españoles en el ejercicio de sus derechos y en el cumplimiento de los deberes constitucionales. 2) Nacionalidad, inmigración, emigración, extranjería y derecho de asilo. 3) Relaciones internacionales. 4) Defensa y Fuerzas Armadas. 5) Administración de Justicia. 6) Legislación mercantil, penal y penitenciaria; legislación procesal, sin perjuicio de las necesarias especialidades que en este orden se deriven de las particularidades del derecho sustantivo de las Comunidades Autónomas. 7) Legislación laboral; sin perjuicio de su ejecución por los órganos de las Comunidades Autónomas. 8) Legislación civil, sin perjuicio de la conservación, modificación y desarrollo por las Comunidades Autónomas de los derechos civiles, forales o especiales, allí donde existan. En todo caso, las reglas relativas a la aplicación y eficacia de las normas jurídicas, relaciones jurídico-civiles relativas a las formas de matrimonio, ordenación de los registros e instrumentos públicos, bases de las obligaciones contractuales, normas para resolver los conflictos de leyes y determinación de las fuentes del Derecho, con respecto, en este último caso, a las normas de derecho foral o especial. 9) Legislación sobre propiedad intelectual e industrial. 10) Régimen aduanero y arancelario; comercio exterior. 11) Sistema monetario: divisas, cambio y convertibilidad; bases de la ordenación del crédito, banca y seguros. 12) Legislación sobre pesas y medidas, determinación de la hora oficial. 13) Bases y coordinación de la planificación general de la actividad económica. 14) Hacienda general y Deuda del Estado. 15) Fomento y coordinación general de la investigación científica y técnica. 16) Sanidad exterior. Bases y coordinación general de la sanidad. Legislación sobre productos farmacéuticos. 17) Legislación básica y régimen económico de la Seguridad Social, sin perjuicio de la ejecución de sus servicios por las Comunidades Autónomas. 18) Las bases del Régimen jurídico de las Administraciones públicas y del régimen estatutario de sus funcionarios que, en todo caso, garantizarán a los administrados un tratamiento común ante ellas; el procedimiento administrativo común, sin perjuicio de las especialidades derivadas de la organización propia de las Comunidades Autónomas; legislación sobre expropiación forzosa; legislación básica sobre contratos y concesiones administrativas y el sistema de responsabilidad de todas las Administraciones públicas. 19) Pesca marítima, sin perjuicio de las competencias que en la ordenación del sector se atribuyan a las Comunidades Autónomas. 20) Marina mercante o abanderamiento de buques; iluminación de costas y señales marítimas; puertos de interés general; aeropuertos de interés general; control del espacio aéreo, tránsito y transporte aéreo, servicio meteorológico y matriculación de aeronaves. 21) Ferrocarriles y transportes terrestres que transcurran por el territorio de más de una Comunidad Autónoma; régimen general de comunicaciones; tráfico y circulación de vehículos a motor; correos y telecomunicaciones; cables aéreos, submarinos y radiocomunicaciones. 22) La legislación, ordenación y concesión de recursos y aprovechamientos hidraúlicos cuando las aguas discurran por más de una Comunidad Autónoma, y la autorización de la instalación eléctrica cuando su aprovechamiento afecte a otra Comunidad o el transporte de energía salga de su ámbito territorial. 23) Legislación básica sobre protección del medio ambiente, sin perjuicio de las facultades de las Comunidades Autónomas de establecer normas adicionales de protección. La legislación básica sobre montes, aprovechamientos forestales y vías pecuarias. 24) Obras públicas de interés general o cuya realización afecte a más de una Comunidad Autónoma. 25) Bases del régimen minero y energético. 26) Régimen de producción, comercio, tenencia y uso de armas y explosivos. 27) Normas básicas del régimen de prensa, radio y televisión y, en general, de todos los medios de comunicación social, sin perjuicio de las facultades que en su desarrollo y ejecución correspondan a las Comunidades Autónomas. 28) Defensa del patrimonio cultural, artístico y monumental español contra la exportación y la expoliación; museos, bibliotecas y archivos de titularidad estatal, sin perjuicio de su gestión por parte de las Comunidades Autónomas. 29) Seguridad pública, sin perjuicio de la posibilidad de creación de policías por las Comunidades Autónomas en la forma que se establezcan en los respectivos Estatutos en el marco de lo que disponga una ley orgánica. 30) Regulación de las condiciones de obtención, expedición y homologación de títulos académicos y profesionales y normas básicas para el desarrollo del artículo 27 de la Constitución Española (libertad de enseñanza, derecho a la educación y autonomía de la Universidades) a fin de garantizar el cumplimiento de las obligaciones de los poderes públicos en esta materia. 31) Estadísticas para fines estatales. 32) Autorización para la convocatoria de consultas populares por vía de referéndum.

Estado de bienestar. Es la protección gubernamental de los mínimos ingresos, nutrición, salud, vivienda y educación asegurado para cada ciudadano como un derecho político y no por caridad. (312) // Es aquel en que la sociedad asume responsabilidades sobre los servicios sanitarios, lo que supone igual acceso a los servicios independientemente de la capacidad de un individuo para poder pagarlo. (313)

Estado de salud. Modo de describir y/o medir el estado de salud de un individuo, grupo o población respecto a normas establecidas, con frecuencia mediante indicadores de estado de salud.
Frecuentemente el concepto de estado de salud se emplea como término descriptivo relacionado con el estado de salud físico o biológico de un individuo o población. En promoción de la salud este término debería ampliar su comprensión para incluir los aspectos sociales y emocionales y el estado de salud sentida. (1)

Estado positivo de salud. Estado de salud que va más allá de un estado asintomático. El concepto del estado positivo de salud se refiere por lo general a la calidad de vida y al potencial de la condición humana.
Los conceptos generales del estado positivo de salud suelen incluir la energía para vivir, la autorrealización y la creatividad. Un estado positivo de salud está más relacionado con el progreso personal que con la simple resolución de problemas. (1)

Estafa. Cometen delito de estafa los que con ánimo de lucro utilizan engaño bastante para producir error en otro, induciéndole a realizar un acto de disposición en perjuicio de sí mismo o de terceros. (27)

Estancia. Genera una estancia el paciente que se encuentra en una cama de hospitalización a la hora censal (24 horas). Las estancias totales serán la suma de los censos diarios de ocupación de camas durante el periodo, y corresponderán a la suma de las estancias por áreas. No generan estancias las camas de observación de urgencias, puestos de hemodiálisis, hospital de día y de noche y las de reanimación. (214) // La definición de estancia es arbitraria y producto de un consenso. Ello se debe a que, obviamente, las horas en que se producen los ingresos y las altas, son variables. Desde el punto de vista práctico, existe una estancia, cuando un enfermo pernocta y realiza una comida principal. (186)

Estancia media. Refleja el número medio de estancias por enfermo, por servicios, plantas o conjunto del hospital y en un tiempo dado. (186) // (formula) Número de estancias dividido por el número de ingresos (programados más urgentes) (317)

Estancia media depurada. Es la estancia media excluidos aquellos casos extremos, es decir, aquellos casos considerados atípicos o fuera de lo normal en cuanto a estancia hospitalaria esperable para aquella patología. (5)

Estancias por áreas. Serán aquéllas generadas a la hora censal por pacientes hospitalizados en las unidades integrantes de las distintas áreas. (214)

Estancias preoperatorias. Refleja el número de estancias antes de ser operado por enfermo, por servicios, plantas o conjunto del hospital y por un tiempo dado. (186) // Número de estancias preoperatorias de un período de tiempo determinado, dividido por el número de pacientes intervenidos que han generado las estancias preoperatorias en ese mismo período. (213)

Estancia media preoperatoria. Número de estancias producidas desde la fecha de ingreso en el hospital hasta el día de la intervención en la totalidad de pacientes sometidos a intervenciones programadas con ingreso. (213)

Estancia media postquirúrgica. Número de estancias producidas desde la fecha en que se realizó la intervención quirúrgica, hasta la fecha en que fue dado de alta el paciente.

Estándar. Declaración de las expectativas que define las estructuras y los procesos de una organización para mejorar la calidad de la atención medica. (289) // Nivel óptimo de aplicación de un criterio fijado antes de iniciar la evaluación, de acuerdo con la situación asistencial concreta donde se realiza el estudio. (3) // Algo que sirve como base de comparación; especificación técnica o informe escrito diseñados por expertos, basados en los resultados consolidados y obtenidos mediante el estudio científico, la tecnología y la experiencia; dirigido a lograr unos efectos beneficiosos óptimos y que ha recibido la aprobación de una comparación reconocida y representativa. (2) // Es una especificación cuantitativa de un criterio determinado que señala el límite diferenciador entre calidad aceptable e inaceptable.

Estándares mínimos. (equidad) Aboga por garantizar unos mínimos asistenciales para todos los individuos. (189).

Estanflación. *Véase* INFLACIÓN.

Estatus. Categoría que un grupo de referencia otorga a un individuo, a tenor de la valoración que éste grupo hace sobre su valía y significación personales, con respecto a los intereses y valores del grupo. (105).

Estatuto. Marco de gobierno que establece las funciones y responsabilidades de un organismo y sus miembros. (296)

Estatuto Marco. (sin publicar) Contendrá la normativa básica aplicable en materia de clasificación, selección, provisión de puestos de trabajo y situaciones, derechos y deberes, régimen disciplinario, incompatibilidades y sistema retributivo, garantizando la estabilidad en el empleo y su categoría profesional. Será norma básica y por tanto de obligado cumplimiento en todo el territorio nacional. (LGS Art. 84).

Estatuto de Autonomía. *Véase* COMUNIDADES AUTÓNOMAS.

Estatuto de Personal (INSALUD). Norma que establece el régimen Jurídico al cual está sometido el personal del Insalud. Existen tres Estatutos: a) Estatuto jurídico del personal médico de la Seguridad Social, regulado por el Decreto 3160/1966 de 23 de diciembre. b) Estatuto de personal sanitario no facultativo, regulado por la Orden de 26 de abril de 1973. c) Estatuto de personal no sanitario, regulado por la Orden de 5 de julio de 1971.

Estilos de vida. El término estilo de vida se utiliza para designar la manera general de vivir, basada en la interacción entre las condiciones de vida, en su sentido más amplio, y las pautas individuales de conducta, determinados por factores socioculturales y características personales.
El espectro de pautas de conductas entre las que pueden optar los miembros de una colectividad que puede estar limitado o ampliado por factores sociales y ambientales; por este motivo, los estilos de vida se suelen considerar en el contexto de las experiencias individuales y colectivas, así como en relación con las condiciones de vida.
Los estilos de vida de un grupo social comprenden una serie de pautas de conducta determinadas socialmente y de interpretaciones de situaciones sociales. Estas pautas son desarrolladas y utilizadas por el grupo como mecanismo para afrontar los problemas de la vida.
Los estilos de vida de una persona están compuestos por sus reacciones habituales y por las pautas de conductas que ha desarrollado durante sus procesos de socialización. Estas pautas se aprenden en la relación con los padres, compañeros, amigos y hermanos, o por la influencia de la escuela, los medios de comunicación, etc.
Es importante tener en cuenta que, de igual modo que no existe un estado ideal de salud, no hay tampoco estilos de vida prescritos como óptimos para todo el mundo. La cultura, los ingresos, la vida familiar, la edad, la capacidad física, las tradiciones y el ambiente del hogar y el trabajo hacen que algunos modos y condiciones de vida sean más atractivos, factibles y apropiados. (1)

Estimación. En la estadística inferencial, se considera estimación a la determinación de un valor de un parámetro poblacional a partir de uno muestral. (264).
Se dice que una medición o una afirmación sobre el valor de alguna cantidad constituye una estimación, si se conoce, se cree o se sospecha que lleva implícito un cierto grado de error. (2) // Es el valor del estimador para una muestra particular. Por tanto es un número (119)

Estimador. Se llama estimador a una función de las observaciones muestrales, es decir, un estadístico que nos permite obtener un valor aproximado de alguna característica de la población. Por tanto, es una variable aleatoria en el muestreo, que tendrá su correspondiente función de distribución y ley de probabilidad. (119) // Es el estadístico utilizado para generar una estimación. Un estimador es una variable aleatoria, una estimación es un número. (250)

Estipendio. Paga o remuneración que se da a una persona por su trabajo y servicios.

Estipulación. Cada una de las disposiciones de un documento público o particular.

Estrategia. Plan, método o política diseñados para conseguir determinados objetivos, que se ordenan racionalmente en razón de la información disponible, en un conjunto de decisiones, alternativas o líneas de acción posibles, todo ello integrado en un proyecto de alcance en el tiempo. (22) // Plan global ingenioso que permite aplicar las técnicas y los métodos con el propósito de conseguir un objetivo. (105) Existen diferentes tipos de estrategias para lograr el cambio:
Estrategias coercitivas apoyadas en el poder. Implican obediencia al liderazgo por parte de los menos poderosos, así como planes y directivas de los más poderosos. Estas estrategias no niegan la inteligencia ni la racionalidad de la gente, ni la importancia de sus valores y actitudes, sino que reconocen la necesidad de utilizar fuentes de poder para provocar el cambio. (138)
Estrategias de nicho o enfoque. Consiste en centrarse en un segmento del mercado diferenciado, el nicho del mercado, lo suficientemente grande y con potencial de crecimiento para per-

mitir una especialización rentable sin que atraiga, o por lo menos dificulte, la entrada de competidores mayores. (189)

Estrategia empírico racionales. Se basan en las suposiciones de que los individuos son racionales y que se comportan, en función de su propio interés racional. De ahí que la gente deba estar deseosa de adoptar un cambio si éste se justifica y si se le muestra la forma en que puede beneficiarle. (138)

Estrategias reeducativas normativas. Se basan en la suposición de que la gente actúa en función de su compromiso con normas socioculturales. No se niegan la inteligencia y la racionalidad de los individuos, pero también se toman en consideración las actitudes y los valores. (138).

Estratificación. Proceso o resultado de separar una muestra en varias subclases, según criterios determinados tales como la edad, la clase socioeconómica, etc. El efecto de los factores de confusión se puede controlar mediante la estratificación aplicada al análisis de los resultados. (2)

Estructura. Conjunto de elementos y relaciones organizativas que caracterizan con cierta permanencia a una situación real, y que determinan la asignación de recursos y las funciones normativas dentro de una institución. (22) // Características relativamente estables de los proveedores de la atención, de los instrumentos y recursos que tienen a su alcance, de los lugares físicos donde trabajan y de la organización que se adopta. (114) // Son las características, relativamente estables, de los proveedores de atención, de los instrumentos y recursos que se tienen a su alcance y de los lugares físicos y organizativos donde se trabaja. (3) // Es la totalidad de funciones, relaciones, comunicaciones, procesos de decisión y procedimientos que determinan formalmente los fines que cada unidad de la organización debe cumplir y los modos de colaboración entre estas unidades. (189)

Estructura de forma multidivisional. Esta configuración estructural consiste en unas entidades semiautónomas, de los hospitales y otros centros sanitarios, acopladas mediante una estructura administrativa central. (189)

Estructura funcional. La forma divisional no es una estructura completa, sino una estructura supuesta en otras: cada división tiene su propia estructura. La estructura hospitalaria dentro del contexto legal del sistema sanitario público e integrado en una forma divisional es la estructura funcional. (189).

Estructura matricial. La característica más importante de la estructura matricial es la existencia de un doble flujo de autoridad y su carácter temporal. La estructura matricial sacrifica el principio de la unidad de mando y lo sustituye por el principio de la doble autoridad, hace que un trabajador dependa de dos jefes al mismo tiempo, de uno orgánicamente y de otro funcionalmente. En los hospitales la estructura matricial no tiene carácter temporal, es una solución organizativa a un problema derivado de la distribución del poder, razón por la que adopta una estructura matricial permanente. (189).

Estudio piloto. Estudio de ámbito limitado que se realiza para probar la fiabilidad de una investigación más amplia. (7).

Estudio de medicina nuclear por consultas externas. (estadística) Es el número total de estudios realizados en consultas externas, dividido por el total de la actividad ambulatoria, en un período de tiempo determinado. (186).

Estudio de medicina nuclear por ingreso. (estadística) Es el número total de estudios realizados en el área de hospitalización, dividido por el número total de ingresos, en un período de tiempo determinado. (186).

Estudios epidemiológicos. Son los estudios de los factores, frecuencias y distribución del estado de salud/enfermedad de una población y sus condicionantes, existen diferentes tipos de estudios:

Estudios analíticos. Estudios en los que se prueba una hipótesis investigando la asociación entre una enfermedad dada o estado de salud o otra variable dependiente y posibles factores causales. Los estudios analíticos son: los estudios transversales (prevalencia), estudios de cohortes (prospectivos) y estudios casos-control (retrospectivos). (7) // Son estudios que intentan verificar la hipótesis, analizando las razones del patrón observado. Atendiendo al tiempo de medida empleado, pueden ser de dos tipos: a) Transversales. o de prevalencia. Situación de salud/enfermedad en una comunidad en un momento dado; es instantánea. b) Longitudinales. Teniendo en cuenta la evolución temporal, se lanzan hipótesis sobre la posible responsabilidad de un factor para causar una enfermedad, que a su vez pueden ser: estudios prospectivos o de cohortes, si se hace un seguimiento hacia adelante o estudios retrospectivos o de caso-control, si se busca un factor común en el pasado de varios pacientes de una misma enfermedad. (42)

Estudio caso-control. Estudio que comienza con la identificación de personas con la enfermedad (u otro tipo de característica) de interés y un grupo adecuado de personas de control (comparación, referencia) sin la enfermedad. Se examinan las relaciones entre un atributo y la enfermedad, mediante la comparación de los enfermos con los sanos, con respecto a la frecuencia con que el atributo se halla presente en cada uno de los grupos. (2)

Estudio ciego. Estudio en el que los observadores, los sujetos o ambos (doble ciega) ignoran el grupo al que se halla asignado cada sujeto, en el caso de un experimento, o bien ignoran la población de la que proceden los sujetos, como en el caso de estudio no experimental. (2)

Estudios de cohortes. Son estudios analíticos observacionales en los que la selección de los sujetos se realiza en función de la causa o factor de exposición. Son longitudinales pues estudian un período de tiempo más o menos largo. Analizan lo que va ocurriendo una vez iniciado el estudio, es decir, de ahora en adelante. Por esto también son estudios prospectivos. (264)

Estudios descriptivos. Observan una realidad y formulan la hipótesis. Dan una idea de la situación de una comunidad para poder actuar. Permiten diagnosticar los problemas de salud de una población para analizarlos y solucionarlos. (42)

Estudios experimentales. Estudio en el que las condiciones a investigar están bajo el control directo del investigador. Para evitar sesgos, los miembros de los grupos experimentales y control deben ser comparables en todo, excepto en el atributo o características que se está estudiando. (7) // Para llegar a establecer relaciones causales entre factor y enfermedad, se interviene sobre los individuos de la comunidad, comparando variables entre grupos. No suele darse la condición de aleatoriedad, por lo que deberían llamarse cuasi experimentales. Existen diferentes tipos de ensayos: a) Ensayos no controlados. Cuando los grupos sobre los que se interviene no son aleatorios. Ej. : campañas de vacunación. b) Ensayos controlados o ensayos clínicos clásicos. Cuando el investigador sí elige el reparto aleatorio entre grupo tratado y grupo control. c) Ensayos en condiciones naturales. Cuando la intervención es accidental, no controlada. Ej. : Chernobil. (42).

Estudio observacional. Se encarga de analizar fenómenos relacionados con la salud pero sin manipular el factor que se estudia. A su vez, se puede distinguir de nuevo entre estudios descriptivos y analíticos. (42) // Estudios epidemiológicos en los que el investigador no controla previamente las condiciones en las que se conduce el estudio. Los cambios o diferencias en una característica son estudiados con relación a los cambios o diferencias en otras, sin la intervención del investigador. Existen tres tipos de estudios observacionales. (7)

Estudio panel. Combinación de métodos de sección transversal y de cohortes, con la que el investigador lleva a cabo una serie de estudios transversales de los mismos individuos o de la muestra de estudio. Con este sistema se consigue relacionar los cambios registrados en una variable, con los que se observan en otras. (2)

Estudio prospectivo. Estudio epidemiológico en el que se identifica un grupo de personas expuestas y un grupo de no expuestas a diferentes grados o a factores que hipotéticamente influencian la probabilidad de que ocurra una enfermedad u otro resultado. (7)

Estudio retrospectivo. Estudios que comienzan con la identificación de personas con una enfermedad de interés y un grupo de personas sin la enfermedad, para examinar la relación de una característica y la enfermedad, comparando los enfermos y no enfermos y observando con qué frecuencia el atributo o característica está presente, o si son cuantitativo los niveles de atributo en cada grupo, buscando posibles factores causales. (7)

Estudios transversales. Examinan la relación entre enfermedades u otras características relacionadas con la salud y otras variables de interés que existen en una población definida en un tiempo definido. (7).

Estudios multicéntricos. Estudios en los que diferentes grupos de investigación trabajan sobre un tema común y con los mismos criterios para analizar los datos globalmente. (7)

Estudios radiodiagnósticos por consultas externas. (estadística) Número total de estudios realizados a enfermos asistidos en consultas externas, dividido por el total de la actividad ambulatoria, en un período de tiempo determinado. (186)

Estudios radiodiagnóstico por ingreso. (estadística) Número total de estudios a enfermos hospitalizados, dividido por el número total de ingresos, en un período de tiempo determinado. (186)

Estudios radiodiagnósticos por urgencias. (estadística) Número total de estudios a pacientes asistidos en el área de urgencias, dividido por el total de las urgencias atendidas, en un período de tiempo determinado. (186)

Estupefacientes. *Véase* ESPECIALIDADES FARMACÉUTICAS.

Ética. Rama de la filosofía que se ocupa de la distinción entre lo recto y lo equivocado por lo que respecta a las consecuencias morales de las acciones humanas. (2) // Es una filosofía moral, la ciencia que juzga las relaciones entre los medios y los fines, así como el arte de limitar a los primeros de manera que satisfagan fines humanos. Incluye el conflicto, la elección y la conciencia. (138)

Etiología. Causa o factores que contribuyen a la manifestación de un problema de salud. (154) // Estudio sobre las causas de las cosas. (29)

Etiqueta diagnóstica. Categoría diagnóstica o parte primera del diagnóstico, que todavía no ha sido relacionada con su causa. (156)

Euro. *Véase* TRATADO DE LA UNIÓN EUROPEA.

Eutanasia. Acto de terminar con la vida de un paciente como procedimiento de aliviar el sufrimiento. (221) // Forma de muerte provocada, normalmente para evitar sufrimientos y padecimientos en aquellos estados terminales en los que se prevé la irreversabilidad de una enfermedad, contrastada con la opinión de varios profesionales. Se considera que la eutanasia puede ser pasiva, en la que los profesionales no intervienen, de forma consciente, en la utilización de los medios necesarios que podrían prolongar la vida y activa, en la que los profesionales ponen los medios necesarios para provocar la muerte. // Cuando el paciente deja de existir como persona en lo que a calidad de vida concierne, debe dejársele opción legal de permitir el cese de la misma. (265)

Evaluación. Consiste en comparar una situación previamente definida como deseable con la realidad, establecer los motivos de discrepancias, sugerir los cambios necesarios para evitarlos y comprobar posteriormente su efectividad. (3) // Es un proceso que consiste en determinar y en aplicar criterios y normas con el fin de realizar un juicio sobre los diferentes componentes del programa, tanto en el estadío de su concepción, como de su ejecución, así como sobre las etapas del proceso de planificación que son previas a la programación. (6) // Prácticamente existe consenso en que: la meta de la evaluación es realizar un juicio sobre una actividad, un recurso o un resultado. (16) // Proceso mediante el cual se trata de determinar, todo lo sistemática y objetivamente posible, la relevancia, efectividad e impacto de las distintas actividades a la luz de sus objetivos. Pueden distinguirse varias clases de evaluación: de estructura, de proceso y de resultados. (2) // Acción de señalar el valor de una cosa. Proceso que intenta determinar de forma sistemática y objetiva la relevancia, efectividad o impacto de determinadas actividades a la luz de sus objetivos. (22) // Convertir los datos en información a través del análisis de los datos. (296)

Evaluación del desempeño. Es una técnica que utilizan los directivos con el objeto de conocer la actuación de los empleados, en comparación con los ítems de una descripción previa del puesto desempeñado, y de unos objetivos previstos, conocidos por el empleado evaluado. La evaluación del desempeño puede ser un vehículo de promoción y desarrollo del profesional ya que a través de ella, se descubren potenciales quizá desconocidos por los responsables del empleado. Para la organización, la evaluación es un medio imprescindible para conocer en profundidad los recursos humanos con los que cuenta para alcanzar los objetivos marcados. (100) // La evaluación del desempeño es una valoración formal periódica de lo bien que el profesional ha llevado a cabo sus obligaciones durante un periodo específico. Los propósitos de la evaluación son: a) determinar la capacidad para el empleo; b) mejorar el desarrollo del personal y motivar a éste para que alcance más altos logros; c) descubrir las aspiraciones de la trabajadora y reconocer sus méritos; d) mejorar las comunicaciones entre administrador y personal, así como llegar a un entendimiento acerca de los objetivos del empleo y de la institución; e) mejorar el desempeño examinado y fomentando las relaciones entre los profesionales; f) ayudar al asesoramiento; h) hacer un resumen del talento que haya en la organización y evaluar nuevamente los puestos; i) seleccionar profesionales capacitados para ascensos y aumentos de salarios, y j) identificar a los profesionales incompetentes. (138) // Es un sistema de apreciación del desempeño del individuo en el cargo y de su potencial de desarrollo. Constituye una técnica de dirección imprescindible en la actividad administrativa. Es un medio a través del cual se pueden encontrar problemas de supervisión de personal, de integración del empleado en la empresa o al cargo que ocupa en la actualidad. (88) // La evaluación del desempeño o valoración del mérito individual, constituye un procedimiento orgánico y sistemático de expresión de juicios acerca del personal de la empresa, que aparee con el desarrollo de las grandes organizaciones y que pretende sustituir los juicios dispersos, ocasionales y formulados de acuerdo con los más variados criterios. Establecido ya en la empresa el análisis, descripción y valoración del puesto de trabajo, se inicia ahora la evaluación de la actuación y del potencial de cada persona, considerando la necesidad de una apreciación sistemática del valor que el individuo tiene para la organización. (220) // Es un procedimiento continuo, sistemático, orgánico y en cascada, de expresión de juicios acerca del personal de una empresa en relación con su trabajo habitual, y que pretende sustituir a los juicios ocasionales y multicriterio. (235) // La evaluación del mérito individual es una apreciación sistemática del valor que un individuo demuestra (por sus características personales o por su prestación) con respecto a la organización de la que forma parte, expresada periódicamente conforme a un preciso procedimiento por una o más personas, encargadas en tal sentido, y que conozcan al individuo y su trabajo. (236) // Instrumento mediante el cual se determina el mérito individual con relación a condiciones personales, comportamientos y rendimientos con respecto al perfil del puesto de trabajo, obteniendo datos que sirvan de fundamento para la toma de decisiones, controlando las desviaciones entre cada individuo y los objetivos a él asignados, motivándolo y reforzando la comunicación entre jefes y colaboradores. (237)

Evaluación de la efectividad. Forma parcial de evaluación económica en la que sólo se examinan las consecuencias o resultados de un proyecto de inversión (obtenidos en la práctica o bajo una condición habitual) de naturaleza sanitaria, comparando dos o más alternativas de acción.

Evaluación de la eficacia. Forma parcial de evaluación económica en la que sólo se examinan las consecuencias o productos de un proyecto de inversión de naturaleza sanitaria (obtenidos a partir de unas condiciones ideales), y en la que se comparan dos o más alternativas de acción.

Evaluación económica. Sistema o procedimiento mediante el cual se valora una situación o acción concreta en cuanto al volumen de inversiones que precisa y la rentabilidad económica y social que puede alcanzarse gracias a las mismas. Parte del análisis económico que se ocupa de la determinación de los costes y los beneficios, al objeto de orientar las alternativas de acción.

Evaluación externa. Es aquella que se realiza desde fuera del equipo que está realizando la asistencia. En éste caso el organismo evaluador puede estar muy alejado (comisiones de acreditación nacionales) o muy ligado a la dirección del sistema (inspecciones de los Sistemas Nacionales de Salud). (114)

Evaluación interna. Es la que se realiza por los propios profesionales del centro y, acostumbra a utilizar datos de proceso o de resultados. (114)

Evaluación de la estructura. Se realiza sobre la dotación cuantitativa y cualitativa de los recursos humanos y materiales, organización del trabajo, espacio físico, etc. Un ejemplo de evaluación que utiliza casi exclusivamente datos de estructura lo constituyen las normas de acreditación de los centros, ya sea con finalidades de homologación de actividades docentes, asistenciales u otras. (3)

Evaluación del proceso. Los datos del proceso asistencial incluyen actividades y decisiones de diagnóstico y tratamiento realizadas para atender al usuario y también las realizadas por el usuario como consecuencias de esta atención. Un objetivo de la evaluación del proceso será la identificación, y mejora de situaciones o prácticas asistenciales que se conozcan o sospechen deficitarias. (3)

Evaluación del resultado. La evaluación del resultado hace referencia al producto de asistencia, es decir, la variación del nivel de salud y satisfacción del paciente con la atención recibida. (3)

Eventual. Trabajador o profesional que realiza su función como sustituto en plaza ocupada por su titular, propietario o interino, durante su ausencia por causa justificada. Asimismo se considerará personal eventual, el contratado para prestar una asistencia en orden a servicios o circunstancias especiales. *Véase* PERSONAL INSALUD.

Exactitud. La constituye la validez y precisión del estudio. (264)

Excedencia. La excedencia podrá ser voluntaria o forzosa. La forzosa, que dará derecho a la conservación del puesto y al cómputo de la antigüedad de su vigencia, se concederá por la designación o elección de un cargo público que imposibilite la asistencia al trabajo. El reingreso deberá ser solicitado dentro del mes siguiente al cese en el cargo público.

El trabajador con al menos un año de antigüedad en la empresa tiene derecho a que se le reconozca la posibilidad de situarse en excedencia voluntaria por un plazo no inferior a dos años y no mayor de cinco. No podrá volverlo a solicitar hasta transcurridos cuatro años desde el final de la anterior excedencia.

Los trabajadores tendrán derecho a un período de excedencia, no superior a tres años, para atender al cuidado de cada hijo, tanto cuando lo sea por naturaleza como por adopción, a contar desde la fecha de nacimiento de éste. Los sucesivos hijos darán derecho a un nuevo período de disfrute que, en su caso, pondrá fin al que viniera disfrutando. Cuando trabajen el padre y la madre, sólo uno de ellos podrá ejercer éste derecho. (ET Art. 46).

Excedencia por maternidad. *Véase* MATERNIDAD.

INSALUD.

Excedencia especial en activo. Corresponderá a aquel personal sanitario que, desempeñando plaza en propiedad, sea nombrado para cargo directivo no asistencial de la Seguridad Social, que lleve consigo la incompatibilidad en el ejercicio de ambas funciones.

Excedencia forzosa. Se considerará en tal situación cuando: a) Por ser nombrado para el desempeño de cargos políticos o elegido para ostentar cargos de representación sindical o de carácter público, que, por su función, se consideren incompatibles con la asignada por la Seguridad Social. b) Por causa de enfermedad o accidente, cuando se haya agotado el plazo de incapacidad temporal, quedando en suspenso todos los derechos derivados de su relación de servicios. c) Por incorporación al Servicio Militar obligatorio.

Excedencia voluntaria. Es la que concede la autoridad competente, a petición del interesado, requiriéndose para ello un año de prestación de servicios activo continuado en la Seguridad Social, no pudiéndose solicitar el reingreso al servicio antes del plazo de un año, a partir de la fecha de concesión de la excedencia, salvo en casos excepcionales debidamente justificados. En esta situación quedarán en suspenso todos los derechos derivados de la relación de servicios.

Situaciones especiales. Se considerarán situaciones especiales las siguientes: a) Situación especial en activo. Es aquella situación en la que el personal, siendo titular en propiedad de una plaza, acepte voluntariamente desempeñar otra de la Seguridad Social con carácter temporal para la que sea designado por razones especiales o de urgencia. En esta situación conservará los derechos de la plaza de la que es titular y se le seguirá computando el tiempo de servicios a efectos de antigüedad. b) La situación de los Médicos titulares, Practicantes-ATS y Matronas titulares de Servicios Sanitarios Locales que desempeñen plaza de asistencia pública domiciliaria.

Véase REINGRESO PROVISIONAL.

Excel. *Véase* HOJA DE CÁLCULO.

Excelencia. Es alcanzar un nivel de calidad y servicio que permita competir adecuadamente en la escena nacional e internacional, intensificando el interés y la motivación del elemento humano del negocio por medio de una mayor flexibilidad y aplicar un programa de innovaciones y mejoras constantes de ciclo corto para conquistar nuevos mercados, tanto para los productos y servicios de nueva creación como para los aparentemente consolidados. (275) // Es un concepto nuevo en la cultura de la calidad total, no se centra exclusivamente en la calidad del producto o servicio, sino además en todo aquello que suceda durante el proceso de adquisición hasta el momento de la verdad. Se trata de un proceso de integración que centra e integra varias actividades existentes y muy conocidas con la finalidad de obtener una mayor satisfacción del cliente. Sirva la expresión de «un buen vino añejo en botellas increíblemente buenas». (225) // La palabra excelencia va a necesitar una completa redefinición, si es que se pretende seguir aplicándola en el futuro. Quizá ésta: «las empresas excelentes no creen en la excelencia... sino sólo en la realización de constantes cambios y mejoras». Dicho de otro modo, las empresas excelentes del mañana sabrán apreciar debidamente el valor de la impermanencia, aprovecharla—- y triunfar gracias al caos. (275) // Es la producción de bienes y servicios de calidad que satisfagan las necesidades de los clientes individuales y de las organizaciones. A medida que cambian las necesidades de sus clientes, mejoran las destrezas de sus competidores, el talante del público se altera, se realinean las fuerzas de comercio internacional, y se reforman las disposiciones oficiales, estas empresas modifican su línea de conducta, se ajustan, transforman y adaptan. En pocas palabras, como cultura completa, innovan: (276)

Empresas sobresalientes. Ocho atributos surgieron para caracterizar con mayor aproximación la distinción de empresas sobresalientes (276): a) Énfasis en la acción, en sacar adelante las cosas. b) Proximidad al cliente. c) Autonomía e iniciativa. d) Productividad contando con las personas. e) Manos a la obra eficazmente. f) Zapatero a tus zapatos. g) Estructuras sencillas, staff reducido. h) Tira y afloja simultáneo.

Excipiente. *Véase* MEDICAMENTO.

Exhorto. Despacho que un juez o un tribunal dirige a otro órgano judicial solicitándole que le auxilie en la práctica de alguna diligencia. (28).

Éxitus. En hospitalización. Número de pacientes fallecidos durante la hospitalización. (214)

En urgencias. Fallecidos en el área de urgencias sin haber causado ingreso. (214).

Expectativas. Es la probabilidad subjetiva de que cierto comportamiento o nivel de esfuerzo posibilite alcanzar un determinado nivel de ejecución. Es la creencia de que ese nivel de esfuerzo permitirá la consecución de los resultados. (189)

Expediente administrativo. Documento en el que se encuentran recogidas, de forma ordenada, el conjunto de actuaciones o acciones administrativas seguidas de un determinado asunto o negocio. (29)

Experiencia profesional. *Véase* TÍTULOS ACADÉMICOS Y PROFESIONALES PARA LA ENSEÑANZA SUPERIOR Y LA FORMACIÓN PROFESIONAL.

Experimento. Estudio en el que el investigador altera intencionadamente uno o más factores, en condiciones controladas, para estudiar los efectos que ello provoca. (2)

Experimento aleatorio. Se dice que un experimento es aleatorio si se cumplen las siguientes condiciones: a) Que el experimento se pueda repetir indefinidamente bajo análogas condiciones. b) En cada prueba del experimento, se obtiene un resultado que pertenece al conjunto de resultados posibles del experimento. c) Antes de realizar una prueba del experimento, no se puede predecir el resultado que se obtendrá. (119)

Exposición de motivos. Preámbulo que suele encabezar a normas jurídicas de cierta transcendencia, que sin ser derecho positivo argumentan los motivos y alcance de la nueva norma. (27)

Externalidades. Son manifestaciones de que el comportamiento económico de otros entra como argumento en la función de utilidad de algunos —condición de independencia— y se caracteriza porque el efecto de aquel comportamiento generador de efectos externos —consumo o producción— se produce sin compensación alguna. Cuando el efecto que da lugar a la externalidad es objeto de precio ésta es internalizada. (141) // Es la valoración interindividual del mantenimiento de niveles aceptables de salud en la comunidad —la utilidad individual es en este caso influenciada por el nivel de utilidad de los demás en lugar de la cantidad de servicios sanitarios consumidos— cuya existencia constituía el fundamento justificativo del Servicio Nacional de Salud británico. (316)

Extinción del contrato. *Véase* CONTRATOS DE TRABAJO.

Extorsión. El que para defraudar a otro le obligare con violencia e intimidación a suscribir, otorgar o entregar una escritura pública o documento. (27)

Extrapolar. Predecir el valor de una variable que se encuentra fuera del margen de observaciones; la predicción resultante. (2)

F

F.1. *Véase* FORMULARIOS.

F.2. *Véase* FORMULARIOS.

F.3. *Véase* FORMULARIOS.

F.4. *Véase* FORMULARIOS.

FAO. Organización de las Naciones Unidas para el desarrollo de la agricultura, la ganadería y la silvicultura, la pesca y las actividades alimentarias. Fue creada en 1944 y tiene su sede en Roma.

FIR. Farmacéutico interno y residente incluido en un programa docente.

FIS. *Véase* FONDO DE INVESTIGACIÓN SANITARIA.

FMI. *Véase* FONDO MONETARIO INTERNACIONAL.

Factibilidad. Viable, que se puede hacer o realizar.

Factor de confusión. Factor o variable que distorsiona la aparente magnitud del efecto de un factor de riesgo del estudio. Ese factor es un determinante del resultado de interés y está desigualmente distribuido entre expuestos y no expuestos. Puede disminuir, enmascarar o intervenir la asociación del estudio. (264).

Factores de riesgo. En prevención de la enfermedad, este término incluye el nivel económico, social o biológico, la conducta y otros estados conocidos por estar asociados o ser causa del aumento de la susceptibilidad a una enfermedad específica, a un precario estado de salud o a un accidente // En epidemiología, el riesgo describe la susceptibilidad de un individuo o un grupo de personas a la aparición de algún episodio o dolencia previsibles que pueden dar lugar a una pérdida, una limitación o un precario estado de salud. En este caso la predictibilidad se basa en la probabilidad matemática. (73) // Características de un individuo o de su entorno que hace a ese individuo más susceptible de ser alcanzado por una enfermedad particular que otro que no posee esa característica. Los factores de riesgo se clasifican en factores: biológicos, relacionados con el medio, con los estilos de vida y con el sistema de cuidados.

Riesgo atribuible. Es la diferencia entre los sujetos expuestos y los sujetos no expuestos al factor en cuestión. Algunos autores (6) lo consideran como un complemento indispensable al riesgo relativo. En prevención de la enfermedad, este término incluye el nivel económico, social o biológico, la conducta y otros estados conocidos por estar asociados o ser causa del aumento de la susceptibilidad a una enfermedad específica, a un precario estado de salud o a un accidente. (1) // Aspecto del comportamiento personal o género de vida, exposición ambiental o característica congénita o hereditaria, que, teniendo en cuenta los conocimientos epidemiológicos de que se dispone, se sabe que se asocian a procesos relacionados con la salud, cuya aparición se considera importante evitar. (2)

Riesgo relativo. Relación existente entre la incidencia en las personas expuestas y la incidencia en las personas no expuestas.

Factores relacionados. Son factores que parecen mostrar algún tipo de patrón de relación con el diagnóstico enfermero. Estos factores pueden describirse como antecedentes de, asociados a, relacionados con, contribuyentes a, o coadyuvantes. (246).

Factura. Documento derivado de una operación comercial en el que constan los nombres y apellidos del comprador y del vendedor, su número de identificación fiscal, la fecha de operación, las cosas compradas y su clase, el precio de compra y, frecuentemente, la fecha de pago si no se hubiera realizado al contado. (281).

Factura sombra. Instrumento del sistema para el conocimiento y toma de conciencia del usuario sobre el gasto en el que ha incurrido. (295).

Facultades. *Véase* UNIVERSIDAD.

Facultativos. (estadística) Total de personal facultativo y titulados superiores con funciones sanitarias, incluidos los facultativos de cupo y la totalidad de plazas vinculadas, procediéndose a una anotación aclaratoria en el supuesto de que existan plazas vinculadas a tiempo parcial. No se incluyen los MIR. (213).

Fagin. *Véase* MODELOS ENFERMEROS.

Falsedad de documento público. Requiere la conciencia o voluntad de alterar la verdad, falseando o alterando un documento en alguno de sus elementos o requisitos de carácter esencial, inducir a error sobre su autenticidad, o faltando a la verdad en la narración de los hechos. (CP Art. 390).

Faltas. Son las acciones y omisiones dolosas o imprudentes penadas por la ley. (CP Art. 10) // Son faltas las infracciones a las que la ley señala penas leves. (27).

Familia. Grupo de dos o más personas unidas por lazos de sangre, lazos adoptivos o conyugales, o parentesco político; la familia puede incluir a miembros que no comporten un techo común con aquélla, pero que se hallan unidos a otros miembros por los vínculos antes mencionados. (2)

Farmacéutico. Profesional que ha superado las enseñanzas conducentes a la obtención del título oficial Licenciado en Farmacia, con carácter oficial y validez en todo el territorio nacional. Dicho Plan de Estudios está publicado en el RD 1464/1990. Aquellos Licenciados en Farmacia cuyo ejercicio profesional y dedicación corresponda con algunas de las especializaciones de Radiofarmacia, Farmacia Industrial y Galénica y Análisis y Control de Medicamentos y Drogas, del grupo segundo del artículo 3º del Real Decreto 2708/82, de 15 de octubre, pueden solicitar la expedición del correspondiente título de especialización, previo cumplimiento de los requisitos que, oído el Consejo Nacional de Especializaciones Farmacéuticas , reglamentariamente se establezcan y conforme a las normas de procedimiento que dicte el Ministro de la Presidencia a propuesta del los Ministros de Educación y Cultura y Sanidad y Consumo. (Orden de 31 de octubre de 1997 del Ministerio de la Presidencia).

Farmacia. Lugar donde se almacenan, elaboran o suministran los medicamentos. (296).

Oficinas de farmacia. Son establecimientos sanitarios privados de interés público, sujetos a la planificación sanitaria que establezcan las Comunidades Autónomas, en las que el farmacéutico titular-propietario de las mismas, asistido, en su caso, de ayudante o auxiliares. (Ley 16/97 Art. 1).

Farmacoepidemiología. Estudio de la distribución y de los determinantes de los acontecimientos relacionados con los fármacos en las poblaciones y aplicación de este estudio a una terapéutica farmacológica eficaz. (2).

Farmacopea. Código de especificaciones que han de satisfacer los medicamentos y sus materias primas. Constituye por tanto un texto oficial de la máxima importancia para garantizar la fabricación y circulación de medicamentos de buena calidad y proteger así la salud de los consumidores. (Orden de 26-12-96) *Véase* REAL FARMACOPEA ESPAÑOLA.

Fecalt. *Véase* CONJUNTO MÍNIMO BÁSICO DE DATOS.

Fecing. *Véase* CONJUNTO MÍNIMO BÁSICO DE DATOS.

Fecint. *Véase* CONJUNTO MÍNIMO BÁSICO DE DATOS.

Fecundidad. Capacidad de tener descendientes vivos al nacer. La fecundidad es difícil de medir, ya que se refiere a la posibilidad teórica de una mujer para concebir y llevar un feto hasta el término de la gestación. (2) Relación existente entre los nacimientos y el número de mujeres fértiles (entre 15 y 49 años, si bien pueden darse casos fuera de estos límites) en la población.

Feedback. *Véase* RETROALIMENTACIÓN.

Fenómenos aleatorios. Son aquellos en los que cuando se realiza una experiencia no se puede conocer de antemano su resultado, y son el origen de la variabilidad biológica. (42).

Fenómenos deterministas. Son aquellos en los que se puede conocer el resultado antes de realizar el experimento. (42).

Fertilidad. Producción real de descendientes vivos al nacer. Los niños muertos al nacer, las muertes fetales y los abortos no se contabilizan cuando se determina la fertilidad de una población. (2)

Feto viable. (estadística) Se considera feto viable todo aquel que tenga un peso al nacer superior a los 500 gramos. (214). *Véase* PARTO.

Fiabilidad. Se refiere a la estabilidad o consistencia de la información que ofrece una medida; por tanto, una medida fiable es la que produce resultados constantes cuando se aplica de manera repetitiva. (7) // Grado de estabilidad conseguido cuando se repite una medición en condiciones idénticas. La fiabilidad se refiere al grado en que pueden reproducirse los resultados obtenidos por un procedimiento de medición. La falta de fiabilidad puede surgir de divergencias entre los observadores o de los instrumentos de medición, o de inestabilidad del atributo objeto de medición. (2) // Grado de coherencia con el cual un dispositivo mide lo que pretende medir. (105) // Expresa el grado de confianza, generalmente en términos de probabilidades, en el funcionamiento sin fallos a lo largo de un período determinado. (30) // Es la probabilidad de que un producto ejecute sin fallo una función especificada, bajo condiciones dadas, durante un período concreto de tiempo // Es el cumplimiento del servicio en los términos prometidos, con ausencia de ellos. (189)

Fianza. Contrato accesorio de garantía, que puede ser gratuito u oneroso, por el cual, existiendo ya un acreedor y un deudor, un tercero, que recibe el nombre de fiador, se obliga a pagar o cumplir la obligación en caso de que no la cumpla el deudor. (281).

Fiestas laborales. Las fiestas laborales que, tendrán carácter retribuido y no recuperables, no podrán exceder de catorce al año, de las cuales, dos serán locales. En cualquier caso se respetarán como fiestas de ámbito nacional las de la Natividad del Señor, Año Nuevo, 1 de mayo y 12 de octubre. Respetando las expresadas en el párrafo anterior, el Gobierno podrá trasladar a los lunes siguientes a las fiestas, todas las de ámbito nacional que tengan lugar entre semana. Las Comunidades Autónomas, dentro del límite anual de 14 días festivos, podrán señalar aquellas fiestas que por tradición les sean propias, sustituyendo para ello las de ámbito nacional que se determinen reglamentariamente y, en todo caso, las que se trasladen al lunes. (ET Art. 37).

Financiación. Asignación de los recursos económicos necesarios para la creación de una empresa, el desarrollo de un proyecto o el buen fin de una operación comercial. Puede ser interna, o externa, basándose en créditos bancarios, emisión de empréstitos, crédito de proveedores, etc. (30)

Financiación (INSALUD). El artículo 9.1 de la Ley 37/1988, de 28 de diciembre, de Presupuestos Generales del Estado, señala que la financiación del INSALUD se basará fundamentalmente en tres tipos de recursos: a) Aportación finalista del Estado procedente de impuestos. b) Aportación procedente de Cotizaciones Sociales con un importe determinado por cotizante año. c) Ingresos que se obtengan por cobro de los servicios prestados a terceros.

La Ley 41/94 de PGE para 1995 mantiene estas tres principales fuentes de recursos y sigue evolucionando hacia la mayor participación del Presupuesto del Estado en la financiación de la sanidad. (184) // El Presupuesto del Insalud, cuya financiación proviene fundamentalmente de la aportación finalista del Estado y de cotizaciones sociales, está regulado en cuanto al proceso de elaboración del mismo por una doble normativa, la que regula los Presupuestos Generales del Estado y aquella relativa a los del Sistema de la Seguridad Social. Las normas que le son de aplicación son las siguientes (326):

Orden de 24 de Marzo de 1995 del Ministerio de Economía y Hacienda por la que se dictan las normas para la elaboración de los PGE

Orden del Ministerio de Trabajo y Seguridad Social de 3 de Mayo de 1995 por la que se dictan las normas para la elaboración de los Presupuestos de la Seguridad Social para 1996.

Real Decreto-Ley 12/1995 de 28 de Diciembre, sobre medidas urgentes en materia presupuestaria, tributaria y financiera.

Real Decreto-Ley 1/1996 de 19 de enero, por el que se autorizan diversos créditos extraordinarios y suplementos de crédito.

Ley 24/97 de consolidación y racionalización del sistema de seguridad social. *Véase* SEGURIDAD SOCIAL.

En la actualidad se está llevando de forma gradual la sustitución de la función interventora por el control financiero de carácter permanente a cargo de la Intervención General de la Seguridad Social en los hospitales y centros sanitarios dependientes del Instituto Nacional de la Salud. (O.13-5-97) *Véase* INTERVENCIÓN GENERAL DE LA ADMINISTRACIÓN DEL ESTADO.

Firma. Nombre y apellido, o título de una persona, que ésta pone con rúbrica al pie de un documento escrito de mano propia o ajena, para darle autenticidad o para obligarse a lo que en él se dice. (27).

Fiscal. *Véase* MINISTERIO FISCAL.

Fiscalización previa. Es la facultad que compete a la Intervención de examinar, antes de que se dicte la correspondiente resolución, todo acto, documento o expediente susceptible de producir derechos u obligaciones de contenido económico o movimiento de fondos o valores, con el fin de asegurar, según el procedimiento legalmente establecido, su conformidad con las disposiciones aplicables en cada caso. (RD 2188/1995 Art. 10) // (PGE) Previamente a la expedición de las ordenes de pago con cargo a los Presupuestos Generales del Estado habrá de acreditarse documentalmente ante el órgano que haya de reconocer las obligaciones, la realización de la prestación o el derecho del acreedor, de conformidad con los acuerdos que en su día autorizaron y comprometieron el gasto (Real Decreto Legislativo 1091/1988 Art. 78). *Véase* INTERVENCIÓN GENERAL DE LA ADMINISTRACIÓN DEL ESTADO.

Fisioterapeuta. Profesional que ha superado las enseñanzas conducentes a la obtención del título oficial de Diplomado en Fisioterapia, con carácter oficial y validez en todo el territorio nacional. Dicho Plan de Estudios está publicado en el RD 1414/1990.

Fluctuaciones periódicas. La tendencia general de una serie viene determinada por la superposición a la tendencia secular de numerosas fluctuaciones que pueden ser regulares o irregulares, débiles o intensas, debidas a fuerzas de carácter periódico o accidental. (119).

Flujo de información. Es el enfoque de la retroalimentación entre la empresa y el entorno. (189) // Es el caudal de información entre los distintos subsistemas de información de la empresa y entre ésta y su entorno. (101).

Flujo de los materiales. Es el proceso de entrada, transformación y salida. Afecta a diferentes departamentos de las instituciones sanitarias: compras, almacenes, suministros, servicios asistenciales o contabilidad. (189).

Foco endémico. *Véase* ENDEMIA.

Folletos. Son el medio de comunicación predilecto de las empresas de servicios porque las prestaciones se pueden explicar mejor con ese soporte. Sin embargo como medio de comunicación externa se emplea poco en los hospitales. (189).

Fomento de empleo. Programas que fomentan la contratación por pequeñas empresas de trabajadores perceptores de prestaciones por desempleo. Anualmente la Ley de Presupuestos Generales del Estado determinará los programas y colectivos de perceptores por desempleo a que aquéllos se destinen.

Fondo de Compensación Interterritorial. *Véase* COMUNIDADES AUTÓNOMAS.

Fondo de Garantía Salarial. Es un Organismo Autónomo dependiente del Ministerio de Trabajo y Asuntos Sociales, con personalidad jurídica y capacidad de obrar para el cumplimiento de sus fines. Abonará a los trabajadores el importe de los salarios pendientes de pago, a causa de insolvencia, suspensión de pagos, quiebra o concurso de acreedores de los empresarios. (ET Art. 33). Asimismo abonará indemnizaciones reconocidas como consecuencia de sentencia o resolución administrativa a favor de los trabajadores a causa de despido o extinción de los contratos conforme a los artículos 50, 51 y 52.c del ET con el límite máximo de una anulación, sin que el salario diario, base de cálculo, pueda exceder del duplo del salario mínimo interprofesional. (Ley 66/97).

Fondo de Investigación Sanitaria. Órgano dependiente del Ministerio de Sanidad y Consumo, responsable del desarrollo de programas sectoriales de dicho ministerio, pudiendo asimismo, contribuir a la financiación de programas nacionales o sectoriales de interés para la política sanitaria. También le compete el fomento de la investigación sanitaria socialmente relevante y científicamente de alta calidad, la promoción de la investigación en salud a través de programas orientados a los puntos críticos y problemas que deban ser investigados, especialmente de la investigación relacionada con la calidad y eficiencia de los cuidados sanitarios. (LGS).

Fondo de maniobra. Los distintos Centros de gestión de la Seguridad Social podrán disponer de un «fondo de maniobra», que será autorizado por la Tesorería General, para realizar las operaciones que, por dicha Tesorería, se determinen específicamente. (O. 5-3-1992 Art. 16).

Fondo de pensiones. Institución formada por entidades financieras, compañías de seguros, sindicatos o mutualidades, para recibir aportaciones de sus socios con destino a inversiones de carácter mobiliario e inmobiliario. Se considera como una mejora voluntaria a los sistemas de pensiones de la seguridad social y puede beneficiarse de determinadas ventajas fiscales. (30)

Fondo Monetario Internacional. Creado en 1945 en el seno de la ONU; tiene por objeto favorecer el comercio y la cooperación monetaria y la ayuda a sus miembros.

Fondo Social Europeo. Tiene por objeto mejorar las posibilidades de empleo de los trabajadores y contribuir a la elevación de su nivel de vida, fomentando las oportunidades de tal empleo y la movilidad de los mismos, sufragando ayudas para el fenómeno del empleo, especialmente en favor de los jóvenes, mujeres, desempleados y minusválidos. El Departamento competente a los efectos de la gestión de este fondo, es el Ministerio de Trabajo y Asuntos Sociales. (27).

Forenses. *Véase* MÉDICOS FORENSES.

Forma galénica. *Véase* MEDICAMENTO.

Formación profesional. La formación profesional comprende el conjunto de enseñanzas que, dentro del sistema educativo, capaciten para el desempeño cualificado de las distintas profesiones. Incluirá también aquellas otras acciones que, dirigidas a la formación continua en las empresas y a la inserción y reinserción laboral de los trabajadores, se desarrollen en la formación profesional ocupacional que se regulará por su normativa específica. Las Administraciones públicas garantizarán la coordinación de ambas ofertas de formación profesional.

La formación profesional, en el ámbito del sistema educativo, tiene como finalidad la preparación de los alumnos para la actividad en un campo profesional, proporcionándoles una formación polivalente que les permita adaptarse a las modificaciones laborales que pueden producirse a lo largo de su vida. Incluirá tanto la formación profesional de base, como la formación profesional especifica de grado medio y de grado superior. (LOGSE Art. 30).

Formación profesional de grado medio. Podrán cursar formación profesional específica de grado medio quienes se hallen en posesión del título de Graduado en Educación Secundaria.

Para quienes hayan cursado la formación profesional específica de grado medio y quieran proseguir sus estudios, se establecerán las oportunas convalidaciones entre las enseñanzas cursadas y las de bachillerato. (LOGSE Art. 31).

No obstante lo anterior, será posible acceder a la formación profesional específica sin cumplir los requisitos académicos establecidos, siempre que, a través de una prueba regulada por las Administraciones educativas, el aspirante demuestre tener una preparación suficiente para cursar con aprovechamiento estas enseñanzas. (LOGSE Art. 32).

Profesorado. La formación profesional de grado medio será impartida por licenciados, ingenieros y arquitectos o quienes posean titulaciones equivalentes a efectos de docencia. En aquellas áreas o materias que se determinen, en virtud de su especial relación con la formación profesional, se establecerá la equivalencia a los efectos de la función docente, de títulos de Ingeniero Técnico, Arquitecto Técnico o Diplomado Universitario.

Para impartir las enseñanzas de esta etapa será necesario además estar en posesión de un título profesional de especialización didáctica. Este título se obtendrá mediante la realización de un curso de cualificación pedagógica, con una duración mínima de un año académico, que incluirá, en todo caso, un periodo de práctica docente. (LOGSE Art. 24).

Título. Los alumnos que superen las enseñanzas de formación profesional específica de grado medio, recibirán el título de Técnico de la correspondiente profesión. Este título permitirá el acceso directo a las modalidades de bachillerato que se determinen, teniendo en cuenta su relación con los estudios de formación profesional correspondiente. (LOGSE Art. 35).

Formación profesional de grado superior. Para el acceso a la formación profesional específica de grado superior será necesario estar en posesión del título de bachiller.

Además de la titulación establecida para el acceso a la formación profesional de grado superior, se podrá incorporar en los correspondientes currículos de este grado la obligación de haber cursado determinadas materias del bachillerato en concordancia con los estudios profesionales a los que se quiere acceder. (LOGSE Art. 31).

No obstante lo anterior, será posible acceder a la formación profesional específica sin cumplir los requisitos académicos establecidos, siempre que, a través de una prueba regulada por las Administraciones educativas, el aspirante demuestre tener una preparación suficiente para cursar con aprovechamiento estas enseñanzas. Para acceder por esta vía a los grados formativos de grado superior, se requerirá tener cumplidos los veinte años de edad. (LOGSE Art. 32).

Profesorado. La formación profesional de grado medio será impartida por licenciados, ingenieros y arquitectos o quienes posean titulaciones equivalentes a efectos de docencia. En aquellas áreas o materias que se determinen, en virtud de su especial relación con la formación profesional, se establecerá la equivalencia a los efectos de la función docente, de títulos de Ingeniero Técnico, Arquitecto Técnico o Diplomado Universitario.

Para impartir las enseñanzas de esta etapa será necesario además estar en posesión de un título profesional de especialización didáctica. Este título se obtendrá mediante la realización de un curso de cualificación pedagógica, con una duración mínima de un año académico, que incluirá, en todo caso, un periodo de práctica docente. (LOGSE Art. 24).

Título. Los alumnos que superen las enseñanzas de formación profesional específica de grado superior recibirán el título de Técnico Superior en la correspondiente profesión.

El título de Técnico Superior permitirá el acceso directo a los estudios universitarios que se determinen, teniendo en cuenta su relación con los estudios de formación profesional correspondiente. (LOGSE Art. 35).

Formación regulada. *Véase* TÍTULOS ACADÉMICOS Y PROFESIONALES PARA LA ENSEÑANZA SUPERIOR Y LA FORMACIÓN PROFESIONAL.

Formación. Acción y efecto de formar. (19)

Básica. A través de ella se adquiere el conocimiento para el ejercicio de la profesión o de ciertas funciones. (297)

Desarrollo formativo. Es aquel en el que se adquieren nuevos conocimientos para la asunción de nuevas tareas en el proceso de formación dentro de la organización. (297)

Formación continuada. Todas las actividades de aprendizaje, más allá de los estudios básicos, que son programadas para proporcionar conocimientos, aptitudes y actitudes, y que puede suponerse que mejorarán la práctica de un profesional. (105) // (enfermería) La formación continuada se define como el mantenimiento y la puesta al día de los conocimientos y la técnica de cuidados enfermeros durante toda la vida profesional. La formación continuada comienza una vez finalizada la formación básica de cuidados enfermeros y no está sancionada por un título oficial. (17) // Es proporcionar los conocimientos, los cambios de actitudes y las habilidades necesarias para garantizar una mayor calidad de cuidados. Es un elemento motivador en la medida que mejore la autoestima, la confianza y la seguridad. (187) // Es la enseñanza planificada que se diseña para proporcionar nuevos conocimientos que permitan mejorar la práctica profesional general, Su temática suele ser válida para gran número de profesionales independientemente de la unidad en la que trabajen. (100)

Programas de formación en servicio. Son aquellas enseñanzas que se imparten durante el desarrollo de la actividad laboral, y tienen como objetivo principal mejorar concretamente los procesos de producción de los servicios prestados en la unidad propia. Se trata de una enseñanza muy específica, muy identificable y de rápido aprendizaje. Es muy valorada por el profesional que la recibe. (100)

Programas de orientación. Dirigidos al empleado de nuevo ingreso en la empresa. Es un tipo de aprendizaje principalmente individual, y pretende facilitar la adaptación del individuo a su nueva situación, poniéndole al corriente de todo lo que tiene importancia con el desarrollo de su tarea profesional, y ayudándole a conocer por dentro los recovecos de la organización. (100)

Formalización. Es la medida en que quedan escritas las reglas, los procedimientos, las instrucciones y las comunicaciones. (189).

Fórmula magistral. *Véase* MEDICAMENTO.

Fórmula oficinal. *Véase* MEDICAMENTO.

Formularios. Manera establecida de redactar una cosa; como una instancia o un contrato. (19).

Algunos de los modelos más usados en la Seguridad Social son los siguientes:

3-AT-19-B. Parte de asistencia sanitaria que debe cumplimentar la empresa, para la solicitud de la asistencia en casos de accidente de trabajo. (258).

A.1. Documento de afiliación, cartilla sanitaria para la prestación de asistencia sanitaria por parte de la Seguridad Social. (258)

A.2. Modelo de solicitud de medicamentos extranjeros en el que figura los datos del medicamento. (258)

A.3. Modelo de solicitud de medicamentos extranjeros en el que figura los datos del paciente. (258)

A.4. Documento de la Seguridad Social que se utiliza para solicitar el cambio de médico. (258)

E.106. Formulario requerido para la asistencia sanitaria en España, a los asegurados en los países comunitarios en situación de desplazados a España por cuestiones de trabajo. (258)

E.109. Formulario que ha de presentarse en el INSS con anterioridad a la solicitud de la asistencia, por parte de los familiares de un asegurado residente en España, que se desplacen como residentes a otro país comunitario. (258)

E.111-D-1. Modelo para la asistencia a enfermos de la CEE cuando en sus desplazamientos temporales a España, precisen tratamiento de diálisis renal. (258)

E.111. Modelo para la asistencia sanitaria a personas en alta en la Seguridad Social española y beneficiarios, durante sus desplazamientos al extranjero (CEE). (258).

Otros países:

Andorra.- Modelo E/AND-4
Austria.- Modelo A/E-3
Brasil.- Modelo EB-2
Chile.- Modelo E-CHL/08
Ecuador.- Modelo EE-5
Marruecos.- Modelo EM-4
Panamá.- Certificado.
Paraguay.- Certificado.
Perú.- Certificado.

E.112. Modelo para la asistencia sanitaria a asegurados en España que acuden a recibir tratamientos específicos en un centro sanitario extranjero. (258)

E.121. Formulario que ha de presentarse en el INSS con anterioridad a la solicitud de la asistencia, por parte de los pensionistas de algún país comunitario que no tengan además pensión por la seguridad social española. (258)

E.122. Formulario que certifica el derecho a la asistencia sanitaria en las mismas condiciones que los portadores del modelo E-111, para trabajadores solicitantes de pensión. (258)

F.1. Formulario de solicitud para la emisión de la tarjeta sanitaria individual. (263)

F.2. Formulario de modificaciones para la emisión sucesiva de la tarjeta sanitaria individual. (263)

F.3. Formulario para la solicitud por extravío o deterioro de la tarjeta sanitaria individual. (263).

F.4. Formulario cuya utilización se limita a aquellos casos que precise la conformidad por parte del facultativo. (263)

P.1. Cartilla de asistencia sanitaria. Hoy sustituida en gran medida por la tarjeta sanitaria. (258)

P.3. Modelo de receta ordinaria para la prescripción a los activos de la Seguridad Social por enfermedad común. Esta receta es de color verde. (258)

P.3/1. Modelo de receta ordinaria para la prescripción a los pensionistas de la Seguridad Social por enfermedad común. Esta receta es de color rojo. (258)

P.3/6. Modelo de receta ordinaria para la prescripción en los casos de accidente de trabajo a los asegurados a la Seguridad Social. (258)

P.9. Modelo de parte de baja médica para el trabajo. (258)

P.9/1. Modelo de confirmación de la baja médica para el trabajo que se entrega entre el parte de baja y el de alta, cuando procede. (258)

P.9/11. Modelo de parte de baja médica para el trabajo por accidente de trabajo. (258)

P.912. Modelo de confirmación de la baja médica para el trabajo, por accidente de trabajo que se entrega, cuando lo solicita la empresa, entre la baja y el alta médica. (258)

P.10. Parte de consulta y hospitalización en los servicios sanitarios de la Seguridad Social. (258) // La Circular 8/92 en su disposición derogatoria dice textualmente: queda derogada la utilización del P.10, como elemento de interconsulta entre facultativos especialistas y de éstos con los facultativos de atención primaria y viceversa. Esta disposición derogatoria esta motivada por la creación del denominado Parte interconsulta.

P.47. Modelo para la solicitud de la invalidez permanente denominado Informe Propuesta Clínico-Laboral. (258)

PIC. Parte interconsulta entre facultativos especialistas y de éstos con los facultativos de atención primaria y viceversa.

R.1. Impreso mediante el cual se solicita el sello del facultativo. (263)

S.6. Modelo para la solicitud de los reintegros de gastos. (258)

SS.18/10. Modelo para el control de los talonarios de recetas. (258)

SS.19/7. Modelo para la solicitud de talonarios de recetas. (258)

TC.1. Es el modelo de cotización al Régimen General de la Seguridad Social, destinado a reflejar los datos relativos a la identificación del sujeto responsable y a la determinación de la deuda, y resume los datos consignados en los modelos TC.2 y, en su caso, TC2/1.

TC.2. Es el modelo de cotización al Régimen General de la Seguridad Social que contiene los datos relativos a la identificación de los trabajadores, a sus bases de cotización y a las prestaciones que les hayan sido satisfechas en régimen de pago delegado.

TC2/1. Es el modelo de cotización a cualquiera de los regímenes de la Seguridad Social, por el que se detalla la relación nominal de trabajadores con bonificación o reducción de cuotas.

TC/14. Es el modelo de cotización al Régimen General de la Seguridad Social cuando la empresa esté autorizada a colaborar voluntariamente en la gestión de la asistencia sanitaria e incapacidad temporal derivadas de enfermedad común y accidente no laboral.

Frame Relay. Sistema de transporte para la transmisión de datos (paquetes) a alta velocidad (hasta 45Mbit/sg) mediante celdas de longitud variable. (306).

Fraude. Engaño hecho con malicia, con el cual alguien perjudica a otro y se beneficia a sí mismo. (19)

Civil. Engaño, inexactitud consciente, abuso de confianza que produce o prepara un daño generalmente material. (29)

Penal. Infracción del deber de la lealtad que el funcionario debe guardar en la gestión de un servicio público o de una contratación administrativa, cuando actúa en el ejercicio de su cargo representando a la Administración Pública o interviniendo en su nombre. (84)

Fraude de ley. Supone la realización de un resultado contrario al derecho, la evitación por el sujeto de derecho de una regla de conducta imperativa a la cual tenía la obligación de obedecer. (87)

Fraude fiscal. Defraudación tributaria. Acción u omisión del sujeto pasivo, con el fin de evitar ilegalmente el pago de un tributo o de un derecho arancelario. (27)

Frecuencia. Es el número de veces que se repite un fenómeno y, como tal, se puede expresar de forma absoluta o relativa. La tabla de frecuencias es el cálculo más elemental que la estadística descriptiva realiza. A partir de aquí se va elaborando la información. Cuando el número de datos es inferior a cien, los porcentajes son inestimables y se darán con mucha cautela. (264)

Frecuencias absolutas. Es el número de veces que se presenta un determinado valor de una variable. (136)

Frecuencias acumuladas. Se llama polígono de frecuencias a la línea que une los puntos medios de las bases superiores de los rectángulos de un histograma de frecuencias. (119) // Este gráfico se traza de la misma manera que el histograma de frecuencias absolutas, sólo que la altura de los rectángulos corresponde a las frecuencias acumuladas. (117)

Frecuencias relativas. Dividiendo la frecuencia absoluta de un valor de la variable por la suma de frecuencias absolutas de todos los valores observados, obtenemos la frecuencia relativa de dicho valor. (136)

Frecuentación. Se refiere al número promedio de veces que cada usuario de una población delimitada (cupo ZBS, sector, etc.) ha sido atendido por un profesional de atención primaria o especializada a lo largo de un período de tiempo. (214)

Estimación de la frecuentación anual. Se calcula considerando un año completo. Es la frecuentación que se tendría durante un año entero, si en el curso del mismo se mantuviera igual comportamiento que durante el período estudiado.

Frecuentación acumulada. Se obtiene teniendo en cuenta el tiempo transcurrido desde el principio de año a la fecha de evaluación.

Freelance. Profesional o consultor independiente, que no pertenece a ninguna empresa o grupo de consultores. (332)

Fringe benefits. Parte de la retribución total de los directivos y ejecutivos, no monetaria, que generalmente persigue beneficios o exenciones fiscales. (332)

Free-rider. Es aquel sujeto que se beneficia de un servicio suministrado colectivamente eludiendo su aportación para contribuir a su producción. (141)

Fuente de infección. Es el ser animado o inanimado desde donde pasa el agente etiológico al huésped susceptible. Supone un papel activo al microorganismo y debe permitir su reproducción. La fuente de infección debe distinguirse claramente de la fuente de contaminación, tal como el rebosamiento de una cisterna séptica que contamina un suministro de agua o un cocinero infectado que contamina una ensalada. (264)

Fuentes de información. Aunque cada país posee sus propias fuentes de información, las principales fuentes de dónde se extraen los datos para elaborar los indicadores del sistema de salud son:
a) Censo. b) Las estadísticas vitales y el registro de población. c) Los datos de morbilidad. d) Los datos de defunción. e) Las encuestas sistemáticas.

Fuentes del Derecho español. Un ordenamiento jurídico es la expresión de una organización social determinada y esa organización es el resultado de múltiples fuerzas. Las fuerzas sociales con poder normativo creador son lo que se entiende por fuente del Derecho en sentido propio. El esquema de fuentes del Derecho español es (270): a) Constitución y Estatutos de Autonomía. Reglamentos y Directivas de la CEE. b) Leyes orgánicas, de armonización y ordinarias. Leyes de las Comunidades Autónomas. c) Decretos del Consejo de Ministros. d) Órdenes de las Comisiones Delegadas del Gobierno. e) Órdenes Ministeriales. f) Circulares e instrucciones.g) Decretos, órdenes y circulares de las Comunidades Autónomas. h) Ordenanzas de Ayuntamientos y Diputaciones.

Fuentes documentales. Son aquellas que proporcionan información de y sobre un documento, utilizando éste como soporte. (331)
Fuentes primarias. Los que transmiten la información original.
Fuentes secundarias. Los que contienen datos e información referente a las primarias.
Fuentes terciarias. Las que contienen datos e información referente a las secundarias.

Fuera de plantilla. (Insalud) Es el personal con nombramiento o contrato que presta servicios en el Centro por encima de la plantilla orgánica establecida. En este concepto se incluirán las acumulaciones de tareas, la actuación para programas especiales u otras causas que no han sido contemplados anteriormente, cualquiera que sea la vinculación del personal nombrado o contratado. (214)

Fuerzas impulsoras. Políticas, normas, procedimientos, costumbres, actitudes, etc., que favorecen la consecución de los objetivos. (4)

Fuerzas restrictivas. Políticas, normas, procedimientos, costumbres, actitudes, etc., que obstaculizan la consecución de los objetivos. (4)

Función interventora. *Véase* INTERVENCIÓN GENERAL DE LA ADMINISTRACIÓN DEL ESTADO.

Función. Conjunto de tareas o atribuciones que es ejercida de manera sistemática y reiterada por un ocupante de un cargo. Para que un conjunto de tareas o atribuciones constituyan una función, es necesario que haya una repetición de la acción en su desempeño (88) // Una serie de objetivos interrelacionados dirigidos hacia unos objetivos, como la evaluación o asistencia a los pacientes. (296).

Funcionario público. Empleado que está al servicio de la Administración Pública. (19.)
La ley regulará el estatuto de los funcionarios públicos, el acceso a la función pública de acuerdo con los principios de mérito y capacidad, las peculiaridades del ejercicio de su derecho a sindicación, el sistema de incompatibilidades y las garantías para la imparcialidad en el ejercicio de sus funciones. (CE Art. 103).

Fundaciones. Son fundaciones las organizaciones constituidas sin ánimo de lucro que, por voluntad de sus creadores, tienen afectado de modo duradero su patrimonio a la realización de fines de interés general.
Las fundaciones deberán perseguir fines de in-

terés general: de asistencia social, cívicos, educativos, culturales, científicos, deportivos, sanitarios, de cooperación para el desarrollo, de defensa del medio ambiente o de fomento de la economía o de la investigación, de promoción del voluntariado, o cualesquiera otros de naturaleza análoga. (Ley 30/94 Art. 1) // Patrimonio organizado, afecto a un fin altruista y lícito que carece de titular y al que se le concede el carácter de persona jurídica para el mejor cumplimiento de aquél. (27).

Fundamento jurídico. Base sobre la que estriba el derecho, razón principal y motivo último en que se asienta, afianza y asegura el mundo jurídicosocial. (91).

G

GRD. Grupos relacionados con el diagnóstico. *Véase* CASE MIX.

Garantía de calidad. *Véase* CALIDAD.

Gasto. En contabilidad, el reconocimiento de que la empresa o cualquier otra entidad ha recibido una mercancía o servicio por el que ha de pagar una cierta cantidad en el mismo momento, o en un tiempo posterior. (30)

Gastos corrientes en bienes y servicios. (PGE) Los distintos gastos de esa naturaleza de cada programa, previa supresión de los que no se justifiquen estrictamente como necesarios para el logro de los objetivos que se pretendan alcanzar, se determinarán cuantificando los consumos físicos y la valoración de su importe a los precios actuales. (O. 26-6-96 Art. 4).

Gastos financieros. Se estimarán los intereses de los préstamos, empréstitos y otras deudas u operaciones financieras, de acuerdo con las condiciones pactadas en los contratos que los regulan, así como los gastos derivados de su constitución, modificación o cancelación. Se incluirán igualmente los intereses devengados por cualquier operación patrimonial que deban soportar los respectivos agentes gestores. (O. 26/6/1996 Art. 4).

Gasto imputado inicial. Es el importe a PVP (precio venta al público) (214).

Gasto imputado final. Es el gasto imputado inicial +/- el gasto de diagnóstico hospitalario, +/- gasto de fórmulas y varios - colaboración de oficinas de farmacia +/- incrementos o deducciones + gasto no imputable. (214)

Gasto público. El que realizan en su conjunto las Administraciones Públicas, conforme a las obligaciones contraídas en sus respectivos presupuestos y adicionalmente a través de créditos extrapresupuestarios. La expansión del gasto público por encima de los ingresos, conduce al déficit público. La tendencia al aumento del gasto público es indefinida, según la ley de Wagner. (30)

Gasto real. El gasto real de un período de tiempo determinado (Ej. trimestre) cualquiera, se obtiene partiendo de las obligaciones reconocidas y contabilizadas al último día del trimestre, a las cuales hay que deducir las deudas imputadas a presupuesto corriente de ejercicios anteriores, y hay que acumular las obligaciones reconocidas frente a terceros que están pendientes de contabilizar en fase «0» (obligaciones) hasta esa fecha (último día del trimestre) por obras, servicios, suministros, etc.,... recibidos o realizados. La determinación de las obligaciones pendientes de contabilizar en fase «0» ha de ser objeto de un estudio y análisis riguroso, ya que, aunque no exista constancia mediante facturación, de la obra, servicio o suministro realizado, hay que efectuar las gestiones oportunas para determinar el importe real o estimado de tal contraprestación, a fin de que el gasto real comunicado responda a la realidad. (214)

Gasto real acumulado. El gasto real de cualquier periodo de tiempo (trimestre) determinado debe contemplar las obligaciones reconocidas y contabilizadas no exclusivamente de ese trimestre, sino las acumuladas durante el año hasta el último día del trimestre al que hace referencia la información (a las cuales hay que descontar las deudas imputadas de ejercicios anteriores), junto aquellas obligaciones pendientes de contabilizar a esa misma fecha, sea cual sea el trimestre en el que se reconocieron frente a terceros. (214)

Gasto sanitario público (GSP). Tipo de gasto público dedicado a la producción de bienes y servicios sanitarios y de salud pública, que según la Clasificación de las Finalidades de las Administraciones Públicas aprobada por las Naciones Unidas, puede desagregarse del modo siguiente: a) Consumo público. b) Prestaciones sociales. c) Transferencias corrientes. d) Gastos de capital.

El gasto sanitario público con respecto al PIB, es un indicador muy utilizado para el análisis comparativo del gasto sanitario entre diferentes países con relación a sus diferentes indicadores de salud

Gasto sanitario privado. Es el conjunto del gasto sanitario que se genera al margen de la iniciativa pública. El gasto sanitario privado con respecto al PIB, es un indicador que, junto con el gasto sanitario público y el gasto sanitario total, se utiliza para el análisis comparativo del gasto sanitario entre diferentes países con relación a sus diferentes indicadores de salud, ya sea en el ámbito de la CEE, la OCDE u otros.

Gasto sanitario total (GST). Es la totalidad del gasto sanitario de un país, incluye por tanto el gasto sanitario público y el gasto sanitario privado. El gasto sanitario total con respecto al PIB, es un indicador muy utilizado para el análisis comparativo del gasto sanitario entre diferentes países con relación a sus diferentes indicadores de salud, ya sea en el ámbito de la CEE, la OCDE u otros.

Control del gasto. En la Administración Pública, la Intervención fiscalizará el expediente de gasto en un plazo máximo de diez días a contar desde el siguiente a la fecha de recepción. Este plazo se reducirá a cinco días computados de igual forma cuando se haya declarado urgente la tramitación del expediente o se aplique el régimen especial de fiscalización e intervención previa regulado en el artículo 19 y siguientes de este Real Decreto. (RD 2188/1995 Art. 13).

Género de vida. Conjunto de hábitos y costumbres que son influidos, modificados, favorecidos o combatidos por el proceso de integración social, que dura toda la vida del sujeto. (2)

Genética. Rama de la biología que se ocupa de la herencia y de las variaciones de los miembros individuales de una especia. (2).

Gerente. El que dirige los negocios y lleva la firma de una sociedad o empresa mercantil, administrándola de conformidad con las indicaciones del consejo de administración, pero con autonomía suficiente para la toma cotidiana del mayor número de las decisiones necesarias. (30) // (hospital) Al frente de la gerencia del hospital existirá un Director Gerente al que le corresponde la representación del hospital y la superior autoridad y responsabilidad del mismo, la ordenación de los recursos humanos, físicos y financieros del hospital, mediante la programación, dirección, control y evaluación de su funcionamiento. (RD 521/1987 Art. 7) // (A. Primaria) Es el órgano de gestión de la atención primaria de salud en el ámbito geográfico que le delimiten las diferentes CCAA (Área, Sector). Entre sus funciones están las de la organización de las actividades asistenciales en los servicios de atención primaria, la dirección, gestión y control de los servicios prestados en atención primaria y cumplir el programa anual de objetivos y presupuestos, fijados previamente por la Dirección General. (RD 347/1993) (12)

Gerente de área. El Gerente del Área de Salud será nombrado y cesado por la Dirección del

Servicio de Salud de la Comunidad Autónoma, a propuesta del Consejo de Dirección del Área. El Gerente podrá asistir con voz , pero sin voto, a las reuniones del Consejo de Dirección. Será el encargado de la ejecución de las directrices establecidas por el Consejo de Dirección. (LGS Art. 60).

Gerente de la Universidad. *Véase* UNIVERSIDAD.

Gestalt. El principio fundamental de la escuela de la Gestalt es que el todo es superior a la suma de las partes (holismo), de donde se deduce que frente a la tendencia analítica tendente a dividir la realidad en sus partes integrantes, debemos oponer el estudio de las formas y de los conjuntos como elementos primarios, en los que basta alterar uno de sus elementos integrantes para que varíe la forma global. (332)

Gestión. Conjunto de reglas, procedimientos y métodos operativos para llevar a cabo con eficacia una actividad empresarial tendente a alcanzar objetivos concretos. (30) // Gestionar no es sino conseguir unos resultados de actividad con unos recursos (humanos y materiales) y un sistema de organización de los mismos. (186) // Es el desarrollo de las políticas dentro de las unidades, grupos y equipos. No se trata de una actividad mecánica sino creativa, ya que las políticas se diseñan con un carácter forzosamente general, y deben ser recreadas en el momento de su desarrollo efectivo. (219).

Gestión analítica. Sistema de gestión orientado a conocer los costes de los productos finales y de los procesos que intervienen en su producción. (252).

Gestión de calidad. *Véase* CALIDAD.

Gestión de instalaciones. Es un componente del programa del hospital de gestión del entorno de la asistencia diseñado para garantizar la fiabilidad de las operaciones, evaluar los riesgos y responder a los fallos de los sistemas de servicios que apoyan al entorno asistencial del paciente. Se aplican estándares para valorar la actuación de un hospital en la gestión de sus instalaciones. (296)

Gestión del comportamiento. Es el empleo de técnicas básicas de aprendizaje, como acondicionamiento, «biofeedback», refuerzo o terapia de aversión, para tratar y mejorar el comportamiento humano. (296)

Gestión de stocks. Técnica de la administración de empresas, que tiende a reducir al mínimo posible la cantidad de stocks de materias primas, productos intermedios y artículos terminados, a fin de minimizar sus costes de financiación, con las debidas garantías para asegurar la fluidez de los procesos de producción y de comercialización. (186)

Gestión del riesgo. Se caracteriza por la creación de un sistema de identificación y tabulación de aquellas situaciones en las que los pacientes puedan sufrir algún daño. (189)

Gestión financiera. Gestión integral de los recursos financieros de una empresa. Comprende la captación de fondos propios y ajenos, política de cobros, control del capital circulante, criterios de distribución de beneficios, elección de oportunidades de inversión, etc. (281)

Gestión participativa. Método de dirección institucional que se caracteriza por una distribución de la responsabilidad y la autoridad a lo largo y ancho de todos los niveles de la jerarquía de la organización. (105) *Véase* DIRECCIÓN.

Gestión presupuestaria. Es el proceso que abarca la planificación, la previsión y el control presupuestario así como las desviaciones de los presupuestos operativos. (97)

Control de gestión. Es el proceso por el cual los gestores influencian a otros miembros de la organización para llevar a cabo las estrategias de la organización. (272) // Es el mecanismo o sistema sensorial que alerta al responsable gestor sobre las desviaciones producidas en relación con el nivel de consecución de objetivos y del consumo de recursos. // El desarrollo formal de la función de control exige la implantación de un sistema de control entendido como el conjunto de acciones, procedimientos y tareas que ordenadamente relacionados entre sí, son necesarios para aplicar la función. El sistema de control se compone de tres elementos que, en su interrelación, lo hacen operativo y que son: su estructura, su proceso y su sistema de información. (163).

Gestor. El que se ocupa de llevar negocios o defender los intereses concretos de otro, siguiendo las instrucciones recibidas al efecto, y moviéndose siempre estrictamente en los cauces que marcan las leyes. Tiene pues un papel de mero ejecutor, a diferencia de las funciones mucho más amplias del gerente. (30).

Gobernador Civil. Desaparecen tras la publicación en el BOE del RD 617/1997 de 25 de abril, creándose la figura del Subdelegado del Gobierno y Directores Insulares bajo la responsabilidad del Delegado del Gobierno. *Véase* COMUNIDADES AUTÓNOMAS.

Gobierno. Dirige la política interior y exterior, la Administración civil y militar y la defensa del Estado. Ejerce la función ejecutiva y la potestad reglamentaria de acuerdo con la Constitución y las leyes. (CE Art. 97)

Composición. El Gobierno se compone de Presidente, de los Vicepresidentes en su caso, de los Ministros y de los demás miembros que establezca la ley. (CE Art. 98.1).

Presidente. Dirige la acción del Gobierno y coordina las funciones de sus miembros. (CE Art. 98.2).

Nombramiento del Presidente. Lo propondrá el Rey, previa consulta con los representantes designados por los grupos políticos con representación parlamentaria, y a través del Presidente del Congreso.

Si el Congreso por el voto de la mayoría absoluta de sus miembros, le otorgase su confianza, el Rey le nombrará Presidente.

De no alcanzarse dicha mayoría, se someterá la misma propuesta a nueva votación 48 horas después de la anterior, y la confianza se entenderá otorgada si obtuviese la mayoría simple.

De no alcanzarse la mayoría simple, habrán sucesivas votaciones.

Si transcurrido el plazo de dos meses, a partir de la primera votación, ningún candidato hubiera obtenido la confianza del Congreso, el Rey disolverá ambas Cámaras y convocará nuevas elecciones con el refrendo del Presidente del Congreso. (CE Art. 99).

Vicepresidente. El Vicepresidente o vicepresidentes del Gobierno son nombrados por el Rey a propuesta del Presidente del Gobierno y tienen como atribuciones, además de presidir la Comisión de Subsecretarios y las Comisiones Delegadas del Gobierno cuando no asista el Presidente, al asumir las funciones de éste en caso de fallecimiento, enfermedad o ausencia en el extranjero y las que específicamente le delegue. (11)

Ministros. Los Ministros del Gobierno serán nombrados y separados por el Rey, a propuesta de su Presidente (CE Art. 100), y están investidos de las siguientes atribuciones (LRJAP 30/92 Art. 14): a) Ejercer la iniciativa, dirección e inspección de todos los servicios del Departamento y la alta inspección. b) Preparar y presentar al Gobierno los proyectos de Ley o de Decreto, relativas a las cuestiones atribuidas a su Departamento. c) Ejercer la potestad reglamentaria en materias relativas a su Departamento. d) Nombrar y separar las autoridades afectadas a su Departamento. e) Otorgar o proponer en su caso, las recompensas que procedan y ejercer las potestades disciplinarias y correctivas con arreglo a las disposiciones vigentes. f) Formular el anteproyecto de Presupuesto de su Departamento. g) Firmar en nombre del Estado los contratos relativos a asuntos propios de su Departamento.

Consejo de Ministros. Es un órgano colegiado deliberante y decisorio, compuesto por el Presidente del Gobierno, el Vicepresidente o Vicepresidentes, los Ministros y demás miembros que establezca la Ley, y que posee las siguientes competencias: Normativas: a) Proponer al Rey la expedición de los Reales Decreto-Leyes. b) Proponer la aprobación de los Reglamentos Ejecutivos. c) Acordar la redacción definitiva de los proyectos de Ley, la remisión a las Cortes y la retirada de ellas.

Administrativas: a) Deliberar propuestas de nombramiento y separación de altos cargos de la Administración. b) Señalar las directrices de cada Departamento Ministerial. c) Crear y suprimir las Comisiones Delegadas del Gobierno.

Económicas: a) Autorizar transacciones sobre los derechos de Hacienda Pública previo dictamen del Consejo de Estado. b) Adoptar las medidas económicas básicas para el país.

Jurisdiccionales: a) Resolver los recursos interpuestos, de conformidad con la Ley ante el Consejo de Ministros.

Cese del Gobierno. El Gobierno cesa tras la celebración de elecciones generales, en los casos de pérdida de la confianza parlamentaria previstos en la Constitución, o por dimisión o fallecimiento de su Presidente.

El Gobierno cesante continuará en funciones hasta la toma de posesión del nuevo Gobierno. (CE Art. 101).

Cuestión de confianza. El Presidente del Gobierno, previa deliberación del Consejo de Ministros, puede plantear ante el Congreso de los Diputados, la cuestión de confianza. La confianza se entenderá otorgada cuando vote a favor de la misma la mayoría simple de los Diputados. (CE Art. 112).

Moción de censura. El congreso de los Diputados puede exigir la responsabilidad política del Gobierno mediante la adopción por mayoría absoluta de la moción de censura.

La moción será propuesta por al menos una décima parte de los Diputados, y habrá de incluir un candidato a la Presidencia.

Si la moción no fuera aprobada por el Congreso, sus signatarios no podrán presentar otra durante el mismo periodo de sesiones. (CE Art. 113).

Si el Congreso niega su confianza al Gobierno, éste presentará su dimisión al Rey, procediéndose a continuación a la designación del Presidente según lo dispuesto en el articulo 99 de la Constitución.

Dimisión del Gobierno. Si el Congreso adoptara una moción de censura, el Gobierno presentará su dimisión al Rey y el candidato incluido en aquélla se entenderá investido. (CE Art. 114).

Graduado. Son aquellos alumnos que han finalizado los estudios en los que estaban matriculados, con independencia de la solicitud del título correspondiente.

Gráfico. Dibujo representativo de las relaciones entre las variables; los valores de una variable se señalan a lo largo del eje horizontal, o x, y los de una segunda variable se disponen en el eje vertical, o y. (2)

Gráfico de desarrollo. Los gráficos de desarrollo son usados para representar datos visuales. Se utilizan para monitorizar un sistema con el fin de ver si el promedio a largo plazo ha cambiado. (255)

Gran invalidez. *Véase* INVALIDEZ PERMANENTE.

Gratificaciones. Son las remuneraciones de carácter excepcional, destinadas a compensar servicios extraordinarios realizados fuera de la jornada normal de trabajo, sin que en ningún caso, puedan ser fijas en su cuantía ni periódicas en su devengo. (215)

Gratificaciones extraordinarias. Personal laboral. El trabajador tiene derecho a dos gratificaciones extraordinarias al año, una de ellas con ocasión de las fiestas de Navidad y la otra en el mes que se fije por convenio colectivo o por acuerdo entre el empresario y los representantes legales de los trabajadores (normalmente en Julio). Igualmente se fijará la cuantía por convenio o acuerdo. (ET Art. 31).

Personal al servicio de las Administraciones Públicas. Las pagas extraordinarias de los funcionarios del Estado se devengarán el primer día hábil de los meses de junio y diciembre y con referencia a la situación y derecho del funcionario en dichas fechas, salvo en los casos que marca la Ley.

Gremialismo. En sentido figurado, y por similitud con las tácticas corporativas típicas en los antiguos gremios, la tendencia de ciertos sectores laborales a defender sus intereses por encima de lo que procedería desde una visión más ecuánime que tuviese en cuenta los intereses generales. (30)

Gremio. En la Edad Media y hasta la Revolución Industrial, la corporación formada por maestros, oficiales y aprendices de una misma profesión u oficio, regida por ordenanzas o estatutos especiales, sumamente rígidos y dentro del esquema general de la sociedad estamental. (30)

Grid element. Es una área de actuación, como la evaluación inicial o el uso de medicación, que recibe una puntuación en la parrilla de decisiones de acreditación. (296)

Groupware. Es un término que actúa como paraguas de una variedad de tecnologías que permiten a grupos de personas trabajar juntas electrónicamente. También se definen como un tipo de software y elementos de hardware que permiten a un grupo de trabajadores colaborar en procesos específicos. (320)

Grupo. Esta en un nivel de complejidad más elevado que el individuo. Facilita las interacciones entre los individuos, del individuo con el grupo y viceversa. Tiene también impacto sobre la organización. (189)

Grupo de ayuda mutua. Estructuras voluntarias de pequeños grupos cuya finalidad consiste en fomentar la ayuda mutua para una meta común. (1)

Grupo de consumidores. Grupo de individuos que comparten objetivos comunes para influir en la producción, la distribución y/o la venta de bienes y consumos. (73)

Grupo étnico. Grupo social que se caracteriza por una tradición distinta de lo social y cultural conservada dentro del grupo de generación en generación, historia y orígenes comunes y un sentimiento de identificación con el grupo. Los miembros del grupo poseen características distintas por lo que respecta a su género de vida y experiencias compartidas, y, a menudo, una herencia genética común. (2) // Se entiende por grupo étnico o cultural, al conjunto de personas que presentan un lenguaje, religión, hábitos dietéticos, cultura, etc., comunes. (264)

Grupo de presión. Grupo voluntario de personas unidas por actitudes y metas compartidas que se esfuerza para que se adopten decisiones e iniciativas favorables a sus objetivos a través de diversos medios, pero sobre todo intentando ejercer influencia sobre la política de los gobiernos. En promoción de la salud el concepto de grupo de presión representa una fuerza importante para introducir cambios en las comunidades o en la sociedad. Con frecuencia los grupos de presión se establecen o se mantienen como parte de un programa de desarrollo comunitario. (1)

Grupo de riesgo. En el ámbito de la prevención de la enfermedad, grupo de personas que en virtud de su condición biológica, social o económica, de su conducta o ambiente, son más susceptibles a determinadas enfermedades o al desarrollo de un estado de salud deficiente con respecto al resto de la población. (1)

Grupo Funcional Homogéneo (GFH). *Véase* PROYECTO SIGNO.

Grupo nominal. Es un método de búsqueda de consenso que trata de identificar problemas y necesidades y clasificarlos por orden de importancia. Este método se considera también útil para determinar prioridades y evaluación de programas.

La técnica consiste en seleccionar un grupo de expertos en el asunto a tratar, que no se comunican entre sí, aunque conocen sus nombres, redactan sus ideas, estableciendo a continuación un período de discusión. En esta técnica el moderador no debe introducir ideas, sino incitar a los miembros del grupo a escribir lo que les viene a la mente. (6).

Grupo profesional. *Véase* CLASIFICACIÓN PROFESIONAL.

Grupos de clasificación. (función pública) Los Cuerpos, Escalas, Clases y Categorías de funcionarios al servicio de las Administraciones Públicas, se agruparán en los siguientes Grupos (RD-Ley 30/1984 Art. 25):

Grupo A: Título de Doctor, Licenciado, Ingeniero, Arquitecto o equivalentes.

Grupo B: Título de Ingeniero Técnico, Diplomado Universitario, Arquitecto Técnico o equivalentes.

Grupo C: Título de Bachiller, Formación Profesional de grado Superior o equivalente.

Grupo D: Título de Graduado Escolar, Formación Profesional de Grado Medio o equivalente.

Grupo E: Certificado de escolaridad.

Grupos Relacionados con el Diagnóstico (GRD). *Véase* CASE MIX.

Guardias. Guardias localizadas. Número de puestos de guardia (mensuales) localizables.

Guardias con presencia física. Número de puestos de guardias (mensuales) de presencia física. (213)

Guía clínica. Estrategias para la gestión del paciente, desarrolladas para ayudar a los profesionales en la toma de decisiones clínicas. Los parámetros clínicos incluyen estándares, pautas y otras estrategias de gestión del paciente. (296)

Guía de utilización. Tiene por objetivo informar de los servicios que se ofrecen, sanitarios y no sanitarios, la localización de las unidades, las normas de funcionamiento y los accesos. (189)

H

HRDT. *Véase* HOJA DE REGISTRO DE DIAGNÓSTICO Y TRATAMIENTO.

Habilidades personales. Habilidades sociales, cognitivas y materiales que permiten a la persona controlar y dirigir su vida, y desarrollar la capacidad de convivir con su entorno y de modificarlo. (73)

Hacienda pública. Es el conjunto de los derechos y de las obligaciones de contenido económico cuya titularidad corresponde al Estado o a sus organismos autónomos. (RD Legislativo 1091/1988 Art. 2).

Hall. *Véase* MODELOS ENFERMEROS.

Hándicap. Es una limitación, impedimento o desventaja producida generalmente por una deficiencia o una incapacidad.

Hardware. *Véase* EQUIPO FÍSICO.

Harvard Graphics. *Véase* PROGRAMAS DE GRÁFICOS.

Henderson. *Véase* MODELOS ENFERMEROS.

Higiene del trabajo. Conjunto de normas y procedimientos que protegen la integridad física y mental del trabajador, preservándolo de los riesgos de salud inherentes a las tareas del cargo y al ambiente físico donde son ejecutados. (88)

Hipertexto. Permite buscar y visualizar un documento que contiene enlaces hacia otras partes del mismo o a otros documentos. Cuando el documento contiene elementos multimedia como sonido, imagen o animaciones es más apropiado emplear el termino «hipermedia». (311).

Hipótesis. Suposición, fundada en observaciones o reflexiones, que conduce a predicciones refutables. Toda conjetura elaborada de forma que permita su comprobación y refutación. (2) // Explicación tentativa a un problema o enunciado teórico supuesto, no verificado, pero probable. Proposición razonable digna de comprobación científica formulada como el producto o el resultado de una operación lógica y coherente con la realidad, a fin de sacar de ella una consecuencia, habitualmente referida a la ocurrencia o no de un determinado fenómeno. (22) // Consiste en la formulación de una opinión fundada acerca de los motivos por los cuales se ha producido el proceso estudiado. (264) // Es una suposición o conjetura verosímil, de relaciones entre hechos o fenómenos, sujeta a comprobación. (161) // Es aquella explicación anticipada que le permite al científico acercarse a la realidad. Es una suposición que permite establecer relaciones entre hechos. El valor de una hipótesis reside en su capacidad para establecer esas relaciones entre los hechos, y de esa manera explicamos por qué se producen. (166)

Existen varias clasificaciones de hipótesis (172):

Hipótesis alterna. Plantea que los valores observados en el universo, muestra o en una de las variables en estudio no son equivalentes a los encontrados en el otro universo, muestra o en la otra variable bajo el análisis (el valor encontrado es mayor >, es menor < o es diferente al esperado).

Hipótesis de la configuración. (diseño organizacional) Afirma que las organizaciones efectivas alcanzan una consistencia interna mediante el acoplamiento racional de sus parámetros de diseño. O lo que es lo mismo, son coherentes con aquello que hacen. (189)

Hipótesis de la configuración extendida. (diseño organizacional) La estructura efectiva de la organización se alcanza a través de la consistencia entre los parámetros de diseño y los factores de contingencia. (189)

Hipótesis de la congruencia. (diseño organizacional) Sostiene que las organizaciones eficaces seleccionan los parámetros de diseño adecuados a sus condiciones actuales, es decir, que amoldan los atributos internos a los factores de situación. (189)

Hipótesis de la contradicción. (diseño organizacional) Dice que una organización debe combinar y dirigir fuerzas contradictorias para ser eficaz. Es la dirección de la dialéctica. (189)

Hipótesis de la convergencia. (diseño organizacional) Postula una única forma correcta de diseñar una organización. Es un supuesto relacionado con la estructura maquinal, que tiene una fuerte jerarquía de autoridad, ámbitos de control limitados y utiliza la planificación estratégica y otros sistemas analíticos. (189)

Hipótesis de la creación. (diseño organizacional) Se apoya en el resto de las hipótesis para señalar el punto fuerte de una organización: la creatividad. (189)

Hipótesis de relaciones causales. Cuando se expresan suponiendo que el comportamiento o variación de una variable es el efecto del comportamiento o variación de otra variable.

Hipótesis de relaciones de producción. Cuando se parte del supuesto de que el comportamiento o variación de una variable, influye en el comportamiento de otra variable.

Hipótesis generales. Se les llama también conceptuales, fundamentales, o hipótesis de la investigación, y son aquellos supuestos que engloban, ordenan y sistematizan las relaciones que se espera encontrar entre las variables principales del estudio (dependiente o independiente).

Hipótesis nula. Se refiere al planteamiento del supuesto de que el valor observado en el universo, una muestra o una variable en particular, no difiere del encontrado en el otro universo, en la otra muestra o en la variable o parámetro de análisis. (172) // Es la hipótesis que se formula y que se quiere contrastar; es por tanto, la hipótesis que se acepta o se rechaza con consecuencia del contraste. (119) // Aquella en la que no existen diferencias entre los grupos. (42)

Hipótesis operacionales. Se les denomina también hipótesis de trabajo, y son aquellas que plantean relaciones específicas y particulares entre cada una de las categorías, dimensiones o variables secundarias de las variables principales (dependiente o independiente) a estudiar.

Contraste de hipótesis. Procedimiento estadístico mediante el que se investiga la verdad o falsedad de una hipótesis acerca de una población o poblaciones. (119) // Permite evaluar las diferencias entre grupos (qué fármaco consigue mayor acción terapéutica, cuál es la diferencia de peso entre dos grupos sometidos a dos tipos de dietas, etc.). (42)

Histograma. Representación gráfica de la distribución de frecuencias de una variable. Para ello se dibujan rectángulos, de tal modo que sus bases descansen sobre una escala lineal que representa diferentes intervalos y sus alturas sean proporcionales a las frecuencias de los valores en cada uno de los intervalos. *Véase* diagrama de barras. (2) // Este tipo de representación se utiliza generalmente para variables continuas y consiste en representar mediante un rectángulo, cada una de las modalidades, de tal manera que las alturas de dichos rectángulos son iguales a las frecuencias de clase, en el supuesto de que todas las clases tengan igual tamaño. En el caso contrario, las alturas han de ser calculadas teniendo en cuenta que las superficies de los rectángulos han de ser proporcionales a las frecuencias de cada clase. (119)

Historia. *Véase* CONJUNTO MÍNIMO BÁSICO DE DATOS.

Historia clínica. Archivo de informaciones relacionadas con actuaciones en el ámbito de los cuidados sanitarios, referidos a una persona. (2) // Es el soporte documental de la información clínica, entendida ésta como el conjunto de datos recogidos durante la asistencia sanitaria a un individuo. (278) // Es un informe recopilado por médicos y otros profesionales sanitarios de una variedad de información del paciente, tales como los resultados de la evaluación del paciente, las características del tratamiento y las notas de evolución. (296)

Hoja de cálculo (Excel). Paquete ofimático (conjunto de programas) consistente en una matriz de filas y columnas, en cada una de las cuales se puede almacenar números o texto, pudiendo hacerse cálculos matemáticos. (307).

Hoja de registro de diagnóstico y tratamiento. Hoja de registro de diagnóstico y tratamiento, que es incluida normalmente en las historias clínicas en atención primaria. (69).

Homeóstasis dinámica. Tendencia natural a recuperar el equilibrio. La estabilidad no significa que no se produzcan cambios. Ante cualquier variación en el entorno, el sistema evoluciona, para continuar existiendo en un nuevo contexto, mediante un proceso de homeostasis. (189).

Homologación planes de estudio. *Véase* PLANES DE ESTUDIO.

Homologar. Convalidar oficialmente, por estar conforme a ciertas normas, una cosa, situación, documento, derecho, obligación o precio. // Ajustar a norma. (262)

Honorarios. *Véase* SALARIO.

Honoris causa. *Véase* DOCTOR.

Hora censal. A efectos estadísticos, y para establecer un criterio que nos permita homogeneizar la información sobre las estancias generadas en el ámbito hospitalario, se considerará hora censal a las 24 horas del día o doce de la noche.

Horas consultas. Número de horas semanales que para actividad de consultas dispone la Institución sanitaria. (213)

Horas extraordinarias. *Véase* JORNADA LABORAL.

Horizonte temporal. *Véase* INVERSIÓN.

Hospital. El hospital es parte integrante de una organización médica y social cuya misión consiste en proporcionar a la población una asistencia medicosanitaria completa, tanto curativa como preventiva, y cuyos servicios externos irradian hasta el ámbito familiar, el hospital es también un centro de formación de personal medicosanitario y de investigación biosocial. (60) // Establecimientos destinados a proporcionar una asistencia médico-clínica, desarrollando funciones preventivas, rehabilitadoras, formativas y de investigación. (Ley 37/1962). Posteriormente la Ley General de Sanidad apostilla en su artículo 68 que tendrá las funciones de promoción de la salud, prevención de las enfermedades, investigación y docencia. (51) // *Véase* CONJUNTO MÍNIMO BÁSICO DE DATOS.

Hospital público. Se entiende por hospital público un establecimiento o grupo de establecimientos creado y administrado por una autoridad pública. En algunos casos esta autoridad será local y corresponderá al municipio, en otro, puede atender una colectividad más vasta, como un departamento, provincia o región, constituida por un número más o menos grande de municipios, y por último, el propio Estado puede crear y dirigir el hospital público y encomendar su administración a un ministerio. (63)

Hospital privado. Se entiende por hospital privado aquellos regidos por instituciones filantrópicas sin ánimo de lucro, instituciones benéficas laicas, sociedades de seguro de enfermedad y de ayuda mutua no públicos, y aquellos regidos comercialmente por grupos comerciales o individuos. (59)

Hospital de día. Número de puestos específicamente dotados y destinados a tratamientos diurnos (menos de 12 horas) en dicha unidad solamente para las siguientes áreas de actividad: oncohematología, geriatría, psiquiatría y SIDA. (213)

Hospitalización. Es un área básica del hospital a lo largo de su historia. Su misión es mantener ingresados a los enfermos que precisan una serie de cuidados que no pueden ser prestados en otro lugar ni de otra forma. La necesidad de hospitalización se debe definir por la necesidad de cuidados integrales del enfermo y no por otras necesidades. (186)

Objetivos. Deben ir encaminados a una reducción máxima en el tiempo de estancia, basándose en una buena selección de ingresos, un alta precoz y una organización de la asistencia que permita conseguirlo, ofreciendo altos niveles de calidad y eficacia mediante la selección adecuada de las situaciones (tanto clínicas como de organización) y un control de su cumplimiento. (186).

Indicadores. Los indicadores fundamentales de resultados y rendimientos de las áreas de hospitalización son: el número de ingresos, de estancias, la estancia media y la rotación enfermo/cama. (186)

Huelga. Interrupción de la actividad laboral, convenida por los trabajadores de una empresa, sector, comarca o incluso de toda una comunidad (huelga general), que tiene como propósito, reforzar una acción reivindicativa frente a la patronal; del tipo de aumento salarial, disminución de la jornada laboral, mejora de las pensiones, etc. Ante la huelga la respuesta de la patronal puede ser la de negociar o el cierre patronal (lock-out). (CE Art. 28.2; ET Art. 4.1.e y 45.1.1; LOLS Art. 13.) (30) // (Insalud) El Tribunal Constitucional (Sentencia e 8 de abril de 1981) distingue entre un concepto amplio y un concepto estricto de la huelga. El primero, o sea, el sentido amplio, refiere la huelga a toda perturbación que se produce en el desenvolvimiento normal de la vida social. En cambio, en sentido estricto, entiende que esa perturbación se produce en el proceso de producción de bienes y servicios cuando se lleva a cabo en forma pacífica y no violenta. (244)

Huelga activa. Se produce cuando los trabajadores ocupan el centro de trabajo, asumiendo por su cuenta las decisiones en materia de producción. (244)

Huelga de brazos caídos. Se produce cuando los trabajadores cesan en el trabajo pero permanecen en su puesto de trabajo durante la jornada laboral. (244)

Huelga de celo o reglamento. Se caracteriza porque los trabajadores proceden a desarrollarla con una enorme minuciosidad, produciendo una indudable perturbación del servicio. (244)

Huelga de trabajo lento. También denominada de bajo rendimiento. (244)

Huelga intermitente. Afecta al proceso productivo mediante cesaciones del trabajo de corta extensión, pero repetidas y escalonadas. (244)

Huelgas ilegales. Nuestro derecho positivo considera como tales las huelgas de solidaridad y las huelgas políticas, pero también en este caso el Tribunal Constitucional ha hecho matizaciones importantes. A este respecto, puede decirse que sólo las huelgas políticas puras son las que tienen una consideración de ilícitas, mientras que las restantes, constituyen modalidades lícitas como ha tenido ocasión de establecerse por algunas sentencias. (244)

Huelga ilícita y abusiva. En nuestro derecho positivo se consideran huelgas ilícitas y abusivas, las huelgas rotatorias, las efectuadas por trabajadores que presten servicios en sectores estratégicos con la finalidad de interrumpir el proceso productivo (huelga tapón) y las de celo o reglamento. (244)

Huelga rotatoria. Es la que se produce de manera sucesiva en las secciones o centros de trabajo. Su característica consiste en que no cesan en el trabajo todos los huelguistas simultáneamente. (244)

Huelga tapón, trombosis o neurálgica. Es la efectuada por trabajadores que prestan sus servicios en sectores estratégicos de la producción. (244)

Comité de huelga. Es el órgano fundamental en el desarrollo del derecho del mismo nombre. Es de formación obligatoria, su composición no admite más de 12 trabajadores y su finalidad es negociar para llegar a un acuerdo, garantizar la seguridad de personas y cosas y también garantizar los servicios precisos para que la actividad se reanude después de la huelga. (244)

Servicios mínimos. El Director Provincial del Insalud, tras mantener, en su caso, los contactos que estime oportunos con los directores de las Instituciones afectadas, propondrá a la correspondiente Autoridad Gubernativa la aprobación de los servicios mínimos que considere necesarios, únicamente por razones suficientemente fundadas y bajo su exclusiva responsabilidad, podrá el Director Provincial proponer mínimos conforme a criterios distintos a los expresados.

I

IAE. *Véase* IMPUESTOS.

ICU. *Véase* IDENTIFICACIÓN DEL CÓDIGO DE USUARIOS.

IMAC. *Véase* INSTITUTO DE MEDIACIÓN, ARBITRAJE Y CONCILIACIÓN.

INP. *Véase* INSTITUTO NACIONAL DE PREVISIÓN.

INSHT. *Véase* INSTITUTO NACIONAL DE SEGURIDAD E HIGIENE EN EL TRABAJO.

INSS. *Véase* INSTITUTO NACIONAL DE LA SEGURIDAD SOCIAl.

IPC. *Véase* ÍNDICE DE PRECIOS DE CONSUMO.

IRPF. *Véase* IMPUESTO SOBRE LA RENTA DE LAS PERSONAS FÍSICAS.

ISM. *Véase* INSTITUTO SOCIAL DE LA MARINA.

ISO. *Véase* INTERNATIONAL STANDARD ORGANIZATION.

IVA. *Véase* IMPUESTOS.

IVE. *Véase* INTERRUPCIÓN VOLUNTARIA DEL EMBARAZO.

I+D. *Véase* INVESTIGACIÓN Y DESARROLLO.

Icono. Representación pictórica de un elemento seleccionable por el usuario. (304).

Identidad corporativa. *Véase* IMAGEN.

Identificación del afectado. *Véase* AGENCIA DE PROTECCIÓN DE DATOS.

Identificación del código de usuarios. Número de asignados a cada episodio de historia clínica. (252)

Idoneidad. Oportunidad o suficiencia de un servicio concreto prestado al paciente. La idoneidad del servicio se evalúa con el análisis del procedimiento, el tratamiento y las pruebas diagnósticas empleadas, comprobando si eran o no excesivas y si fueron o no servidas como mejor convenía a las necesidades del paciente. (189)

Ignorancia de la Ley. Desconocimiento de la Ley, el cual a nadie excusa, porque rige la necesaria presunción o ficción de que, habiendo sido aquella promulgada, han de saberla todos. La ignorancia de las leyes no excusa de su cumplimiento. (27)

Iguala. Estipendio o cantidad periódica que se acuerda en concepto de honorarios con un grupo de profesionales sanitarios asociados para el ejercicio colectivo de la medicina, a cambio de la prestación de un servicio asistencial cuando se produzca el evento que lo haga necesario. (22)

Igualdad de acceso. Debe interpretarse como la equiparación de los costes en que debe incurrir una persona a fin de obtener servicios de una determinada calidad. (195)

Igualdad de oportunidades. Es el mecanismo de reparto y su aplicación, la discriminación positiva para superar las desigualdades sociales en los puntos de partida. (189)

Imagen. Una imagen es la suma de creencias, ideas e impresiones que una persona tiene de un objeto, institución, etc. (139) // Es un medio de comunicación que influye en los empleados, en los clientes y en otras personas, cuyas acciones y la idea que se forman de la empresa son importantes a la hora de determinar el posicionamiento de ésta en el merado. (189)

Imagen corporativa. La imagen corporativa es la visión que nuestros usuarios, nuestros públicos, nuestros clientes, nuestros asegurados, nuestros pacientes, etc., tienen de nosotros, de nuestra institución. La imagen corporativa es el resultado, el efecto, de la comunicación. (256) // Relaciona la calidad con la imagen de la empresa, la cual influye en la expectativa del servicio. La imagen corporativa tiene tres componentes: las acciones de marketing, la calidad técnica del personal y de los equipos y la calidad funcional del personal y de la empresa. // Conjunto de atributos (algunos de ellos son involuntarios y generadores de estados de opinión no controlados y otros, voluntarios o establecidos por el emisor), que transmite una proyección de la personalidad propia de la organización. (189).

Impedancia. *Véase* ACCESIBILIDAD.

Implantes. Prótesis quirúrgicas fijas adquiridas por las instituciones sanitarias para su implantación. (215)

Impresora. Dispositivo físico de la periferia de un sistema informático, cuya finalidad es la obtención de información de salida en soporte de papel. Existen diferentes tipos de impresoras (307):

Impresoras de impacto. De caracteres: de margarita, matriciales, de aguja.

Impresoras de no impacto. Pueden ser de tecnología láser, de chorro de tinta, magnetotérmicas y térmicas.

Imprudencia. Falta culposa contra las personas y contra la propiedad. Entre otros, es necesario la ausencia de malicia y que se produzca un daño y una relación de causalidad. (27) // En cambio, la culpa culposa se caracteriza por una conducta humana, no intencional ni maliciosa (es decir, sin dolo directo o eventual), un resultado lesivo unido por una relación de causalidad entre aquélla y éste, ausencia de la debida atención en la realización del acto, lo que origina una actuación negligente por falta de previsión, más o menos relevante, que constituye el factor psicológico y subjetivo, y una violación o transgresión de una forma determinada que integra el llamado factor normativo o externo. (STS de 25-1-88) (267)

Imprudencia profesional. Aquella que es consecuencia del ejercicio habitual de un trabajo y se deriva de la confianza que éste inspira. Su concurrencia no impide la calificación de los hechos como accidente de trabajo. (27)

Imprudencia temeraria. Se produce con aquella conducta del sujeto, que realice o deje de efectuar, actos u omisiones voluntarios y libres, que infrinjan un elemental deber de cuidado, que derive y hubiera de cumplirse, según preceptos reglamentarios, o de acuerdo con la previsión racional que ordinariamente deba tenerse en cuenta según la experiencia humana más liviana, en evitación de crear una situación de intenso peligro, también fácilmente previsible, y cuya omisión espiritual trascendente, directamente conduce al evento lesivo para las personas o para las cosas, sin interferirse hechos que rompan la relación causal entre dicha conducta y el resultado que alteró el mundo exterior. Su concurrencia en un accidente impide la calificación de accidente de trabajo. (27) // Hay imprudencia temeraria en los supuestos en que el evento era previsible para cualquier persona (STS de 6-4-76) y por consiguiente para el hombre medio, por distraído o carente de previsión de fuere (STS de 10-10-77) (268) // También cuando se faltó a la atención que cualquier persona media guardaría (STS de 28-2-78), a la atención o diligencia más elemental (STS de 7-3-80), cuando exista una grosera desatención (STS de 7-6-83) o una clara desatención (STS de 17-6-83), y cuando se actúa faltando a las más elementales normas de precaución y cautela. (268)

Impuesto sobre la Renta de las Personas Físicas (IRPF). La base imponible del IRPF, la integran todos los ingresos del contribuyente, y tras las deducciones oportunas para llegar a la base liquidable, se aplica a ésta - para la obtención de cuota tributaria - tipos impositivos de carácter progresivo que gravan más que proporcionalmente los sucesivos intervalos de renta. (30)

Impuestos. En el sistema fiscal, el tributo o carga que recae sobre el contribuyente, para de ese modo subvenir al gasto público. (30)

IAE. (Impuesto sobre Actividades Económicas). Tributo local y directo de carácter real cuyo hecho imponible esta constituido por el mero ejercicio en territorio nacional, de actividades empresariales, profesionales o artísticas, se ejerzan o no en local determinado y se hallen o no especificadas en las Tarifas del impuesto. Se consideran a los efectos de este impuesto, actividades empresariales las agrícolas, ganaderas, forestales, pesqueras, industriales, comerciales, de servicios y mineros. (27)

IVA. (Impuesto sobre el Valor Añadido). Es un impuesto indirecto que grava el consumo, y que se exige con ocasión de las transacciones, entregas de bienes y prestaciones de servicios que se realizan en la actividad empresarial o profesional (así como en las importaciones), de modo que en cada una de las fases sólo recaiga sobre el «valor añadido» en la misma, para lo cual se descuenta el impuesto soportado en las compras (inputs). (30)

Impuestos directos. Cuando se pagan por quienes han sido previamente designados en listas nominativas, por su disponibilidad de riqueza o renta, no contándose con facilidades para repercutirlo inmediatamente a los precios.

Impuestos indirectos. Cuando se pagan sin necesidad de identificarse el contribuyente, simplemente al adquirir un producto o retribuir un servicio (IVA), repercutiéndose después a los consumidores, de forma que comerciantes y fabricantes actúan, de hecho, como recaudadores por cuenta del Estado. (30).

IMSERSO. Instituto de Migraciones de Servicios Sociales. *Véase* INSTITUTO NACIONAL DE SERVICIOS SOCIALES.

Incapacidad. Reducción provisional o prolongada de la capacidad de una persona para ejercer sus funciones en la sociedad. (2). *Véase* CLASIFICACIÓN INTERNACIONAL DE SECUELAS, INCAPACIDADES Y MINUSVALÍAS.

Incapacidad Laboral Transitoria (ILT). *Véase* INCAPACIDAD TEMPORAL.

Incapacidad permanente absoluta. *Véase* INVALIDEZ PERMANENTE.

Incapacidad permanente parcial. *Véase* INVALIDEZ PERMANENTE.

Incapacidad permanente total. *Véase* INVALIDEZ PERMANENTE.

Incapacidad temporal. Concepto. Es aquella situación que motivada por una enfermedad o accidente sea o no laboral, dificulta e incapacita al trabajador para el desempeño de su trabajo. // Supone aquella situación en la que se encuentra el trabajador imposibilitado temporalmente para prestar sus servicios debido a enfermedad común, profesional, accidente (sea o no laboral) y por maternidad. (284)

Tendrán la consideración de incapacidad temporal los siguientes supuestos: a) Los debidos a enfermedad común o profesional, y a accidentes, sean o no laborales, mientras que el trabajador reciba asistencia sanitaria de la Seguridad Social y esté impedido para el trabajo, con una duración máxima de doce meses, prorrogables por otros seis cuando se presuma que durante ellos puede el trabajador ser dado de alta médica por curación. b) Los periodos de observación por enfermedad profesional en los que se prescriba la baja en el trabajo durante los mismos, con una duración máxima de seis meses, prorrogables por otros seis, cuando se estime necesario para el, estudio y diagnóstico de la enfermedad. LGSS Art. 128)

Beneficiarios. Serán beneficiarios del subsidio por incapacidad temporal, las personas integradas en el Régimen General de la Seguridad Social que reúnan los siguientes requisitos: a) En caso de enfermedad común, que hayan cumplido un periodo de cotización de ciento ochenta días dentro de los cinco años inmediatamente anteriores al hecho causante. b) En caso de accidente sea o no de trabajo y de enfermedad profesional, no se exigirá ningún periodo previo de cotización. (LGSS Art. 130).

Causas. Enfermedad común, enfermedad profesional, accidente de trabajo y accidente no laboral.

Enfermedad común. Se consideran enfermedades comunes, aquellas alteraciones de la salud que no tengan la condición de accidentes de trabajo ni enfermedades profesionales. (LGSS Art. 117).

Accidente no laboral. Se considerará accidente no laboral, aquel que no tenga carácter de accidente de trabajo. (LGSS Art. 117).

Accidente de trabajo. Se entiende por accidente de trabajo toda lesión corporal que el trabajador sufra con ocasión o por consecuencia del trabajo que ejecuta por cuenta ajena. (LGSS Art. 115).
Tendrá la consideración de accidente de trabajo: a) La que sufra el trabajador al ir o volver del lugar de trabajo. b)Los que sufra el trabajador con ocasión o consecuencia del desempeño de cargos electivos de carácter sindical, así como las de ir o volver del lugar en que se desempeñen dichos cargos. c) Los ocurridos con ocasión o consecuencia de las tareas que, aun siendo distintas a las de su categoría profesional, ejecute el trabajador en cumplimiento de las ordenes del empresario o espontáneamente en interés del buen funcionamiento de la empresa. d) Los acaecidos en actos de salvamento y en otros de naturaleza análoga, cuando unos y otros tengan conexión con el trabajo. e) Las enfermedades o defectos, padecidos con anterioridad por el trabajador, que se agraven como consecuencia de la lesión constitutiva del accidente.
No tendrá la consideración de accidente de trabajo: a) Los que sean debidos a fuerza mayor extraña al trabajo, entendiéndose por ésta la que sea de tal naturaleza que ninguna relación guarde con el trabajo que se ejecutaba al ocurrir el accidente. b) Los que sean debidos al dolo o a imprudencia temeraria del trabajador accidentado.

Enfermedad profesional. Es aquella enfermedad contraída a consecuencia del trabajo ejecutado por cuenta ajena en las actividades que se especifiquen en el cuadro que se apruebe por las disposiciones de aplicación (D 2065/1974) y que esté provocada por la acción de los elementos o sustancias que en dicho cuadro se indiquen para cada enfermedad profesional. (LGSS Art. 116).

Período de observación. Es el tiempo necesario para el estudio por parte del médico de la enfermedad profesional, cuando haya necesidad de aplazar el diagnostico definitivo. (263)

Maternidad. *Véase* MATERNIDAD.

Nacimiento y duración del derecho. En caso de accidente de trabajo o enfermedad profesional, desde el día siguiente al de la baja en el trabajo, estando a cargo del empresario el salario íntegro del día de la baja.
En caso de enfermedad común y accidente no laboral, a partir del decimosexto día de baja en el trabajo ocasionada por la enfermedad o el accidente, estando a cargo del empresario el abono de la prestación del trabajador desde los días cuarto y decimoquinto de baja, ambos inclusive.
El subsidio se abonará mientras el beneficiario se encuentre en situación de incapacidad temporal, durante doce meses, prorrogables por otros seis cuando se presuma que durante ese periodo pueda el trabajador ser dado de alta médica por curación.
Durante las situaciones de huelga y cierre patronal el trabajador no tendrá derecho a la prestación económica por incapacidad temporal. (LGSS Art. 131).

Extinción del derecho. El derecho al subsidio se extinguirá: a) Por el transcurso del plazo máximo establecido para la situación de incapacidad temporal. b) Por ser dado al alta médica con o sin declaración de invalidez permanente. c) Por haber sido reconocido al beneficiario el derecho al percibo de la pensión de jubilación o por fallecimiento.

Pérdida o suspensión del derecho. El derecho al subsidio por incapacidad temporal podrá ser denegado, anulado o suspendido: a) Cuando el beneficiario haya actuado fraudulentamente para obtener o conservar dicha prestación. b) Cuando el beneficiario trabaje por cuenta propia o ajena. c) Cuando sin causa razonable, el beneficiario rehace o abandone el tratamiento que le fuera indicado. (LGSS Art. 132).

Incapacitación. Enfermedades o deficiencias persistentes de carácter físico o psíquico, que impiden a una persona gobernarse por sí misma. El incapacitado quedará sometido a tutela o cautela. En el primer caso, el tutor es su representante legal y en el segundo el sometido a cautela, puede actuar por sí con la asistencia del curador para ciertos actos. Su regulación se establece en el artículo 200 del código civil. (27).

Incentivos. *Véase* PRODUCTIVIDAD VARIABLE. // Cualquier estímulo concebido para mover, incitar o provocar determinado comportamiento en los individuos sobre los que se aplica. En el ámbito sanitario han sido descritos varios procedimientos generales para la modificación del comportamiento de las prácticas profesionales: la educación, el feedback, la participación en los esfuerzos para el cambio (sensación de competencia, autorrealización profesional, autonomía, etc.), las normas administrativas, los incentivos financieros y las sanciones económicas. (22) // Son pagos hechos por la organización a sus participantes (salario a un empleado, servicios a un cliente, lucro a un inversionista, etc.). Cada tipo de incentivo posee un correspondiente valor de utilidad (función-utilidad) que es eminentemente subjetivo y varía de individuo a individuo. (148) // Es la gratificación tangible o intangible, a cambio de la cual las personas se hacen miembros de la organización. (88)

Características. Se distinguen tres condiciones para que los incentivos funcionen adecuadamente (158): a) Ser percibidos claramente como suficientemente grandes a fin de justificar el esfuerzo adicional necesario para conseguirlos. b) Ser percibidos como directamente relacionados al desempeño solicitado y ser concedidos inmediatamente después del desempeño. c) Ser percibidos como equitativos por la mayoría de los miembros del sistema, muchos de los cuales, no las recibirán.

Incidencia. Número de casos de enfermedad que comienzan o de personas que caen enfermas durante un periodo dado en una población determinada. (99) // Es la frecuencia de casos nuevos de una enfermedad, muerte, etc., que se producen en un período de tiempo y en un lugar determinado. Normalmente se presenta en tasas, en relación con la población expuesta.

Tasa de incidencia. Tasa de nuevos acontecimientos en una población. El numerador es el número de nuevos acontecimientos que se producen en un período determinado; el denominador es la población en riesgo de presentar el hecho de interés durante dicho período, y a veces se expresa en forma de personas-tiempo. (2)

Incineración. Sistema que consiste en quemar las basuras en instalaciones adecuadas, es decir, es una eliminación de los residuos por combustión. La incineración puede realizarse con o sin utilización de energía. (18)

Incompatibilidades. El personal que trabaje para las Administraciones Públicas, no podrá compatibilizar sus actividades con el desempeño, por sí o mediante sustitución, de un segundo puesto de trabajo, cargo o actividad en el sector público, salvo en los supuestos previstos en la Ley 53/84 de 26 de diciembre.

Además no se podrá percibir, salvo en los supuestos previstos en la citada Ley, más de una remuneración con cargo a los de los presupuestos de las Administraciones Públicas y de los Entes, Organismos y Empresas de ellas dependientes o con cargo a los órganos constitucionales. En cualquier caso, el desempeño de un puesto de trabajo por el que el personal que trabaje en las Administraciones Públicas, será incompatible con el ejercicio de cualquier cargo, actividad o profesión pública o privada, que pueda impedir o menoscabar el estricto cumplimiento de sus deberes o comprometer su imparcialidad o independencia. (Ley 53/84 Art. 1) // Los trabajadores laborales al servicio de la Administración tienen regulada esta materia por el Estatuto de los Trabajadores (Art. 21) Pacto de no concurrencia y de permanencia en la empresa, pero a los trabajadores de la Administración Pública le afecta plenamente la Ley de Incompatibilidades del Personal al Servicio de la Administración Pública, Ley 53/1984, de 26 de diciembre. (244) // Serán consideradas como faltas graves en los estatutos de personal médico del personal sanitario no facultativo de la Seguridad Social el incumplimiento de los plazos u otras disposiciones de procedimiento en materia de incompatibilidades, cuando no suponga el mantenimiento de una situación de incompatibilidad. (Ley 66/1997 Art. 55)

Incomunicación. La ausencia de comunicación equivale a una comunicación negativa. El resultado de esta actitud es un mensaje espontáneo, descontrolado y, por lo común, desfavorable. (189)

Inconstitucional. No conforme con la Constitución. No confundir con anticonstitucional (contrario a la Constitución).

Indemnización. Resarcimiento del daño o perjuicio que ha sufrido una persona física o jurídica como consecuencia de un siniestro. Normalmente se traduce en una cantidad de dinero, casi siempre pactada con carácter previo en un contrato «ad hoc». (30) // Sólo serán indemnizables las lesiones producidas al particular provenientes de daños que éste no tenga el deber jurídico de soportar de acuerdo con la ley. La indemnización se calculará con arreglo a los criterios de valoración establecidos en la legislación de expropiación forzosa, legislación fiscal y demás normas aplicables, ponderándose, en su caso, las valoraciones predominantes en el mercado.
La indemnización procedente podrá sustituirse por una compensación en especie o ser abonada mediante pagos periódicos, cuando resulte más adecuado para lograr la reparación debida y convenga al interés público, siempre que exista acuerdo con el interesado. (LRJAP 30/92 Art. 141).

Indemnización por residencia. Son los créditos destinados para el personal que reglamentariamente la tengan reconocida por prestar servicios en determinados lugares del Territorio Nacional. (215)

Indicador sanitario. Variable susceptible de ser medida directamente, que refleja el estado de salud de las personas que componen una comunidad. (2)

Indicadores clínicos. Son una variable cuantitativa que se usa para monitorizar la calidad y la adecuación de la atención y que sirve de base de la actividad de los servicios. Los indicadores permiten monitorizar lo que les sucede a los pacientes como consecuencia de la actuación de los profesionales y de los sistemas organizativos (108). Los indicadores clínicos de clasifican en:
Indicador basado en una proporción. Mide un suceso que requiere una revisión detallada, sólo si la proporción de casos que no cumplen el criterio del indicador sobrepasa un límite considerado aceptable por los propios profesionales.
Indicador centinela. Mide un suceso lo bastante grave e indeseable del proceso o resultado de la atención, como para realizar una revisión individual de cada caso que se produzca.
Indicador de estructura. Hacen referencia a la organización, actividad y recursos de una determinada organización.
Indicador de resultados. Mide el éxito alcanzado en el paciente, es decir, si hemos conseguido lo que pretendíamos con las actividades realizadas durante el proceso de atención.
Indicador del proceso. Mide la actividad llevada a cabo, de forma directa o indirecta, durante la atención al paciente. un buen indicador del proceso está basado en sucesos relacionados estrechamente con los resultados obtenidos en los pacientes.
Indicador negativo. Se basa en un suceso considerado no deseable, según el estado actual del conocimiento científico.
Indicador positivo. Se basa en un suceso considerado deseable, según el estado actual del conocimiento científico.

Indicadores. Herramienta utilizada para medir, a través del tiempo, la actuación de las funciones, los procesos, y los resultados de una organización. (296) // Parámetros susceptibles de monitorización, que puedan identificar problemas y/o variaciones en los modelos de actuación en la práctica asistencial. (3) // Todo rasgo, señal o instrumento que contribuye a la comprensión de un suceso, y de cuya concurrencia concluimos que dicho suceso o fenómeno tiene lugar. Toda medida simple (unidimensional) que puede ser utilizada de forma directa para entender o representar un fenómeno. (22) // Parámetro que sirve para medir la forma en que se lleva a cabo un determinado proceso, función, etc., que hemos definido previamente. // Los indicadores tienen los siguiente requisitos (107):

Concretos. Cuanto más definido sea el enunciado del indicador, menos errores se cometerán al recoger los datos.

Objetivos. Debemos evitar aquellos indicadores que se basen en un juicio subjetivo.

Específicos. El indicador debe identificar tan sólo aquellos casos que, en realidad, presentan problemas de calidad.

Válidos. Según el conocimiento actual del tema, la experiencia de los profesionales y/o la opinión de los expertos.

Relevantes. Que monitoricen aspectos de la atención considerados importantes por todos los profesionales.

Eficientes. Que eviten duplicidad de esfuerzos e información y recogidas de datos complicadas o demasiado laboriosas.

Los indicadores deberán tener los siguientes atributos (107):

Validez. Es el grado en que el indicador cumple su propósito e identifica sucesos que merecen una revisión más profunda, ya que la mejora es posible. Un indicador será poco válido si depende en gran medida de factores no controlables por el profesional.

Sensibilidad. Es el grado en que un indicador es capaz de identificar, todos aquellos casos en que existe un problema real de calidad (verdaderos positivos), o lo que es lo mismo, no presenta falsos negativos.

Especificidad. Es el grado en que el indicador es capaz de identificar sólo aquellos casos en que existe un problema real de calidad, es decir, que no existen falsos positivos. Un indicador poco especifico detectará como problemáticos casos en que en realidad, se ha prestado una atención de calidad.

Indicadores del estado de salud. Los indicadores de salud son el conjunto de las variables que sirven para medir el estado de salud de la población, y las manifestaciones del proceso de salud-enfermedad en la misma.

Son variables susceptibles de medición directa, que proporcionan una medida de uno o más espectros del nivel de salud de una comunidad o población determinada.

Los indicadores del estado de salud se pueden utilizar para evaluar las variaciones en el nivel de salud de una población y, directa o indirectamente, se emplean también para evaluar en qué medida se están alcanzando los objetivos y las metas establecidas en un programa. (1) // Los indicadores más utilizados para medir el estado de salud de las poblaciones son: indicadores sociodemográficos, sanitarios, de utilización de servicios y de recursos. (6) // Son el conjunto de variables que sirven para medir el nivel de salud de la población, y las manifestaciones del proceso de salud enfermedad en la misma. (42)

Índice de ocupación. Expresa el porcentaje medio de camas ocupadas. (186) // (Número de estancias // Promedio anual de camas en funcionamiento x 365 días) x 100. (213)

Índice de rotación. Número de ingresos en un período de tiempo determinado, dividido por el número de camas disponibles en ese mismo período. // Es un índice teórico que trata de expresar el número de enfermos que han ingresado por cama útil en un período de tiempo, en el caso de que todos los enfermos hubieran consumido estancias idénticas. (186)

Índice de sucesivas/primeras consultas. Se obtiene dividiendo el número de consultas sucesivas por el número de consultas primeras.

Índice de Precios al Consumo (IPC). Es el más divulgado de todos los índices de carácter económico y social, por su importancia a los efectos de expresar la intensidad de la inflación, y por ser la referencia para la negociación de salarios, la contratación de arrendamientos inmobiliarios, etc. Se organiza sobre una muestra de productos y servicios clasificados en varios sectores, seleccionados a partir de los estudios de los presupuestos familiares elaborados durante un tiempo razonable a partir de un conjunto representativo de familias. El índice consta de varios subíndices, con su respectiva ponderación. (30)

Individuo. Es un subsistema dentro de la organización. Pertenece también a subsistemas más grandes (los grupos), ejerciendo su impacto sobre ellos y sobre la organización. (189) // Es un elemento o recurso de la organización. (101)

Inducción. Sistema mediante el cual se formula una hipótesis y un razonamiento causal a partir de lo observado en el estudio, verificando la plausibilidad de la hipótesis a partir de ese mismo material. (264)

INEM. *Véase* INSTITUTO NACIONAL DE EMPLEO.

Infección. Entrada y desarrollo o multiplicación de un agente infeccioso en el organismo del hombre o de los animales. Infección no es sinónimo de enfermedad infecciosa ya que el resultado puede ser inaparente o manifiesto. (2)
Infección nosocomial. El término infección nosocomial u hospitalaria, incluye todas las infecciones que se presentan en el hospital, excepto los casos en que el paciente ingresa con la infección activa o en el período de incubación. (92) // Comprenden aquellas infecciones adquiridas en el hospital, pero que no se ponen de manifiesto hasta después del alta; también incluye las infecciones entre el personal sanitario. (2)

Inferencia estadística. La estimación (generalización) de los resultados muestrales a la población se lleva a cabo con la construcción de los intervalos de confianza basadas en el concepto estadístico de error estándar. (264) // Es la que se ocupa de intentar aseveraciones cuantitativas acerca de las propiedades de una población, que provienen del conocimiento de resultados dados por la muestra. Distinguiremos dentro de las diferentes categorías de la inferencia estadística, la estimación y los contrastes de hipótesis. (250)

Infinito numerable. Se dice que un conjunto es infinito numerable, si se puede establecer una aplicación biyectiva entre dicho conjunto y el conjunto de los números naturales. (119)

Inflación. Elevación del nivel general de precios. (30)
Inflación de costes. Se habla de inflación de costes cuando en lo fundamental se debe al alza de los factores de producción (salarios, tipos de interés, precios del suelo, de la energía, etc.).
Inflación de demanda. Cuando es imputable, principalmente, al aumento de las intenciones de consumo, que por las rigideces de la oferta no tienen otra respuesta que la elevación de precios.

Infocosmos. (Sanidad) Entorno nuevo que permitirá gracias a las tecnologías de la información, el contacto entre los usuarios y el personal sanitario y no sanitario —médico, enfermera, administrativo— la obtención de información médica y preventiva en cualquier momento y en cualquier lugar. (322)

Información. Datos analizados, interpretados (con significado). Mensajes utilizados para posibilitar la intervención (toma de decisiones). (3) // (sanitaria) Se relaciona con el hecho de obtención y transmisión de datos. Por extensión, también se denomina de ese modo, el producto final de ese proceso. (262) // Conjunto de datos interpretados; datos organizados que pueden ayudar a la toma de decisiones. (296)

Informadores-clave. Es un método basado en una entrevista a personas que se presume tienen un buen conocimiento sobre el asunto a estudiar (expertos) que recurre a una entrevista individual con cada una de estas personas a fin de conocer sus impresiones sobre el tema en cuestión. Se diferencia del método Delphi en que éste no pretende el consenso entre los participantes, puesto que no hay intercambio entre ellos. (6)

Informática. Etimológicamente la palabra informática proviene de la síntesis de los vocablos «información» y «automática», siendo por lo tanto, la técnica especializada en el tratamiento automático de la información. (307)

Informes técnicos. *Véase* PUBLICACIONES CIENTÍFICAS.

Infracciones. Son infracciones laborales las acciones u omisiones de los empresarios contra-

rias a las normas legales, reglamentarias y cláusulas normativas de los convenios colectivos en materia laboral, tipificadas y sancionadas de conformidad al Estatuto de los Trabajadores. (ET Art. 93).
Las infracciones se clasifican en leves (ET Art. 94), graves (ET Art. 95) y muy graves (ET Art. 96).

Infraestructura. Referencia a la base o medio natural de una economía en términos de posición geográfica, recursos naturales, clima, etc., pudiendo considerarse como sinónimo de hábitat. (30) // Son elementos esenciales en cualquier organización para poder alcanzar eficientemente sus objetivos. (101)
Infraestructuras básicas. Son las relativas a comunicaciones terrestres, marítimas y aéreas; al abastecimiento de aguas y al saneamiento, drenajes y depuradoras; al suministro de energías, etc. (30)

Ingreso. Es la entrada de un enfermo en un área de hospitalización. Todo ingreso (programado o urgente) debe ser realizado por el servicio de admisión a solicitud del médico correspondiente. (186) // Número de enfermos procedentes del exterior con orden de ingreso registrada en el servicio de admisión, asignados a una cama de hospitalización.
No se considerarán ingresos los pacientes atendidos en observación de urgencias, sesiones de hemodiálisis, hospital de día y de noche, ni los traslados entre servicios. (214)
Ingreso programado. Pacientes ingresados con orden de ingreso programada independientemente de si proceden de lista de espera o son de un servicio que no tienen demora de ingreso. (214) // (formula) Número de ingresos programados dividido por el número de ingresos totales. (317)
Ingresos totales. Se considerarán ingresos totales en el hospital, la suma de las entradas por ingresos programados más las entradas por ingresos urgentes. (214) // (formula) Número de ingresos (programados más sucesivos) dividido por el número de habitantes por mil. (317)
Ingreso urgente. Pacientes ingresados con orden de ingreso urgente, independientemente de que procedan del área de urgencias o no. (214)

Ingresos. Entradas de dinero en la empresa, procedentes de la venta de los bienes o servicios típicos de su explotación. (281)
Ingresos patrimoniales. (PGE) Se estimarán los distintos tipos de rendimientos según la naturaleza y carácter de la fuente que los genera, especificando para los derivados del capital mobiliario, el principal que origina la renta y el tipo de interés conocido o previsto y, para los del capital inmobiliario, la naturaleza del bien y el precio del arrendamiento, de acuerdo con los contratos, convenios o tipos de rendimiento que se prevean en cada caso. (O. 26-6-96 Art. 4).
Ingresos por servicios prestados. (PGE) La estimación de estos recursos se realizará tomando como referencia la recaudación derivada de conciertos de asistencia sanitaria de la Seguridad Social con las Mutualidades Públicas y otras entidades, así como provenientes de convenios internacionales de asistencia sanitaria y cualesquiera otros por cuya dispensación o realización deba exigirse la oportuna contraprestación. (O. 26-6-96 Art. 4).

Iniciativa legislativa. *Véase* LEYES ESTATALES.

Iniciativa legislativa de las CCAA. *Véase* LEYES ESTATALES.

Iniciativa legislativa popular. *Véase* LEYES ESTATALES.

Injurias. Expresión o acción ejecutada en deshonra, descrédito o menosprecio de otra persona. Es considerado delito por el código penal. (27)

Inmigración. Persona que llega a una localidad o a un país y traslada a éste su residencia habitual. (264)

Inmovilizado. Partidas del balance en las que se incluye el conjunto de los bienes y derechos adquiridos por la empresa, que no se destinan a la venta, y que por ello se ven vinculados de manera permanente. Se divide en inmovilizado material, inmaterial, financiero, gastos de establecimiento, y gastos a distribuir en varios ejercicios. (30)

Inmunidad adquirida. Es aquella que se desarrolla en el ser vivo cuando en él penetra una sustancia antigénica. Este tipo de inmunidad ejerce su acción mediante la utilización de elementos específicos: anticuerpos (inmunidad humoral) y linfocitos sensibilizados (inmunidad celular). Según la forma de inducirla, la inmunidad adquirida se clasifica en natural y artificial. (132)

Input. *Véase* INSUMO.

Insalubre. Actividad que de lugar a desprendimiento o evacuación de productos que pueden resultar directa o indirectamente perjudiciales para la salud humana. Las empresas que realizan actividades insalubres están sometidas a regulación especial según D 2414/1961. Los trabajadores necesitan especiales medidas de protección y control. (27)

INSALUD. *Véase* INSTITUTO NACIONAL DE LA SALUD.

INSERSO. *Véase* INSTITUTO NACIONAL DE SERVICIOS SOCIALES.

Insesgado. Se dice que un estimador es insesgado cuando su esperanza matemática es igual al parámetro poblacional que desea estimar. (42)

Inspección. Examen. Reconocimiento. Acción de examinar una cosa para determinar si está como conviene que esté o como debe. (19)

De acreditación. Es la valoración de una organización para evaluar su nivel de cumplimiento con los estándares pertinentes y para tomar determinaciones respecto a su nivel de acreditación. La inspección incluye la evaluación de la documentación de cumplimiento facilitada por el personal de la organización; la información verbal sobre la puesta en marcha de los estándares o ejemplos de su puesta en marcha, que permitirán poder tomar una determinación del cumplimiento y las observaciones que realicen los inspectores sobre el terreno. La inspección también ofrece a las organizaciones la posibilidad de educación y consulta acerca del cumplimiento de los estándares. (296)

De servicios sanitarios. Cuerpo integrado por funcionarios de la Seguridad Social compuesto por médicos y farmacéuticos inspectores y ATS. Visitadores, encargados de vigilar y supervisar la organización y funcionamiento de los servicios sanitarios propios o concertados, así como, en su caso, de los de las mutuas patronales de accidentes de trabajo y de los empresarios. Tales funcionarios tienen la consideración de autoridad pública en el ejercicio de sus funciones. (D 2766/1967 Art. 124) (LGS Art. 31).

De trabajo. Es el órgano técnico de la Administración Pública que realiza la misión de velar por el mejor cumplimiento de la legislación sobre trabajo, Seguridad Social, empleo y migración, y promoción social. (D 2122/1971 Art. 1).

Enfocada. Inspección realizada durante el ciclo de acreditación para evaluar hasta qué punto una organización ha mejorado su nivel de cumplimiento con relación a recomendaciones específicas. (296)

Hecha a la medida. Inspección en la que se utilizan estándares de más de un manual de estándares para evaluar el cumplimiento; puede incluir el uso de inspectores especializados adecuados a los estándares seleccionados para la inspección. (296)

Instituciones. Son aquellas que tienen una misión y unos objetivos internos. La misión les es impuesta desde el exterior, ya que participa de la misión del sistema sanitario. (200) // Conjunto de ideas y creencias, y de usos y costumbres, así como de elementos materiales, edificios, patrimonio, etc., que forman un todo coordinado y organizado. (293)

Instituciones sanitarias. (Seg. Soc.) Reciben el nombre de Instituciones sanitarias los Centros de la Seguridad Social destinados a la asistencia sanitaria de la población protegida, estructurados con criterios de jerarquización y coordinación de funciones, unidad de acción y trabajo en equipo.

Instituciones abiertas. Son centros asistenciales de la Seguridad Social destinados a la prestación de los servicios sanitarios en régimen ambulatorio (consultorios, centros de salud).

Instituciones cerradas. Son centros asistenciales de la Seguridad Social destinados a la prestación de la asistencia sanitaria en régimen de hospitalización.

Instituto de la Salud Carlos III. Es un órgano de apoyo científico-técnico del Departamento de Sanidad de la Administración del Estado y de los distintos Servicios de Salud de las CCAA. Tendrá la consideración de Organismo Autónomo de la Administración del Estado, adscrito al Ministerio de Sanidad y Consumo. (LGS Art. 111).

Instituto de Mediación, Arbitraje y Conciliación (IMAC). Fue creado por el Real Decreto Ley 5/1979, de 26 de enero, atribuyéndole las funciones de mediación, arbitraje y conciliación, aparte de las siguientes: El depósito de estatutos de los sindicatos de trabajadores y de las asociaciones empresariales; el depósito de las actas relativas a las elecciones de representación de trabajadores y de los datos relativos a la representatividad de las asociaciones empresariales; el depósito de convenios y acuerdos colectivos. (27)

Instituto de Medicina Legal. Existirá un Instituto de Medicina Legal en las capitales de provincia donde tenga su sede un Tribunal Superior de Justicia, así como en las capitales de provincias en las que tengan su sede las Salas del tribunal Superior de Justicia con jurisdicción en una o más provincias. Prestarán los servicios Médicos Forenses necesarios para cubrir las necesidades de todos los órganos judiciales de la respectiva demarcación. (LOPJ Art. 504).

Instituto de Toxicología. Es un órgano técnico adscrito al Ministerio de Justicia cuya misión es auxiliar a la Administración de Justicia. Entre sus funciones están las de emitir informes y dictámenes que soliciten las autoridades judiciales y el Ministerio Fiscal, así como la de practicar los análisis e investigaciones toxicológicas que les sean ordenadas por las autoridades anteriormente citadas. (LOPJ Art. 505).

Instituto Nacional de Empleo (INEM). Creado por el artículo 5.º del Real Decreto-Ley 36/78 de 16 de Noviembre, es un Organismo autónomo de carácter administrativo adscrito al Ministerio de Trabajo y Asuntos Sociales, dependiendo directamente del titular del Departamento. (RD 1458/86).
Corresponde a este Instituto gestionar las funciones y servicios derivados de las prestaciones de protección por desempleo y declarar el reconocimiento, suspensión, extinción y reanudación de las prestaciones sin perjuicio de las atribuciones reconocidas a los órganos competentes de la Administración laboral en materia de sanciones. Las empresas colaborarán con la entidad gestora, asumiendo el pago delegado de la prestación por desempleo en los supuestos y en las condiciones que reglamentariamente se determinen. LGSS Art. 226).

Instituto Nacional de la Salud (INSALUD). Es una Entidad gestora de la Seguridad Social, con personalidad jurídica propia, responsable de la gestión de las prestaciones sanitarias de la Seguridad Social en el ámbito de las Comunidades Autónomas que no hayan asumido las transferencias correspondientes en materia de sanidad. Adscrito orgánica y funcionalmente al Ministerio de Sanidad y Consumo, fue creado, como el resto de las entidades gestoras de la Seguridad Social por el Real Decreto-Ley 36/78.
Funciones y competencias. El INSALUD desarrolla y ejecuta las funciones y actividades precisas para garantizar las prestaciones sanitarias del sistema de Seguridad Social, así como las relativas a la medicina preventiva, promoción de la salud individual, medicina de comunidad y asistencia sanitaria.
Estructura. Dispone de órganos de participación en el control y vigilancia de la gestión (Consejo General y Comisión Ejecutiva Provincial) y órganos de dirección y gestión (Dirección General y Direcciones Provinciales). (RD 1855/79).
Control financiero. En los hospitales y demás centros sanitarios dependientes del Instituto Nacional de la Salud la función interventora queda sustituida por el control financiero de carácter permanente a cargo de la Intervención General de la Seguridad Social. Dicha función se llevará a cabo gradualmente en la forma en que determine el Ministerio de Economía y Hacienda y deberá haberse concluido antes del 31 de diciembre de 1999. (Ley 31/96 Art. 73) *Véase* INTERVENCIÓN GENERAL DE LA ADMINISTRACIÓN DEL ESTADO. *Véase* Tabla 5.

Instituto Nacional de la Seguridad Social (INSS). Es una entidad gestora de la Seguridad

Social, dotada de personalidad jurídica propia, a la que se le encomienda la gestión y administración de las prestaciones de la Seguridad Social. Adscrito orgánica y funcionalmente al Ministerio de Trabajo y Asuntos Sociales, este Instituto como las demás entidades gestoras de la Seguridad Social, fue creado por el Real Decreto-Ley 36/78.

Funciones y competencias. Específicamente se le atribuyen las siguientes funciones y competencias: la inscripción de las empresas; la afiliación, altas y bajas de los trabajadores; el reconocimiento del derecho de los trabajadores a las prestaciones económicas; el reconocimiento del derecho a la asistencia sanitaria; la evaluación y declaración de las situaciones de invalidez, su revisión, así como las lesiones permanentes no invalidantes.

Estructura. Dispone de órganos de participación en el control y vigilancia de la gestión (Consejo General y Comisión Ejecutiva Provincial) y órganos de dirección y gestión (Dirección General y Direcciones Provinciales). (RD 1854/79).

Instituto Nacional de Previsión (INP). Entidad de derecho público, instituida y tutelada por el Ministerio de Trabajo, para la gestión de la Seguridad Social. Quedó extinguido por el RD Ley 36/1978 de 16 de noviembre.

Instituto Nacional de Seguridad e Higiene en el Trabajo (INSHT). Es el órgano científico técnico especializado de la Administración General del Estado que tiene como misión el análisis y estudio de las condiciones de seguridad y salud en el trabajo, así como la promoción y apoyo a la mejora de las mismas. Para ello establecerá la cooperación necesaria con los órganos de las Comunidades Autónomas con competencias en esta materia. Tendrá como funciones las siguientes: a) Asesoramiento técnico en la elaboración de la normativa legal y en el desarrollo de la normalización, tanto a nivel nacional como internacional. b) Promoción y, en su caso, realización de actividades de formación, información e investigación, estudio y divulgación en materia de prevención de riesgos laborales. c) Apoyo técnico y colaboración con la Inspección de Trabajo y Seguridad Social. d) Colaboración con organismos internacionales y desarrollo de programas de cooperación internacional. (LPRL Art. 8).

Instituto Nacional de Servicios Sociales (INSERSO). El R.D. 140/97 modifica su estructura orgánica y básica y transforma el Inserso en Imserso. Es una entidad gestora de la Seguridad Social, con personalidad jurídica propia, responsable de la gestión de los servicios sociales y migraciones complementarios de las prestaciones de la Seguridad Social. Adscrito orgánica y funcionalmente al Ministerio de Trabajo y Asuntos Sociales, fue creado, como el resto de las entidades gestoras de la Seguridad Social por el Real Decreto-Ley 36/78. En la actualidad su gestión está transferida a las diferentes Comunidades Autónomas.

Funciones y competencias. El INSERSO tiene las siguientes competencias y funciones: a) Minusvalías. Reconocimiento, calificación y registro de minusválidos; declaración de la condición de beneficiario y grado de minusvalía; gestión de las prestaciones sociales y económicas contempladas en la Ley de Integración Social; gestión directa o concertada de las pensiones no contributivas de invalidez; creación y mantenimiento de centros y residencias para minusválidos físicos, psíquicos y sensoriales. b)Tercera edad. Creación y mantenimiento de residencias, hogares y clubes; atención domiciliaria mediante prestación de servicios domésticos y personales; planificación y programación de vacaciones de la tercera edad; planificación y gestión del programa de termalismo social; elaboración del plan gerontológico nacional; gestión de prestaciones para la adquisición de ayudas técnicas, eliminación de barreras arquitectónicas, movilidad y transporte, a través del programa de prestaciones técnicas y en colaboración con instituciones públicas y privadas; gestión directa o concertada de las pensiones por jubilación no contributivas. c) Otras áreas. Atención directa a los beneficiarios mediante actividades de asistencia social y familiar, información y asesoramiento; atención social a otros colectivos en situación de riesgo, mediante la acción directa o en colaboración con las organizaciones no gubernamentales (ONG); prestación de asistencia a refugiados, desplazados y asilados a través de los centros de acogida de refugiados.

Estructura. Dispone de órganos de participación en el control y vigilancia de la gestión (Consejo

General y Comisión Ejecutiva Provincial) y órganos de dirección y gestión (Dirección General y Direcciones Provinciales). (RD 1856/79).

Instituto Social de la Marina (ISM). Entidad gestora de la Seguridad Social con personalidad jurídica propia, responsable de la gestión de la asistencia a los trabajadores del mar, tanto en España como en el extranjero, ya presten su trabajo por cuenta propia como por cuenta ajena. (RD 1414/1981).

Institutos universitarios. *Véase* UNIVERSIDAD.

Instrucciones. Reglamento en que predominan las disposiciones técnicas o explicativas para el cumplimiento de un servicio administrativo.

Insumo. Input. Bien empleado en la producción de otros bienes. (30) // Término que hace referencia a todo factor, recurso, medio o bien de producción que se aplica a un programa, proyecto o servicio, cuya utilización o empleo da lugar a los costes. (22) // Material operativo que proporciona la energía a un sistema. (105) // Expresión mexicana equivalente a la entrada de factores, y referido a los bienes de producción empleados para alcanzar otros productos. (22)

Intangibilidad. Los servicios son productos intangibles, no tienen existencia más que en la medida en que son producidos y consumidos; el usuario potencial no tiene pues, la posibilidad de inspeccionar el servicio antes de adquirirlo, lo que conlleva un mayor nivel de riesgo percibido por el usuario. (189)

Integración social. Mecanismos sociales, normalmente públicos que tienen por misión la reinserción adecuada del enfermo a su entorno natural, laboral, familiar y social. (65)

Interconsulta. Número de pacientes a los que se ha derivado a las consultas de atención especializada. A efectos de contabilizar las derivaciones, se considerara una interconsulta cada derivación a un especialista diferente. (214) // Número de pacientes a los que se ha derivado a las consultas de atención primaria o especializada. (214)

Interesado. Se considerará interesado en el procedimiento administrativo: a) Quienes lo promuevan como titulares de derecho o intereses legítimos individuales o colectivos. b) Los que, sin haber iniciado el procedimiento, tengan derechos que puedan resultar afectados por la decisión que en el mismo se adopte. c) Aquellos cuyos intereses legítimos, individuales o colectivos, puedan resultar afectados por la resolución y se personen en el procedimiento en tanto no haya recaído resolución definitiva.
Las asociaciones y organizaciones representativas de intereses económicos y sociales, serán titulares de intereses legítimos colectivos en los términos que la ley reconozca. (LRJAP 30/92 Art. 31).

Interfaz. Sistema de comunicaciones de un programa con el usuario, la interfaz comprende las pantallas y los elementos que informan al usuario sobre lo que puede hacer o sobre lo que esta ocurriendo. (311)

Interino. Trabajador o profesional que ocupa una plaza vacante hasta tanto no se provea en propiedad. *Véase* PERSONAL INSALUD.

Intermediario. Tiene la función de promover y distribuir los bienes y servicios entre los consumidores. (139)

International Standard Organization. Conjunto de normas de calidad para los sistemas homologados en el ámbito internacional y apoyado institucionalmente por los Estados miembros y por la Unión Europea. En España se regula en el Real Decreto 1614/1985. La homologación internacional del sistema de calidad de gestión (sanitaria entre ellos) está contemplada en las normas ISO 9000.

Internet. Conjunto de ordenadores y servidores conectados en una red de redes mundial, compartiendo un mismo protocolo de comunicaciones. Pudiéndose obtener cualquier información existente en la red. (311)

Interrupción Voluntaria del Embarazo (IVE). El aborto quedó despenalizado en España en los siguientes supuestos (Ley 8/85): a) Cuando exista grave peligro para la salud física o psíquica de la madre. b) Cuando exista presunción de que el feto nacerá con graves taras. c) Cuando el embarazo es consecuencia de una violación que se hubiere denunciado en los cinco días siguientes a la misma.

Aborto terapéutico. Es el caso en que se lleva a cabo el aborto para evitarle un grave peligro a la mujer. Teniendo prioridad la vida de la madre, no se señala ningún plazo dentro del cual ha de practicarse. (270)

Aborto eugenésico. Se producirá en aquéllos casos en que dos facultativos acrediten que el feto presenta malformaciones congénitas que hagan prever que el feto nacerá con graves taras físicas o psíquicas. (270)

Aborto ético. Se realizará en aquellos casos en que la gestación sea consecuencia de un delito de violación, pero es necesario que el hecho haya sido denunciado aunque después haya perdón de la ofendida. (270).

Intervención General de la Administración del Estado. Órgano central de la Administración del Estado integrado en el Ministerio de Economía y Hacienda, centro directivo y gestor de la contabilidad pública que ejerce la función interventora, mediante la elaboración del Plan General de Contabilidad Pública, la determinación de la estructura, justificación, tramitación y rendición de las cuentas y demás documentos de contabilidad y la inspección de éstos. (LGP Art. 125) // La Intervención General de la Administración del Estado, ejercerá sus funciones con plena autonomía respecto de las autoridades y demás Entidades cuya gestión fiscalice. La función interventora tiene por objeto controlar todos los actos de la Administración del Estado y de sus Organismos autónomos, que den lugar al reconocimiento de derechos y de obligaciones de contenido económico, así como los ingresos y pagos que de ellos se deriven, y la recaudación, inversión o aplicación en general de los caudales públicos, con el fin de asegurar la administración de la Hacienda Pública se ajuste a las disposiciones aplicables en cada caso. (RD Legislativo 1091/1988 Art. 16).

Función interventora. Tiene por objeto controlar todos los actos de las Entidades gestoras y Servicios comunes que den lugar al reconocimiento de derechos y obligaciones de contenido económico, así como los ingresos y pagos que de ellos se deriven y la recaudación, inversión o aplicación en general de los caudales públicos, con el fin de asegurar que su administración se ajusta a las disposiciones aplicables en cada caso. (RD 706/97 Art. 2.1).

Control financiero. Tiene por objeto comprobar que la actuación de las Entidades gestoras, Servicios comunes y Entidades colaboradoras se ajustan, en el aspecto económico financiero, al ordenamiento jurídico así como a los principios generales de buena gestión financiera. Este control comprenderá la verificación de la eficacia y eficiencia, así como el adecuado registro y contabilización de la totalidad de las operaciones realizadas por cada Entidad gestora, Servicios comunes y Entidades colaboradoras, y su fiel reflejo en las cuentas y estados que, conforme a las disposiciones aplicables, deben formar las mismas. Dicha función podrá ejercerse con carácter permanente. (RD 706/97 Art. 2.2).

Fiscalización previa de derechos e ingresos. La fiscalización previa de los derechos e ingresos de las Entidades gestoras y Servicios comunes se sustituye por el control inherente a la toma de razón en contabilidad y el control posterior. (RD 706/97 Art. 11).

Control posterior. El control posterior de las Entidades gestoras y Servicios comunes se efectuará mediante el ejercicio del control financiero permanente. El Interventor General de la Seguridad Social podrá establecer específicas comprobaciones posteriores sobre determinados tipos de liquidaciones. (RD 706/97 Art. 12).

Fiscalización de conformidad. Si la Intervención considera que el expediente objeto de fiscalización se ajusta a la legalidad, hará constar su conformidad, mediante diligencia firmada, sin necesidad de motivarla.

Intervención quirúrgica. Acto quirúrgico realizado en quirófano. (ambas condiciones deben cumplirse). (214)

Intervenciones quirúrgicas programadas. Toda intervención incluida en programación (se recogerán por separado las realizadas en horario de mañana y tarde).

Intervenciones quirúrgicas suspendidas. Aquéllas intervenciones programadas que por cualquier razón no se realizaron en la fecha en que inicialmente fueron previstas y tampoco se sustituyeron en la programación.

Intervenciones quirúrgicas urgentes. Acto quirúrgico no demorable en el tiempo y de realización inmediata, no incluido en programación.

Intervenciones quirúrgicas con hospitalización. Aquéllas que cursan ingresos.

Intervenciones quirúrgicas ambulatorias. Todas las intervenciones quirúrgicas realizadas en quirófano, sin ingreso pre ni postquirúrgico, tanto en el hospital como en los CEP, que no figuren en la lista de procedimientos individualizados. Se excluyen los procedimientos de cirugía menor realizados en salas de curas o consultas, con o sin anestesia local, y que no requieran ningún cuidado especial postquirúrgico.

Intervenciones quirúrgicas en el hospital. Aquéllas realizadas en los quirófanos del hospital.

Intervenciones quirúrgicas en los CEP. Aquéllas realizadas en los quirófanos de los centros de especialidades periféricos.

Intervenciones quirúrgicas con anestesia general. Son aquéllas intervenciones realizadas con anestesia general.

Intervenciones quirúrgicas sin anestesia general. Son aquéllas intervenciones realizadas sin anestesia general.

Intervenciones quirúrgicas totales. (formula) Número de intervenciones quirúrgicas (programadas más urgentes)ambulantes y con hospitalización, dividido por el número de habitantes por mil. (317)

Intervenciones quirúrgicas con anestesia general. (estadística) Número total de anestesias generales sobre intervenciones programadas, dividido por el número de intervenciones programadas. (186)

Intervenciones quirúrgicas con ingresos. (estadística) Porcentaje de intervenciones con ingreso (programadas más urgentes) respecto al total de ingresos del área. (213)

Intervenciones suspendidas. (estadística) Número de intervenciones suspendidas, dividida por el número total de intervenciones programadas. (186)

Intrusismo. Lo cometen aquellos que ejercen actos propios de las profesiones reglamentadas, por disposición legal, sin poseer la habilitación o capacitación oficial requerida. asimismo, también la comete el titulado o habilitado que ejerce una profesión sin hallarse inscrito en el respectivo colegio, corporación o asociación oficial, siempre que se exija este requisito. (27) // Ejercicio de actividades profesionales por personas no autorizadas legalmente para ello. (262). En la nueva redacción del Código Penal no ha sido recogido como delito.

Invalidez. Incapacidad, menoscabo o alteración permanente de la salud que padece un trabajador y le imposibilita o limita para la realización de una actividad laboral o profesional.

Con respecto a la Seguridad Social, existen dos modalidades diferentes en función de la cotización o no a la Seguridad Social, una contributiva y otra no contributiva. (LGSS Art. 134).

Modalidad contributiva. Es invalidez la situación del trabajador que, después de haber estado de alta médicamente, presenta reducciones anatómicas o funcionales graves susceptibles de determinación objetiva y previsiblemente definitivas, que disminuyan o anulen su capacidad laboral.

Modalidad no contributiva. Podrán ser constitutivas de invalidez las deficiencias, previsiblemente permanentes, de carácter físico o psíquico, congénitas o no, que anulen o modifiquen la capacidad física, psíquica o sensorial de quienes las padecen.

Invalidez permanente. Tendrá la consideración de invalidez permanente en su modalidad contributiva, y en el grado que se califique, la situación de incapacidad que subsista después de extinguida la incapacidad temporal por el transcurso del plazo máximo de duración señalado para la misma. (LGSS Art. 134).

Grados de invalidez. La incapacidad permanente, cualquiera que sea su causa determinante, se clasificará, en función del porcentaje de reducción de la capacidad de trabajo del interesado, valorado de acuerdo con la lista de enfermedades, que se apruebe reglamentariamente, en los siguientes grados (Ley 24/97 Art. 8):

Incapacidad permanente parcial.

Incapacidad permanente total.
Incapacidad permanente absoluta.
Gran invalidez.

Incapacidad permanente parcial. Para la profesión habitual es la que sin alcanzar el grado de total, ocasione al trabajador una disminución no inferior al 33% en su rendimiento normal para dicha profesión, sin impedirle la realización de las tareas fundamentales de la misma. (LGSS Art. 137).

Incapacidad permanente total. Para la profesión habitual es aquella que inhabilita al trabajador para la realización de todas o de las fundamentales tareas de dicha profesión, siempre que pueda dedicarse a otra distinta. (LGSS Art. 137).

Incapacidad permanente absoluta. Es aquella que inhabilita al trabajador por completo para toda profesión u oficio. (LGSS Art. 137).

Gran invalidez. Se entenderá por gran invalidez la situación del trabajador afecto de incapacidad permanente y que, por consecuencia de pérdidas anatómicas o funcionales, necesite la asistencia de otra persona para los actos más esenciales de la vida, tales como vestirse, desplazarse, comer o análogos. (LGSS Art. 137).

Lesiones permanentes no invalidantes. Son aquellas lesiones, mutilaciones y deformidades de carácter definitivo, causadas por accidentes de trabajo o enfermedades profesionales que, sin llegar a constituir una invalidez permanente conforme a lo establecido en las referencias anteriores, supongan una disminución o alteración de la integridad física del trabajador y aparezcan recogidas en el baremo previamente establecido por la Administración. Serán indemnizadas en una sola vez con las cantidades alzadas que se determinen en el baremo anteriormente citado, por la entidad que estuviera obligada al pago de las prestaciones de invalidez permanente, todo ello sin perjuicio del derecho del trabajador a continuar al servicio de la empresa. (LGSS Art. 150).

Invalidez provisional. La Ley 42/1994 de 30 de diciembre, derogó el articulado que regulaba dicha prestación.

Inventario. Cantidad de cada producto existente en un momento dado, y lista ordenada en que se detalla. Cuando se trata de una persona física, se usa la expresión de inventario de bienes y cuando es jurídica inventario de activos. (281)

Inversión. Es el gasto de dinero que se realiza en un proyecto, con la intención de que los flujos de caja compensen el capital invertido. Existen cuatro métodos básicos de juzgar la bondad de la inversión: pay-back, rentabilidad media sobre el valor en libros, tasa interna de retornos, índice de rentabilidad, y valor actual neto, siendo éste último el que mejor mide la creación de valor para los inversionistas. (30) // Comprende todos los gastos encaminados a la adquisición de capital real que constituye, como sabemos, una parte de la producción total, y que sólo cuando es superior a la depreciación (al coste de utilización del capital fijo), constituye una adición efectiva del capital real de la nación. (33)

Inversiones de reposición. Comprende las adquisiciones destinadas a sustituir el material obsoleto, obras, importes de reformas, siempre que no impliquen aumento de camas autorizadas, y renovación de mobiliario y de toda clase de equipos en inmuebles o locales ya en servicio. (215)

Inversiones nuevas. Comprende aquellas aplicaciones que produciendo incremento del patrimonio por operaciones reales, se refieran a adquisiciones, construcciones, instalaciones y equipamiento de servicios nuevos o ampliación y mejora de los existentes, tanto sanitario como asistencial como administrativos, siempre que suponga un aumento del valor de los mismos. (215)

Horizonte temporal. Es el tiempo que transcurre desde que se inicia la ejecución de la inversión hasta que ésta se cancela o concluye. (163)

Riesgo económico de una inversión. Consiste en la probabilidad de que la inversión no genere la rentabilidad esperada y, lo que es más, que pueda producir pérdidas. (163)

Inversiones reales. (PGE) Créditos estimados de las inversiones a realizar en un ejercicio determinado por cada entidad o centro, dejando constancia en cada uno de aquéllos de las fechas de iniciación y terminación, de la distribución temporal y económica de la inversión, y separadamente, los gastos corrientes que generará su puesta en marcha a pleno funcionamiento. (O. 26-6-96 Art. 4).

Investigación. Es un proceso sistemático, formal y riguroso que trata de obtener soluciones a los problemas y/o descubrir e interpretar nuevos hechos y sus relaciones. (137) // Es un procedimiento mediante el cual se recogen nuevos conocimientos de fuentes primarias que permiten el avance científico. // Es el estudio sistemático, controlado, empírico, reflexivo y crítico de proposiciones hipotéticas sobre las supuestas relaciones que existen entre fenómenos naturales. Permite descubrir nuevos hechos o datos, relaciones o leyes, en cualquier campo del conocimiento humano. Es una indagación o examen cuidadoso en la búsqueda de hechos o principios, una pesquisa diligente para averiguar algo. (161) // Es una práctica fundamental en la producción del conocimiento científico y expectativa de que los estudios sobre la enseñanza en salud reproductiva tienen la perspectiva de direccionar la identificación de problemas que faciliten la toma de decisiones para efectuar las transformaciones que se requieren en las practicas educativas para consolidar esta área. (174).

Del mercado sanitario. Es el análisis metódico de los distintos segmentos o grupos sociales que lo integran en función de sus atributos sanitarios, así como de todos aquellos factores que pueden modificarlos física, psíquica y sociológicamente en el espacio y en el tiempo. (101)

Descriptiva. Etapa preparatoria del trabajo científico que permite ordenar el resultado de las observaciones de las conductas, las características, los factores, los procedimientos y otras variables de fenómenos y hechos. Este tipo de investigación no tiene hipótesis explícitas. (161)

Analítica. Es un procedimiento más complejo con respecto a la investigación descriptiva, que consiste fundamentalmente en establecer la comparación de variables entre grupos de estudio y de control. Además se refiere a la proposición de hipótesis que el investigador trata de probar o negar. (161)

Experimental. Es un procedimiento metodológico en el cual un grupo de individuos o conglomerados son divididos en forma aleatoria en grupos de estudio y control analizados con respecto a un factor o medida que el investigador introduce para estudiar y evaluar. (161)

Operativa. Estudio sistemático, por observación y experimentación, del funcionamiento de un sistema. (2)

Investigación y desarrollo (I+D). Conjunto de actividades dirigidas a mejorar e innovar los productos y procesos de una empresa desde el punto de vista tecnológico, y no desde el comercial. Es más investigación aplicada que básica. (281)

Investigador. Es quién dirige la realización práctica del ensayo. Solo podrá actuar como tal un profesional sanitario «suficientemente cualificado» para evaluar la respuesta a la sustancia o medicamento objeto de estudio. En todo caso, los ensayos clínicos en humanos se realizarán bajo la vigilancia de un médico con la necesaria competencia clínica. (270)

Isocrona. *Véase* ACCESIBILIDAD.

Isolate. División de una faceta; cada componente o elemento simple de una materia compuesta. (291)

Ítem. Cada uno de los puntos de un cuestionario, generalmente abordado en una pregunta. A veces se emplea con el significado de referencia en un inventario. (281)

Iyer. *Véase* MODELOS ENFERMEROS.

J

Jefe de departamento. Le corresponderá la coordinación de los servicios integrados en él. En los hospitales del Insalud son plazas a extinguir. (RD 521/1987 DA 3ª). Son los responsables de varios servicios.

Jefe de sección. Son los responsables de las unidades asistenciales con rango inferior al de servicio y dependerán del Director Médico o del Jefe de Servicio, si lo hubiere. (RD 521/1987 Art. 25). Estos puestos de carácter asistencial en las unidades de asistencia especializada del Insalud se proveerán mediante convocatoria pública en la que podrán participar todos los facultativos con nombramiento de personal estatutario que obstenten plaza en propiedad en las Instituciones Sanitarias de la Seguridad Social, mediante un procedimiento de selección basado en la evaluación del curriculum profesional de los aspirantes y de un proyecto técnico relacionado con la gestión de la unidad asistencial. (Ley 66/97 Art. 52).

Jefe de servicio. Son los responsables de los servicios médicos y estarán bajo la dependencia del Director Médico. (RD 521/1987 Art. 25). Estos puestos de carácter asistencial en las unidades de asistencia especializada del Insalud se proveerán mediante convocatoria pública en la que podrán participar todos los facultativos con nombramiento de personal estatutario que obstenten plaza en propiedad en las Instituciones Sanitarias de la Seguridad Social, mediante un procedimiento de selección basado en la evaluación del curriculum profesional de los aspirantes y de un proyecto técnico relacionado con la gestión de la unidad asistencial. (Ley 66/97 Art. 52).

Jerarquía. *Véase* DISPOSICIONES ADMINISTRATIVAS.

Join Comission. (JCAHO). Organización independiente y no lucrativa dedicada a mejorar la calidad de los cuidados prestados por los centros sanitarios. Fundada en 1951, sus miembros pertenecen al Colegio Americano de Médicos, al Colegio Americano de Cirujanos, la Asociación Americana de Dentistas, la Asociación Americana de Hospitales y la Asociación Médica Americana. Las funciones fundamentales de la Joint Comission incluyen el desarrollo de los estándares aplicables a las organizaciones, concesiones de acreditaciones y servicio de consulta e información a las organizaciones sanitarias. (289).

Jornada laboral. Será la pactada en los convenios colectivos o contratos de trabajo. La duración máxima de la jornada laboral será de 40 horas semanales de trabajo efectivo de promedio en cómputo anual.
Asimismo se podrá establecer la distribución irregular de la jornada a lo largo del año. Dicha distribución respetará en cualquier caso los períodos mínimos de descanso diarios y semanales, que serán como mínimo de doce horas entre el final de una jornada y el inicio de la siguiente. El descanso semanal será como mínimo de día y medio ininterrumpido a la semana.
La jornada laboral será como máximo de nueve horas y de ocho para los menores de dieciocho años. Siempre que la duración de la jornada diaria exceda de las seis horas continuadas, habrán descansos de quince minutos y treinta para los menores de dieciocho años. (ET Art. 34).
Horas extraordinarias. Tendrán tal consideración, aquellas horas de trabajo que se realicen sobre la duración máxima de la jornada ordinaria de trabajo.
Mediante convenio colectivo o, en su defecto, contrato individual, se optará entre abonar dichas horas en cuantía que se fije, que en ningún caso podrá ser inferior al valor de la hora ordinaria, o compensarlas por tiempos equivalentes de descanso retribuido.
El número de horas extraordinarias no podrá ser superior a ochenta al año, no computándose a estos efectos las horas compensadas mediante descanso dentro de los cuatro meses siguientes a su realización.
La prestación de trabajo en horas extraordinarias será voluntaria, salvo que su realización se haya pactado en convenio colectivo o contrato individual. (ET Art. 35). *Véase* TRABAJO.

INSALUD.

La Resolución de 10 de junio de 1992, de la Secretaría General para el Sistema Nacional de Salud, por la que se ordena la publicación del Acuerdo del Consejo de Ministros por el que se aprueba el celebrado entre la Administración y las Organizaciones Sindicales más representativas sobre aspectos profesionales, económicos y organizativos en las Instituciones Sanitarias dependientes del Instituto Nacional de Salud, establece en el apartado 4º de su anexo lo siguiente: «la jornada anual se fija de la siguiente manera: a) Turno fijo diurno: 1.645 horas. b) Turno fijo nocturno: 1.470 horas. c) Turno rotatorio: 1.530 horas.

Jubilación. Situación en la que se encuentra toda persona que por su edad tiene el derecho de cesar en su puesto de trabajo sin poder pasar a ninguna otra colocación retribuida. (30)
Para la Seguridad Social:
Concepto. En su modalidad contributiva, prestación económica que será única para cada beneficiario y consistirá en una pensión vitalicia que le será reconocida, en las condiciones, cuantía y forma que reglamentariamente se determinen, cuando, alcanzada la edad establecida, cese o haya cesado en el trabajo por cuenta ajena. (LGSS Art. 160).
Beneficiarios. Tendrán derecho a la pensión de jubilación, en su modalidad contributiva quienes: (LGSS Art. 161). a) Hayan cumplido 65 años de edad. b) Tener cubierto un período mínimo de cotización de quince años, de los cuales al menos dos deberán estar comprendidos dentro de los quince años inmediatamente anteriores al momento de causar derecho. (Ley 24/97 Art. 4).
Incompatibilidad. El disfrute de la pensión de jubilación en su modalidad contributiva, será incompatible con el trabajo salvo en las excepciones que establece la Ley. (LGSS Art. 165).
Jubilación parcial. Los trabajadores que reúnan las condiciones exigidas para tener derecho a la pensión de jubilación con excepción de la edad, que habrá de ser inferior a tres años, como máximo, a la exigida, podrán acceder a la jubilación parcial en las condiciones previstas en la Ley. (LGSS Art. 166).
No contributiva. Beneficiarios. Tendrán derecho a la pensión de jubilación, en su modalidad no contributiva, las personas que, habiendo cumplido sesenta y cinco años de edad, carezcan de rentas o ingresos en cuantía superior a los límites establecidos, residan legalmente en territorio español y lo hayan hecho durante diez años entre la edad de dieciséis años y la edad de devengo de la pensión, de los cuales dos deberán ser consecutivos e inmediatamente anteriores a la solicitud de la prestación. (LGSS Art. 167).

INSALUD.

La Jubilación en el Insalud podrá ser: forzosa, por invalidez y voluntaria.

Jubilación forzosa. La jubilación forzosa de los funcionarios públicos se declarará de oficio al cumplir los sesenta y cinco años de edad. No obstante lo dispuesto en el apartado anterior, tal declaración no se procurará hasta el momento en que los funcionarios cesen en la situación de servicio activo, en aquellos supuestos en que voluntariamente prolonguen su permanencia en la misma hasta, como máximo, los setenta años de edad. (Ley 13/1996 Art.107).

Jubilación por invalidez. La jubilación por invalidez se producirá cuando se acredite en el oportuno expediente la incapacidad psicofísica del interesado para el desempeño de sus funciones.

Jubilación voluntaria. La jubilación voluntaria podrá solicitarse y tendrá efecto según lo establecido en la normativa del Régimen General de la Seguridad Social.

Juez. Miembro del poder judicial integrante de la tercera categoría de la carrera judicial, que detenta la titularidad de un juzgado. Le corresponde en el ejercicio de sus funciones juzgar y hacer ejecutar lo juzgado y cualesquiera otras funciones encomendadas por la ley. (27).

Junta de facultades. *Véase* UNIVERSIDAD.

Junta Técnico Asistencial. Órgano colegiado de asesoramiento de la comisión de dirección de los hospitales dependientes orgánica y funcionalmente del Insalud, en lo relativo a la actividad asistencial, así como de participación de los profesionales en el mecanismo de toma de decisiones que afecten a sus actividades. La Junta Técnico Asistencial se reunirá como mínimo seis veces al año. (RD 521/1987 Art. 21).

Comisión Mixta Hospitalaria. Se crea en el marco del Acuerdo adoptado por el Insalud y la Confederación Estatal de Sindicatos Médicos de 22 de julio de 1995, como órgano de participación, y corresponsabilización de los facultativos. Depende de la Dirección Médica a través de la Junta Técnico Asistencial y las propuestas y actuaciones que eleve a la Dirección del Centro deberán ajustarse a los criterios y objetivos sobre actividad, calidad y asignación de recursos que, para cada ejercicio, establezca la Dirección General del Insalud (Contrato Programa). La componen el Director Médico (Presidente), los Subdirectores Médicos, un Jefe de Servicio o de Departamento y un facultativo por cada una de las siguientes áreas de actividad: medicina, cirugía, servicios centrales, ginecología-obstetricia y pediatría. Asimismo estará un representante de los médicos internos y residentes si los hubiera.

Juntas de Personal. Los órganos de representación del personal que presta sus servicios en las distintas Administraciones Públicas, vinculado a las mismas a través de una relación de carácter administrativo (funcionarios) o estatutario, tendrán como órganos de representación a los Delegados de Personal y Juntas de Personal.

Delegados de personal. Es el órgano de representación de aquellos funcionarios o estatutarios en aquellas Entidades locales que cuenten, con diez funcionarios y no alcancen el número de cincuenta.

Se elegirán con la siguiente proporción:

De diez a treinta funcionarios, uno.

De treinta y uno a cuarenta y nueve funcionarios, tres.

Juntas de Personal. Se constituirán en unidades electorales, siempre que las mismas cuenten con un censo mínimo de cincuenta funcionarios o estatutarios.

Se elegirán de acuerdo con la siguiente escala:

De cincuenta a cien funcionarios o estatutarios: 5.

De ciento uno a doscientos cincuenta: 7.

De doscientos cincuenta y uno a quinientos: 11.

De quinientos uno a setecientos cincuenta: 15.

De setecientos cincuenta y uno a mil: 19.

De mil uno en adelante, dos más por cada mil o fracción, con un máximo de setenta y cinco.

Las Juntas de Personal elegirán de entre sus miembros un Presidente y un Secretario y elaborarán su propio Reglamento de procedimiento.

Garantías. Los miembros de las Juntas de Personal y los Delegados de Personal, como representantes legales de los funcionarios y estatutarios, dispondrán para el ejercicio de su función representativa de las siguientes garantías y de-

rechos: a) El acceso y libre circulación por las dependencias de su unidad electoral. b) La distribución libre de todo tipo de publicaciones. c) Ser oídos en los expedientes disciplinarios a que pudieran ser sometidos sus miembros durante el tiempo de su mandato y durante el año inmediatamente posterior, sin perjuicio de la audiencia del interesado regulado en el procedimiento sancionador. d) Un crédito de horas mensuales dentro de la jornada de trabajo y retribuidas como de trabajo efectivo, de acuerdo con la siguiente escala:
Hasta cien funcionarios o estatutarios: 15.
De ciento uno a doscientos cincuenta: 20.
De doscientos cincuenta y uno a quinientos: 30.
De quinientos uno a setecientos cincuenta: 35.
De setecientos cincuenta y uno en adelante: 40.
e) No ser trasladados ni sancionados durante el ejercicio de sus funciones ni dentro del año siguiente a la expiración de su mandato.

Mesa de negociación. A los efectos de propiciar la participación de los trabajadores a través de sus representantes, se constituirán Mesas de negociación en las que estarán presentes los representantes de la Administración Pública correspondiente y las Organizaciones Sindicales más representativas a nivel estatal y de Comunidad Autónoma, así como los sindicatos que hayan obtenido el 10 % o más de los representantes en las elecciones para Delegados y Juntas de Personal.

Constituida la Mesa General en la Administración del Estado, se constituirán Mesas sectoriales de negociación para la determinación de las condiciones de trabajo en los sectores específicos que a continuación se relacionan: a) Personal docente en los centros públicos no universitarios. b) Correos, Telégrafos y Caja Postal. c) Personal al servicio de las Instituciones sanitarias públicas. d) Personal al servicio de la Administración de Justicia. e) Para el personal funcionario de las Universidades.

La competencia de las Mesas sectoriales se extenderá a los temas que no hayan sido objeto de decisión por parte de la Mesa general. Ambas mesas se reunirán como mínimo una vez al año. Serán objeto de negociación: a) La aplicación de las retribuciones. b) La preparación de la oferta pública de empleo. c) La clasificación de puestos de trabajo. d) Los sistemas de ingreso, provisión y promocicn profesional. e)Las materias de índole económica, de prestación de servicios, sindical, asistencial, y en general, cuantas otras afecten a las condiciones de trabajo.

Jurisprudencia. Doctrina establecida por el Tribunal Supremo al aplicar e interpretar la ley, la costumbre y los principios generales del Derecho. Requisito para que tal doctrina se convierta en jurisprudencia es la reiteración al menos de dos sentencias, que se establezca al interpretar la ley, costumbre o principios generales del Derecho y que tal doctrina se haya utilizado como razón básica para adoptar la decisión. (27) // La filosofía o ciencia de la ley sobre la cual se construye un sistema legal. (49).

Justicia. La justicia emana del pueblo y se administra en nombre del Rey por jueces y Magistrados integrantes del poder judicial. (CE Art. 117.1) // Virtud que inclina a dar a cada uno lo que le corresponde. (29).

Juzgados. Órgano judicial cuya titularidad la ostenta un juez. Es órgano unipersonal, y se compone de un juez, un secretario y el resto del personal auxiliar (oficiales, auxiliares y agentes) que se fije en la plantilla orgánica del mismo. (27) // La ley orgánica del poder judicial determinará la constitución, funcionamiento y gobierno de los Juzgados y Tribunales, así como el estatuto jurídico de los Jueces y Magistrados de carrera, que formarán un Cuerpo único y del personal al servicio de la Administración de Justicia. (CE Art. 122.1).

Consejo General del Poder Judicial. El Consejo General del Poder Judicial es el órgano de gobierno del mismo. Estará integrado por el Presidente del Tribunal Supremo, que lo presidirá, y por 20 miembros nombrados por el Rey, por un periodo de 5 años. De éstos, 12 entre los Jueces y Magistrados de todas las categorías judiciales, en los términos que establezca la ley orgánica; 4 a propuesta del Congreso de los Diputados y 4 a propuesta del Senado. (CE Art. 112.2 y 3).

K

K. Denominación de un determinado documento contable. *Véase* DOCUMENTO K.

Keynesianismo. Teoría de J. M. Keynes (1883-1946) en la que establecía que el paro era una consecuencia de la caída de la demanda efectiva, y por ello, para lograr el pleno empleo, se hacía necesario reactivar el sistema económico con inversión pública. (30)

Kilobyte (Kb). Unidad de medida de memoria. Equivale a 10_3 Bytes = 1024 Bytes. (306)

KRPG. Denominación de un determinado documento contable. *Véase* DOCUMENTO KRPG.

L

LAN. Local área network (*Véase* RED).

Laudo. Figura instituida por el artículo 25.b del Decreto Ley 17/1977, de 4 de marzo, sobre relaciones de trabajo, por el cual, si el conflicto colectivo se planteara para modificar las condiciones de trabajo, la autoridad laboral dictará laudo de obligado cumplimiento, resolviendo sobre todas las cuestiones planteadas. Fue declarada inconstitucional por Sentencia del Tribunal Constitucional, (8 de abril de 1981), rechazándose así lo que constituía una grave conculcación de la autonomía de las partes y admitiéndose, por tanto, solamente soluciones arbitrales y negociadas entre éstas. // Decisión o fallo que dictan los árbitros o amigables componedores. (27).

Legislación. Conjunto o cuerpo de leyes por las cuales gobierna un Estado. Conjunto de leyes positivas que regulan la vida jurídica en sus múltiples manifestaciones. (11)

Lenguaje. **Lenguaje máquina.** *Véase* CÓDIGO MAQUINA.

Lenguaje de programación. Lenguaje especial, no natural, diseñado con un vocabulario, morfología y sintaxis muy simples y rígidas, y orientados a la programación de instrucciones elementales que darán lugar a un programa. (307).

Lenguaje simbólico. Lenguaje de programación en el que las instrucciones de los diferentes programas, se codifican utilizando los caracteres de los lenguajes naturales. (307)

Lesión. Se entiende por lesión, toda acción o irrupción súbita y violenta de un agente exterior. El Tribunal Supremo en Sentencia de 1903, admitió, que no sólo se aceptara el hecho repentino, sino la lesión en sí, y por tanto esta podrá ser producida por una enfermedad. (257)

Lesiones permanentes no invalidantes. *Véase* INVALIDEZ PERMANENTE.

Lesiones. Todo daño en la integridad corporal o en la salud de las personas. Toda acción u omisión que genere una pérdida o disminución de la integridad corporal humana, o de la capacidad laboral, o que también causen una perturbación de la incolumidad o bienestar corporal sin menoscabo de la salud misma, o por último produzcan cualquier clase de perturbación de la salud en el sentido más laxo, y que consista bien en enfermedad psíquica o bien en la física. (27)

Letalidad. Número de muertes producidas por una determinada enfermedad.

Lex artis. Es el criterio valorativo de la concreción del correcto acto médico ejecutado por el profesional de la medicina —ciencia o arte médico— que tiene en cuenta las especiales características de su autor, de la profesión, de la complejidad y trascendencia vital del acto, y en su caso, de la influencia en otros factores endógenos —estado e intervención del enfermo, de sus familiares o de la misma organización sanitaria—, para calificar dicho acto conforme o no con la técnica normal requerida (derivando de ello tanto el acervo de exigencias o requisitos de legitimación o actuación lícita, de la correspondiente eficacia de los servicios prestados y en particular, de la posible responsabilidad de su autor/médico por el resultado de su intervención o acto médico ejecutado.

«...lo que incrimina y da origen a la responsabilidad criminal médica no son los errores de diagnóstico, ni una falta de extraordinaria pericia en el desempeño de las actividades quirúrgicas, al no ser exigible en este ni en ningún aspecto de la vida social la infalibilidad, sino que la culpa estriba en un comportamiento inadecuado a determinadas exigencias ordinarias y medios.» (STS de 8-10-1963)

«...la responsabilidad médica que cuenta en la historia con antiguos y destacados supuestos que han llegado hasta nuestros días, ha de ser en principio, proclamada cuando en el tratamiento médico o quirúrgico se incidan en conductas descuidadas que, olvidando la lex artis, provoquen resultados lesivos». (STS de 26-6-1980)

«...la actuación de los médicos debe regirse por la denominada lex artis ad hoc, es decir, la que se toma en consideración respecto al caso concreto en que se produce la actuación o intervención medica y las circunstancias en que las mismas se desarrollan y tienen lugar, así como respecto de las incidencias inseparables en el normal actuar profesional» (STS de 7-2-1990)

«...se entiende por lex artis ad hoc aquel criterio valorativo de la corrección del concreto acto médico ejecutado por el profesional de la medicina —ciencia o arte médico— que tiene en cuenta las específicas características de su autor, de la profesión.» (STS de 11-3-1991)

Ley. Norma publicada oficialmente con tal carácter que contiene un mandato normativo de los órganos que constitucionalmente tienen atribuido el poder legislativo ordinario.

Requisitos. Tienen que emanar de los órganos con atribuciones constitucionales para legislar (Cortes Generales, Asambleas de las CCAA); publicadas oficialmente; contenido normativo.

Clases. Por su ámbito, generales y locales.

Alcance político. Constitucionales, ordinarias, orgánicas, leyes marco, de CCAA.

Leyes Autonómicas. Son aquellas que dictan las Asambleas Legislativas de las diferentes comunidades Autónomas.

Leyes Comunitarias. *Véase* TRATADO DE LA UNIÓN EUROPEA.

Leyes de Coordinación con las CCAA. Ley básica. Las que dictan las Cortes Generales del Estado para que las Comunidades Autónomas las desarrollen sobre las materias que no son transferibles y por tanto competencia exclusiva del Estado según lo establecido en el artículo 149 de la Constitución Española.

Ley marco. Las que dictan las Cortes Generales del Estado que atribuyen a las Comunidades Autónomas las facultades de elaborar leyes en materia de competencia estatal, delimitándoles el campo de esta potestad legislativa. (11)

Leyes de armonización. Las que dictan las Cortes Generales del Estado para establecer los principios necesarios para armonizar las disposiciones normativas de las Comunidades Autónomas, por interés general. Corresponde a las Cortes Generales por mayoría absoluta de cada Cámara, la apreciación de esta necesidad. (11)

Leyes Estatales. Ley Orgánica. Son leyes orgánicas las relativas al desarrollo de los derechos fundamentales y de las libertades públicas, las que aprueben los Estatutos de Autonomía y el régimen electoral general y las demás previstas en la Constitución. La aprobación, modificación o derogación de las leyes orgánicas exigirá mayoría absoluta del Congreso, en una votación final sobre el conjunto del proyecto. (CE Art. 81).

Ley de Bases. La ley de bases es el mecanismo mediante el cual, las Cortes Generales delegan la potestad de dictar normas con rango de ley al Gobierno, en materias determinadas no incluidas en las leyes orgánicas. Esta delegación deberá otorgarse cuando su objeto sea la formación de textos articulados o por una ley ordinaria cuando se trate de refundir varios textos legales en uno solo.

Las leyes de bases no podrán en ningún caso autorizar la modificación de la propia ley de bases, ni facultar para dictar normas con carácter retroactivo. (CE Art. 82 y 83).

Ley Ordinaria. Son normas jurídicas emanadas del poder legislativo con arreglo al procedimiento establecido. Las Leyes Generales u Ordinarias se inician mediante (11):

Procedimientos:

Proyecto de Ley. Serán aprobados en Consejo de Ministros y sometidos al Congreso, acompañados de una exposición de motivos y de los antecedentes necesarios para pronunciarse sobre ellos. (CE Art. 88).

Proposición de Ley. Se regulará por los Reglamentos de las Cámaras, sin que la prioridad debida a los proyectos de ley impida el ejercicio de la iniciativa legislativa en los términos regulados por el artículo 87 de la Constitución Española. (CE Art. 89).

Iniciativa legislativa. La iniciativa legislativa corresponde al Gobierno, al Congreso y al Senado, de acuerdo con la Constitución y los Reglamentos de las Cámaras. (CE Art. 87).

Iniciativa legislativa popular. Una ley orgánica (LO 3/84) regulará las formas del ejercicio y requisitos de la iniciativa popular para la presentación de proposiciones de ley. En todo caso se exigirán no menos de 500.000 firmas acreditadas.

No procederá dicha iniciativa en materias propias de ley orgánica, tributarias o de carácter internacional, ni en lo relativo a la prerrogativa de gracia. (CE Art. 87).

Iniciativa legislativa de las CCAA. Las Asambleas de las Comunidades Autónomas podrán solicitar del Gobierno la adopción de un proyecto de ley o remitir a la Mesa del Congreso una proposición de ley, delegando ante dicha Cámara un máximo de tres miembros de la Asamblea encargados de su defensa. (CE Art. 87).

Libelo. Un escrito falso o malicioso que se hace con fin de difamar o deshonrar a otra persona y que es publicado de modo que alguien, además del difamado lo observe. (49).

Liberalismo. Conjunto de ideas que favorecen el máximo de libertad en el orden económico, con la puesta en el mercado de la tierra sin vinculaciones (desamortización), la libertad de la contratación del trabajo, la libertad del comercio de bienes y la libertad de circulación de capitales; todo ello sin más intervención del Estado que las consideradas como indispensables (defensa, hacienda, moneda y relaciones exteriores), de modo que las voluntades de cada uno, con sus decisiones de conseguir su propio interés individual hacen posible el óptimo de bienestar, sin más dirección que una especie de mano invisible que guíe su conducta. (30).

Libertad sindical. Todos los trabajadores tienen derecho a sindicarse libremente para la promoción y defensa de sus intereses. Quedan exceptuados del ejercicio de este derecho los miembros de las Fuerzas Armadas y los Jueces, Magistrados y Fiscales en activo.

La libertad sindical comprende: a) El derecho a fundar sindicatos sin autorización previa, así como el derecho a suspenderlos o extinguirlos, por procedimientos democráticos. b) El derecho del trabajador a afiliarse al sindicato de su elección, no pudiendo nadie ser obligado a afiliarse. c) Derecho de los afiliados a elegir libremente a sus representantes dentro de cada sindicato. d) El derecho a la actividad sindical.

Las organizaciones sindicales en el ejercicio de la libertad sindical, tienen derecho a: a) Redactar sus estatutos y reglamentos, organizar su administración interna y sus actividades y formular su programa de acción. b) Constituir federaciones, confederaciones y organizaciones internacionales, así como afiliarse a ellas y retirarse de las mismas. c) No ser suspendidas ni disueltas sino mediante resolución firme de la Autoridad Judicial, fundada en incumplimiento grave de las Leyes. d) El ejercicio a la actividad sindical en la empresa y fuera de ella, que comprenderá en todo caso, el derecho a la negociación colectiva, el ejercicio del derecho a la huelga, el planteamiento de conflictos individuales y colectivos y a la presentación de candidaturas para la elección de los Comités de Empresa y

Delegados de Personal, y de los correspondientes órganos de las Administraciones Públicas. (Ley Orgánica 11/85).

Sindicatos más representativos. Tendrán la consideración de sindicatos más representativos:

A nivel estatal: a) Los que acrediten una audiencia del 10 % o más del total de delegados de personal de los miembros de los comités de empresa y de los correspondientes órganos de las Administraciones Públicas. b)Los sindicatos o entes sindicales, afiliados, federados o confederados a una organización sindical de ámbito estatal que tenga la consideración de más representativa de acuerdo con el apartado a).

A nivel autonómico. a) Los sindicatos de dicho ámbito que acrediten en el mismo una especial audiencia expresada en la obtención, de al menos, el 15 % de los delegados de personal y de los representantes de los trabajadores en los comités de empresa, y en los órganos de representación de las Administraciones Públicas, siempre que cuenten con un mínimo de 1.500 representantes y no estén federados o confederados con organizaciones sindicales de ámbito estatal. b) Los sindicatos o entes sindicales afiliados, federados o confederados a una organización sindical de ámbito de Comunidad Autónoma que tengan la consideración de más representativa de acuerdo con el apartado a).

Capacidad representativa. Las organizaciones que tengan la consideración de sindicatos más representativos, gozarán de capacidad representativa para: a) Ostentar la representación institucional ante las Administraciones Públicas u otras entidades y organismos de carácter estatal o autonómico que la tenga prevista. b) La negociación colectiva, en los términos previstos en el Estatuto de los Trabajadores. c) Participar como interlocutores en la determinación de las condiciones de trabajo en las Administraciones Públicas a través de los oportunos procedimientos de consulta o negociación. d) Participar en los sistemas no jurisdiccionales de solución de conflictos laborales. e) Promover las elecciones para delegados de personal y comités de empresas y órganos correspondientes de las Administraciones Públicas. f) Obtener cesiones temporales de uso de inmuebles patrimoniales públicos en los términos que se establezcan legalmente. g) Cualquier otra función representativa que se establezca.

Libre circulación de profesionales en la Unión Europea.

Enfermeros. La Directiva de la Comunidad Económica Europea 77/452/CEE, completada por la Directiva 81/1057/CEE, regula el reconocimiento mutuo de diplomas, certificados y otros títulos de Enfermero responsable de cuidados generales y establece medidas destinadas a facilitar el ejercicio efectivo del derecho al establecimiento y de libre prestación de servicios. La implantación al ordenamiento jurídico español de lo establecido en tales Directivas hace necesaria la promulgación de un Real Decreto de transposición de sus contenidos, el RD 305/1990 modificado por el RD 1275/1992.

Farmacéuticos. La Directiva de la Comunidad Económica Europea 84/433/CEE regula el reconocimiento mutuo de diplomas, certificados y otros títulos de Farmacia, incluyendo medidas tendentes a facilitar el ejercicio efectivo del derecho al establecimiento para ciertas actividades farmacéuticas, y queda complementada por la Directiva 85/432/CEE, relativas a la coordinación de las disposiciones legales reglamentarias y administrativas para ciertas actividades farmacéuticas. (RD 1667/1989).

Matrona. Las Directivas del Consejo de las Comunidades Europeas 80/154/CEE y 80/155/CEE, modificadas por la Directiva 80/1273/CEE, por el Acta de Adhesión de España y Portugal y por la Directiva 89/594/CEE, regulan el reconocimiento de diplomas, certificados y otros títulos de matrona y establecen medidas destinadas a facilitar el ejercicio efectivo del derecho al establecimiento y de libre prestación de servicios y coordinan las disposiciones legales, reglamentarias y administrativas relativas al acceso a las actividades de matrona o asistente obstétrico y el ejercicio de las mismas.

Médicos. La Directiva 75/362/CEE del consejo de las Comunidades Europeas, completada por la Directiva 81/1057/CEE, regula el reconocimiento mutuo de diplomas, certificados y otros títulos de Médico y comporta asimismo, medidas destinadas a facilitar el ejercicio efectivo del derecho de establecimiento y de libre prestación de servicios de los titulados correspondientes dentro del ámbito comunitario. (RD 1691/1989).

Odontólogos. Las Directivas del Consejo de las Comunidades Europeas 78/686/CEE y 78/68/CEE, completadas por la 81/1057/CEE, la 89/594/CEE y 90/658/CEE, por la que se adoptan determinadas Directivas relativas al reconocimiento mutuo de títulos profesionales con motivo de la unificación alemana, regulan el reconocimiento mutuo de diplomas, certificados y otros títulos de odontólogo y comportan, asimismo, medidas destinadas a facilitar el ejercicio efectivo del derecho de establecimiento y de libre prestación de servicios de los titulados correspondientes dentro del ámbito comunitario. (RD 675/1992).

Libre elección de médico. La Ley 14/86 General de Sanidad en su artículo 10.13, y el texto refundido de la Ley General de la Seguridad Social en su artículo 112, establecen el derecho a elegir el médico, de acuerdo con las disposiciones que se dicten para su desarrollo.

Atención primaria. Es libre la elección de médico general y pediatra de entre los existentes en la correspondiente área de salud. Cuando se trate de núcleos de población de más de 250.000 habitantes, la elección podrá realizarse entre los médicos generales y pediatras existentes en el conjunto de la localidad. La elección de médico y pediatra podrá realizarse en cualquier momento y sin necesidad de justificación, pudiendo, previamente, solicitarse entrevista con el facultativo. Los profesionales de la medicina general y pediatría podrán rechazar asignaciones de nuevos usuarios o pacientes en los siguientes casos: a) Cuando el cupo de personas supere el número establecido como óptimo. b) Cuando el médico alegue alguna razón que por la Inspección de Servicios Sanitarios se considere justificada. c) Cuando la persona con derecho a asistencia sanitaria elija un facultativo no destinado en la zona básica de salud a la que pertenezca, en cuyo caso será necesaria la previa conformidad del profesional. (RD 1575/1993).

Atención especializada. Todas las personas con derecho a la asistencia sanitaria de la Seguridad Social en el ámbito de gestión del Insalud, podrán elegir médico de atención especializada, de forma individualizada, y para asistencia en consultas externas en las siguientes especialidades: cardiología, cirugía general y del aparato digestivo, dermatología médico-quirúrgica y venereología, aparato digestivo, endocrinología y nutrición, neumología, neurología, obstetricia y ginecología, oftalmología, otorrinolaringología, traumatología y cirugía ortopédica y urología. Los facultativos podrán rechazar la adscripción de pacientes, siempre que, en cada caso concreto, exista, a juicio del Instituto Nacional de la Salud, causa que justifique dicha determinación. (RD 8/1996).

Libros. *Véase* PUBLICACIONES CIENTÍFICAS.

Licencia. Facultad o privilegio exclusivo concedido por la autoridad legislativa a las personas que cumplen con los requisitos establecidos para dedicarse a una ocupación o profesión determinada y para utilizar un título específico. (179) // Un permiso del estado que permite que sean realizados ciertos actos, generalmente durante un período específico de tiempo. (49).

Licencia fiscal. Tributo fijo anual para ejercer una actividad comercial, profesional o industrial, y cuyo coste depende de la clase de actividad que se solicite. (281).

Licenciatura. Título universitario que se obtiene una vez superado el segundo ciclo de estudios universitarios. (LRU Art. 30).

Líder. Persona que gracias a su prestigio, a su competencia o a la estima de que goza, ejerce un alto grado de influencia sobre las apreciaciones de un grupo, al cual orienta en cuanto a la recepción, el rechazo o la interpretación de los mensajes difundidos o de los productos ofrecidos. (30) // Relación social en la que un individuo se encuentra en mejor situación para influir sobre otros que para ser influido por éstos. (105) // Persona con capacidad de conducir, orientar, dirigir o mostrar el camino. (138) // El liderazgo es una cualidad personal que proporciona deseo y esfuerzo de cooperación para lograr un objetivo. (144) // Proceso de influir en el trabajo y comportamiento de una persona o grupo, para la consecución de una meta u objetivos de la organización. (240).

Conducta de relación. Indica el grado en que el líder inicia una comunicación bidireccional, proporcionando apoyo socioemocional mediante el aporte de « caricias psicológicas » y facilitando el trabajo; así serían conductas de relación, todas aquellas actividades a través de las cuáles el líder aprecia por ejemplo, un trabajo bien hecho, refuerza la propia estima de los empleados, procura que se sientan cómodos, siendo fácilmente accesible y manteniendo un nivel de relación interesándose por su bienestar, etc. (240).

Conducta de tarea. Indica el grado en que el líder inicia una comunicación descendente, explicando lo que ha de hacer cada uno de sus seguidores, así como también, cuándo, dónde y cómo, se ha de realizar la tarea; supone por tanto mantener, por así decirlo, una supervisión muy estrecha de los empleados, lo cual implica dar instrucciones, vigilar el cumplimiento de los estándares, cuidar que se lleven a cabo los programas, etc. (240).

El poder del líder. Potencial de influencia del líder sobre sus colaboradores. Existen siete bases de poder (240): a) Poder coercitivo. Se basa en el temor. El líder puede sancionar o despedir al colaborador que no cumple con su tarea. b) Poder de conexión. Se basa en las relaciones o conexiones del líder con personas influyentes dentro o fuera de la organización. c) Poder de recompensa. Se basa en la posibilidad que tiene el líder de premiar a sus colaboradores, con ascensos, aumentos salariales y otros incentivos. d) Poder de legitimación. Se basa en el nombramiento o mandato oficial, en el nivel jerárquico del líder. e) Poder de relación. Se basa en la capacidad que tiene el líder para las relaciones humanas, en sus características personales. Cuanto mayor sea la simpatía que suscita, mayor será su influencia sobre sus colaboradores. f) Poder de información. Se basa en el acceso que tiene el líder a la información que sus colaboradores necesitan para tener éxito en su trabajo. g) Poder de experto. Se basa en la competencia profesional del líder, en su experiencia laboral, el cual, mediante la autoridad científica que posee, influye en sus colaboradores.

Liderazgo «diamante». Es la configuración de un nuevo modelo de directivo, líder en las organizaciones. El denominado modelo de liderazgo diamante, consta de cuatro elementos: visión, ética, valentía y realidad.

Los líderes tendrán las siguientes características (224): a) Actitud destacada y significativa. b) Competencia en su proceder. c) Sentido de solidaridad con la Comunidad. d) Sentido de disfrute y agrado en la realización de su labor.

Líderes de opinión. Número limitado de personalidades de primera categoría, en el periodismo, la política, la economía y otros campos profesionales, que influyen decisivamente en la introducción de nuevas ideas. (27).

Teoría del carisma. El líder carismático inspira a los demás logrando un compromiso emocional de sus seguidores y despertando fuertes sentimientos de lealtad y entusiasmo. Bajo un líder carismático, es posible superar obstáculos considerados insalvables. Sin embargo, el carisma es tan esquivo que algunos pueden sentirlo y otros no. (138).

Limitación por convocatorias. Los alumnos de las diferentes universidades dispondrán «normalmente» de seis convocatorias por cada asignatura. Las dos últimas se pueden realizar, si el alumno así lo solicita ante el tribunal nombrado por el Consejo del Departamento que imparta la asignatura. (176).

Línea isocrona. *Véase* ACCESIBILIDAD.

Liquidación. *Véase* SALARIO.

Liquidez. Naturaleza de ciertos activos de los particulares, empresas o entidades financieras, según la cual son transformables en dinero efectivo de forma inmediata. (30).

Lista de espera. Es la relación donde se anotan los pacientes que solicitan asistencia (demanda expresada) para un determinado servicio sanitario (intervención quirúrgica, exploración, consulta externa). (256) // Es el número de enfermos nuevos que han solicitado ser atendidos y no pueden ser citados de inmediato. (186) // Se incluyen todos los pacientes que, según los criterios previamente establecidos, se encuentren esperando para una intervención quirúrgica en cada uno de los servicios y para cada uno de los intervalos siguientes: 0-2 meses, 2-6 meses y más de seis meses. (214).

Listado taxonómico. Es todo listado organizado, clasificado según un criterio determinado. // Lista de etiquetas o categorías diagnósticas que se presentan agrupadas por patrones de respuesta humana. (156).

Litigio. Un juicio en un tribunal para determinar asuntos legales, derechos y obligaciones entre las partes en conflicto o disputa.

Local sindical. En las empresas o centros de trabajo, siempre que sus características lo permitan, se pondrá a disposición de los delegados de personal o del comité de empresa un local adecuado en el que puedan desarrollar sus actividades y comunicarse con los trabajadores. (ET Art. 81) (175)

Lock-out. *Véase* CIERRE PATRONAL.

Locomoción. Indemnización ocasionada por los gastos estrictos de desplazamientos del personal de un lugar a otro originados por razones de trabajo. (215)

Logística. Organización de aprovisionamiento y transporte de recursos. (252)

Logopeda. Profesional que ha superado las enseñanzas conducentes a la obtención del título de Diplomado en Logopedia, con carácter oficial y validez en todo el territorio nacional. Dicho Plan de Estudios está publicado en el RD 1419/1991. Las enseñanzas conducentes a la obtención de éste título deberán proporcionar una formación teórica-práctica adecuada para llevar a cabo satisfactoriamente actividades de prevención, evaluación e intervención en los trastornos del lenguaje, tanto de la población infantil como de la adulta. (RD 1419/1991 Art. único).

Logotipo. Es un diseño o grafo emblemático, que simboliza a una determinada empresa, hasta el punto de hacerse tan familiar como su propio nombre. (30)

Logro. Recoge la realización con éxito del trabajo o de algún aspecto del mismo. (189)

Lucro. Ganancia o provecho que se saca de una cosa. (30)

Lucro cesante. Es lo que deja de ganarse por interrupción de un trabajo debido a causas concretas o por denuncia del contrato en que se basaba.

La indemnización de daños y perjuicios comprende, no sólo el valor de la pérdida que haya sufrido, sino también el de la ganancia que haya dejado de obtener el acreedor. (27)

M

MC. *Véase* MODIFICACIÓN DE CRÉDITOS.

MIR. *Véase* MÉDICO INTERNO Y RESIDENTE.

MUTB. Medicamentos de utilidad terapéutica baja.

Macroeconomía. La parte de la teoría económica que estudia el comportamiento de los agentes económicos en grandes agregados de demanda, oferta, magnitudes monetarias, variables del producto nacional, etc. La macroeconomía se refiere, pues, a los conceptos de la economía nacional que se miden a través de la contabilidad nacional, tablas input-output, flujos de fondos y análisis monetarios, pleno empleo, etc. (30)

Macromagnitudes. Son la expresión numérica de las principales variables de la contabilidad social: renta nacional, PIB, PNB, consumo privado nacional, consumo público nacional, etc. (30) // Parte de la economía que estudia los aspectos globales de la economía: ciclos, crecimiento, inflación, empleo, etc. (281)

PIB. (producto interior bruto). Es la suma del valor de todos los bienes y servicios finales producidos en el país en un año. (30)

PN. (producto nacional). Es un conjunto de bienes de consumo y de producción, de uso único y de uso duradero, materiales y servicios, etc., siendo imposible sumarlos por tratarse de cantidades heterogéneas. (33)

PNB. (producto nacional bruto). Es la medida fundamental de la actividad de una economía nacional. Puede definirse como la suma del valor de todos los bienes y servicios finales producidos en el país en un año (PIB), deduciendo de ese total la parte que se debe a los servicios prestados por factores productivos extranjeros, y adicionándole el producto que corresponda —de los obtenidos en otros países —de los obtenidos por los servicios de los factores nacionales. (30)

PNN. (producto nacional neto). Tal como lo indica el subfijo neto, se obtiene a partir del PNB, deduciendo de él el capital consumido (amortización) a lo largo del año. (30)

RN. (renta nacional). Es el conjunto de las rentas obtenidas por los factores nacionales que han contribuido a crear un producto nacional extranjero y deducir las rentas pagadas en el interior a los factores productivos propiedad de los extranjeros. (33)

Maestro. Profesional del cuerpo de maestros que desempeñará sus funciones en la educación infantil y primaria. Para el ingreso en éste cuerpo serán requisitos indispensables estar en posesión del título de Maestro y superar el correspondiente proceso selectivo.

Magistrado. Persona integrante de la segunda categoría de la carrera judicial. // del Tribunal Supremo. Persona integrante de la primera categoría de la carrera judicial.

Malpraxis. Deber objetivo de cuidado por el ejercicio de la práctica sanitaria conforme a los conocimientos y medios de la Ciencia Médica (Prueba pericial para su estimación). Dicho ejercicio se debe prestar con la diligencia debida al caso, sin malicia, torpeza, negligencia, etc. // Se refiere a la actuación negligente o falta de pericia del profesional o profesionales sanitarios, contraria a la «lex artis», entendiendo por tal, una serie de reglas técnicas y/o de procedimientos orientados a la prestación de cuidados objetivamente debidos ante situaciones conocidas o estudiadas. (22)

Malversar. Invertir ilícitamente los caudales públicos, o equiparados a ellos, en usos distintos de aquellos para que están destinados. (28)

Management. Usando el abordaje de sistemas, el proceso de designas input (humanos y económicos) a través de la planificación, organización, dirección y control con el propósito de producir resultados (bienes y servicios) deseados por los consumidores, de modo que los objetivos de la organización sean alcanzados. // Actividades de planificación, organización, control y dirección utilizando personas, ideas, recursos y objetivos. (298)

Mandos intermedios. Ambos extremos de la organización (alta dirección y núcleo técnico) se unen mediante la cadena de directivos de la línea media provistos de autoridad formal. Los mandos intermedios, son los jefes de servicio y de sección y los supervisores de enfermería. (189)

Manifiesto. Escrito en que se hace pública declaración de doctrinas o propósitos de interés general. (27)

Manipulador de alimentos. Personas que por su actividad laboral entren en contacto directo con los mismos como consecuencia de los siguientes supuestos: a) Distribución y venta de los productos frescos y sin embasar. b) Elaboración y manipulación y/o envasado de alimentos o productos alimenticios. c) Preparación culinaria y actividades conexas de alimentos para consumo directo sin envasar, tanto en hostelería y restaurantes como en cocinas y comedores colectivos. (RD 2505/1983 Art. 2).

Mano de obra flexible. *Véase* ORGANIZACIÓN TRÉBOL.

Mantenibilidad. Es la expresión de la facilidad con que se puede llevar a efecto el mantenimiento. (189).

Mantenimiento preventivo. Consiste en establecer controles destinados a detectar fallos potenciales, servicios programados y revisiones planificadas, más la sustitución de las piezas averiadas o con tendencia a avería.

Mantenimiento no programado o correctivo. Estriba en restablecer el servicio en caso de fallo.

Mantenimiento. Función empresarial que se encarga del control constante de las instalaciones y equipos, así como del conjunto de trabajos de reparación y revisión necesarios para garantizar el funcionamiento regular y el buen estado de conservación de las instalaciones productivas de servicios e instrumentación de los establecimientos. (279).

Mapa de riesgos. *Véase* PLAN DE CATÁSTROFES.

Mapa sanitario. Es la expresión gráfica de los datos geográficos y demográficos de un territorio, en el que se incluyen aspectos relacionados con la salud, tales como centros sanitarios, industrias contaminantes, distribución de ciertas enfermedades, etc. (262).

Marco teórico. Marco de referencia del problema; es allí donde se estructura un sistema conceptual integrado por hechos e hipótesis que deben ser compatibles entre sí en relación con una investigación. (170) // Es la descripción, explicación y análisis, en un plano teórico, del problema general que trata una investigación. (165)

Margen contractual. *Véase* ORGANIZACIÓN TRÉBOL.

Margen de seguridad. Viene dado por la diferencia entre un volumen de producción previsto o realizado y el volumen de producción correspondiente al punto muerto. (*Véase* PUNTO MUERTO). (97) // Es el volumen de producción que puede reducirse antes de que comiencen las pérdidas. (97)

Marketing. Es el arte y la ciencia de hacer buenos tratos, buenos intercambios. Es decir, ofrecer al cliente el producto apropiado, en el momento oportuno, en un lugar accesible y recibir a cambio una compensación, un precio razonable. (256) // La mercadotecnia consiste en el análisis, la planeación, la instrumentación y el control de programas cuyo diseño se realiza con esmero, para originar intercambios voluntarios de valores con los mercados blancos con el propósito de lograr objetivos organizativos. De manera fundamental, depende del diseño de la oferta de la institución en términos de necesidades y deseos del mercado blanco, al igual que de la utilización de precios, comunicación y distribución efectivos, con el fin de informar, motivar y servir a los mercados. (139) // Proceso de planificación y ejecución del concepto, precio, comunicación y distribución de ideas, productos y servicios con el fin de crear intercambios que satisfagan a los individuos y logren los objetivos de la organización. (204) // Análisis, planificación, implantación y control de programas diseñados para producir cambios voluntarios de valores en los mercados. (205) // Del inglés «market», mercado. Rama de la economía de empresa que analiza los gastos del consumidor y que trata de llegar a una estimación de la demanda, desagregada según niveles de renta, difusión espacial, precios y otras características del mercado, incluida la comercialización de los productos. El marketing es ineludiblemente previo a las operaciones de estímulo de la demanda, del tipo de la promoción de ventas, y publicidad. Se ha traducido con frecuencia, pero sin éxito en su implantación, por mercadeo o mercadotecnia. (30)

Marketing comercial. Es el análisis, planificación, organización y control de los recursos, políticas y actividades que afecten al consumidor con vistas a satisfacer sus necesidades. (139) // Conjunto de técnicas de gestión que posibilitan a una empresa u organización detectar cuáles son las necesidades de los consumidores y poder satisfacerlas con los recursos disponibles mediante su planificación, organización y control. (101)

Marketing de servicios sanitarios. Es el conjunto de técnicas que permiten atender las necesidades sanitarias y logísticas de los clientes asociados a la prestación asistencial. En base a ellas se ha de establecer el análisis, la planificación la organización y el control de los recursos, las actividades clínicas y logísticas que permitan restablecer la salud y satisfacer adecuadamente al cliente. (101)

Marketing externo. En esta vertiente externa, se proyecta a la población la imagen y capacidad del centro en su conjunto para resolver y satisfacer las necesidades sanitarias de la población adscrita a su espectro de acción. (101)

Marketing interno. Es una especialidad de la mercadotecnia al servicio de la gestión y el desarrollo de la empresa. Se fundamenta, como filosofía de empresa y programa de intervención, en el creciente poder de los trabajadores, más adecuado en las empresas de servicios, donde la actitud del personal de contacto se considera parte integrante de la prestación. (189) // En esta vertiente interna, se traslada a los clientes y usuarios del centro, en general, la bondad de los servicios prestados por cada sanitario o unidad funcional. (101)

Marketing mix. El marketing mix es la combinación de los diferentes medios e instrumentos comerciales de que dispone una empresa para alcanzar los objetivos fijados. En las empresas de servicios en red, como el sistema sanitario público, el marketing mix lo constituye la oferta de servicios (prestaciones), la política de precios, de comunicación y de distribución de servicios y la localización geográfica de los centros. (189) // El marketing mix es una estrategia orientada a conocer las variables que puedan ser controladas e influyen en el cambio entre la organización y el mercado objetivo. (6) // (hospitalario) Se ha definido como la dosificación y optimización de los diferentes medios de acción de un hospital. (202)

Marketing político. Aplicación a una serie de técnicas para promocionar un partido, un programa electoral o un candidato, tratándolos como «productos» que deben responder a las actitudes y expectativas de la población interesada, y que se lanzan al mercado con el fin de obtener el máximo de sufragios en los procesos electorales. (30)

Marketing sanitario. Especialidad dentro de los estudios de marketing dedicada a la descripción, investigación, métodos de medición y sistemas de análisis de la demanda sanitaria, así como la satisfacción de los pacientes. Proceso de gestión responsable de identificar, anticipar y satisfacer los requerimientos de los pacientes de forma adecuada y provechosa. (22) // Pretende satisfacer y modificar los deseos convertidos en demandas, pero no las necesidades, que por ser previas a los deseos, es, en principio, invulnerable a los factores de influencia. (189)

Marketing social. El marketing social se dirige a mejorar la aceptabilidad de una idea o de una causa social así como a inducir comportamientos en ese sentido. (86.) // El marketing social es de interés como procedimiento de planificación, puesto que incluye a la vez las intervenciones que requieren la participación activa de la clientela a la que se dirigen y las intervenciones para las cuales esta última no tiene que implicarse directamente. (6) // El marketing social es una filosofía de acción, presidida por un conjunto de técnicas, cuyo objetivo consiste en intentar persuadir a otros (adoptantes objetivo) de que acepten, modifiquen o abandonen ciertas ideas, actitudes, prácticas y conductas, a través de un esfuerzo organizado y dirigido por un grupo (agentes de cambio), denominado campaña de cambio social. (101)

Masa salarial bruta. Se denomina así al desfase entre el volumen total de los salarios resultantes de los convenios colectivos, y la cantidad efectivamente percibida por el colectivo de los trabajadores (masa salarial), que incluye las horas extraordinarias, los pagos por antigüedad, las prestaciones especiales, etc. Ese decalaje entre los salarios de convenio y la masa salarial son difíciles de conocer con precisión. (30) La masa salarial está regulada por el RD Ley 43/1977 en su art. 2.

Empresas públicas o privadas. Se entenderá por masa salarial bruta para las empresas públicas o privadas la suma de los siguientes conceptos: a) Las remuneraciones de cualquier clase de devengadas por todos los trabajadores y empleados de la empresa computadas por su importe bruto. b) Las cotizaciones a la Seguridad Social a cargo de la empresa que correspondan a las remuneraciones citadas anteriormente.

Administración Pública, Estatal, Institucional y Local. Se entenderá por masa salarial bruta, los conceptos indicados en el número anterior, referidos a un conjunto de trabajadores sometidos a una misma ordenanza, convenio o laudo, dentro de cada Departamento ministerial, Entidad u Organismo.

Materia prima. *Véase* MEDICAMENTO.

Materialización del pago. (ejecución de presupuesto) Es la operación en virtud de la cual mediante una salida material o virtual de fondos, se extingue de manera ordinaria una determinada obligación de la Seguridad Social frente a terceros. Su reflejo contable es una disminución del saldo de pagos ordenados. (O. 5-3-1992 Art. 2).

Materias de libre configuración. *Véase* PLANES DE ESTUDIO.

Materias obligatorias. *Véase* PLANES DE ESTUDIO.

Materias optativas. *Véase* PLANES DE ESTUDIO.

Materias troncales. *Véase* PLANES DE ESTUDIOS.

Maternidad. A los efectos de protección por la Seguridad Social, se considerarán como situaciones protegidas, la maternidad, la adopción y el acogimiento previo durante los períodos de descanso que por tales situaciones se disfruten, de acuerdo con lo previsto en la Ley 42/94. (LGSS Art. 133 bis).

Beneficiarios. Los trabajadores por cuenta ajena, cualquiera que fuera su sexo, que disfruten de los descansos referidos, siempre que, estén de alta en la SS, y acrediten un período mínimo de cotización de ciento ochenta días, dentro de los cinco años inmediatamente anteriores al parto. (LGSS Art. 133 ter.).

Excedencia para el cuidado de hijos. Existe un período de excedencia, que puede ser solicitado tanto por el padre como por la madre, a partir del nacimiento del hijo, por un máximo de tres años. Esta excedencia es válida para el cuidado de los hijos adoptivos, computándose este período desde la institución legal de la adopción. (177)

Licencia por enfermedad de hijos. La madre o el padre del niño, tienen derecho a dos días de permiso retribuido por enfermedad grave del hijo; esta enfermedad grave deberá ser acreditada con el correspondiente certificado médico. (177)

Licencia por parto. La legislación vigente concede un total de dieciséis semanas de licencia por parto; la madre puede distribuir a su voluntad estas semanas, con un mínimo de seis semanas después del parto; no hay obligación de coger días antes del parto, y si la mujer se encuentra físicamente bien y en condiciones de trabajar puede acumular las dieciséis semanas para después del parto. Si se produjera el fallecimiento de la madre en el parto o durante la licencia por maternidad, el padre puede reclamar esa licencia para el cuidado del hijo.

También en caso de adopción legal de un hijo se podrá disfrutar de una licencia por maternidad, y cuando el hijo adoptado es menor de nueve meses, se concede ocho semanas a partir de la resolución judicial por la que se constituye la adopción. Si es mayor de nueve meses y menor de cinco años, se puede disponer de seis semanas. Este derecho sólo se concederá a uno de los adoptantes. (177)

Pérdida o suspensión del derecho. El derecho al subsidio por maternidad podrá ser denegado, anulado o suspendido, cuando el beneficiario hubiera actuado fraudulentamente para obtener o conservar dicha prestación, así como cuando trabajara por cuenta propia o ajena durante los correspondientes períodos de descanso. (LGSS Art. 133 qinques.).

Permiso por lactancia. La trabajadora tiene derecho durante los primeros nueve meses de vida del menor a una hora de ausencia al trabajo, que podrá dividir en dos fracciones de media hora. Estos permisos son retribuidos. Este derecho puede ser disfrutado por uno de los dos miembros de la pareja. (177)

Prestación económica. Consistirá en un subsidio equivalente al 100% de la base reguladora correspondiente. (LGSS Art. 133 quarter.).

Reducción de la jornada laboral. La posibilidad de reducir la jornada laboral para el cuidado de los hijos menores sólo se da cuando éstos tienen menos de seis años, o la trabajadora tiene a su cargo algún niño inválido físico o psíquico mayor de esa edad.

La reducción puede ser desde un tercio hasta un máximo de media jornada, pero esta reducción lleva aparejada, una disminución proporcional del salario. Esta posibilidad puede ser utilizada también por el hombre. (177)

Vacaciones. Tener hijos en edad escolar, es decir, entre los seis y los dieciséis años, da derecho a elegir vacaciones en el período de vacaciones escolares con preferencia sobre otros trabajadores que no tengan hijos en esa situación. (177)

Matrices de tiempo. *Véase* ACCESIBILIDAD.

Matrona. Profesional que ha superado las enseñanzas conducentes a la obtención del título oficial de Enfermería Obstetrico-ginecológica regulado por el Real Decreto 992/1987 y está capacitado para realizar el conjunto de actividades que recogen las Directivas 80/154 y 80/155 de la Comunidad Europea.

Maximin. Subraya especialmente la condición individual de aquellos miembros de la sociedad que están en peores condiciones y propugna que la distribución maximice el bienestar de los desfavorecidos. (194).

Mayoría absoluta. Mayor número de votos en una votación a favor o en contra de algo o de alguien cuando este mayor número es la mitad de los votos más uno o más de esto. (27).

Mayoría cualificada. Sistema de votaciones utilizado para determinados asuntos que consiste en la exigencia de un número o porcentaje de votos concreto para que la propuesta sea aceptada o no. (27) Ej. las Cámaras elegirán cuatro vocales para el Consejo General del Poder Judicial con una mayoría de tres quintos.

Mayoría relativa. Es el mayor número de votos obtenido en una votación a favor o en contra de una propuesta o de un candidato con relación al número de votos obtenidos por otra propuesta o candidato. (27)

Mayoría simple. Consiste en la obtención de la mitad más uno de los votos, de las personas presentes en el momento de la votación.

MBA. (Master in Business Administration). Es el título más frecuente de las escuelas de administración y gestión de empresas.

Mecanismos de transmisión. Es el conjunto de medio y sistema que facilitan el contacto con el agente infectivo y el sujeto receptor. Dependen de la vía de eliminación, la resistencia del agente etiológico en el medio exterior, la puerta de entrada y la cantidad de gérmenes que se necesitan para producir la infección. (264)

Media aritmética. Medida de tendencia central consistente en la suma de todos los valores de una serie de medidas, cuyo resultado se divide por el número de valores existentes en la serie. (2) // Es la suma de todos los datos de una serie dividida por su número. (117)

Media aritmética ponderada. Cuando no todos los valores de la variable tienen la misma importancia para el estudio de un colectivo, la media aritmética de la variable, estará afectada por el coeficiente de ponderación o peso, sumando dichos productos y dividiendo por la suma de los pesos. (127)

Mediana. Es el valor de una serie por debajo y por encima del cual quedan el 50 % de los datos. Es el valor que se encuentra en el centro de una distribución cuando ésta ha sido ordenada en cada uno de sus valores. Se representa por M. (264) // Medida de tendencia central consistente en la división más simple de una serie de medidas en dos partes, que deben ser iguales, una superior y otra inferior. El punto de la escala que divide el grupo de esta manera se denomina mediana. (2)

Mediana de datos agrupados. Una vez ordenados los datos de mayor a menor, hay que buscar el intervalo crítico, que es aquello que contiene el valor que deja por debajo y encima de sí el 50 % de los casos. (117)

Mediana de datos no agrupados. Si el número de datos es impar, la mediana ocupa el lugar central, si el número de datos es par, se calcula la media de los valores centrales. (264)

Medicalización. Proceso que trata las funciones corporales normales o las cuestiones sociales como problemas que requieren una solución médica.

La medicalización de la vida diaria se contrapone a los principios de la promoción de la salud, ya que distorsiona la comprensión del individuo acerca de las causas más generales de la salud y minimiza la confianza en sí mismo y el autofortalecimiento. (1)

Medicamento. Toda sustancia medicinal y sus asociaciones o combinaciones destinadas a su utilización en las personas o en los animales que se presente dotada de propiedades para prevenir, diagnosticar, tratar, aliviar o curar enfermedades o dolencias o para afectar a funciones corporales o al estado mental. También se consideran medicamentos las sustancias medicinales o sus combinaciones que pueden ser administrados a personas o animales con cualquiera de estos fines aunque se ofrezcan sin explícita referencia a ellos. (Ley 25/90 Art. 8).

Especialidad farmacéutica. *Véase* ESPECIALIDADES FARMACÉUTICAS.

Excipiente. Aquella materia que, incluida en las formas galénicas, se añade a las sustancias medicinales o a sus asociaciones para servirles de vehículo, posibilitar su preparación y estabilidad, modificar sus propiedades organolépticas o determinar las propiedades físico-químicas del medicamento y su biodisponibilidad.

Forma galénica o farmacéutica. La disposición individualizada a que se adaptan las sustancias medicinales y excipientes para constituir un medicamento.

Formula magistral. El medicamento destinado a un paciente individualizado, preparado por el farmacéutico, o bajo su dirección, para cumplimentar expresamente una prescripción facultativa detallada de las sustancias medicinales que incluye, según las normas técnicas y científicas del arte farmacéutico, dispensado en su farmacia o servicio farmacéutico y con la debida información al usuario en los términos previstos en la legislación vigente.

Materia prima. Toda sustancia —activa o inactiva— empleada en la fabricación de un medicamento, ya permanezca inalterada, se modifique o desaparezca en el transcurso del proceso.

Medicamento prefabricado. Aquel que no se ajusta a la definición de especialidad farmacéutica y que se comercializa en una forma farmacéutica que puede utilizarse sin necesidad de tratamiento industrial y al que la Administración del Estado otorgue autorización sanitaria e inscriba en el Registro correspondiente.

Preparado o formula oficial. Aquel medicamento elaborado y garantizado por un farmacéutico o bajo su dirección, dispensado en su oficina de farmacia o servicio farmacéutico, enumerado y descrito por el Formulario Nacional, destinado a su entrega directa a los enfermos a los que abastece dicha farmacia o servicio farmacéutico.

Producto en fase de investigación clínica. Aquel que se destina únicamente a ser utilizado por expertos calificados por su formación científica y experiencia para la investigación en personas o en animales sobre su seguridad y eficacia.

Producto intermedio. El destinado a una posterior transformación industrial por un fabricante autorizado.

Sustancia medicinal. Toda materia cualquiera que sea su origen —humano, animal, vegetal, químico o de otro tipo— a la que se atribuye una actividad apropiada para constituir un medicamento.

Medicina. Arte y ciencia de conocer y tratar las enfermedades, especialmente las internas. (185).

Medicina aeronáutica. Rama que se ocupa de los problemas fisiológicos, médicos, psicológicos y epidemiológicos relacionados con la navegación.

Medicina clínica. Estudio y tratamiento de las enfermedades junto al lecho del enfermo.

Medicina comunitaria. Campo que se ocupa del estudio de la salud y de la enfermedad en la población de una comunidad o grupo determinado. Su objetivo es identificar los problemas sanitarios y las necesidades de poblaciones definidas, descubrir los medios con los que se pueden cubrir dichas necesidades y valorar el grado en el que los servicios sanitarios las satisfacen eficazmente.

Práctica de la medicina en relación con grupos o poblaciones, más que con pacientes individuales. Ello incluye los elementos enumerados en el párrafo anterior, mas la organización y la administración de cuidados sanitarios a una comunidad o un grupo. (2).

Medicina defensiva. Alteración de los modos de la práctica médica inducida por el propósito de reducir las posibilidades de demandas por malpraxis. Actitud de los profesionales sanitarios caracterizada por la proliferación de pruebas diagnósticas, incluso innecesarias, al objeto de reducir al máximo los errores y evitar así las reclamaciones de los usuarios. Producen una elevación innecesaria de los costes de la asistencia y prolongan el proceso asistencial. (22) // Es una forma de actuar del médico, de forma consciente unas veces y planificada otras, para defenderse del clima de agresión. El resultado puede ser que, presa del miedo e indefenso, no practique experiencias que las novedades científicas y técnicas ponen a su alcance; que huya, como empieza a ocurrir en otros países, de las especialidades de mas riesgo; que se exceda en pruebas y diagnósticos que hacen todavía más lenta la medicina, incidiendo quizá, en las tan famosas como penosas lista de espera; que no haga intervenciones que conlleven algún riesgo, aunque sea menor. (266).

Medicina del trabajo. Parte de la medicina que cuida de la salud, el bienestar y la seguridad de los trabajadores.

Medicina deportiva. La que estudia las funciones orgánicas con miras a la práctica del deporte.

Medicina doméstica. Conjunto de consejos, recetas y advertencias que las familias ponen en práctica sin recurrir al médico.

Medicina dosimétrica. La que atiende ante todo a la dosis exacta de los medicamentos.

Medicina empírica. Se funda en la experiencia.
Medicina espacial. Rama de la medicina aeronáutica que estudia las condiciones que encuentra el hombre en el espacio.
Medicina espagírica. Sistema de Paracelso, cabalístico y alquímico que curaba la corrupción de los elementos con minerales (oro, arsénico, mercurio, etc.).
Medicina estatal. Sistema en el que el Estado asume la dirección y responsabilidad del tratamiento de las enfermedades.
Medicina experimental. La que se funda en la experimentación previa en animales.
Medicina forense. *Véase* MEDICINA LEGAL.
Medicina galénica. Sistema fundado en la medicina de Galeno, humorístico.
Medicina interna. La que estudia y trata las enfermedades que no suelen ser objeto de cirugía.
Medicina legal. Aplicación de los conocimientos médicos a los problemas de derecho civil y criminal.
Medicina militar o naval. Adaptación de los conocimientos médicos a las condiciones especiales de la armada y el ejercito en tiempos de guerra y paz.
Medicina mutualista. Ejercicio práctico de la medicina en el ámbito de entidades aseguradoras de enfermedad (mutuas).
Medicina preventiva. Aplicación de medidas preventivas por parte de los clínicos. Campo especializado de la práctica médica, compuesto por diferentes disciplinas que emplean técnicas dirigidas a promover y mantener la salud y el bienestar de poblaciones definidas, así como impedir la enfermedad, la incapacidad y la muerte prematura. (2).
Medicina psicosomática. La que considera los componentes psíquico y físico como un todo indivisible.
Medicina racional. La fundada en conocimientos reales.
Medicina social. Higiene y medicina aplicadas a la comunidad o grupos extensos de personas.
Medicina socializada. Medicina regulada y controlada por el estado, el cual se responsabiliza de la salud de la población y se hace cargo de los costes.
Medicina tropical. La que estudia las enfermedades que se observan de ordinario en los países cálidos.

Médico especialista. El título de médico especialista será expedido por el Ministerio de Educación y Cultura y será obligatorio para utilizar, de modo expreso, la denominación de Médico Especialista a los efectos de ejercer la profesión con este carácter y para ocupar un puesto de trabajo en establecimientos o instituciones públicas o privadas. (RD 127/1984 Art. 1) (178).

Médico general. Profesional que ha superado las enseñanzas conducentes a la obtención del Título oficial de Licenciado en Medicina.
Sistema Nacional de Salud. Sin perjuicio del resto de los requisitos que, en cada caso proceda, a partir del 1 de enero de 1995, y conforme a lo previsto en la directiva 86/457/CEE será necesario, para desempeñar plazas de Medico de Medicina General en centros o servicios sanitarios integrados en el Sistema Nacional de Salud, ostentar alguno de los siguientes Títulos, Certificados o Diplomas: a) Título de Médico Especialista en Medicina Familiar y Comunitaria. b) Certificación acreditativa expedida por el Ministerio de Sanidad y Consumo. c) Cualquiera de los títulos, certificados o diplomas a los que hace referencia el artículo 2.4 de la Directiva 86/457/CEE, cuya enumeración figura en la Comunicación 90/C268/02 de la Comisión de las Comunidades Europeas y que hayan sido reconocidos por el Ministerio de Educación y Ciencia. d) El certificado expedido por las autoridades competentes de los Estados miembros de las Comunidades Europeas.

Médico interno y residente. (MIR). Son médicos internos y residentes aquellos que, para obtener su título de médico especialista, permanecen en los centros y en las unidades docentes acreditadas un período, limitado en el tiempo, de práctica profesional programada y supervisada, a fin de alcanzar, de forma progresiva, los conocimientos y la responsabilidad profesional necesarios par ejercer la especialidad de modo eficiente. (RD 127/1984 Art. 4) (178) *Véase* PERSONAL INSALUD.

Médicos forenses. Los médicos forenses constituyen un cuerpo titulado al servicio de la Administración de Justicia. En el curso de las actuaciones procesales, estarán a las órdenes de los

Jueces, Magistrados, Fiscales y Encargados del Registro Civil, en los términos que reglamentariamente se establezca, sin perjuicio de su dependencia del Director del Instituto de Medicina Legal. (LOPJ Art. 497).

Medidas de dispersión. A veces no basta con conocer los valores centrales, ya que es más importante conocer en que medida los datos numéricos están agrupados o no alrededor de la media. A esto es a lo se llama dispersión. (119) // Existen cuatro medidas de dispersión, amplitud o rango, la desviación media, la varianza, la desviación típica y la amplitud semicuartil. (117)

Medidas de forma. Dos distribuciones de frecuencia que poseen un mismo valor central e idéntico grado de dispersión, pueden diferir, sin embargo, en lo que respecta a la forma (o aspecto) de sus histogramas (o diagramas de barras). Por ello, las medidas de forma sirven para caracterizar de manera más precisa a una distribución de frecuencias. (136)

Medidas de tendencia central. Término general que engloba diversas características de la distribución de una serie de valores o mediciones, en la mitad de la serie o en sus cercanías. Las principales medidas de tendencia central son la media, la mediana y la moda. (2) // Son valores que tienden a situarse en el centro el conjunto de datos ordenados respecto a una magnitud. (119)

Medios de comunicación social. En promoción de la salud, son todas las formas impersonales de comunicación mediante las cuales se difunden a los individuos o grupos mensajes visuales y/u orales. Como ejemplos de medios de comunicación social pueden citarse los periódicos, la radio o la televisión. (1)

Meditación. El estado óptimo para lograr el desempeño idóneo es la concentración relajada o «desconectarse». La meditación puede generar un estado más enfocado de atención relajada. (138).

Megabyte (Mb). Unidad de memoria. Equivale a 1024 Kilobyte (Kb). (306).

Mejoras voluntarias. A los efectos de la Seguridad Social, en la modalidad contributiva de las prestaciones de la SS, estas podrán ser mejoradas voluntariamente en la forma y condiciones que se establezcan en las normas reguladoras del Régimen General y Regímenes Especiales de la SS (LGSS Art. 39).

Memorándum. Comunicación por escrito, breve e informal, que informa sobre los puntos principales de un mensaje relacionado con el trabajo, en un lenguaje coloquial y que se produce en el momento oportuno. (105).

Memoria. (informática) Un dispositivo sobre el cual pueden ser almacenados los datos para su recogida en un momento posterior. (49) // La función de la memoria es la de contener en todo momento tanto la información inicial suministrada por el operador, datos e instrucciones, como la información elaborada, resultados intermedios y resultados finales. (152).

Memoria caché. Memoria intermedia de muy alta velocidad, donde residen aquellas partes de los programas que previsiblemente van a ser ejecutados más adelante por el procesador. (307).

Memoria intermedia. Aquella parte del sistema del ordenador que almacena temporalmente información hasta que el sistema informático lo procesa. (49).

Memoria principal. Elemento del ordenador en donde residen los programas para ser utilizados. (306

RAM. (Random-Accessing Memory) o memoria de acceso aleatorio, es la memoria principal del ordenador y sirve para almacenar el programa que se va a ejecutar con el sistema, los datos intermedios y los resultados obtenidos. En esta memoria se puede escribir, leer y borrar datos, y la información se mantiene en la misma mientras no se dé la orden de liberar los datos de la memoria (salir de los programas) o se apague el ordenador.

ROM. (Read-Only Memory), grabada durante la fabricación del ordenador, es una memoria que permite extraer la información contenida en ella pero no añadir otra nueva, es decir, es una memoria de sólo lectura. Es una memoria interna, permanente, cuya finalidad es proporcionar las instrucciones necesarias para que el ordenador realice las tareas para el arranque y configuración del mismo.

Menoscabo. Es un concepto exclusivamente anatomo-funcional, de carácter estable y que debe ser considerado, en el momento en que el paciente haya sido dado de alta médica. Debe diferenciarse de la incapacidad en que éste es un concepto laboral, y por tanto condicionado a parámetros no estrictamente médicos (edad, sexo, etc.).

Mensaje. *Véase* COMUNICACIÓN.

Mercado. El mercado lo constituye un comprador, un vendedor y algo para comprar o vender. El mercado es, en este primer enfoque, un lugar o un mecanismo de intercambio de bienes y servicios. (256) // Un mercado es una plaza potencial para el comercio de los recursos. Es un grupo distintivo de personas, organizaciones o ambas, en posesión de recursos que desea o pudiera tener la voluntad concebible de intercambiar, con el fin de obtener determinados beneficios. (139).

Mercado de recursos humanos. El mercado de recursos humanos está constituido por el conjunto de individuos aptos para el trabajo, en cierta época y en un determinado lugar. Este mercado de trabajo está constituido por candidatos reales y potenciales para tales oportunidades. (88).

Mercado de trabajo. Está constituido por las ofertas de trabajo ofrecidas por las empresas, en cierta época y en cierto lugar. (88).

Mercado interno. Consiste en incorporar deliberadamente elementos propios del mercado al sistema sanitario planificado a fin de obtener objetivos políticos específicos. (189).

Mercados planificados. Son aquellos que crean mercados por medio del ejercicio de la autoridad estatal. Uso limitado de instrumentos de mercado (competidores públicos, libertad de elección de usuarios). (315).

Mercados regulados. Son aquellos en los que el poder estatal regula los intercambios del mercado para intentar limitar algunos de los comportamientos perjudiciales de dicho sistema. (315).

Mercado puro. Libre juego de oferta y demanda de servicios. Mínima regulación. (315).

Merit Goods. *Véase* BIENES TUTELARES.

Meritocracia. Es probablemente la configuración básica del poder más identificable del hospital. La burocracia u organización profesional es la forma más pura de meritocracia de tipo federativo. Como el entorno o sistema técnico es complejo, el condicionante principal de la meritocracia, para poder cumplir su misión, es que debe confiar en los especialistas, en los profesionales que se encuentran en el núcleo operativo. (198).

Mercado libre. Sistema económico fundado en el predominio del capital como factor de producción, y en el que sus poseedores, con su poderío, controlan la evolución económica e influyen en el propio marco institucional. (30).

Mercado planificado. Es el que está autorizado y regulado por una entidad gubernamental.

Mesa de negociación. *Véase* JUNTAS DE PERSONAL.

Mesthos. Acrónimo que hace referencia a los médicos españoles sin título homologado. Incluye los mestos más los generalistas.

Mestos. Acrónimo que hace referencia a los médicos especialistas sin título.

Metas. Objetivo a corto plazo o concreto de un plan, a escala de empresa, sector, región, nación o incluso a escala supranacional o mundial (30) // Las metas u objetivos establecen qué es lo que se quiere lograr y cuándo se alcanzarán los resultados. Los requisitos que se deben cumplir para su definición son los siguientes (98): *Véase* OBJETIVOS. a) Ser explícitos y mensurables en lo posible. b) Ser alcanzables. Los objetivos sólo motivan si son alcanzables. c) Estar relacionados con las áreas claves de actividad.

Método. Lógica de la investigación y del procedimiento científico que tiene distintas variedades en su aplicación a cada área específica de las ciencias sociales. (27) // Procedimiento para tratar un problema o un conjunto de problemas. (161) // Proceder ordenado y sujeto a ciertos principios o normas para llegar de una manera segura a un fin u objetivo que se ha determinado de antemano. (171) // Camino a seguir mediante una serie de operaciones y reglas prefijadas aptas para alcanzar el resultado propuesto. (169) // Manera de practicar un acto u operación, sujeta a ciertos principios. (185)

Metodología. Estudio científico de los métodos. (2) // Disciplina que reflexiona sobre los métodos en sí, su consistencia, condiciones, requisitos, desarrollos y otros aspectos fundamentales. (22)

Microeconomía. Parte de la teoría económica que analiza la lógica subyacente del comportamiento individual de agentes económicos como el empresario, el consumidor, etc., y las nociones que se derivan del mismo como beneficio, utilidad, formas de mercado, etc. (30)

Microprocesador. Es la unidad central contenida en un circuito integrado, que juntamente con la memoria y los dispositivos periféricos, componen el ordenador personal. (306)

Migración. Es el conjunto de movimientos realizados por una población que supone un cambio de localidad o de residencia habitual, definido en intervalos de tiempo. (264)

Mínimo exento. En lo referente a la Seguridad Social, es la cantidad por debajo de la cual no hay obligación de contribuir en un determinado impuesto.

Ministerio. Forma en que se organiza la Administración General el Estado, cada uno de ellos comprende uno o varios sectores funcionalmente homogéneos de actividad administrativa. (Ley 6/97 Art. 8).

En los ministerios podrán existir Secretarías de Estado y excepcionalmente Secretarías Generales, para la gestión de un sector de actividad administrativa. De ellas dependerán jerárquicamente los órganos directivos que se les adscriban. En todo caso contarán con una Subsecretaría, y dependiendo de ella una Secretaría General Técnica, para la gestión de los servicios comunes. Las Direcciones Generales son los órganos de gestión de una o varias áreas funcionalmente homogéneas. (Ley 6/97 Art. 9). *Véase* Tabla 3.

Ministerio Fiscal. El ministerio fiscal, sin perjuicio de las funciones encomendadas a otros órganos, tiene por misión promover la acción de la justicia en defensa de la legalidad, de los derechos de los ciudadanos y del interés público tutelado por la ley, de oficio o a petición de los interesados, así como velar por la independencia de los Tribunales. (CE Art. 123).

Fiscal General del Estado. Será nombrado por el Rey, a propuesta del Gobierno, oído el Consejo General del Poder Judicial. (CE Art. 124).

Corresponde al Fiscal General del Estado informar al Gobierno cuando éste lo interese y no exista obstáculo legal, respecto a cualquiera de los asuntos en que intervenga el Ministerio Fiscal, así como sobre el funcionamiento, en general, de la Administración de Justicia. En casos excepcionales será llamado a informar ante el Consejo de Ministros. (Ley 50/81 Art. 8).

Ministro. Los ministros, además de las atribuciones que les corresponden como miembros de Gobierno, dirigen, en cuanto titulares de un departamento ministerial, los sectores de actividad administrativa integrados en su Ministerio y asumen la responsabilidad inherente a dicha dirección. (Ley 6/97 Art. 12).

Minusvalía. Reducción de la capacidad de una persona para cumplir con su papel en el seno de la sociedad, como consecuencia de una secuela, preparación inadecuada para dicho papel o otras circunstancias. (2)

Es una situación desventajosa para un individuo determinado, consecuencia de una deficiencia o de una discapacidad, que limita o impide el desempeño de un rol que es normal en su caso (en función de su edad, sexo, factores sociales y culturales). *Véase* CLASIFICACIÓN INTERNACIONAL DE SECUELAS, INCAPACIDADES Y MINUSVALÍAS.

Misión. Define la razón de ser de la organización y se caracteriza por: a) Ser definiciones amplias del propósito de la organización. b) Son permanentes, no cambian frecuentemente. Las personas se comprometen con ideas que permanecen relativamente estables en el tiempo. c)

Identifican la singularidad de la organización, para poder distinguirse de otras de su tipo. d) Deben definir su campo de operaciones en términos de servicios y población a la que se dirige, especificando en qué actividad de la asistencia está presente y quién considera que son los grupos primarios de interés. (98).

Mix de complejidad de la actividad hospitalaria. Mide el grado de complejidad de la asistencia en una instalación hospitalaria. (180) // Total de UPAS de hospitalización / Total estancias. (213).

Moda. Medida de tendencia central. Es el valor de la variable que más se repite. (264) // Llamamos moda de un conjunto de datos, al valor de la variable estadística que presenta mayor frecuencia. También se llama valor dominante. (117).

Modelo 3-AT-19-B. *Véase* FORMULARIOS.

Modelo. Estructura lógica que se utiliza en la ciencia para dar razón de un conjunto de fenómenos que guardan entre sí ciertas relaciones. (156) // Representación simbólica y conceptual, expresada en términos de una tendencia. Diseño estructural compuesto de conceptos organizados y relacionados. (252).

Modelo KAP. (Conocimientos, actitudes y hábitos) Modelo basado en cambios de comportamientos que entiende como una fuente de comunicación (generalmente un profesional), se dirige a una población y transmite la mejor información posible con los mejores medios disponibles. (130).

Modelos enfermeros. Según las teorías y modelos enfermeros, las funciones de este colectivo son (95):

Fagín. El fomento y mantenimiento de la salud, la prevención de la enfermedad, la atención de las personas durante las fases agudas de una enfermedad y la rehabilitación y restauración de la salud..

Hall. Ayudar a los individuos y grupos (familia/comunidad) a funcionar de forma óptima en cualquier estado de salud en el que se encuentre.

Henderson. Ayudar al individuo, sano o enfermo, a realizar a aquellas actividades que contribuyen a la salud o a su recuperación (o morir en paz), que el individuo realizaría por sí mismo en caso de tener las fuerzas, los deseos o los conocimientos necesarios.

Iyer. La enfermería posee un cuerpo propio de conocimiento, basado en la teoría científica y centrado en la salud y bienestar del usuario. La enfermería se preocupa de los aspectos psicológicos, espirituales, sociales y físicos de las personas. Asimismo, es un arte que implica el cuidado de los pacientes durante la enfermedad y la ayuda de éstos para alcanzar un potencial de salud máximo a lo largo de su ciclo vital.

Orlando. La administración de ayuda que el paciente pudiera necesitar para cubrir sus necesidades, esto es, para garantizar en la medida de lo posible su bienestar físico y mental.

Orem. Define la enfermería como un servicio humano, cuyo aspecto esencial es atender a la necesidad personal de realizar actividades de autocuidado de forma continua para el mantenimiento de la salud o la recuperación tras la enfermedad o la lesión.

Rogers. Concibe la enfermería como arte o ciencia, identificando una única base de conocimientos que surge de la investigación científica y del análisis lógico, que es capaz de trasladarse a la práctica.

Roy. Parte del supuesto de que los hombres son seres biosicosociales que viven dentro de un entorno, el cual junto con la personalidad influye en el hombre, de modo que éste puede desarrollar varias formas adaptivas; si las respuestas fuesen ineficaces, requerirían la atención enfermera.

Modem. (Modulador-Demodulador). Es un equipo para la transmisión de datos, que en el sentido de transmisión convierte las señales digitales (datos) en señales analógicas, capaces de ser transportadas por la red pública analógica (línea telefónica). (305).

Modificación de créditos (MC). Documento contable (MC) para la contabilización de las modificaciones de los créditos iniciales. Existirán documentos MC inversos para la subsanación de errores padecidos en la expedición o validación de sus directos. (O. 5-3-1992 Art. 3) // Para el Insalud, las modificaciones de los créditos presupuestarios pueden ser (Orden 3-4-1995): a) Transferencias de créditos. Que estarán sometidas al régimen de distribución de competencias en lo dispuesto en la Ley General Presupuestaria de cada año. b) Suplementos de créditos y créditos extraordinarios. Cuando haya de realizarse con cargo al Presupuesto del Insalud algún gasto que no pueda demorarse hasta el ejercicio siguiente y no exista crédito o no sea suficiente y no ampliable el consignado y no pueda financiarse mediante transferencia de crédito de otras rúbricas de su Presupuesto. c) Ampliaciones de crédito. Cuando la insuficiencia afecte a un crédito calificado de ampliable conforme a lo dispuesto en la Ley General Presupuestaria. d) Generaciones de Crédito. Podrán generar crédito en los estados de gastos del Presupuesto del Insalud aquellos que contemple específicamente la Ley relativos a ingresos de usuarios sin derecho a asistencia sanitaria prestada por el Insalud, venta de productos, materiales de desechos o subproductos sanitarios o no sanitarios, no inventariables, aquellos procedentes de suministros o prestación de servicios de naturaleza no estrictamente asistencial, ingresos procedentes de convenios, ayudas, donaciones, y en general, todos aquellos ingresos correspondientes a atenciones o servicios sanitarios que no constituyan prestaciones de la Seguridad Social. e) Incorporaciones de crédito. Podrán ser objeto de incorporación al Presupuesto del ejercicio siguiente, los créditos extraordinarios y los suplementos de crédito, así como las transferencias de crédito que hayan sido concedidos o autorizados, respectivamente, en el último mes del ejercicio presupuestario; los créditos que amparen compromisos de gastos por operaciones corrientes contraídos antes del último mes del ejercicio presupuestario; los créditos por operaciones de capital y los créditos generados por las operaciones enunciadas en el apartado d).

Modificación de la conducta. Proceso mediante el cual la conducta o las respuestas del individuo se acomodan a un resultado predeterminado mediante esfuerzos positivos o negativos de la conducta o por medio de premios o castigos a través de la manipulación del entorno.

En educación para la salud se ha ampliado la aplicación original de éste término por parte de los psicólogos conductistas, con miras a incluir un amplio espectro de estrategias educativas cuyo objetivo principal es la modificación de la conducta. Esta modificación de la conducta es el punto final de la cadena formada por los conocimientos, las actitudes y la conducta (CAC) que constituyeron la base de muchas de las primeras estrategias de educación para la salud. (1)

Modificación de los créditos iniciales. Constituye el reflejo de las variaciones autorizadas a las dotaciones iniciales de los créditos. (O. 5-3-1992 Art. 2).

Modificaciones presupuestarias. Las modificaciones presupuestarias correspondientes a las Entidades gestoras de la Seguridad Social así como a la Tesorería General, se definen mediante las siguientes figuras modificativas (O. 5-3-1992 Art. 11): a) Créditos extraordinarios. b) Suplementos de créditos. c) Ampliaciones de crédito. d) Transferencias de créditos. Aumentos. e) Transferencias de crédito. Disminuciones. f) Incorporación de remanentes de crédito. g) Créditos generados por ingresos. h) Aumentos por rectificación. i) Bajas por anulación y rectificación. j) Redistribuciones de crédito. Aumentos. k) Redistribuciones de crédito. Disminuciones.

Monetarismo. Dentro de la economía de corte liberal neocapitalista, la corriente que enfatiza de manera muy especial la importancia de todo lo monetario en la realidad económica, con proposiciones que favorecen las medidas de actuación sobre la oferta monetaria y otras magnitudes de las disponibilidades líquidas, la desregulación de la actividad económica, la diversificación de los activos financieros, la libertad de la circulación de los capitales para la mejor asignación de los recursos, la disminución de la presión fiscal como método más apropiado para incentivar la actividad creadora. (30)

Monitor. Dispositivo para observar, registrar y controlar las operaciones de un sistema informático. Una pantalla puede ser un monitor. (307)

Monografías. *Véase* PUBLICACIONES CIENTÍFICAS.

Monopolio. Forma concreta del mercado en el que sólo existe un ofertante, que por su situación de dominio, puede imponer los precios que más le interesen para alcanzar el máximo de beneficio. (30) // Al tener el único agente capacidad de poder para determinar los precios o la cantidad, se produce una divergencia entre la valoración que del bien tiene dicho agente y la del mercado, por lo que el precio de equilibrio supera al coste marginal, y la cantidad ofrecida por el monopolista es inferior a la eficiente. (285)

Morbilidad. Presencia de enfermedades en un individuo o población. De forma clásica la morbilidad se ha medido por la incidencia o por la prevalencia. La incidencia se refiere a la aparición de una enfermedad (casos nuevos) y la prevalencia a la presencia de la enfermedad (todos los casos). // En el Texto de la Ley General de Sanidad, se aplica a la relación existente entre el número de enfermos y grupos de población, durante un período de tiempo determinado. (262)

Tipos. Se identifican cuatro tipos de morbilidad: sentida, diagnosticada, diagnosticable y real. (6) // Cualquier alteración, subjetiva u objetiva, del estado de bienestar fisiológico o psicológico. En este contexto, los términos enfermedad, trastorno y estado mórbido se definen de forma similar y se consideran sinónimos. (2) // Hace referencia a un indicador negativo de salud. En epidemiología es la ciencia que se encarga de su estudio y lo hace o bien a través de estudios descriptivos o analíticos o experimentales. (264)

Morbilidad diagnosticable. Es el conjunto de patologías o problemas de salud que no son percibidos por la población y que tampoco se han diagnosticado en las Instituciones sanitarias. Digamos que son aquellos problemas latentes y desconocidos. (264) // Da lugar a un problema de salud en tratamiento y comporta una necesidad normalizada, que se traduce en una demanda de servicios de salud por parte del médico. (189)

Morbilidad diagnosticada. Recoge la morbilidad reflejada en los registros de los servicios asistenciales, así como en los sistemas de vigilancia y también en los registros y sistemas de notificación de instrucciones no sanitarias. (264)

Morbilidad percibida o sentida. Es el conjunto de problemas de salud que la población siente y por los que demanda en la mayoría de las situaciones asistencia sanitaria. Algunos serán diagnosticados y otros no. (264) // Origina un problema de salud sentido y manifiesta una necesidad percibida o sentida. (189)

Morbinatalidad. Normalmente se expresa en tasas. Son los fetos viables que nacen muertos o mueren en el parto por cada mil alumbramientos. (264)

Mortalidad. Frecuencia de muertes atribuidas a una enfermedad o accidentes durante un periodo de tiempo determinado. Se suele expresar en términos de tasas relacionado con la población o estudiada. // Relación existente ente el número de fallecimientos y grupos de población, durante un período de tiempo determinado. (262).

Mortalidad infantil. Se expresa en tasas. Es el número de defunciones en niños menores de un año de edad por cada mil nacidos vivos en el curso de un año. (264)

Mortalidad intranatal. Es el número de fetos muertos en el momento del parto por cada mil alumbramientos. Se suele expresar en tasas. (264)

Mortalidad neonatal tardía. Son las defunciones que se producen entre la primera semana y el primer mes. (264)

Mortalidad perinatal. Valora el número de fetos de más de 28 semanas y menores de siete días tras el parto que mueren por cada mil alumbramientos. Se expresa en tasas. (264)

Mortalidad postneonatal. Calcula las muertes que se producen entre el primer mes y el primer año de vida. Se suele expresar en tasas por cada mil niños nacidos vivos. (264)

Mortalidad precoz. Hace referencia a la muerte en la primera semana de vida. (264).

Motivación. Es una fuerza interna que incita a la acción a una persona. Lo que motiva a una persona no necesariamente motiva a otra. (102) // Existen diferentes teorías (138):

Teoría de Argyris sobre la energía psicológica. La gente pondrá más energía en satisfacer sus necesidades que en cumplir las de organización. Cuanto mayor sea la disparidad entre las metas del individuo y las de la organización, más probable será que ese empleado experimente insatisfacción, tensión, conflicto, apatía o subversión. Se propone que la administración equipare el personal y los empleos aprovechando las habilidades e intereses de los empleados, haciendo que las tareas sean interesantes y desafiantes, ayudando al personal a satisfacer sus necesidades de realización personal, mejorando las realizaciones interpersonales y haciendo uso de un estilo administrativo congruente con la teoría.

Teoría de Herzberg. Descubrió que los motivadores para el trabajo incluyen el logro, desarrollo, la responsabilidad, el avance, el reconocimiento y el trabajo mismo. Si alguien se halla contento con su empleo, está recibiendo retroalimentación positiva.

Teoría de la equidad. Los empleados evalúan la justicia considerando su ingreso y las recompensas psicológicas, sociales y financieras en comparación con la de los demás. Perciben que la injusticia es causa de tensión.

Teoría de Likert sobre la administración participativa. Likert está convencido de que un administrador eficaz está altamente orientado hacia sus colaboradores, utiliza la comunicación para mantener trabajando al grupo como un equipo y fomenta las relaciones de apoyo entre todos los miembros del grupo. La administración participante es una teoría de relaciones humanas que puede utilizar los enfoques de administración por objetivos y el enriquecimiento del empleo.

Teoría de Maslow sobre jerarquía de las necesidades. La gente está motivada por satisfacer una jerarquía de necesidades. Maslow plantea la hipótesis de que la satisfacción de las necesidades fisiológicas básicas, desencadena el surgimiento de necesidades más abstractas, y que una necesidad satisfecha deja de ser motivadora. Las cinco necesidades básicas que identificaba son: fisiológicas, de seguridad, amor, estimación y realización personal.

Teoría de McClelland sobre necesidades básicas. Identificó tres necesidades básicas que toda la gente tiene en diferentes grados: la necesidad del logro, la de poder y la de afiliación. El logro comprende un deseo de hacer una contribución, de sobresalir y de obtener un éxito. Las personas con grandes necesidades de logros se muestran ávidas de responsabilidades. Las personas con grandes necesidades de poder buscan tener el control e influir sobre los demás. Están más interesados del poder y del logro personal que del rendimiento efectivo. Los individuos con grandes necesidades de afiliación desean trabajar en ambientes humanitarios y buscan hacer amistades significativas Anhelan ser respetados y evitan tomar decisiones.

Teoría de Skinner sobre el razonamiento positivo. Las conductas pueden fortalecerse o debilitarse según lo que suceda después. El fortalecimiento positivo refuerza la conducta. Al obtener refuerzos positivos, se debilita la conducta; mientras que un refuerzo intermitente incrementa la resistencia a la extinción de aquélla. El castigo contribuirá a reducir la conducta, pero no puede enseñar nuevas conductas y es posible que condicione su eliminación.

Teoría de Vroom sobre la expectación. Establece que la motivación depende de cuánto se desee algo y de la estimación que se haga de las probabilidades de obtenerlo.

Teoría modificada de Alderfer sobre jerarquía de necesidades. El modelo Alderfer es menos rígido que el de Maslow. Sugiere que más de una necesidad puede estar vigente. Reduce a tres los niveles de Maslow. Su teoría de la existencia-afinidad-desarrollo sugiere que además del proceso de satisfacción y progreso, en el que un individuo constantemente ve frustrados sus intentos de satisfacer un nivel de necesidades, cabe reorientar su energía hacia un nivel de necesidades más bajo.

Teoría monística de Taylor. El dinero es el motivador fundamental. Debe de ganar más quien produzca más, la paga tiene que estar vinculada a la productividad. Incentivos tales como aumentos por méritos, sistemas de premios, reparto de beneficios, trabajo a destajo son ejemplos de métodos monísticos.

Teorías X y Y de McGregor. La teoría X supone que la gente necesita dirección, tiene poca ambición y evita las responsabilidades, pero desea seguridad. La teoría Y supone que a la gente le agrada el trabajo, que lo disfruta, que se dirige sola y que desea responsabilidad. Afirma que la mayoría de los individuos tiene imaginación, ingenio, creatividad y demás capacidades intelectuales que sólo se utilizan en parte.

Teoría Z. Es un estilo de administración participante. Las principales empresas del Japón se encuentran organizadas en Zaibatsu (grupos pequeños de 20 ó 30 empresas que representan a un sector importante de la industria. Cada empresa tiene compañías satélites que le prestan servicios o manufacturan piezas para la firma rectora. Los empleados están contratados para trabajar para la empresa rectora hasta su jubilación. Después de una lenta evaluación y promoción en carreras no especializadas, los empleados se jubilan a los 55 años de edad. Luego pasan a trabajar por horas para una de las compañías satélites.

Mouse. *Véase* RATÓN.

Movilidad funcional. La movilidad funcional en el seno de la empresa no tendrá otras limitaciones que las exigidas por las titulaciones académicas o profesionales precisas para ejercer la prestación laboral y por la pertenencia al grupo profesional.

En caso de encomienda de funciones inferiores ésta deberá estar justificada por necesidades perentorias o imprevisibles de la actividad productiva y comunicado a los representantes de los trabajadores. (ET Art. 39).

Movilidad geográfica. El traslado de trabajadores que no hayan sido específicamente contratados para prestar sus servicios en empresas con centros de trabajo móviles o itinerantes a un centro de trabajo distinto de la misma empresa que exija cambios de residencia, requerirá la existencia de razones económicas, técnicas, organizativas o de producción que lo justifiquen o bien contrataciones referidas a la actividad empresarial. La decisión deberá ser notificada por el empresario al trabajador, así como a sus representantes legales, con una antelación mínima de treinta días.

Notificada la decisión, el trabajador podrá optar entre el traslado, percibiendo una compensación por gastos, o la extinción de su contrato, percibiendo una indemnización de veinte días por año de servicio. (ET Art. 40).

Movimiento social. Un movimiento social expresa siempre un alto nivel de preocupación por un problema y se define como una actividad organizada a largo plazo para promover o asegurar, al margen de la esfera institucional establecida, un interés u objetivo común a través de la acción colectiva. (124) // Aunque el movimiento social y la conducta colectiva tienen de común que ambos emplean la conducta extrainstitucional y están causados por condiciones sociales que general tensión, frustración o quejas, el movimiento social se distingue de la conducta colectiva por la combinación de un alto grado de organización interna, de una duración mayor y de un intento deliberado de moderar la organización misma de la sociedad. Los movimientos sociales pueden, con el paso del tiempo, convertirse en organizaciones formales. (133) // Diversas formas de acción colectiva por parte de un grupo de personas con miras a conseguir una reorganización social. Por lo general, los movimientos sociales no están institucionalizados, sino que surgen de una acción social espontánea dirigida a corregir injusticias específicas o extendidas. (73)

Muerte. Término de la vida humana. Cadáver. Éxitus.

Muerte y supervivencia. (Seg. Soc.) En caso de muerte, cualquiera que fuera su causa, se otorgarán según los supuestos, alguna o algunas de las prestaciones siguientes (LGSS Art. 171):

a) Un auxilio por defunción. b) Una pensión vitalicia de viudedad. c) Una pensión de orfandad. d) Una pensión vitalicia o, en su caso, subsidio temporal a favor de familiares. e) En caso de muerte por accidente de trabajo o enfermedad profesional, se concederá además, una indemnización a tanto alzado.

Auxilio por defunción. El fallecimiento del causante dará derecho a la percepción inmediata de un auxilio por defunción para hacer frente a los gastos de sepelio a quien los haya soportado. (LGSS Art. 173).

Indemnización especial a tanto alzado. En el caso de muerte por accidente de trabajo o enfermedad profesional, el cónyuge superviviente y los huérfanos tendrán derecho a una indemnización tanto alzado, cuya cuantía uniforme, se determinará por los Reglamentos Generales de la Ley General de la Seguridad Social. (LGSS Art. 177).

Pensión de orfandad. Tendrá derecho a la pensión de orfandad cada uno de los hijos del causante, cualquiera que sea la naturaleza legal de su filiación, siempre que, al fallecer el causante, sean menores de dieciocho años o estén incapacitados para el trabajo y que aquél hubiera cubierto el período de cotización exigido, en relación con la pensión de viudedad. (Ley 24/97 Art. 10) (Ley 66/97 D.A. 13ª)

Pensión de viudedad. Tendrá derecho a la pensión de viudedad, con carácter vitalicio, salvo que se produzca alguno de los casos de extinción que reglamentariamente se establezcan, el cónyuge superviviente cuando, al fallecimiento de su cónyuge, éste, si al fallecer se encontrase en alta o en situación asimilada a la de alta, hubiera completado el periodo de cotización que reglamentariamente se determine. Si la causa de su muerte fuese un accidente, sea o no de trabajo o una enfermedad profesional, no se exigirá ningún período previo de cotización. (LGSS Art. 174) (Ley 66/97 D.A. 13ª)

Prestaciones en favor de familiares. Normalmente recaerá sobre hijos o hermanos del beneficiario que reúnan los siguientes requisitos (LGSS Art. 176): a) Haber convivido con el causante y a su cargo. b) Ser mayores de cuarenta y cinco años y solteros, divorciados o viudos. c) Acreditar dedicación prolongada al cuidado del causante. d) Carecer de medios propios de vida.

Revalorización. Las pensiones de la Seguridad Social en su modalidad contributiva, incluido el importe de la pensión mínima, serán revalorizadas al comienzo de cada año, en función del correspondiente índice de precios al consumo previsto para dicho año. (Ley 24/97 Art. 11).

Muestra. Es un subconjunto de la población de estudio. En el estudio de las muestras hay que tener en cuenta el tamaño muestral, (cuántos elementos necesitamos) y la técnica del muestreo (cómo seleccionar a los sujetos). (264) // Es un subconjunto de individuos pertenecientes a una población determinada. (136)

Características básicas. Cualquier muestra debe reunir las siguientes características (264): a) Aleatoriedad. Significa que la muestra debe ser elegida de forma aleatoria de entre los elementos que componen la población. b) Homogeneidad. La muestra debe ser una copia a pequeña escala de lo que ocurre en la población. c) Tamaño de la muestra. Debe ser determinado en cada caso de acuerdo a nuestras necesidades. El tamaño de la muestra influenciará sobre la precisión con la que podamos realizar la estimación de los datos. (264) // Subclase seleccionada de una población. Una muestra puede ser aleatoria o no serlo; representativa o no. Es posible distinguir varias clases de muestra, a saber (2):

Muestra agrupada. Cada unidad seleccionada está constituida por un grupo de personas en vez de estarlo por individuos aislados.

Muestra aleatoria estratificada. Se divide la población en subgrupos, atendiendo a alguna característica importante, tal como la edad o el estado socioeconómico, y se selecciona una muestra aleatoria de cada subgrupo.

Muestra aleatoria por conglomerados. Al igual que la muestra aleatoria estratificada, en el muestreo por conglomerados la población también se encuentra dividida en grupos, pero en contraposición, en este caso los grupos se han formado atendiendo a una variable que no tiene relación con la estudiada. (42)

Muestra aleatoria simple. En esta clase elemental de muestra, cada persona tiene igual oportunidad de ser elegida.

Muestra capturada. También denominada de conveniencia, se refiere a aquellas muestras seleccionadas por métodos de cómodo empleo, pero que no se basan en probabilidades.

Muestra por probabilidad. Todos los individuos tienen una probabilidad conocida de ser elegidos. Estas probabilidades pueden ser iguales para todos ellos o, si se emplea un método de muestreo estratificado, la tasa de selección puede variarse en las distintas subclases, de tal modo que se obtenga una mayor representatividad de unas que de otras.

Muestra sistemática. Procedimiento de selección basado en alguna regla sistemática simple, tal como elegir a las personas cuyos nombres comiencen con determinadas letras, hayan nacido en ciertas fechas o residan en determinados puntos. Este tipo de muestras suelen conducir a errores, lo que invalida las generalizaciones que puedan hacerse a partir de aquéllas.

Muestreo. Proceso de elegir a un cierto número de sujetos entre un grupo determinado o universo. (2)

MUFACE. (Mutualidad General de Funcionarios Civiles del Estado). Adscrita al Ministerio de Administraciones Públicas, a través de la Secretaría de Estado para la Administración Pública, con naturaleza jurídica, estructura y funciones establecidas en su normativa específica. (RD 577/97)

Multimedia. Sistema de información que permite la integración en el ordenador de elementos físicos y lógicos para la reproducción y tratamiento de texto, sonido y vídeo. (306).

Municipio. *Véase* ADMINISTRACIÓN LOCAL.

Mutualidad. Entidad aseguradora formada por una asociación de individuos que, sin ánimo de lucro, ejerce una modalidad de previsión benéfico-social, en la que todos sus miembros o socios adquieren al mismo tiempo la condición de aseguradores y asegurados, obligándose al pago de las cuotas correspondientes, al mismo tiempo que se protegen mutuamente contra los posibles riesgos que afectan a su persona o a su patrimonio. (22)

Mutuas de Accidente de Trabajo y Enfermedades Profesionales. Se considerarán Mutuas de Accidente de Trabajo y Enfermedades Profesionales de la Seguridad Social las asociaciones debidamente autorizadas por el Ministerio de Trabajo y Asuntos Sociales con tal denominación se constituyan sin ánimo de lucro y con sujección a las normas reglamentarias que se establezcan, por empresarios que asuman al efecto una responsabilidad mancomunada y con el principal objeto de colaborar en la gestión de la Seguridad Social, sin perjuicio de la realización de otras prestaciones, servicios y actividades que le sean legalmente atribuidas. (Ley 66/97 DA 5O).

N

Natalidad. Relación entre los nacidos vivos en un año y la población media de ese mismo año, entendiéndose como nacido vivo, todo aquel producto de la concepción que, una vez extraído o expulsado completamente del cuerpo de la madre, independientemente de la duración del embarazo, respire o dé cualquier otro signo de vida, como palpitaciones del corazón o del cordón umbilical.

Necesidad. Es un desequilibrio o una diferencia entre la situación real en que se encuentra el individuo o la colectividad y la situación óptima en que podría encontrarse. Existen diferentes formas de acercarnos a la necesidad (264) // Es una deficiencia o ausencia de salud, determinada a partir de criterios biológicos o epidemiológicos y que conduce a tomar medidas de prevención, tratamiento, control y erradicación. (71) // La necesidad de salud es un estado de enfermedad percibido por el individuo y definido por el médico. (72) // Es una perturbación de la salud y del bienestar. (76) // Una necesidad nace cuando se constata una diferencia entre una situación considerada como óptima y la situación observada en la actualidad, diferencia que se desea reducir. (80) // Algo que falta deseado por el consumidor con más o menos intensidad. (189) // *Véase* MOTIVACIÓN.

Necesidades absolutas. Son aquellas que se experimentan sea cual sea la situación de los demás. (189)

Necesidades artificiales. Existen cuando es necesario crearlas antes de producir el bien o el servicio, en contraposición a unas necesidades naturales o verdaderas. (189)

Necesidad comparativa. Es la que un individuo o grupo que presenta las mismas características que otro en el que se han identificado necesidades debería tener. (264)

Necesidad derivada. Es la respuesta tecnológica concreta aportada a la necesidad genérica objeto del deseo, por ejemplo, la bicicleta y el automóvil. (189)

Necesidad de estima. Constituyen un elemento incentivador permanente, dado que no suelen ser satisfechas. Suelen ser de dos tipos: relacionadas con la propia estima (confianza, independencia, éxito, etc.) y relacionadas con la propia reputación (status, reconocimiento, etc.) (189)

Necesidades de realización. Son la cúspide de la jerarquía de las necesidades humanas, son las que nos impulsan a desarrollar las potencialidades, a superarnos, a encontrar la razón de ser.

Son de alguna manera necesidades insaciables. (189)

Necesidad de seguridad. Son las necesidades de protección contra el peligro y las amenazas, las privaciones. (189)

Necesidades elásticas y rígidas. De acuerdo con el concepto de elasticidad, son aquellas que varían según los cambios experimentados por el individuo, engendran en el consumidor demandas de gran flexibilidad. Las necesidades rígidas, por el contrario, son aquellas casi insensibles a la variación y evolución del sujeto. (189)

Necesidad expresada. Coincide con la demanda de cuidados o servicios sanitarios. El individuo o grupo demanda una determinada consulta, prueba, etc. (264)

Necesidades falsas. Son las generadas por la sociedad y el fabricante. Habría un consumidor dominado y un productor dominante. (191)

Necesidad fisiológica. Son las necesidades fundamentales, como descansar, comer, hacer ejercicio, cobijarse. (189)

Necesidad genérica. Es la que cualquier persona siente de un modo general, por ejemplo, la necesidad de desplazarse o de comunicarse a distancia. (189)

Necesidades individuales y colectivas. Según la experimente un consumidor o una colectividad social. (189)

Necesidades normales y suntuarias. Distinción relativa dependiente de la situación socioeconómica del consumidor. (189)

Necesidad normativa. Es la que define el experto, que no siempre es sentida o expresada por el individuo o grupo. (264)

Necesidades reales. Es cuando la adquisición de un deseo cubre aquello que ya no produce placer. (189)

Necesidades relativas. Son aquellas cuya satisfacción eleva a las personas por encima de las otras y producen un sentimiento de superioridad. (189)

Necesidad sentida o percibida. Es la que el individuo o grupo de una comunidad siente, sea esta expresada o no. (264) // Necesidad sentida. El término se refiere habitualmente a las necesidades de cuidados sanitarios que sienten las personas o la comunidad de que se trate, pero que pueden no ser percibidas por los profesionales sanitarios. (2)

Necesidades sociales. Aparecen por la condición de animal social que tiene el hombre y su necesidad de asociarse, de integrarse en un grupo, de ser aceptado. (189)

Necesidades vitales. Cuando se precisa satisfacerlas en orden a la conservación del individuo. (189)

Necropsias. (estadística) Número de necropsias realizadas en un período de tiempo determinado, dividido por el número de fallecidos en el mismo período de tiempo. (186) // Se incluirán las realizadas a fallecidos en el hospital, independientemente del área de donde procedan. Se contabilizarán todas, excepto las judiciales y las de los fetos muertos. (214)

Negligencia. Falta de cuidado, fracaso al actuar como una persona prudente o acción contraria a lo que hubiera hecho una persona razonable. (49)

Negligencia profesional. Significa el abandono de las precauciones que su profesión impone al responsable. Se trata del incumplimiento de aquellos deberes que en relación con la pericia y la diligencia, son exigibles exclusivamente en razón de las circunstancias concretas del hecho y que se traduce en una imprudencia cualificada y por ende, en una mayor reprochabilidad personal y, por tanto, en una responsabilidad más grave del agente por su conducta antijurídica. (27)

Negociación. Proceso que potencialmente permite obtener ventajas de una interacción, en el que dos o más participes, aparentemente en conflicto, buscan un resultado más satisfactorio mediante la acción conjunta que el que podrían obtener de otra manera. // Proceso básico de conseguir algo de otro sin utilizar la manipulación. // Negociar es el proceso a través del cual tratamos de conocer o identificar las necesidades de la otra parte, para lograr satisfacerlas en la mayor medida posible. Podríamos distinguir cuatro modelos de negociación (248):

Negociación bajo principios. Es un método en el que los asuntos se deciden por sus méritos, se busca la ganancia mutua y se insiste en procedimientos justos. Es duro para juzgar los méritos y blando para tratar las personas. Esta negociación posee cuatro puntos básicos: separar a los individuos del problema; centrarse en los intereses, no en las posiciones; generar varias opciones antes de decidir el modelo de actuar y insistir en que los resultados se basen en un estándar objetivo.

Negociación blanda. Previene conflictos y realiza concesiones con rapidez al objeto de llegar a un acuerdo. Al final se siente explotado y lleno de amargura.

Negociación competitiva. Las estrategias que se adoptan en este tipo de negociación, se caracterizan por la búsqueda de la victoria, por el deseo de dominar a la otra parte, de mostrar la fuerza que se posee, mediante una confrontación.

Negociación dura. El objetivo es ganar con base en la convicción de que la parte que asume una posición extrema y se sostiene en ésta durante más tiempo obtiene mayores beneficios. Este tipo de negociación daña las relaciones con los interlocutores.

Negociación integrativa. Se fundamenta en la disposición y capacidad de colaboración voluntaria de las partes, y en su actitud de apertura para encontrar soluciones que resuelvan sus tensiones y sus conflictos de intereses.

Negociación legalista. Suele caracterizar al empresario que adopta una actitud defensiva frente a una estrategia reivindicativa de los representantes de los trabajadores. Este tipo de negociador preferiría un laudo arbitral de obligado cumplimiento.

Negociación transacional. Se plantea cuando existe un equilibrio de fuerzas entre las dos partes negociadoras, cuando ambas partes son conscientes de su mutua interdependencia en el orden del logro de objetivos.

Negociación colectiva. Constituye la expresión del acuerdo libremente adoptado por los trabajadores y los empresarios, en virtud de su autonomía colectiva. Mediante los convenios colectivos, y en su ámbito correspondiente, los trabajadores y empresarios regulan las condiciones de trabajo y de productividad; igualmente podrán regular la paz laboral a través de las obligaciones que se pacten. (ET Art. 82) // El Estatuto de los Trabajadores establece que los convenios colectivos son el resultado de la negociación desarrollada por los representantes de los trabajadores y de los empresarios, en los que se regulan entre otras materias, la organización del trabajo, la provisión de vacantes, la clasificación del personal, la formación y perfeccionamiento, y las condiciones de trabajo (jornada, vacaciones, etc.) (244)

Acuerdo Marco. Pactos de celebración posible entre Organizaciones Sindicales y las Asociaciones Patronales más representativas, de carácter estatal o de Comunidad Autónoma. Pueden ser acuerdos estructurales o de fondo. Los primeros tienen como finalidad regular abstracta o formalmente la negociación colectiva, estableciendo las reglas sobre diversas materias, los segundos se encaminan a la regulación de las condiciones de trabajo. Tendrán el tratamiento de convenio colectivo. Hasta ahora se han celebrado los siguientes: AMI, de 10 de julio de 1979; ANE, de 9 de junio de 1981; AI de 1983; AES de 9 de octubre de 1984. (27) // Son convenios colectivos suscritos entre la Administración y las centrales sindicales, acuerdos que son revisados periódicamente para determinar de forma negociada las bases de la relación jurídica del personal laboral a su servicio. (244)

Negociado. Unidad administrativa inferior de los distintos departamentos ministeriales y organismos autónomos. (27)

Nicho ecológico. Lugar que ocupa un organismo respecto a su comunidad y ecosistema. (18)

Nivel de abstracción. Describe la concreción o abstracción de un concepto. Los conceptos muy abstractos son teóricos, pueden no ser directamente mensurables, tienen descriptores más generales, y pueden no ser clínicamente útiles, para la planificación del tratamiento. En cambio, los conceptos concretos son observables y mensurables, limitados en el tiempo y el espacio, constituyen una categoría específica, y pueden ser clínicamente útiles para la planificación del tratamiento. (246)

Nivel de confianza. Es la probabilidad de escoger una muestra cuyo intervalo cubra la media poblacional. (42).

Nivel de madurez. En la teoría del liderazgo situacional, se define como la capacidad de formular metas alcanzables (lo que tendría que ver con la motivación en el sentido del logro), la disposición y habilidad para asumir responsabilidades, y la educación y/o experiencia de un individuo o grupo. Estas variables de madurez deben ser consideradas solamente con relación a una tarea específica que ha de ser ejecutada. (240)

Nivel de vida. Grado de satisfacción de necesidades de una persona o grupo de personas. Se mide por la cantidad de bienes y servicios que pueden comprar con sus ingresos reales. Un nivel de vida bajo permite satisfacer sólo las necesidades básicas, y es propio de países subdesarrollados o personas marginadas. (281)

Niveles guía. Son los valores de los parámetros representativos de los caracteres de potabilidad, correspondientes a una calidad deseable en el agua potable. (18)

Nodo regular. *Véase* ACCESIBILIDAD.

Nombramiento. Cédula o despacho en que se designa a uno para un cargo u oficio. (27)

Nomenclator. Es un sistema o grupo de términos o símbolos; acto o proceso de dar nombre; sistema de términos usados en una ciencia o disciplina particular; compilación de términos aceptados para describir los fenómenos. (246)

Nomenclatura. Lista de todos los términos aprobados para describir y registrar observaciones. (2)

Nómina. Relación de los trabajadores de una empresa con especificación de la retribución y otras gratificaciones. Conjunto de retribuciones pagadas. (281)

Normas. Frecuentemente se usa como sinónimo de reglamentación o certificación. Establece la manera en que deben de hacerse, o está establecido que se hagan ciertas cosas. // Definen las funciones de las personas, las relaciones entre ellas y las especificaciones de los bienes y servicios. (189)

Normas técnicas mínimas. Son los elementos de atención a las personas que acuden a los servicios prestados desde el nivel primario de salud, que se consideran básicas, relevantes y de inexcusable cumplimiento para los profesionales que las proveen. (58) // Son los criterios de correcta atención, específicamente definidos para cada uno de los servicios de la cartera, de cuya relevancia y efectividad existe evidencia o consenso científico. Su cumplimiento permite garantizar la calidad de la asistencia prestada. (271)

Nosología. Estudio de las enfermedades, con arreglo a criterios que permiten su individualización. (156)

Nota de corte. Es la nota media que tiene el alumno que ocupa la última plaza ofertada en un Centro en el que el número de plazas ofertadas es inferior a la demandada. Sirve de referencia de un curso a otro a los alumnos que pretenden matricularse en estos Centros universitarios. (176)

Nota interior. Es el documento que se utiliza para la comunicación entre órganos o unidades pertenecientes a un mismo órgano superior o entidad. (327)

Notificación. *Véase* DISPOSICIONES ADMINISTRATIVAS. // *Véase* DOCUMENTO ADMINISTRATIVO.

Núcleo profesional. *Véase* ORGANIZACIÓN TRÉBOL.

Núcleo técnico. Abarca aquellos miembros de la organización que realizan el trabajo básico directamente relacionado con la generación de productos y servicios. Son por tanto los médicos, enfermeras, auxiliares, etc.(189)

Nuevas políticas. Normas, procedimientos, etc., que habría que implantar para la consecución de tales objetivos. (4)

Nulidad. *Véase* DISPOSICIONES ADMINISTRATIVAS.

Numerador. Parte superior de una fracción empleada para calcular una tasa o un cociente. (2)

Número de locales de consulta. Total de salas destinadas a consultas de pacientes en régimen ambulatorio, excluyendo las específicamente destinadas a consultas de urgencia, los cuartos de cura y de exploraciones especiales y los despachos de secretaría. (213)

Número de UPAS. *Véase* UNIDAD PONDERADA DE ASISTENCIA.

Números índice. Son la forma de convertir series cronológicas o sincrónicas —que registran la evolución en el tiempo, o la diversidad en el espacio en un momento dado, respectivamente— en magnitudes inmediatamente comparables entre sí de forma sencilla, al tomar el primer dato (en la serie cronológica) o el más expresivo (en la sincrónica) como valor 100 de base, para luego referir todos los demás datos al valor de base, expresándolos en proporción a ella. (30) // Un número índice es una medida estadística ideada para patentizar los cambios que tienen lugar en una variable o grupo de variables afines en el tiempo, localización geográfica y otra característica. Suelen darse en forma de porcentajes resultantes de la comparación por cociente de los valores que toma la variable en períodos de tiempo distintos. (127)

Números rojos. Cuando se tiene un saldo deudor por descubierto en una cuenta, y también cuando se tienen pérdidas. Antiguamente se utilizaba tinta roja en estos casos para facilitar el control. (281)

Nupcialidad. Número de matrimonios que se celebran en una población determinada a lo largo de un año.

Nutrición enteral. Consiste en la administración, bien a través de una sonda bien por vía oral, de dietas líquidas completas o modificadas, alimentos transformados, preparaciones de nutrientes intactos o pre digeridos y suplementos dietéticos. (24)

Nutrición parenteral. Consiste en el aporte de los nutrientes por vía intravenosa. Puede ser parcial cuando el aporte intravenoso suplementa el aporte enteral, o total, cuando la totalidad de las necesidades nutritivas se aportan por esta vía. (24)

O

O. Denominación de un determinado documento contable. *Véase* DOCUMENTO O.

OCDE. Organización de Cooperación y Desarrollo Económico. Se creó por la Convención de París en 1961. Esta compuesta por 23 países: toda la Europa occidental más EE.UU., Canadá, Japón, Nueva Zelanda, y Australia.

OEA. Organización de Estados Americanos. Organismo regional creado en 1945 al que pertenecen la totalidad de los países americanos. Entre sus funciones están las de solucionar pacíficamente las diferencias o disputas que puedan surgir entre los distintos países, promoviendo el desarrollo económico, social y cultural de los mismos.

OIT. Organización Internacional del Trabajo. Tiene su sede en Ginebra, y es un organismo especializado de las Naciones Unidas que se ocupa de todo lo relativo a las relaciones laborales. Los tratados de la OIT se materializan en convenciones, que son obligatorias en todos los estados miembros.

OMS. Organización Mundial de la Salud. Se crea en 1946 como organismo especializado de las Naciones Unidas. Con sede en Ginebra, se ocupa de «lograr que todos los pueblos del mundo alcancen el nivel de salud más elevado posible». Se organizan en torno a seis Oficinas Regionales que son (52):

Región africana. Con sede en Brazzaville comprende los territorios situados al sur del Sahara, con la excepción de Somalia, Etiopía y el litoral del Mar Rojo que pertenecen a la Región del Mediterráneo Oriental.

Región de Asia Sudoriental. Con sede en Nueva Delhi, se constituyó en 1949, e incluye países como Afganistán, Birmania, Ceilán, India, Indonesia, Nepal, Tailandia y territorios limítrofes.

Región del Mediterráneo Oriental. Con sede en Alejandría, se constituyó en 1949, estando incluidos los países del Nordeste de África, así como los países próximos al Golfo Pérsico, Mar Rojo y Pakistán. Son los siguiente: Somalia, Egipto, Eritrea, Etiopía, Libia, Sudán, Arabia Saudí, Chipre, Irak, Irán, Jordania, Líbano y Pakistán.

Región del Pacífico Occidental. Con sede en Manila, incluye países como China, Japón, Corea, Indochina, Filipinas, Australia, Nueva Zelanda, así como todas las del Pacífico Sur.

Región Europea. Con sede en Copenhague, se constituyo en 1949 e incluye además de los países europeos, casi todo el occidente del Norte de África y cierta parte de Asia.

Organización Panamericana de la Salud. (OPS) Se constituyó en 1958 aprovechando la estructura organizativa de la Oficina Sanitaria Panamericana (1902). Tiene la sede en Washington y su área de influencia son América del Norte, Central y del Sur, las Islas Falkland y Hawai.

ONG. Organizaciones no gubernamentales. Son entidades sujetas a derecho privado cuya finalidad es ayudar al desarrollo del tercer mundo o ante situaciones de catástrofes naturales. Normalmente se financian con aportaciones voluntarias de sus socios, donaciones y ayudas gubernamentales.

OTAN. Organización del Tratado del Atlántico Norte. Se creó en 1949 y tiene su sede en Bruselas. Se constituye como un sistema defensivo internacional que agrupa a Estados Unidos, Alemania, Bélgica, Dinamarca, España, Francia, Grecia, Islandia, Italia, Luxemburgo, Noruega, Países Bajos, Portugal, Reino Unido, Turquía y Canadá.

Objeción de conciencia. (aborto) En relación con el recurso previo de inconstitucionalidad contra la Ley Orgánica 9/85 de 5 de julio, señaló en relación con el motivo aducido de que la Ley citada no regulaba la objeción de conciencia, lo siguiente: «No obstante, cabe señalar, por lo que se refiere al derecho a la objeción de conciencia que existe y puede ser ejercido con independencia de que se haya dictado o no tal regulación. La objeción de conciencia forma parte del contenido del derecho fundamental a la libertad ideológica y religiosa reconocido en el artículo 16.1 de la Constitución y, como ha indicado este Tribunal en diversas ocasiones, la Constitución es directamente aplicable, especialmente en materia de derechos fundamentales». (STC de 11-4-1985).

«...no obstante, el fundamento de la pretensión (libertad ideológica y de conciencia) es igualmente válido para médicos y matronas.

Así las cosas, se entiende, como para supuestos similares ya se ha dictaminado por esta Asesoría Jurídica, que lo relevante en orden a posibilitar la objeción de conciencia es la participación del profesional en la producción del resultado, de la interrupción del embarazo, no admitiendo graduaciones la posibilidad de objetar según el grado de participación sea mayor o menor, o según se entienda que un acto concreto implica una mayor o menor participación, y ello por el propio fundamento de la objeción en la libertad ideológica y de conciencia del profesional sanitario en relación con el tema del aborto.

Teniendo en cuenta que el acto profesional se integra en una secuencia o en un proceso de actividades concurrentes a la consecución de su objetivo, que es la interrupción del embarazo, entendemos que las matronas pueden objetar la realización de todas aquellas actividades profesionales necesarias para el aborto, que pueden ser condicionantes o concluyentes del mismo». (38) *Véase* OBJETOR DE CONCIENCIA.

Objetividad. Que existe realmente, fuera del sujeto que lo conoce. (29)

Objetivos. Aquellas finalidades perseguidas por las actuaciones de gestión y que pueden conseguirse en un período de tiempo relativamente prolongado. Enunciado de los resultados que se desea alcanzar por un individuo o una organización. Los objetivos deben ser, específicos, medibles, prácticos, alcanzables y determinados en el tiempo. (22) // Formulación concreta de intenciones o de una finalidad objetiva hacia la cual se tienen que dirigir las actividades. (105) *Véase* METAS.

Objeto. *Véase* CÓDIGO MAQUINA.

Objetor de conciencia. Quien habiendo presentado la correspondiente solicitud, haya sido reconocido como tal por el Consejo Nacional de Objeción de Conciencia. (RD 266/1995 Art. 1 y RD 1248/1997). Quienes sean declarados objetores de conciencia estarán exentos del servicio militar y quedarán obligados a realizar una prestación social sustitutoria consistente en actividades de utilidad pública que no requieran el empleo de armas, ni supongan dependencia orgánica de instituciones militares. *Véase* PRESTACIÓN SOCIAL SUSTITUTORIA.

Obligación. (ejecución de presupuesto) Es la operación correspondiente a la obligación de pagar que surge para la Seguridad Social frente a terceros. Su reflejo contable es una disminución del saldo de disposiciones. (O. 5-3-1992 Art. 2).

Obra colectiva. *Véase* AUTOR.

Obra en colaboración. *Véase* AUTOR.

Observación. Es el registro visual de lo que ocurre en una situación real, clasificando y consignando los acontecimientos pertinentes de acuerdo con algún esquema previsto y según el problema que se estudia. (161)

Ocupación del centro de trabajo. En determinadas ocasiones puede constituir un medio de presión colectivo de los trabajadores. Por sí misma no conlleva una acción ilegal, sino que deviene ilícita «cuando con ella se vulnera el derecho de libertad de otras personas (por ejemplo trabajadores no huelguistas) o de desechos sobre instalaciones y los bienes. (STC de 10 de abril de 1981) (27)

Ocupaciones. Son los campos principales del trabajo clasificados según diversas características, tales como la preparación, destrezas y conocimientos requeridos; la naturaleza del trabajo mismo; las formas de supervisión; la motivación; etc. (179)

Odontólogo. Profesional que ha superado las enseñanzas conducentes a la obtención del título oficial de Licenciado en Odontología y está capacitado para realizar el conjunto de actividades de prevención, diagnóstico y tratamiento relativo a las anomalías y enfermedades de los dientes, de la boca, de los maxilares y de los tejidos anejos, tanto sobre individuos aislados como de forma comunitaria. Su Plan de Estudios está publicado en el RD 970/1986, modificado por el RD 1418/1990.

Oferta. Es el conjunto de propuestas que se hacen en el mercado para la venta de bienes y servicios. La curva de la oferta registra el lugar de los puntos correspondientes a las cantidades que se ofrecen de un determinado bien o servicios a los distintos precios. (30)

Oficio. Es el documento que se utiliza para la comunicación entre órganos o unidades pertenecientes a diferentes Administraciones Públicas, a diferentes entidades o departamentos y, dentro de éstos, a diferentes órganos superiores. (327)

OK. Denominación de un determinado documento contable. *Véase* DOCUMENTO OK.

Oligopolio. Es un mercado en el que los demandantes del bien X actúan tomando como dato el precio, mientras que los oferentes tienen influencia individual sobre el mismo. El oligopolio es por tanto un mercado caracterizado por lo que puede llamarse interdependencia estratégica de los productores ya que para determinar su equilibrio será preciso especificar cual es la respuesta de cada agente ante la decisión adoptada por otros. (285)

Omisión. La acción delictiva puede consistir tanto en un hacer algo (acción), como en un no hacerlo (omisión pura o propia) , o incluso en una forma mixta (comisión por omisión u omisión impropia). (28)

Operador del ordenador. La persona en un sistema de informática que controla manualmente las operaciones del ordenador. (49)

Oportunismo. Es la búsqueda del interés propio con dolo, es decir la revelación incompleta o distorsionada de la información y la realización de esfuerzos premeditados para equivocar, distorsionar, ocultar, ofuscar y confundir. Obrar oportunistamente significa mentir, sobornar, ser deshonesto, apropiarse de beneficios que, al menos en parte, corresponden a otros. (128)

Óptica y optometría. Título de un profesional que ha superado las enseñanzas conducentes a la obtención del título de Diplomado en Óptica y Optometría, con carácter oficial y validez en todo el territorio nacional. Dicho Plan de Estudios está publicado en el RD 1419/1990.

Optimización. En cualquier proceso económico —producción, distribución, consumo— conseguir la mejor aplicación de los recursos, obteniendo así el máximo posible de productividad, equidad distributiva, bienestar, etc. (30)

Optimizar. Toma de una decisión que reportará los mejores resultados finales posibles, para una inversión específica de tiempo, energía o material. (105)

Óptimo de Pareto. Criterio de eficiencia económica utilizado en la teoría del bienestar. Asignación determinada de los recursos entre los agentes económicos de forma que cualquier otra reasignación disminuye el bienestar social. (22) // Se da un óptimo de Pareto cuando es imposible reasignar recursos para mejorar la situación de una persona sin perjudicar a otra, según sus valoraciones subjetivas respectivas. Un óptimo de Pareto también supone el que sea imposible reasignar factores de producción de forma que se produzca más de un bien, pero no menos de cualquier otro. Existe un óptimo de Pareto para cada distribución de renta y riqueza. De ahí que cuando se hace referencia al conjunto de la economía, el concepto de eficiencia aparece unido al de equidad. (286)

Orden ministerial. Las disposiciones y resoluciones de los Ministros, adoptarán la forma de Orden Ministerial, e irán firmadas por el titular del Departamento. (LRJAE Art. 25).

Ordenación de pago. (ejecución de presupuesto) Es la operación en virtud de la cual el órgano competente acuerda que se proceda a la extinción de una obligación determinada de la Seguridad Social frente a terceros, librando la correspondiente orden contra la Tesorería de la Seguridad Social. (O. 5-3-1992 Art. 2).

Ordenada. Distancia existente entre un punto P y el eje horizontal X de una gráfica, medida a lo largo del eje vertical, o eje Y. *Véase también* ABSCISA. (2)

Ordenador. Conjunto de dispositivos físicos interrelacionados entre sí, constituyendo un sistema con capacidad para captar, almacenar, procesar y emitir datos y/o informaciones, de acuerdo con las instrucciones lógicas estructuradas en programas, que le hayan sido suministradas al efecto. (307)

Ordenador analógico. Ordenador que simula medidas por medios electrónicos. (49)

Ordenador digital. Sistema electrónico capaz de realizar cálculos matemáticos y lógicos, comparar éstos entre sí y recordar los resultados obtenidos, de acuerdo con las instrucciones de un programa. (152) // Ordenador que procesa los datos por combinación de dígitos. (49)

Ordenador híbrido. Es la asociación de un ordenador analógico con un ordenador digital. (305)

PC (personal computer). Ordenador generalmente monousuario y monotarea, que utiliza como CPU un microprocesador. Tradicionalmente asociado a los ordenadores de uso personal o doméstico. (306)

Orem. *Véase* MODELOS ENFERMEROS.

Organigrama. Es la expresión gráfica y esquemática de la estructura organizativa de una empresa, o de cualquier otra entidad productiva, comercial, administrativa, política, etc. // Un organigrama es un diagrama que muestra cómo están vinculadas las diferentes partes de una organización. Presenta las relaciones organizativas formales, las áreas de responsabilidad, las personas ante quienes cada uno debe responder y las vías de comunicación. (138).

Organismos autónomos. Se rigen por el Derecho administrativo y se les encomienda, en régimen de descentralización funcional y en ejecución de programas específicos de la actividad de un Ministerio, la realización de actividades de fomento, prestacionales o de gestión de servicios públicos. (Ley 6/97 Art. 45).

Organismos públicos. Son organismos públicos los creados, bajo la dependencia o vinculación de la Administración General del Estado, para la realización de actividades de ejecución o gestión tanto administrativas de fomento o prestación, como de contenido económico reservadas a la Administración General del Estado, y cuyas características justifiquen su organización y desarrollo en régimen de descentralización funcional. (Ley 6/97 Art. 41).

Organización. Se conoce como teoría de la organización, el conjunto de proposiciones teóricas que estudian la estructura y funcionamiento de los organismos, y que intenta precisar las series de principios, reglas y métodos según los cuales se desarrolla. (30) // Es un sistema de actividades conscientemente coordinadas entre dos o más personas. La cooperación entre ellas es esencial para la existencia de la organización. Una organización solamente existe cuando: hay personas capaces de comunicarse; que estén dispuestas a contribuir con acción y con miras a cumplir un propósito común. (88) // Un sistema discernible de interacción relativamente permanente y relativamente complejo. (94) // Es la coordinación racional de las actividades de algunas personas que tratan de llegar a un objetivo común y explícito, mediante la división de trabajo y de la función de jerarquía de autoridad y responsabilidad. (151) // La realización de las funciones encomendadas utilizando para ello las diversas áreas de trabajo y sus recursos de la forma más correcta y coordinada. (186) // Es un sistema sociotécnico compuesto por una serie de subsistemas (humano, de decisión, estructural, económico-tecnológico, documental, etc.) que deben integrarse y coordinarse para el logro de un objetivo o fin organizado específico. (294)

Organización formal. Tiene una estructura bien definida que puede ser descrita en términos de relaciones de autoridad, poder, subordinación y responsabilidad. (88).

Organización funcional. La organización funcional agrupa, en una sola unidad y bajo la autoridad de un responsable, todas las actividades de la empresa que son similares por su naturaleza. Áreas tradicionales que conviven en este esquema son investigación y desarrollo, compras, producción, marketing, administración, finanzas y recursos humanos. (163)

Organización informal. Es débilmente organizada, flexible, mal definida y espontánea. La participación de sus miembros puede ser consciente o inconsciente y, muchas veces, es difícil determinar el tiempo exacto en que una persona viene a ser miembro de la organización. (88)

Organización matricial. Estructura jerárquica relativamente plana, en la cual una organización de equipos por programas, constantemente cambiante, se incorpora a una estructura lineal de la organización y de personal asesor, totalmente operativa. (105) // Los diseños organizativos de matriz o matriciales, tratan de combinar las ventajas de las estructuras de proyecto y funcional. (138) // En una estructura de tipo matricial se compagina la organización funcional con otra por proyectos, de modo que miembros de unidades funcionales diferentes, se integran en un equipo bajo la supervisión de un jefe de proyecto, para la realización de trabajos específicos. Finalizados éstos, el grupo creado se disuelve retornando sus integrantes a sus unidades funcionales respectivas. (163)

Organización por divisiones. La estructura por divisiones comporta una descentralización del proceso decisional de la empresa, en lo que se refiere a la generación del beneficio. Los responsables de división toman, entre otras, decisiones sobre precios de venta, política de productos, volumen y composición de la producción y adquisición de materiales, por lo que se convierten en responsables del resultado económico de su unidad. (163)

Organizaciones apéndice. No tienen objetivos internos; son creadas por otras con objeto de que cumplan la misión que se les asigna. (200)

Organizaciones coactivas. Los medios de control son coercitivos y la participación de los actores, alienante, como sucede con la participación de los reclusos en las prisiones. (199)

Organizaciones de negocios. Son aquellas cuyos principales beneficiarios son los propietarios. (189)

Organizaciones de servicios. Son aquellas cuyos principales beneficiarios son los clientes. Por ejemplo los hospitales. (189) // Aquellas en las que el principal beneficiario debe ser el cliente, aunque en ocasiones sea desplazado por otros grupos, como, por ejemplo, los profesionales o los directores. (200)

Organizaciones marginales. No tienen objetivos internos ni externos; los cambios estratégicos son oportunistas. (200)

Organizaciones normativas. Los medios de control son normativos, y la participación de los empleados es de tipo moral. Por ejemplo: los médicos y las enfermeras en los centros sanitarios. (199) // Donde el incentivo que supone la norma, el trabajo tiene un valor intrínseco para el profesional sanitario. (200)

Organizaciones para beneficio mutuo. Los principales beneficiarios son los propios miembros de la organización. Los partidos políticos son un ejemplo válido. (189)

Organizaciones para el bien común. Su principal beneficiario es la sociedad. Por ejemplo, los organismos públicos. (189)

Organizaciones utilitaristas. Los medios de control residen en la remuneración, y la participación de los empleados se basa en la relación incentivo/esfuerzo. La mayoría de las empresas, incluida la Administración, son de esta clase. (199)

Órganos asesores-consultores. Son los que emiten juicios científico-técnicos que fundamentan las decisiones de la Dirección, responsables de garantizar la calidad del producto y su progreso. Pertenecen a estos órganos los Comités de Auditoría y Asesoría. (106)

Órganos de dirección. Son los que representan la máxima autoridad jerárquica y funcional del personal y asumen la responsabilidad del funcionamiento del sistema, de sus recursos humanos y económicos. (106)

Órganos de línea. Son los ejecutores de las decisiones de los órganos de dirección. Dan cumplimiento a los programas que estipula la dirección y transmiten a ésta las necesidades del equipo. (106)

Organización federal corporativa. *Véase* TEORÍA FEDERAL CORPORATIVA.

Organización horizontal o aplanada. Frente a la cultura organizativa piramidal y jerárquica, aparecen otro tipo de organizaciones caracterizadas por un mayor aplanamiento, la horizontalidad, la mínima jerarquización (no más de cuatro niveles) e incluso una cierta ambigüedad que favorezca su funcionamiento. Esta organización esta basada en redes de personas interrelacionadas, para poder apoyarse en su capacidad de adaptación. (223)

Organización interna. Complementariamente a las grandes definiciones (línea, funciones, tareas y actividades), la empresa se estructura en pequeñas unidades funcionales que son responsables de un producto determinado; el establecimiento de estas formas organizativas y de la manera en que prestan sus servicios es otro elemento básico; cómo cubrir los horarios de servicio, qué relaciones de autoridad existen, quién decide el empleo de recursos, cómo se coordinan las actividades, etc. (219)

Organización piramidal. Se caracteriza por (223): a) Organigrama fundamentado en la definición estricta de funciones. b) Definición de territorios con tendencia a la compartimentación. c) Excesivo número de niveles jerárquicos con dificultades para la promoción. d) Dificultades en los sistemas de comunicación interna y elevado coste de los mismos.

Organización sanitaria. Son áreas claves de la organización sanitaria aquellas que con su buen o mal funcionamiento condicionan o son necesarias para alcanzar las metas de la organización. En general se considera que en una organización de asistencia sanitaria existen seis áreas claves o subsistemas funcionales (98): a) Área clínica o de producción. Es el fundamento de la organización y la componen todos los individuos que participan en los cuidados al enfermo, médicos, enfermeros, servicios de anestesia y quirúrgicos, así como aquellos grupos que proveen apoyo directo al personal clínico: farmacia, patología, laboratorios, radiología, etc. b) Áreas de investigación y desarrollo (I+D). Presenta dos componentes básicos, I+D de productos/servicios, que se refiere a los esfuerzos que realiza la organización para la mejora en los resultados de los procesos, e I+D de procesos, que son las innovaciones que se llevan a cabo para reducir los costes de los procesos y realizarlos de una manera más eficiente. c) Área de recursos humanos. Incluye las actividades de planificación de las necesidades futuras del personal, de reclutamiento, colocación en puestos de trabajo, salarios e incentivos, evaluación de sus actividades, desarrollo de sus capacidades, clima de trabajo, etc. d) Área de comunicación o marketing. Incluye todas las actividades necesarias para distribuir la información que la organización desea comunicar tanto a sus empleados como a los que utilizan sus servicios. e) Área financiera. Encargada de la obtención y gestión de los recursos financieros necesarios para poder llevar a cabo sus servicios. f) Área de ges-

ción general. Incluye las políticas, sistemas y personas que son necesarios para coordinar todas las funciones de la organización.

Organización trébol. La nueva empresa emergente, irá acatando cada vez más plenamente una estructura de hojas diferentes, por razones de eficacia, rentabilidad y mayor competitividad. Las tres hojas del trébol son: el núcleo profesional, el margen contractual y la mano de obra flexible. (222)

Mano de obra flexible. Son personas a quienes se les exige menos que a los miembros del núcleo. Su relación con la organización es eventual, mediante vínculos laborales de contratación temporal o a tiempo parcial. No tienen el compromiso y la dedicación de los empleados del núcleo y tampoco se identifican como ellos con los objetivos de la empresa. (4)

Margen contractual. Está integrado por todas aquéllas personas y organizaciones que se dedican a labores y funciones que no constituyen la esencia, el objeto principal de las operaciones de empresa. El núcleo controla a estos contratistas especificando los resultados deseados pero no supervisando los medios y los métodos. La empresa cada vez se seguirá desprendiendo de mayores funciones no nucleares y pasándolas a este margen contractual. (4)

Núcleo profesional. Esta integrado por las personas mejor cualificadas, ellos son la propia Organización. Están plenamente comprometidas y piensan en términos de Desarrollo Profesional. Son los mejores y los mejor pagados. Están vinculados sin limitación de tiempo a empresas que prestan su máximo esfuerzo. Se dedican exclusivamente a las funciones nucleares de la Compañía, es decir a la esencia de su negocio. En ellos impera la idea de socio más que la de empleado. (4)

Órgano de dirección. (Insalud) Se entiende por órgano de dirección, los Directores Gerentes de los centros de gastos de Atención Primaria y Especializada, así como los Directores y Subdirectores de división. Su provisión podrá efectuarse conforme al régimen laboral de alta dirección, previsto en el Real Decreto 1382/1985, de 1 de agosto.

Órganos administrativos. Tendrán tal consideración aquellas unidades administrativas a las que se les atribuyan funciones que tengan efectos jurídicos frente a terceros, o cuya actuación tenga carácter preceptivo. (Ley 6/97 Art. 5.2).

Órganos superiores. a) Los Ministros. b) Los Secretarios de Estado.

Órganos directivos. a) Los Subsecretarios y Secretarios Generales. b) Los Secretarios Generales Técnicos y Directores Generales. c) Los Subdirectores Generales.

Órganos colegiados. Son aquellos que se creen formalmente y estén integrados por tres o más personas a los que se atribuyan funciones administrativas de decisión, propuesta, asesoramiento, seguimiento y control, y que actúen integrados en la Administración General del Estado o alguno de sus Órganos Públicos. (Ley 6/97 Art. 38).

Órganos de línea. *Véase* ORGANIZACIÓN.

Orlando. *Véase* MODELOS ENFERMEROS.

Output. *Véase* PRODUCTO.

Oxigenoterapia (estadística). Promedio mensual de pacientes con oxigenoterapia (con bala de oxigeno, con concentrador, aerosolterapia, CPAP, PIPA o ventilación mecánica). (214).

P

P. Denominación de un determinado documento contable. *Véase* DOCUMENTO P.

P. 47. *Véase* FORMULARIOS.

P.1. *Véase* FORMULARIOS.

P.10. *Véase* FORMULARIOS.

P.10. *Véase* FORMULARIOS.

P.3. *Véase* FORMULARIOS.

P.3/1. *Véase* FORMULARIOS.

P.3/6. *Véase* FORMULARIOS.

P.9. *Véase* FORMULARIOS.

P.9/1. *Véase* FORMULARIOS.

P.9/11. *Véase* FORMULARIOS.

P.9/12. *Véase* FORMULARIOS.

PAE. *Véase* PROCESO DE ATENCIÓN EN ENFERMERÍA.

PC. *Véase* ORDENADOR.

PIR. Puntuación de intensidad relativa. *Véase* CASE MIX.

P.I.R. Psicólogo interno y residente incluido en un programa docente.

PMC. (patient management categories). *Véase* CASE MIX.

PSI. (patient severity índex) *Véase* CASE MIX.

Paciente. Se refiere a una persona que recibe servicios sanitarios, tratamiento médico, cuidados enfermeros, etc. El concepto de paciente no es equivalente al de enfermo. Enfermo es el que sufre una enfermedad. Un paciente puede no estar enfermo. Puede haber acudido a consulta para un procedimiento diagnóstico, o para solicitar consejo. (256)

Paciente terminal. Es la situación de enfermedad terminal en la que concurren una serie de características en la que son importantes no sólo para definirla, sino también para establecer adecuadamente la terapéutica. Son elementos fundamentales (57): a) La presencia de una enfermedad avanzada, progresiva e incurable. b) La falta de posibilidades razonables de respuesta al tratamiento específico. c) La presencia de numerosos problemas o síntomas intensos, múltiples, multifactoriales y cambiantes. d) Gran impacto emocional en pacientes, familia y equipo terapéutico, muy relacionado con la presencia, explícita o no, de la muerte. e) Pronóstico de vida inferior a seis meses.

Padrón municipal. Es una estadística similar al censo que posee las siguientes características (264): a) Recoge información municipal, y por tanto son los ayuntamientos los encargados de su elaboración. b) Tiene una periodicidad quinquenal, aunque sufre actualizaciones anuales. Es un registro permanente y actualizado. c) Existe una obligación ciudadano a comunicar los cambios de situación experimentados por los habitantes de ese municipio. d) Recoge menos información que el censo. La información que se recoge es: sexo, edad, estado civil, nacionalidad, nivel de estudios, profesión, parentesco con el cabeza de familia y tiempo de residencia.

Pagas extras. *Véase* GRATIFICACIONES EXTRAORDINARIAS.

Pagos a justificar. (PGE) Son las cantidades que excepcionalmente se libran para atender gastos sin la previa aportación de la documentación justificativa a que se hace referencia en la fiscalización previa. (Real Decreto Legislativo 1091/1988 Art. 79).

Palabra de paso. Identificativo proporcionado a un usuario para permitirle el acceso a la información contenida en un sistema informático. (307)

Pandemia. Epidemia que tiene lugar en una gran extensión geográfica y que generalmente afecta una importante proporción de la población. (2) // Es la extensión de una epidemia a la totalidad o gran parte del mundo; está asociada a una rápida difusión y conlleva la idea de gravedad. (134)

Papeleta. Es el documento de prueba de la calificación final conseguida por el alumno en una asignatura de una convocatoria concreta. Tiene valor de notificación al interesado y refleja el contenido del Acta correspondiente, pero no tiene valor académico en caso de error. Los únicos documentos con valor académico propio son: el Acta y las certificaciones de estudios. (176)

Paquete de disco. Conjunto de programas que constituyen una aplicación genérica, como puede ser un paquete de tratamiento de texto, o de hoja de calculo, o un paquete ofimático integrado, o una aplicación especifica como por ejemplo de contabilidad o de gestión de personal. (307)

Paradigma. Conjunto de creencias, valores y técnicas, expresivas de una red consistente de teorías, que son compartidas por la comunidad científica en un momento dado o por un cierto período de tiempo. (30)

Parámetro. En matemáticas, constante en una fórmula o en un modelo; en estadística y epidemiología, característica medible de la población. (2) // Son índices calculados sobre los datos de una población. (117) // Son las variables que, en una familia de elementos, sirven para identificar cada uno de ellos por su valor numérico. (189) // Son valores que se refieren a las poblaciones. (136)

Paritorios. Salas destinadas a parir y dotadas específicamente para ello (se excluyen los quirófanos). (214)

Parlamento Europeo. *Véase* TRATADO DE LA UNIÓN EUROPEA.

Paro. Situación de no acceder a un puesto de trabajo estando en condiciones de hacerlo y deseándolo. // Carencia de trabajo por causa independiente de la voluntad del trabajador y, normalmente, también del empresario. *Véase* DESEMPLEO.

Paro cíclico. Paro que se produce como consecuencia de las sucesivas fases de depresión y auge que experimenta la economía en sus procesos de ajuste. (281)

Paro encubierto. Expresión con la cual se hace referencia a una situación características de los países comparativamente menos desarrollados, y también de los altamente burocratizados, en la cual existe un gran número de trabajadores con muy baja productividad, que a niveles más elevados de organización o de tecnología pasarían virtualmente a la situación de paro. En la América hispanohablante se denomina desempleo disfrazado.

Paro estacional. Es el desempleo, generalmente de más o menos corta duración, que se genera con cierta periodicidad, como consecuencia del régimen de campaña de determinadas actividades, especialmente las agrícolas.

Paro estructural. En general, se manifiesta en concentraciones localizadas de desempleo, debidas a la depresión a largo plazo de la oferta del trabajo. Su causa radica en situaciones de carácter crónico o semicrónico, derivadas de determinadas características de la distribución de la propiedad en el campo, de procesos de desindustrialización en regiones concretas.

Paro friccional. Se trata del nivel de desempleo que teóricamente es el mínimo posible. Se mantiene incluso en condiciones efectivas de pleno empleo, porque un número considerable de personas se encuentran pasando de un puesto de trabajo a otro, en situación, pues, de desempleo transitorio, no equiparable al paro estacional.

Paro tecnológico. A medida que se progresa a través del tiempo, la tecnología utilizada va haciéndose más intensiva en capital, con el resultado de que se requiere menos factor trabajo; con lo cual aparece o aumenta el desempleo.

Parte de alta. *Véase* ALTA MÉDICA.

Parte de baja. *Véase* BAJA MÉDICA.

Parte de confirmación. *Véase* BAJA MÉDICA.

Participación de la comunidad. La participación activa de las personas que viven juntas en algún tipo de comunidad en el proceso de definición de los problemas, la toma de decisiones y las actividades encaminadas a promover la salud. (73)

Parto. Expulsión del claustro materno del producto viable de la concepción. (214)

Cesárea. Parto atendido por vía abdominal. (214)

Feto viable. Se considerará feto viable todo aquel que tenga un peso al nacer superior a los 500 gramos. Si fuese menor de 500 gramos se considerará aborto. (214)

Parto vaginal. Partos atendidos por vía vaginal independientemente de la técnica. (214)

Pasarelas. Son módulos de enlace entre las carreras de ciclo corto y ciclo largo (sistema mejorado que sustituye a los que eran los «cursos puente»). Estas pasarelas permiten pasar de un primer ciclo a un segundo ciclo de otra afinidad disciplinar de la primera. (176)

Pasivo. Cualquier deuda real o contingente que tiene una empresa o individuo con terceros. Parte del balance de situación de una empresa que refleja sus deudas con terceros (proveedores, acreedores bancarios, etc.), y sus fondos propios (capital y reservas). Se representa a la derecha o debajo del activo. (281).

Pasivos financieros. (PGE) Comprenderá los importes destinados a la cancelación de todo tipo de deudas con vencimiento en el ejercicio, tomando como base, en su caso, los correspondientes cuadros o planes de amortización. (O. 26/6/1996 Art. 4)

Password. *Véase* PALABRA DE PASO.

Path. (sendero) *Véase* CASE MIX.

Patrimonio. Conjunto de propiedades de una persona física o jurídica, incluyendo los derechos inherentes, salvo los estrictamente personales (derechos humanos).

Pearson. *Véase* COEFICIENTE DE VARIACIÓN DE PEARSON.

Pendiente. Es el resultado de la división de la distancia vertical por la distancia horizontal. (117)

Pensiónes públicas. Tendrán la consideración de pensiones públicas las siguientes (Ley 13/96 Art. 97): a) Las abonadas por el Régimen de Clases Pasivas del Estado y, en general, las abonadas con cargo a créditos de la sección 07 del

Presupuesto General del Estado. b) Las abonadas por el Régimen General y los Regímenes especiales de la Seguridad Social, así como las de modalidad no contributiva de la Seguridad Social. c) Las abonadas por el Fondo Especial de la Mutualidad General de Funcionarios Civiles del Estado. d) Las abonadas por los Sistemas o Regímenes de Previsión de las Comunidades Autónomas y las Corporaciones Locales y por los propios entes. e) Las abonadas por las Mutualidades, Montepíos o Entidades de Previsión Social que se financien en todo o en parte con recursos públicos. f) Las abonadas por empresas o sociedades con participación mayoritaria directa o indirecta en su capital del Estado, Comunidades Autónomas o Corporaciones Locales u Organismos Autónomos de uno y otras, bien directa o bien mediante suscripciones de las correspondientes pólizas de seguro con una institución distinta, cualquiera que sea la naturaleza jurídica de ésta. g) Las abonadas por la Administración del Estado o las Comunidades Autónomas en virtud de la Ley de 21 de julio de 1960 y del Real Decreto 2620/1981, de 24 de julio, así como los subsidios económicos de garantía de ingresos mínimos y de ayuda por tercera persona previstos en la Ley 13/1982, de 7 de abril, de Integración de Minusválidos. h) Y cualesquiera otras no enumeradas en las letras anteriores que abonen total o parcialmente con cargo a recursos públicos.

Pensión asistencial. Están destinadas a garantizar unos ingresos mínimos de subsistencia a los ciudadanos que, habiendo alcanzado la edad de jubilación, carecen de recursos.

Pensión contributiva. Es la cuantía mensual a la que tienen derecho los trabajadores en situación de jubilación con el requisito de haber efectuado unas aportaciones económicas a lo largo de su vida laboral y durante un tiempo mínimo determinado denominado período de carencia.

Pensión de orfandad. *Véase* MUERTE Y SUPERVIVENCIA.

Pensión de viudedad. *Véase* MUERTE Y SUPERVIVENCIA.

Pensión no contributiva. Son prestaciones económicas destinadas a aquellas personas que, no reuniendo las condiciones de acceso a una pensión contributiva, se encuentran en situación de necesidad, incluso si no han cotizado nunca o lo hayan hecho durante un tiempo insuficiente para obtener una pensión contributiva.

Véase PLAN DE PENSIONES Y FONDO DE PENSIONES.

Percentiles. Serie de divisiones que originan exactamente 100 partes iguales en una relación de valores continuos. (2) // Valores que dividen al conjunto de datos en cien partes iguales. (117) *Véase* CUANTILES.

Periférico. Dispositivo externo al ordenador que permite la comunicación entre la unidad central de proceso y el exterior. (306)

Período de carencia. Es el período mínimo durante el cual el trabajador ha de realizar aportaciones pecuniarias (cotizaciones) a la Seguridad Social para que pueda surgir el derecho a la pensión de jubilación.

Período de prácticas de adaptación. *Véase* TÍTULOS ACADÉMICOS Y PROFESIONALES PARA LA ENSEÑANZA SUPERIOR Y LA FORMACIÓN PROFESIONAL.

Período de prácticas. *Véase* TÍTULOS ACADÉMICOS Y PROFESIONALES PARA LA ENSEÑANZA SUPERIOR Y LA FORMACIÓN PROFESIONAL.

Período de prueba. *Véase* CONTRATO DE TRABAJO.

Perjurio. El acto voluntario de dar falso testimonio bajo juramento. (49)

Permisos. El trabajador, previo aviso y justificación, podrá ausentarse del trabajo con derecho a remuneración, por algunos de los motivos y por el tiempo siguiente (ET Art. 37.3): a) Quince días naturales en caso de matrimonio. b) Dos días en los casos de nacimiento de hijo o enfermedad grave o fallecimiento de parientes hasta segundo grado de consanguinidad o afinidad. Si requiere desplazamiento el plazo será de cuatro días. c) Un día por traslado del domicilio habitual. d) Por tiempo indispensable, para el cumplimiento de un deber inexcusable de carácter público y personal, comprendido el ejercicio del sufragio activo. e) Para realizar funciones sindicales o de representación del personal.

Insalud. Las vacaciones, permisos y licencias se

regulan en cada uno de los Estatuto de personal, complementándose estos con los Pactos firmados por los representantes de los trabajadores y la Administración sanitaria de 1 de junio de 1993.

Personal de enfermería. Conjunto de personas, independientemente de la reglamentación jurídica, que interviene en la atención enfermera con funciones clínicas, académicas, de supervisión, consultivas, primarias o auxiliares. (179)

Personal INSALUD. **Titulares.** Personal que ha obtenido nombramiento definitivo, conforme a los requisitos establecidos para la provisión de las vacantes con tal carácter.

Interinos. Trabajador o profesional que ocupa una plaza vacante hasta tanto no se provea en propiedad.

Eventuales. Trabajador o profesional que realiza su función como sustituto en plaza ocupada por su titular, propietario o interino, durante su ausencia por causa justificada. Asimismo se considerará personal eventual, el contratado para prestar una asistencia en orden a servicios o circunstancias especiales.

Contratados. En los casos extraordinarios de lata especialización, podrán vincularse facultativos en régimen de contratación temporal a las Instituciones Sanitarias de la Seguridad Social. Su actuación se regirá por lo establecido en cada contrato sin que ello suponga la creación de plazas, ni se adquiera derecho alguno sobre las que pudieran crearse.

Personal autorizado. En aquellas localidades en que no existe cupo suficiente para la creación de una plaza de especialista, se podrá autorizar excepcionalmente la actuación dentro de la Seguridad Social de especialistas que ejerzan libremente como tales en dichas localidades.

Activo. Se considerará al personal en situación de activo cuando ocupe plaza en propiedad, obtenida por el procedimiento regulado en el correspondiente Estatuto y ejerza las funciones inherentes a la misma.

Internos y Residentes. Son un conjunto de postgraduados que, con independencia de los servicios que presten en las Instituciones Sanitarias de la Seguridad Social, tienen como fin primordial el del perfeccionamiento y especialización sin que en ningún momento su vínculo contractual con la Institución pueda extenderse por un tiempo superior al de su período formativo.

Personal laboral fijo. La vinculación de este personal con la Administración Pública se produce mediante la firma de un contrato, y la legislación aplicada a sus relaciones jurídicas en la Ley 8/1990, de 10 de mayo. La Administración Pública puede asimilarse a un empresario, pero con una serie de peculiaridades. Parte de la relación estará no obstante regulada por normas de Derecho Administrativo y en concreto por la Ley 30/84 y Reglamentos de desarrollo.

Categorías. Las categorías se establecerán de acuerdo con las titulaciones académicas en los siguientes grupos:

Grupo A: Título de Doctor, Licenciado, Arquitecto, Ingeniero o equivalentes.

Grupo B: Título de Diplomado Universitario, Ingeniero o Arquitecto Técnico y Formación Profesional de tercer grado o equivalente.

Grupo C: Título de Bachiller Superior, Formación Profesional de segundo grado o equivalente.

Grupo D: Título de Graduado Escolar, Formación Profesional de primer grado o equivalente.

Grupo E: Certificado de escolaridad.

Selección de personal. *Véase* SELECCIÓN DE PERSONAL.

PERT. (Program evaluación and review technique) Es una técnica de planificación y control que se sirve de un gráfico para hacer el seguimiento de las operaciones. (189)

Pertinencia. Cualidad de lo que exactamente conviene o corresponde al objetivo que se trate. (1)

Pictogramas. Se utilizan generalmente para representar la información mediante un dibujo alusivo a la distribución que se estudia, de área proporcional a las frecuencias. (119)

Pirámide de población. Representación gráfica de la composición de la población por edades y sexos. Se construye previo el conocimiento de los porcentajes de distribución de la población, clasificada simultáneamente de forma transversal por edades y sexo. El porcentaje del total que compone cada grupo de edad se coloca a la derecha para las mujeres y a la izquierda para los hombres. (2) // Es la representación gráfica de las tablas de población, en las que se indican el número de personas de cada sexo agrupadas en diferentes bandas según la edad, normalmente cinco o diez años. Los porcentajes correspondientes a cada sexo se indican por barras horizontales para cada grupo de edad, los varones a la izquierda y las mujeres a la derecha. (42)

Tipos de pirámides. Las pirámides de población suelen clasificarse en:

Estacionarias. Con forma de cúpula. Se caracteriza por la disminución de la mortalidad infantil, de manera que los efectivos de la población se mantienen prácticamente constantes hasta la edad adulta.

Irregulares. Con forma indefinida, debido a cambios drásticos en el tamaño de la población en edades sucesivas y a diferencias entre los sexos. Reflejan traumas en la población, guerras, epidemias o migraciones.

Progresivas. (tipo parasol) Con forma típica de pirámide. Representan una alta natalidad y mortalidad prematura de forma que los efectivos de la población van disminuyendo progresivamente, sobre todo en las edades más tempranas. Son típicas de las poblaciones subdesarrolladas.

Regresivas. Se caracterizan por una disminución de la natalidad y mortalidad en edades avanzadas, de forma que la base de la pirámide es más estrecha que la parte superior. Es el resultado del control de la natalidad en los países desarrollados y de la disminución de la mortalidad en edades jóvenes.

Pirólisis. Descomposición de los compuestos orgánicos de las sustancias orgánicas contenidas en las basuras efectuada a altas temperaturas (550°-1000°) en ausencia de oxígeno. (18)

Plan. Proyecto de actuación con indicación precisa y concreta de los objetivos a alcanzar, en orden a facilitar el cumplimiento de un fin predeterminado que se considera posible y necesario. (22) // Es la plasmación del proceso de planificación delimitada a un período determinado concreto. (262)

Planes a corto plazo. Son aquellos cuya actuación pretende establecer y coordinar las actuaciones relativas a la actividad normal o de explotación de la empresa en el futuro. Deberán reflejar cuantitativa y detalladamente el conjunto de actuaciones relacionadas con cada una de las funciones propias de la explotación de la empresa (compras, producción, administración y distribución). (97).

Planes a medio y largo plazo. Tienen como objeto principal acomodar la estructura de la empresa a la consecución de los objetivos estratégicos previamente fijados. Se persigue con ellos modificar, si fuese necesario, algún o alguno de los factores que constituyen los soportes permanentes o de naturaleza fija de la organización. (97)

Plan de catástrofes. Conjunto de acciones a desarrollar ordenadamente para dar respuesta a una situación catastrófica en la que se ve involucrada la institución. (36)

Alerta. Noticia de una posible catástrofe.

Comisión de catástrofes. Órgano asesor de la Dirección en todo lo referente al diseño y aplicación de planes de emergencia y catástrofes.

Comités de catástrofes. Órgano encargado de coordinar la ejecución de las medidas que componen el Plan de Catástrofes.

Distintivos. Códigos de colores indicativos de la situación y tipo de lesiones de los afectados.

Mapa de riesgos. Es la descripción, planta por planta, referenciando los servicios y unidades que lo ocupan y el contenido de las instalaciones.

Simulacro. Ejercicio de adiestramiento del personal en materia de catástrofes.

Plan de cuidados. Es la formulación de las actividades de enfermería para monotorizar, prevenir, reducir o eliminar los problemas. Son tres sus componentes fundamentales, establecer una serie prioritaria de diagnósticos, designar criterios de resultados y objetivos de enfermería y prescribir intervenciones enfermeras. (328) // Es un plan de acción para reducir o eliminar los problemas y promover la salud. Incluye las siguientes actividades: determinación de prioridades, establecimiento de objetivos, decisión de intervenciones enfermeras y anotación del plan de cuidados. (329) // Programa de actividades enfermeras/acciones cuidadoras como respuesta a los problemas potenciales y/o reales de enfermería de un paciente. Incluye los objetivos en términos del resultado de salud esperado en el paciente como consecuencia de la intervención enfermera, el tratamiento médico, las pautas detalladas de acción, los recursos necesarios, etc. (252)

Unidad de cuidados asociados. (proyecto signo). Son determinadas situaciones que no se contemplan en el plan de cuidados, como acogida y valoración del cliente, preparación e información al alta, arreglo de camas, visita médica, etc., que no son específicas del plan estándar. (252)

Plan de emergencia. Conjunto de acciones ordenadas a realizar por el personal del Centro, en el supuesto de que se produzca un siniestro. (36)

Alarma. Activación del plan de emergencias.

Brigada general. Está compuesta por el personal de mantenimiento, celadores y seguridad, debidamente formados para la prevención y actuación en caso de siniestro.

Conato de emergencias. Es el accidente o posibilidad de riesgo que pueda ser valorado, controlado y dominado por el personal y medios propios de la unidad.

Emergencia general. Es el accidente que precisa de la activación de todos los equipos y medios de protección del Centro y de la ayuda exterior.

Emergencia parcial. Es el accidente que para ser dominado requiere la actuación de los equipos (personal) y medios del Centro.

Equipo de emergencia. Es un equipo de personas especialmente entrenadas y organizadas para la prevención y actuación en caso de siniestro dentro de la institución.

Equipo de primera intervención. Están integrados por el personal de cada área, debidamente formados y entrenados para la prevención y actuación en caso de siniestro.

Plan de jubilación. Son seguros del capital diferido, semejantes a los planes de pensiones. La principal diferencia radica en que es posible retirar las primas a partir de un determinado plazo, con una penalización. Además pueden garantizar una mínima rentabilidad anual. No tienen deducciones fiscales por las cantidades ingresadas, pero el capital recibido al vencimiento tiene consideración de incremento de patrimonio. (30)

Plan de necesidades. Es aquel destinado a la renovación, substitución y ampliación del material inventariable, así como a la dotación de centros de nueva creación. (213) // Cantidad económica anual asignada al Centro de Gasto de una institución sanitaria para la reposición del material inventariable.

Plan de pensiones. Institución colectiva cuyo objetivo es la concesión de prestaciones económicas a sus integrantes, como complemento de las coberturas de la Seguridad Social. Su patrimonio ha de estar incorporado a un fondo de pensiones. Sus promotores pueden ser cualquier entidad, corporación, o sociedad. (30)

Plan de recursos humanos. Es un plan, no un programa; como tal, no es un viaje con destino final, sino un proceso circular, sin comienzo ni final, cuyo objetivo es mejorar continuamente los servicios producidos, para ajustarlos mejor a las expectativas de los clientes, racionalizar los costes, asociar en el mayor grado posible a los empleados a las políticas y objetivos de empresa y legitimar social y políticamente la organización; en el caso de existencia de elementos competitivos dentro de un mercado (público/mixto), habría que añadir el objetivo de obtener ventaja competitiva, a través de todo lo anterior y de otras políticas. (218) // La definición estratégica de la empresa tiene unas implicaciones financieras, de marketing, tecnológicas, etc., pero también de recursos humanos. Ellos son aún más importantes en empresas con empleo intensivo de capital humano; aún más conflictivo en empresas en las que el capital humano está muy cualificado; y aún más complicado en empresas en las que la cualificación del capital humano la aportan profesiones institucionalizadas y con fuerte identidad corporativa. (219)

Plan de salud. Cada Comunidad Autónoma elaborará un Plan de Salud que comprenderá todas las acciones sanitarias necesarias para cumplir los objetivos de sus Servicios de Salud. Se ajustará a los criterios generales de planificación aprobados por el Gobierno, y deberá englobar el conjunto de planes de las diferentes áreas de salud.

Plan director. Parte del plan estratégico o de gestión del hospital que define y planifica las actuaciones en el medio físico, la infraestructura edificada y los servicios generales de apoyo. El plan director se establece como un elemento de referencia para las actuaciones de modificación del hospital, definiendo en cada momento el modelo futuro al que tiende el hospital. (216)

Plan integrado de salud. Recogerá en un documento único los planes estatales, los de las CCAA y los planes conjuntos, Asimismo relacionarán las asignaciones a realizar por las diferentes Administraciones Públicas y las fuentes de su financiación. (LGS Art. 74).

Planes de estudio. Es el conjunto de enseñanzas organizadas por una Universidad cuya superación da derecho a la obtención de un título. Si dicho título tiene carácter oficial y validez en todo el territorio nacional. Es el conjunto de enseñanzas organizadas por una Universidad cuya superación da derecho a la obtención de un título. Dicho título tendrá carácter oficial y validez en todo el territorio nacional, el plan de estudios deberá someterse a la homologación del Consejo de Universidades una vez aprobado por la Universidad de que se trate. (RD 1497/1987. Art. 2.3).

Los planes de estudios son elaborados y aprobados por las Universidades Públicas, están sujetos a las directrices generales comunes y son homologados por el Consejo de Universidades. Las enseñanzas universitarias conducentes a la obtención de los títulos oficiales se estructurarán por ciclos. (RD 1497/1987 Art. 3.1).

Directrices generales comunes. Son las aplicables a todos los planes de estudios conducentes a la obtención de los títulos universitarios oficiales de Diplomado, Arquitecto Técnico o Ingeniero Técnico y, de Licenciado, Arquitecto o Ingeniero. (RD 1497/1987 Art. 2.1)

Directrices generales propias. Son las que, además de las directrices generales comunes, son de aplicación a los planes de estudios conducentes a los títulos universitarios oficiales específicos para los que se establezcan. (RD 1497/1987 Art. 2.2)

Materias troncales. Son aquellas de obligatoria inclusión en todos los planes de estudio que conduzcan a un mismo título oficial. Las Universidades, al establecer los correspondientes planes de estudio, podrán organizar las materias troncales en disciplinas o asignaturas concretas. (RD 1497/1987 Art. 2.4)

La carga lectiva en créditos fijada por las directrices generales propias para el conjunto de las materias troncales será, como mínimo, del 30% de la carga lectiva total del plan de estudios, si se trata del primer ciclo y del 25 % si se trata del segundo ciclo.

Salvo casos excepcionales verificados por el Consejo de Universidades, los porcentajes a que se refiere el párrafo anterior no podrán ser incrementados por las Universidades, al elaborar los planes de estudio, por encima del 15 % de la carga lectiva troncal por ciclo o del 25 % de la carga lectiva de su materia. (RD 1267/1994 Art. 1.7)

Materias obligatorias. Son las libremente establecidas por cada Universidad, que las incluirá dentro del correspondiente plan de estudios como obligatorias para el alumno. (RD 1267/1994 Art. 1.7).

Materias optativas. Son las libremente establecidas por cada Universidad, que las incluirá en el correspondiente plan de estudios para que el alumno escoja entre las mismas.

En el primer ciclo de las enseñanzas de primero y segundo ciclo, al menos un 15 % del número de créditos de las materias obligatorias u optativas deberán reservarse para materias de carácter complementario o instrumental no específicas de la titulación de que se trate. (RD 1267/1994 Art. 1.7)

Materias de libre elección. La Universidad incluirá en el plan de estudios un porcentaje en créditos sobre la carga lectiva total del mismo que el estudiante aplicará a las cargas, materias, seminarios u otras actividades académicas que libremente escoja entre las ofertadas por la propia Universidad o por otra Universidad con la que establezca el convenio oportuno. (RD 1267/1994 Art. 1.7.)

El porcentaje de créditos para la libre configuración de su curriculum por el estudiante no podrá ser inferior al 10 % de la carga lectiva global del plan de estudios conducente a la obtención del título oficial de que se trate. (RD 1267/1994 Art. 7.2c)

Carga lectiva. La carga lectiva de las enseñanzas conducentes a la obtención de los títulos oficiales universitarios, oscilará entre veinte y treinta horas semanales, incluidas las enseñanzas prácticas, con una carga lectiva entre 60 y 90 créditos por año académico. En ningún caso la carga lectiva de la enseñanza teórica superará las quince horas semanales. (RD 1497/11987 Art. 6.1)

Los distintos planes de estudios conducentes a la obtención del título oficial determinarán en créditos, la carga lectiva global que, en ningún caso, será inferior a 300 créditos, ni superior al máximo de créditos que para los estudios de primero y segundo ciclo permite el RD 1497/1987. En ningún caso el mínimo de créditos de cada ciclo será inferior a 120 créditos. (RD 1267/1994 Art. 2)

La obtención del título oficial de Licenciado o Ingeniero exigirá la superación de un mínimo de 300 créditos, salvo en el caso de la obtención de los títulos de Licenciado en Medicina o Arquitecto, en cuyos supuestos se exigirá la superación del mínimo de créditos previstos en las respectivas directrices generales propias. (RD 1267/1994 Art. 1.5)

Las asignaturas o materias que integren el plan de estudios, ya se trate de troncales, obligatorias u optativas, no podrán tener una carga lectiva inferior a 4,5 créditos, si se trata de cuatrimestrales, o de 0 créditos, si se trata de anuales. Dichas previsiones no serán de aplicación a aquellas materias troncales que, excepcionalmente, y por su carácter singular y específico, han sido objeto en las correspondientes directrices generales propias de planes de estudios de una carga lectiva de 2 ó 3 créditos. (RD 614/97 Art. Único.)

Complementos de formación. Son las enseñanzas que deben ser seguidas por los alumnos que cursen aquellos estudios de segundo ciclo para los que se establezcan. (RD 1497/1987 Art. 2.5)

Curriculum. Es el conjunto de los estudios concretos superados por el estudiante en el marco de un plan de estudios conducente a la obtención de un título. (RD 1497/1987 Art. 2.6)

Crédito. Es la unidad de valoración de las enseñanzas. Corresponderá a diez horas de enseñanzas teóricas, prácticas o de sus equivalencias.

No obstante lo dispuesto en el párrafo anterior, las indicadas enseñanzas equivalentes a las teóricas y prácticas podrán tener una correspondencia distinta de la señalada en el párrafo anterior. (RD 1267/1994 Art. 1.1)

Modalidades de enseñanza cíclica. Las directrices generales propias y, de acuerdo con éstas, los planes de estudios aprobados por las Universidades, establecerán la ordenación académica de las enseñanzas conducentes a la obtención de un determinado título oficial en Enseñanzas de sólo primer ciclo. enseñanzas de primero y segundo ciclo o enseñanzas de sólo segundo ciclo. (RD 1497/1987 Art. 4)

Enseñanzas de primer ciclo. El primer ciclo de enseñanzas universitarias tendrá una duración de dos a tres años académicos según establezcan, en su caso, las correspondientes directrices generales propias. (RD 1267/1994 Art. 1.2)

La superación del primer ciclo de las Facultades, Escuelas Técnicas Superiores o Escuelas Universitarias dará derecho, si así se establece en las directrices generales propias, a la obtención del título oficial de Diplomado, de Arquitecto Técnico o de Ingeniero Técnico. (RD 1497/1987 Art. 3.3)

Enseñanzas de segundo ciclo. El segundo ciclo de las enseñanzas universitarias tendrá una duración de dos años académicos y será organizado en Facultades y Escuelas Técnicas Superiores. No obstante, las directrices generales propias o los planes de estudios podrán, con carácter excepcional, establecer una duración de hasta tres años académicos.

La superación del segundo ciclo dará derecho a la obtención del título oficial de Licenciado, de Arquitecto o de Ingeniero. (RD 1267/1994 Art. 1.3)

Enseñanzas de sólo segundo ciclo. Son aquellas enseñanzas en las que las directrices generales propias establezcan que no constituyan continuación directa de un correlativo primer ciclo y en las que se podrá acceder mediante la superación de un primer ciclo, la correspondiente acreditación de un título de Diplomado, Arquitecto Técnico o Ingeniero Técnico y los complementos de formación que se precisen. (RD 1497/1987 Art 3, 4 y 5)

Enseñanzas de tercer ciclo. El tercer ciclo de las enseñanzas universitarias tendrá una duración de dos años y se realizarán bajo la dirección de un Departamento. La superación de los cursos facultará para presentar un trabajo original de investigación cuya aprobación dará derecho a la obtención del título de Doctor. (LRU Art. 30 y 31)

Ciclo corto. Abarca las enseñanzas de primer ciclo conducentes a un título universitario.

Ciclo largo. Abarca las enseñanzas de primer ciclo no conducentes a una titulación y las de segundo ciclo.

Homologación de los planes de estudios. Una vez aprobados los planes de estudios correspondientes a títulos oficiales, serán puestos en conocimiento del Consejo de Universidades a efectos de homologación. Transcurridos seis meses desde su recepción por el Consejo de Universidades y no habiéndose producido resolución al respecto, se entenderán homologados. (RD 1497/1987 Art. 10)

Planes de estudios conjuntos. Las Universidades españolas podrán, mediante Convenio, organizar planes de estudio conjuntos conducentes a un único título oficial y cuyas enseñanzas sean impartidas en dos o más Universidades. A este fin, se presentará ante el Consejo de Universidades solicitud conjunta de homologación del plan de estudios, acompañada del correspondiente Convenio.

Las Universidades españolas podrán convenir con Universidades extranjeras la organización de planes de estudios conjuntos conducentes a la doble titulación. La solicitud de homologación del plan de estudios se presentará ante el Consejo de Universidades acompañada del Convenio. Corresponde al Ministerio de Educación y Ciencia, previo informe del Consejo de Universidades, homologar el título extranjero de que se trate. (RD 1497/1987 Art. 12)

Convalidación de estudios. Para los estudios Universitarios españoles:

1. Entre los estudios conducentes a un mismo título oficial:

Se procederá a la adaptación de: a) En todo caso, el primer ciclo completo de las enseñanzas universitarias de dos ciclos. b) Las materias troncales totalmente superadas en el centro de procedencia. c) Cuando la materia troncal no haya sido superada en su totalidad en los centros de procedencia, se podrá realizar la adaptación por asignaturas cuyo contenido y carga lectiva sean equivalentes. d) En el caso de asignaturas obligatorias u optativas de universidad se podrá realizar la adaptación por asignaturas cuyo contenido y carga lectiva sean equivalentes.

Las materias y asignaturas adaptadas figurarán con esta denominación en el expediente de la Universidad de destino que, a la hora de admitir una certificación, deberá hacer constar las asignaturas o materias que son adaptadas y, a solicitud del interesado, librar certificación de las calificaciones que consten en el documento oficial de la Universidad de procedencia. e) Se adaptarán los créditos de libre elección cursados por el alumno en la Universidad de procedencia.

2. En los estudios conducentes a distintos títulos oficiales serán convalidables aquellas asignaturas cuyo contenido y carga lectiva sean equivalentes.

3. A fin de homogeneizar las calificaciones de las distintas Universidades se establece, a todos los efectos, la siguiente tabla de equivalencias: Suspenso: 0; aprobado: 1; notable: 2; sobresaliente: 3; matrícula de honor: 4.

Para los estudios universitarios extranjeros:

1. Serán susceptibles de convalidación las asignaturas cursadas en el extranjero cuando el contenido y carga lectiva sean equivalentes y concurra alguna de las siguientes circunstancias: a) Estudios cursados parcialmente en la misma enseñanza. Las Universidades deberán exigir la constatación de que el interesado no tiene cursados los estudios completos para la obtención del correspondiente título en el país de origen. b) Estudios totales de los que la homologación del título correspondiente haya sido denegada por el Ministerio de Educación y Ciencia y se indique expresamente la posibilidad de convalidación de estudios parciales.

Para los estudiantes que no sean nacionales de Estados que tengan como lengua oficial el castellano las Universidades podrán establecer las pruebas de idiomas que consideren pertinentes. (RD 1267/1994 anexo 1)

Los planes de estudios son elaborados y aprobados por las Universidades Públicas, están sujetos a las directrices generales comunes y son homologados por el Consejo de Universidades. Las enseñanzas universitarias conducentes a la obtención de los títulos oficiales se estructurarán por ciclos. (RD 1497/1987 Art. 3.1)

Planes de estudio de enfermería. Las enseñanzas conducentes a la obtención del título oficial de Diplomados en Enfermería deberán proporcionar (RD 1466/90): a) Un conocimiento adecuado de las ciencias que constituyen la base de los cuidados generales, incluido un conocimiento suficiente del organismo, de las funciones fisiológicas y del comportamiento de las personas enfermas, así como las relaciones que existen entre el estado de salud y el entorno físico y social del ser humano. b)Un conocimiento suficiente de la naturaleza y de la ética de la profesión y de los principios generales relacionados con la salud y sus cuidados. c) Una experiencia clínica adecuada; ésta, que conviene elegir por su valor formativo, deberá adquirirse bajo el control del personal enfermero cualificado, y en los lugares donde la importancia del personal cualificado y los equipos sean los apropiados para los cuidados enfermeros que haya que dispensar al enfermo. d) La capacidad para participar en la formación del personal sanitario y experiencia en la colaboración con ese personal. e) Experiencia en la colaboración con otros profesionales.

Planes de estudio de medicina. Las enseñanzas conducentes a la obtención del título oficial de Licenciado en Medicina deberán proporcionar (RD 1417/1990): a) Un conocimiento adecuado de las ciencias sobre las que se funda la Medicina, así como una buena comprensión de los métodos científicos incluidos los principios de la medida de las funciones biológicas, de la evaluación de los hechos científicamente probados y del análisis de los datos. b) Un conocimiento adecuado de la estructura, de las funciones y comportamientos de los seres humanos, sanos y entorno, así como de las relaciones entre el estado de la salud del hombre y su entorno físico y social. c) Un conocimiento adecuado de las materias y de las prácticas clínicas que proporcionen una visión coherente de las enfermedades mentales y físicas, de la medicina en sus aspectos preventivos, del diagnóstico y terapéutico, así como de la reproducción humana. d) Una experiencia clínica adecuada adquirida en hospitales bajo la vigilancia pertinente.

Planes de montaje básicos. Son aquellos destinados para el montaje de las Instituciones sanitarias y/o de nueva construcción cuya apertura esté prevista hacer, con seguridad, en los seis primeros meses del año. (213)

Planes de montaje complementarios. Son aquellos destinados para el montaje de reformas, modificaciones significativas, planes directores, etc., que lleven implícita la necesidad de nuevos equipamientos en mobiliario y utillaje clínicos, que se pongan en servicio en el primer semestre. (213)

Planificar. Es un proceso continuo de previsión de recursos y de servicios necesarios para conseguir los objetivos determinados según un orden de prioridad establecido, permitiendo elegir la o las soluciones óptimas entre muchas alternativas, esta elección toma en consideración el contexto de dificultades, internas y externas, conocidas actualmente o previsibles en un futuro. (6) // Tomar las decisiones necesarias para la organización de algo, y en economía, para fijar las previsiones de crecimiento a nivel sectorial o global, poniendo los medios financieros y estableciendo los objetivos concretos para un período determinado.(30) // Es aplicar un proceso que conduce a decidir qué hacer, como hacerlo y como evaluar lo que se hará antes de la acción. (41) // Un proceso metódico consistente en definir un problema por análisis, para satisfacer las necesidades y demandas no satisfechas que constituyen el problema, fijar unos fines realistas y posibles, determinar el orden de prioridades, inventariar los recursos necesarios, conseguir y proyectar las acciones administrativas, considerando las diversas estrategias de intervención posibles para resolver los problemas. (43) // Los planes que elabora la dirección para obtener unos resultados acordes con la misión y metas de la organización. (98) // El proceso de planificar y de ejecutar el concepto de precio, distribución y la comunicación de ideas, productos y servicios, para crear intercambios que satisfagan a las personas y a los objetivos de las organizaciones. (323)

Planificación a largo plazo. Considerando la estabilidad de los mercados, en realidad no es más que la prolongación de la programación presupuestaria y financiera anual a un plazo de cinco años o más. (295)

Planificación estratégica. Es la planificación de las decisiones importantes que tendrán consecuencias a largo plazo. Es donde se deciden las prioridades de acción y las alternativas entre diferentes orientaciones que se tomarán en el futuro. La planificación estratégica se asocia a una organización como el hospital, centro de salud, etc. (48)

Planificación inactiva. Se elabora un plan para el presente, con el objetivo de estar prevenidos ante el cambio actual, de forma que se pueda perpetuar la organización y sobrevivir. (98)

Planificación interactiva. También denominada reingeniería. Es un tipo de planificación estratégica en el que el proceso viene definido por las fases siguientes: a) Descripción del sistema ideal de organización que mejor se ajusta al entorno actual. b) Identificación de la distancia existente entre el sistema actual y el ideal. c) Identificación de aquellas estrategias que pueden ser más efectivas para eliminar o disminuir la distancia entre el sistema ideal y el actual. (98)

Planificación normativa. Es la política que traza las grandes orientaciones, normalmente a largo plazo, hacia dónde dirigirse. Esta planificación puede conducir incluso al cambio de valores o de ideología. Esta clase de planificación se suele dar en el ámbito de organismos públicos, gobierno, ministerio, etc. (44)

Planificación operativa. Se ocupa de las decisiones a más corto plazo, al desarrollo de las actividades, el calendario de ejecución, la gestión de los recursos. En definitiva se encarga de fijar objetivos operacionales sobre el plan concreto de la operatividad y la puesta en marcha del programa. (53)

Planificación orientada hacia los procesos. Es un tipo de planificación estratégica en el que se pone el énfasis en la ejecución de aquellas actividades que van a permitir o facilitar el alcanzar los objetivos de la organización. Generalmente se utilizan cuando la organización desea desarrollar o instalar nuevos programas, nuevos departamentos, o nuevos sistemas. La efectividad del plan se determina mediante la confirmación del establecimiento del programa, departamento o sistema. Aquí no se evalúa si con su cumplimiento se obtiene la meta. (98)

Planificación orientada hacia los resultados. Es un tipo de planificación estratégica en el que se pone el énfasis en el establecimiento de monitorización que permita conocer si se han alcanzado los objetivos. La base de la planificación son los requisitos de los consumidores y las oportunidades percibidas para la mejora de los procesos. En este modelo, las estrategias, objetivos específicos y medidas de resultados para estos objetivos están unidos durante todo el proceso de planificación. La evaluación de la efectividad se basa en la mejora de los resultados. (98)

Planificación predictiva. Es un tipo de planificación estratégica cuyos métodos se basan en las posibles proyecciones que del futuro elabora la organización. Las proyecciones junto con la misión de la organización, sirven para desarrollar las metas. A partir del establecimiento de las metas, el paso siguiente es el diseño de estrategias y proyectos para alcanzarlas, realizando posteriormente la fase de implantación. (98)

Planificación proactiva. La planificación se basa en anticiparse a los cambios que pueden producirse en el entorno y así hacer mínimos los riesgos en que pueda incurrir la organización cuando éstos se produzcan. En el sistema de planificación participa toda la organización, mediante la movilización de todos los recursos humanos, lo que permite la implantación efectiva de las acciones propuestas. (98)

Planificación reactiva. La elaboración del plan se hace a partir del pasado y proyectando el futuro a través de la tendencia observada, sin considerar que el entorno pueda modificarse. Es el enfoque más frecuente en los centros sanitarios. El ciclo de planificación se establece pidiendo a las unidades proyectos para el próximo año pero con la restricción de no introducir mejoras innovadoras. La unión de todos los proyectos por la dirección del centro constituye el plan. (98)

Planificación social. Planificación gubernamental en el sector social, que suele incluir, por ejemplo, los servicios sociales y sanitarios, la seguridad social, el sector de la vivienda y la educación. (73)

Planificación táctica o estructural. Se ocupa de la disposición, la organización y la incorporación de las actividades y los recursos. Concierne a los objetivos generales y a los específicos. Las alternativas han sido ya decididas con relación a las estrategias a seguir. En esta etapa se estructuran y programan las actividades y los recursos para alcanzar los objetivos fijados. (50)

Planning. Palabra inglesa para expresar el plan un trabajo concreto. Gráfico o gráficos indicativos de las operaciones a desarrollar en un tiempo determinado, y de forma que pueda saberse en cada instante cómo están desarrollándose y cuales son las posibilidades de aceptar nuevos encargos. (30)

Plantilla. En el sentido jurídico se suele hacer equivaler la voz plantilla con el número de trabajadores que hay en la empresa. Popularmente, «ser de plantilla» equivale a tener un contrato fijo por tiempo indefinido. (332)

Pleito. Proceso de un tribunal por el que una persona busca daños y perjuicios u otros remedios legales, de otra. El término no se usa generalmente en los casos criminales. (49)

Pleno empleo. Situación en el mercado laboral de un país en el cual todos los que deseen trabajar pueden hacerlo, a los niveles de salario resultantes de la oferta y la demanda. El pleno empleo no significa, sin embargo, que esté trabajando el 100 % de la población activa, ya que siempre hay un cierto volumen de paro friccional. *Véase* PARO. (30)

Plotter. *Véase* TRAZADOR.

Pluriempleo. Situación en la que se encuentran aquellos trabajadores que de forma simultánea compatibilizan dos trabajos o actividades laborales diferentes.

Plusvalía. Beneficio que se realiza al vender un activo a un precio superior al de su adquisición. La plusvalía real se calcula deduciendo el efecto de la inflación. (281)

Población (estadística). Conjunto de personas o cosas motivo de estudio. (264) // Conjunto de todos los elementos que cumplen una o varias características.(119) // Todos los habitantes de un país o un área determinada considerados en conjunto. Número de habitantes de un país o área. En un muestreo, colección completa de unidades de las que se puede extraer una muestra; no necesariamente una población de personas; las unidades pueden ser instituciones, registros o hechos. (2)

Población activa. Fracción de la población total de un país que en un momento determinado sería capaz de desarrollar actividades productivas.

Población de derecho. A los efectos de censo de población, se entiende por población de derecho a todos los vecinos que viven habitualmente, aunque no pernocten en su domicilio. (264)

Población diana. Conjunto de individuos, temas, medidas, etc. sobre los que desea efectuar deducciones. El término se utiliza a veces para indicar la población de la que se extrae una muestra, o población de referencia acerca de la cual se quiere extraer una conclusión.

Población dinámica. Población que gana y pierde miembros componentes; todas las poblaciones naturales son dinámicas, hecho que queda reflejado en el término «dinámica de población», utilizado por los demógrafos para hacer referencia a su composición cambiante.

Población estable. Población cuya fertilidad y tasa de mortalidad son constantes, sin migración, y en la que por consiguiente, existe una distribución fija de edades y una tasa de crecimiento sin variaciones.

Población estacionaria. Población estable cuya tasa de crecimiento es cero, con números constantes de nacimientos y de muertes anuales.

Población estudio. Grupo elegido para la investigación.

Población de hecho. A los efectos de censo de la población, se entiende por población de hecho la persona que pernocta en tal fecha en esa población, sea o no vecino de ésta habitualmente. (264)

Población inactiva. La de más de 16 años que no realiza actividad económica alguna, ni busca empleo de modo efectivo.

Población infinita. Es aquella que no tiene limitados sus componentes. Ej.: extracciones con reemplazamiento de una bolsa.

Población isla. Grupo de individuos aislados de otros grupos mayores y que poseen un repertorio de genes relativamente limitado; alternativamente, grupo que se halla inmunológicamente aislado y que puede, por tanto, ser exageradamente susceptible a la infección por gérmenes extraños.

Población finita. Es aquella que tiene limitados sus componentes. Ej.: número de pacientes de un hospital.

Población ocupada. La que realiza algún tipo de trabajo en un período de tiempo determinado. Normalmente se mide en un determinado número de horas en una semana.

Población de referencia. Estándar con el que puede compararse una población sometida a estudio.

Población de riesgo. Población susceptible de desarrollar un problema sanitario a causa de su especial exposición respecto a un determinado factor que está relacionado con el aspecto etiológico de una enfermedad.

Población virgen. Población que no ha sido nunca expuesta a un determinado agente infeccioso.

Poder. El poder es un fenómeno profundamente establecido en nuestra cultura. Se conceptúa como una fuerza subyacente en cualquier relación interpersonal y entre las organizaciones. No es un atributo de los actores, sino una relación de intercambio recíproca entre ellos con resultados que favorecen a alguna de las partes. (189) // Capacidad de influir sobre los demás. (101)

Poder Judicial. El Poder Judicial se organiza y ejerce sus funciones con arreglo a los principios de unidad e independencia. El gobierno del Poder Judicial corresponde al Consejo General del Poder Judicial que ejerce sus competencias en todo el territorio nacional. Con subordinación a él, las Salas de Gobierno del Tribunal Supremo, de la Audiencia Nacional y de los Tribunales Superiores de Justicia, ejercerán las funciones que la Ley les atribuye. (LOPJ Art. 104)

Poder Legislativo. *Véase* CORTES GENERALES.

Podólogo. Profesional que ha superado las enseñanzas conducentes a la obtención del título oficial de Diplomado en Podología, con carácter oficial y validez en todo el territorio nacional. Dicho Plan de Estudios está publicado en el RD 649/1988.

Polígono de frecuencias. Este gráfico se obtiene uniendo los vértices inferior y superior de cada uno de los rectángulos del histograma. El polígono de frecuencias puede trazarse con proporciones y porcentajes acumulados. (117) // Se llama polígono de frecuencias a la línea que une los puntos medios de las bases superiores de los rectángulos de un histograma de frecuencias. (119)

Política de personal. Es el conjunto de principios y directrices que guían la actuación de la empresa en la relación con sus empleados, y que sirve de base para alcanzar los objetivos de producción predeterminados y los propios objetivos de desarrollo de los derechos humanos. (100)

Política fiscal. En promoción de la salud, aquellas decisiones o medidas adoptadas por los gobiernos para modificar el gravamen impositivo sobre los bienes de consumo, los productos o los servicios que puedan afectar a la salud o a los estilos de vida saludables. (73)

Política intersectorial. Política orientada a la salud que afecta a sectores diferentes de los servicios sanitarios, pero que por lo general colaboran con el sector sanitario. (73)

Política salarial. Es un conjunto de principios y directrices que reflejan la orientación y la filosofía de la organización, y estudian los asuntos que se relacionan con la remuneración de sus empleados. La política salarial no es estática, por el contrario, es dinámica y evoluciona perfeccionándose con su aplicación frente a situaciones que se modifican con rapidez. (88)

Política sanitaria. Declaración o directriz oficial dentro de las instituciones (incluido el gobierno) que conceden prioridad a la salud o que reconoce la importancia de los objetivos sanitarios. Comprende a los servicios sanitarios y los sectores fuera del ámbito sanitario que afectan a la salud. (73)

Ponderación. Los factores no son idénticos en su contribución al logro de los objetivos, por lo que necesitan ajustes compensatorios. La ponderación no es sino dar a cada uno de los factores, su peso relativo. (88) // Acción de equilibrar dos o más pesos diferentes. Por extensión se puede aplicar a otros valores diferentes. (252)

Ponencias de congresos. *Véase* PUBLICACIONES CIENTÍFICAS.

Portador. Persona o animal que alberga un agente infeccioso específico, en ausencia de enfermedad clínica aparente, y que puede servir de fuente de contagio. (2)
Portador sano. Supone un estado de equilibrio y tolerancia entre el agente y el huésped por la presencia en éste de mecanismos de competencia o inmunidad. (264)

Práctica errónea. Mala conducta profesional, ejecución impropia de las obligaciones profesionales o fallo en el cumplimiento de los estándares de cuidados de un profesional que produjo daño a otro. (49)

Precio. El precio de un bien es su relación de cambio por dinero, esto es, el número de unidades monetarias que se necesitan para obtener a cambio una unidad del bien. (104) // Un precio consiste en un pago en dinero que efectúa o entrega un consumidor a cambio de un producto o servicio. No confundir con coste. *Véase* COSTE. (153)

Precisión. Grado de dispersión de las observaciones, es decir, grado de acercamiento entre la estimación obtenida y el parámetro que se desea estimar. Grado de ausencia de error aleatorio. (7)

Predicción. Método de estimar lo que puede ocurrir en un futuro, basado en la extrapolación de las tendencias existentes (2)

Prescripción. Transformación reconocida por la Ley de un estado de hecho en un estado de derecho por el transcurso del tiempo. (27)

Presión asistencial. Número promedio de pacientes que atiende cada profesional sanitario a lo largo del día. (214)

Presión de urgencias. *Véase* URGENCIAS.

Prestación social sustitutoria. Es un servicio civil que proporciona medios personales para la satisfacción de necesidades colectivas, mediante actividades de utilidad pública o de interés social. La prestación social se prestará en el ámbito de la protección civil, conservación del medio ambiente, servicios sociales, sanitarios y programas de cooperación internacional de ayuda y desarrollo a países en vías de desarrollo. (RD 266/1995 y RD 1248/1997)

Prestaciones en favor de familiares. *Véase* MUERTE Y SUPERVIVENCIA.

Prestaciones sanitarias. Constituyen las prestaciones sanitarias, aquellas facilitadas directamente a las personas por el Sistema Nacional de Salud y financiadas con cargo a la Seguridad Social o fondos estatales adscritos a la sanidad y relacionadas en el anexo I del Real Decreto 63/1995 de 20 de enero.
No se considerarán incluidas en las prestaciones sanitarias aquellas atenciones, actividades o servicios en los que concurra alguna de las siguientes circunstancias: a) Que no exista suficiente evidencia científica sobre su seguridad y eficacia clínica, o que hayan quedado manifiestamente superadas por otras disponibles. b) Que no esté suficientemente probada su contribución eficaz a la prevención, tratamiento o curación de las enfermedades, conservación o mejora de la esperanza de vida, autovalimiento y eliminación o disminución del dolor y el sufrimiento. c) Que se trate de meras actividades de ocio, descanso, confort, deporte, mejora estética o cosmética, uso de aguas, balnearios o centros residenciales, u otras similares, sin perjuicio de su posible atención por los servicios sociales o de otra naturaleza. (292)

Préstamos a corto plazo. Son los préstamos y anticipos con o sin interés, concedidos al personal o entidades privadas y cuyo vencimiento no sea superior a 12 meses. (215)

Préstamos a largo plazo. Son los préstamos y anticipos con o sin interés, concedidos al personal o entidades privadas y cuyo vencimiento sea superior a 12 meses. (215)

Presunción de inocencia. El Tribunal Constitucional en Sentencias de 12-11-86 y 7-6-87, entre otras, ha dicho que la presunción de inocencia en una presunción que versa sobre los hechos, pues sólo los hechos pueden ser objeto de prueba, incluyendo como es lógico, dentro de los hechos, la prueba de la autoría o de la participación. Si los hechos, y entre ellos el comportamiento causante del resultado previsto por la ley penal han sido probados, decidir si tal comportamiento ha sido imprudente o fortuito es materia dejada a la valoración judicial (Ss 15-1-86,18-5-86,14-11-89 y 20-11-89 entre otras muchas) (268)

Presupuesto. Es un instrumento de planificación a corto y medio plazo, mediante el cual una empresa privada o una entidad de derecho público realiza una previsión de las magnitudes económicas más relevantes, referidas a un determinado período de tiempo. (206) // (empresa pública) Resumen sistemático, confeccionado en períodos regulares, de las previsiones, en principios obligatorias, de los gastos proyectados y de las estimaciones de los ingresos previstos para cubrir dichos gastos. (207) // Es la expresión contable del plan económico de la Hacienda Pública del Estado, o de otro poder, para un ejercicio económico, generalmente de un año de duración. El presupuesto se divide cuando menos en un estado de ingresos y otro de gastos. (30)

Presupuesto base cero. Los responsables de la gestión deciden qué se llevará a cabo y qué no, así como durante cuánto tiempo se implantará una actividad; esto se ejecuta mediante la preparación de un conjunto o paquete, que incluye la lista de actividades que conforman el programa, el coste total, una descripción del nivel de servicios que se puede brindar según diferentes cantidades de dinero asignadas y las consecuencias de incluir o no éstas en los presupuestos. (138) // Técnica presupuestaria basada en el análisis pormenorizado de todas las funciones en que puede ser desglosado un proyecto global. Proceso por el que se exige que en cada paso, y respecto a cada partida de gasto, se justifiquen con el máximo rigor (a partir de cero y sin tener en cuenta los antecedentes), la totalidad de las necesidades previstas y demostrando su previsible rentabilidad. (22) // Fijado en función de las necesidades reales derivadas de la estructura y del nivel de actividad. Este procedimiento, exige el conocimiento de la estructura de costes, de la cuantía de los mismos y un conocimiento de los objetivos. (180)

Presupuestos de inversiones. Es el que determina la composición y el importe de las inversiones a realizar en el período presupuestado. (163)

Presupuesto de operaciones. Es el que contempla las actividades de explotación de la empresa; incluye, pues, las funciones comerciales, de producción, aprovisionamiento, almacenaje, distribución y las funciones de recursos humanos, de sistemas informáticos y administrativas que dan soporte de gestión a las anteriores. (163)

Presupuestos estáticos. Consiste en fijar un volumen de actividad único en base al cual se calculan los presupuestos correspondientes. Razonablemente, la actividad real diferirá de la presupuestada, por lo que en la fase de control se producirán unas desviaciones que, entre otros componentes, incluirán el efecto de la desviación de la actividad. (163)

Presupuesto financiero. Es el que evalúa las necesidades de financiación que se derivan del presupuesto económico y establece un plan de financiación bajo criterios de economía de costes y flexibilidad. (163)

Presupuestos flexibles. Se basa en preparar el presupuesto, no para una única hipótesis de nivel de actividad, sino para un intervalo razonable en el que, previsiblemente, se situará el volumen real. (163)

Presupuesto histórico. Son aquéllos que partiendo del presupuesto del año anterior, son modificados al alza o a la baja en una proporción o cuantía determinada. (180)

Presupuestos incrementalistas. Son aquéllos que parten de la cifra del año anterior y se le incrementa en una cuantía o porcentaje determinado. (180)

Presupuesto inicial. Son los créditos iniciales autorizados que figuran en los presupuestos de gastos de las Entidades gestoras de la Seguridad Social. (O. 5-3-1992 Art. 11)

Presupuestos operativos. Son aquellos que se encuadran en el contexto de la toma de decisiones a corto plazo y suponen la materialización de los medios y objetivos a alcanzar en cada uno de los centros de actividad. Existen diferen-

tes clases de presupuestos operativos o de gestión (97):
a) Según el periodo temporal que contemplan:
— Presupuesto estancado.
— Presupuesto progresivo.
b) Según la posibilidad de introducir modificaciones:
— Presupuesto único.
— Presupuesto revisado.
c) Según la adaptación de los valores presupuestados a los objetivos realmente alcanzados:
— Presupuesto fijo.
— Presupuesto flexible.

Control presupuestario. Consiste básicamente en el establecimiento de dispositivos que automáticamente orienten a la empresa cuando esta se desvíe de la trayectoria a seguir según el camino marcado en la fase de planificación. (97)

Gestión presupuestaria. Es el proceso que abarca la planificación, la previsión y el control presupuestario, así como las desviaciones de los presupuestos operativos. (97)

Empresa privada. El presupuesto es un documento indicativo, cuya finalidad principal es proporcionar información para la gestión, y que puede ser modificado en función de las circunstancias variables que definen el entorno en el que la empresa desarrolla su actividad. (206)

Empresa pública. Para las entidades de derecho público el presupuesto constituye el marco jurídico y económico dentro del cual han de desarrollar su actuación. El presupuesto está sometido a unas normas reglamentarias que afectan a su elaboración, discusión y aprobación, ejecución y, por último, a su intervención y control. (206)

Presupuesto del INSALUD.

Los recursos puestos a disposición del sistema se dirigen a cubrir las necesidades de financiación anual para el funcionamiento de los servicios sanitarios. Normalmente incluye créditos de saneamiento de la deuda generada en ejercicios anteriores.

Fuentes de financiación. a) Aportación finalista del Estado. b) Ministerio de Sanidad y Consumo, y Justicia e Interior (Prog. Esp.). c) Aportación por cotizaciones. d) Ingresos por servicios a terceros. e) Amortizaciones. f) Ingresos Fondos Sanitarios

Clasificación funcional por programas. Es el marco que permite expresar de forma completa y sistemática las actividades a realizar de acuerdo con las contingencias a cubrir o los beneficios de la acción protectora a otorgar, en la que se recogerán escalonadamente las funciones, grupos de programas y programas que sirven a unos objetivos cuantificados y definidos con claridad y concreción, para cuyo seguimiento y medida se establecen los correspondientes indicadores expresados en términos de medios o de resultados, de forma que en la ejecución de cada grupo o programa pueda conocerse el grado de eficacia y eficiencia conseguidos. (O. 26-6-1996)

La clasificación funcional es la siguiente: a) Atención primaria. b) Atención especializada. c) Investigación sanitaria. d) Administración y servicios generales. e) Formación personal sanitario. f) Transferencias a las CCAA. g) Total gestión no transferida. h) Total sistema.

Clasificación por categorías económicas. Los créditos atribuidos a cada función, grupo de programas y programas se desarrollarán según la naturaleza económica de los componentes del gasto que hace posible la realización de las prestaciones y servicios integrados en aquellos, según la clasificación por capítulos, artículos, concepto, subconceptos y partidas.

La clasificación económica es la siguiente:
Capitulo I. Son los créditos para las retribuciones del personal.
Capitulo II. Gastos corrientes en bienes y servicios. Incluye la asistencia sanitaria prestada con medios ajenos.
Capitulo III. Gastos financieros.
Capitulo IV. Transferencias corrientes. Incluye farmacia y costes financieros.
Capitulo V. Excedente corriente.
Capitulo VI. Inversiones reales.
Capitulo VII. Transferencias de capital.
Capitulo VIII. Activos financieros.
Capitulo IX. Pasivos financieros.

Distribución del presupuesto por Entes gestores. a) Insalud. b) Instituto Catalán de Salud. c) Servicio Vasco de Salud. d) Servicio Andaluz de Salud. e) Servicio Valenciano de Salud. f) Servicio Navarro de Salud. g) Servicio Gallego de Salud. h) Servicio Canario de Salud.

Presupuestos Generales de la Seguridad Social. Todos los ingresos y gastos del presupuesto se ordenarán orgánica y funcionalmente de acuerdo con las contingencias a cubrir o los beneficiarios de la acción protectora a otorgar, además de ser clasificados según categorías económicas y programas. Al anteproyecto de presupuesto de la Seguridad Social se adjuntará (RD Legislativo 1091/1988 Art. 147): a) Las cuentas y balances de la Seguridad Social del último ejercicio. b) Memoria explicativa de los contenidos. c) Informe económico financiero explicativo de la estimación de los ingresos y los gastos.

Presupuestos Generales del Estado. Los PGE tendrán carácter anual, e incluirán la totalidad de los gastos e ingresos del sector público estatal y en ellos se consignarán el importe de los beneficios fiscales que afectan a los titulares del Estado.
Le corresponde al Gobierno su elaboración y a las Cortes Generales su examen, enmiendas y aprobación.
Si la ley de Presupuestos no se aprobara antes del primer día del ejercicio económico correspondiente, se considerarán automáticamente prorrogados los Presupuestos del ejercicio anterior hasta la aprobación de los nuevos. (CE Art. 134) // Constituyen la expresión cifrada, conjunta y sistemática de: a) Las obligaciones que, como máximo, pueden reconocer el Estado y sus Organismos autónomos y los derechos que se prevean liquidar durante el correspondiente ejercicio. b) La totalidad de las obligaciones que haya de atender la Seguridad Social, y los recursos previstos para el ejercicio correspondiente. c) Las estimaciones de gastos e ingresos a realizar por las Sociedades Estatales. d) La totalidad de los gastos e ingresos del resto de Entes de Sector público estatal no incluidas en las Sociedades Estatales.
En los PGE se consignarán de forma ordenada y sistemática, el importe de los beneficios fiscales que afecten a los tributos del Estado. (RD Legislativo 1091/1988 Art. 48). *Véase* Tabla 2.

Prevalencia. Número de casos de una enfermedad en un momento determinado incluyendo casos nuevos (incidencia) y casos antiguos. Normalmente se presenta en tasas en relación con la población en estudio. (7) // Número de casos de una enfermedad determinada o de otra situación en una población y en un momento dado; a veces se utiliza para designar la tasa de prevalencia. Cuando se utiliza sin otra especificación, el término suele referirse a la situación existente en un momento determinado. (2)

Prevención de la enfermedad. El término prevención de la enfermedad se utiliza por lo general para designar las estrategias para reducir los factores de riesgo de enfermedades específicas, o bien reforzar factores personales que disminuyan la susceptibilidad a la enfermedad.
La prevención de la enfermedad puede incluir también actividades o estrategias encaminadas a reducir las consecuencias de la enfermedad, una vez establecida. En este caso se hace una distinción entre prevención primaria y prevención secundaria. (1)
Prevención primaria. Pretende prevenir la aparición inicial de una enfermedad o dolencia. (1)
Todos aquellos actos destinados a disminuir la incidencia de una enfermedad en una población, reduciendo el riesgo de aparición de casos nuevos. (264)
Prevención secundaria. Pretende detener o retardar una enfermedad ya existente, mediante la detención precoz y el tratamiento adecuado; o reducir la frecuencia de las recaídas y el establecimiento de condiciones crónicas. (1)
Son todos aquellos actos destinados a disminuir la prevalencia de una enfermedad en una población, reduciendo la evolución y duración. (264)
Prevención terciaria. Son todos los actos destinados a disminuir la prevalencia de incapacidades crónicas en una población, reduciendo al mínimo las invalideces funcionales de una enfermedad. (264)

Prevención laboral. Conjunto de actividades o medidas adoptadas o previstas en todas las fases de actividad de la empresa con el fin de evitar o disminuir los riesgos derivados del trabajo. (LPRL Art. 4)

Previsión. Es la apreciación con un cierto grado de probabilidad, de la evolución de unas variables hacia un horizonte dado. (189)

Primas de seguro. Son los gastos por seguros de vehículos, edificios y locales, de otro inmovilizado y demás riesgos que puedan ser objeto de aseguramiento. (215)

Primer ciclo. *Véase* PLANES DE ESTUDIOS.

Priorización. Clasificación por orden de prioridad o aplazamiento de cosas o entidades, como la de un directivo en la toma de decisiones importantes al verse superado por una sobrecarga de información. (105)

Privacidad. *Véase* CONFIDENCIALIDAD.

Probabilidad. Límite de la frecuencia relativa de un acontecimiento en una secuencia de N ensayos aleatorios, cuando N se acerca al infinito. (2) // Es la frecuencia con la que se espera que un determinado acontecimiento ocurra entre otros de la misma índole. (117)

Probabilística. Si ocurre A, aparece probablemente B, es decir hay un riesgo concreto de que aparezca un cáncer de pulmón ante el hábito de fumar. (264)

Problema. Es una situación de salud que el individuo, la colectividad o el sistema sanitario considera deficiente, generalmente el concepto problema de salud se asocia a los términos patología o enfermedad. (264) // Estado de malestar psicológico que se produce como consecuencia del enfrentamiento con una situación estimuladora, para la cual el individuo no dispone de una respuesta eficaz en su repertorio de comportamientos. (105)

Magnitud del problema. Viene decidida por la intensidad y afectación del daño. Se expresará a través de los indicadores de morbimortalidad. (137)

Trascendencia del problema. Se entiende por ello la repercusión de tipo económico del problema como la opinión de la población ante el problema. (137)

Vulnerabilidad. Es la capacidad de solucionar o mejorar el problema con medidas preventivas o de protección. Es fundamental conocer la eficacia y disponibilidad de la tecnología existente. (137)

Procedimiento. Formulación a corto plazo de las técnicas que se han de seguir para conseguir un objetivo. (105) // Los procedimientos proporcionan guías más específicas para las acciones que los métodos; ayudan a lograr un alto grado de regularidad mediante la enumeración cronológica de la secuencia de las fases de cada acción. (138) // Son un conjunto de operaciones que involucran generalmente a diversos empleados que trabajan en distintos sectores, es decir, afectan a más de un puesto y a varias unidades organizativas. (189)

Procedimiento abreviado. Iniciado el procedimiento general, cuando sean inequívocos la relación de causalidad entre el funcionamiento del servicio público y la lesión, así como la valoración del daño y el cálculo de la cuantía de la indemnización, el órgano competente podrá acordar la substanciación de un procedimiento abreviado, a fin de reconocer el derecho a la indemnización en el plazo de treinta días. (LRJAP 30/92 Art. 143)

Procedimiento quirúrgico u obstétrico. Se define como el procedimiento en que se ha utilizado el quirófano y/o la sala de partos. Si se han llevado a cabo más de un procedimiento en un paciente, se recogerá el que vaya ligado al diagnóstico principal. (214)

Procesador. Dispositivo compuesto por uno o varios microprocesadores, que procesan los datos conforme a un programa almacenado en memoria. (306)

Procesador de texto. Paquete ofimático (conjunto de programas) que permite editar, formatear y manipular texto. (307)

Proceso de atención en enfermería. Es un conjunto de pautas organizadas de actuación, dirigidas a cumplir el objetivo de la enfermería: mantener el bienestar del paciente en un nivel óptimo; si este estado se altera, proveer entonces todos los cuidados necesarios que la situación exija para restablecer su bienestar. Si no se puede llegar al bienestar, el proceso enfermero debe seguir en su apoyo a la calidad de vida del paciente, aumentando al máximo sus recursos, para conseguir la mejor calidad de vida durante el mayor tiempo posible. Los requisitos para la puesta en práctica del proceso de atención enfermera son (47): a) Que la estructura y modelo utilizados sean lo más claros posibles. b) Que el personal tenga conciencia de la importancia de la aplicación del proceso. c) Que exista un equipo de trabajo entre todos los profesionales enfermeros, así como con el resto de los profesionales de salud. d) Que exista una motivación asistencial y laboral para que la enfermería sea capaz de desarrollar un trabajo nuevo, intentando evitar la aplicación práctica del proceso como imposición obligatoria. e) Que la aplicación del PAE sea constante. f) Que el personal enfermero tenga iniciativa propia para el reciclaje y la formación continuada. g) Que la redacción de los registros permita la interpretación posterior de los mismos. h) Que se evalúe activamente por el equipo en el tiempo de su puesta en funcionamiento.

Proceso de datos. Tratamiento dado a un conjunto de datos por un sistema físico informático, de acuerdo con una serie de programas de instrucciones, para obtener como resultado una serie de informaciones. (307)

Procesos. Serie de actividades que se llevan a cabo por y entre profesionales y pacientes. (3) // Conjunto de actividades que los profesionales realizan, por o para el paciente, así como la respuesta de éste a dichas actividades. (114)

Procesos administrativos. Son procesos de relación interna, entre los trabajadores y las unidades del hospital, y externa, entre la institución y los usuarios del sistema.

Procesos asistenciales. Son aquellos, cualesquiera que sea su naturaleza, que tienen como cliente final al usuario del centro sanitario, tanto cuando lo demanda directamente él como cuando es solicitado a través de un médico.

Procesos clínicos. Son los procedimientos de diagnóstico y tratamiento, incluyendo los procesos de cuidados.

Procesos diagnósticos. Método de pensamiento lógico y razonado que persigue alcanzar conclusiones sobre el estado de salud de un individuo. (154)

Procesos finales. Son combinaciones de productos intermedios; su resultado es el producto final o pacientes tratados o bienes y servicios apropiados para el diagnóstico y tratamiento: laparotomía, biopsia, consejo sanitario, etc.

Procesos hosteleros. Su función es atender al usuario y facilitar la aplicación de los procesos clínicos y técnicos.

Procesos intermedios. Utilizan los recursos primarios (trabajo, suministros y equipos) y dan como resultado los productos intermedios: horas de trabajo, análisis de laboratorio y de anatomía patológica, placas radiográficas, comidas, etc.

Procesos no asistenciales. Son aquéllos cuyos clientes son los propios trabajadores de la institución sanitaria.

Procesos técnicos. Son los de producción de bienes y servicios relacionados directamente o no con el proceso clínico. Entre los primeros se encuentran aquellos procesos necesarios para el diagnóstico clínico.

Producción primaria o técnica. Está conformada por la constelación de insumos que pueden actuar potencialmente sobre el individuo (estructura hospitalaria, organización de recursos, etc.) y por los productos intermedios (diagnósticos, terapéuticos y hosteleros) resultantes de los procesos productivos hospitalarios que transforman los insumos en las salidas de cada unidad productiva. (189)

Producción secundaria o médica. Culmina con el alta del paciente, integra el producto acabado o final, resultante de combinar los productos intermedios. Su resultado final es el incremento en el nivel de salud. (189)

Productividad. Es la relación entre la cantidad de un bien o de un servicio y la cantidad de factores que han servido para producirlo. (46). // Es la relación entre el producto (el output) y la unidad de producción (el input). (56) // La productividad se relaciona con la capacidad de los recursos para producir o no los servicios necesarios. La productividad por tanto es afectada por las aptitudes personales, la experiencia y la formación de los participantes en el programa, por el grado de dificultad de las tareas, por el estado del equipamiento o de la tecnología de soporte, y, por el tipo de trabajo de los participantes. (61)

Productividad variable. Comprende las cantidades destinadas a retribuir la consecución de objetivos preestablecidos, el especial rendimiento, la actividad y la dedicación extraordinaria, el interés o la iniciativa con que se desempeñan los puestos de trabajo, siempre que redunden en mejorar el resultado de los mismos, así como la participación en programas especiales. (215)

Product-Mix. *Véase* CARTERA DE SERVICIOS.

Producto de higiene personal. Producto que, aplicado directamente sobre la piel o mucosa sana, tiene como finalidad combatir el crecimiento de microorganismos, así como prevenir o eliminar ectoparásitos del cuerpo humano o eliminar riesgos sanitarios derivados de la utilización de prótesis terapéuticas que se apliquen sobre el cuerpo humano. (245)

Producto en fase de investigación clínica. *Véase* MEDICAMENTO.

Producto Interior Bruto (PIB). *Véase* MACROMAGNITUDES.

Producto Nacional Bruto (PNN). *Véase* MACROMAGNITUDES.

Producto Nacional Neto (PNN). *Véase* MACROMAGNITUDES.

Producto sanitario. Cualquier instrumento, dispositivo, equipo, material u otro artículo, incluidos los accesorios y programas lógicos que intervengan en su buen funcionamiento, destinados por el fabricante a ser utilizados en seres humanos, solo o en combinación con otros, con fines de (245): a) Diagnóstico, prevención, control, tratamiento o alivio de una enfermedad o lesión. b) Investigación, sustitución o modificación de la anatomía o de un proceso fisiológico. c) Regulación de una concepción.

Producto (output). Voz inglesa, generalmente empleada para hacer referencia al producto o salida de un sector cualquiera al mercado, bien para otras actividades productivas, o bien directamente para el consumo. (30) // Es el resultado o salida de cualquier proceso. El resultado de la transformación de los insumos recibidos del exterior por un sistema. Las características del producto se miden de acuerdo con la evaluación que hacen los clientes de la calidad. (189) // Resultado de un trabajo o de una operación. (252) // Resultado tangible o evidente de una actividad material. // Producto o servicios que es consecuencia del potencial de ejecución de un sistema. (105) // Podemos considerar producto sanitario a diferentes tipos de prestaciones u ofertas como, por ejemplo, una consulta médica, una intervención quirúrgica, un hospital o la atención sanitaria completa. (256)

Producto enfermero. Es el nivel de salud alcanzado por un cliente como resultado de los cuidados enfermeros. En términos concretos se aplica a cada uno de los diferentes tipos de cuidados o acciones cuidadoras, de planes de cuidados enfermeros estandarizados, de diagnósticos enfermeros, de categorías de pacientes, por cualquier sistema de clasificación, etc. (252)

Producto final. Es el resultado de la actividad principal de la empresa, en relación directa con la demanda de los clientes externos. Aplicado al ámbito hospitalario, es el nivel de salud alcanzado por los clientes al término de la atención sanitaria que reciben en el hospital. Su dificultad para medirlo hacen que se utilicen sistemas indirectos o categorías de pacientes que relacionan los diagnósticos médicos con los procedimientos diagnósticos y terapéuticos seguidos con los clientes. También pueden considerarse como productos finales las altas hospitalarias. (252)

Producto intermedio. Es cada uno de los resultados de las diferentes etapas del proceso productivo que posibilitan la consecución del producto final. Satisfacen directamente las necesidades de los clientes internos e indirectamente las de los clientes externos. (252)

Producto nominal. Es la primera de las consecuencias del proceso, es el servicio prestado, el proceso clínico de diagnóstico y tratamiento, que puede ser de alta o baja calidad y responder o no a las necesidades del cliente. (189)

Producto real. Es el resultante final del proceso, es el resultado del producto nominal. En él influye el cliente, su estado físico y su grado de participación. (189)

Profesión. Es aquella ocupación que posee una combinación particular de características que, según se entiende por lo general, son la competencia, la autonomía, el compromiso y la responsabilidad. (179) // Para que un cierto ejercicio técnico pueda ser calificado de profesional se requieren varias condiciones: «universalismo» (el profesional evita la acepción de personas por razón de la amistad, el parentesco, o cualquier otro tipo de vínculo social), «especificidad funcional» (ejerce una función social limitada a un cierto ámbito científico o técnico, en cuyo interior actúa con autoridad, pero fuera del cual carece de toda competencia reconocida), «neutralidad afectiva» (no puede dejarse llevar por los sentimientos positivos o adversos hacia los clientes), y, en fin, «orientación hacia la colectividad» (de los profesionales se espera que actúen por motivos altruistas, no por lucro económico). (269)

Profesión habitual. A los efectos de invalidez permanente, se considera profesión habitual en caso de accidente, sea o no de trabajo, la desempeñada normalmente por el trabajador al tiempo de sufrirlo. En caso de enfermedad común o profesional, aquella a la que el trabajador dedicaba su actividad fundamental durante el periodo de tiempo, anterior a la iniciación de la incapacidad, que reglamentariamente se determine.

Profesión regulada. *Véase* TÍTULOS ACADÉMICOS Y PROFESIONALES PARA LA ENSEÑANZA SUPERIOR Y LA FORMACIÓN PROFESIONAL.

Profesional de la salud. Se refiere a los profesionales empleados en los servicios sanitarios a los que se les exigen conocimientos especializados y técnicas adquiridas al menos en parte mediante el aprendizaje y la formación de carácter teórico.

Por lo general estos profesionales se rigen por un código de conducta y una asociación profesional con acceso restringido. (73).

Profesor asociado. *Véase* PROFESOR UNIVERSITARIO.

Profesor ayudante universitario. *Véase* PROFESOR UNIVERSITARIO.

Profesor universitario. El profesorado universitario estará constituido por funcionarios docentes de los siguientes cuerpos (LRU Art. 33): a) Catedráticos. b) Profesores Titulares. c) Catedráticos de Escuelas Universitarias. d) Profesores Titulares de Escuelas Universitarias.

Concurso a plazas. Podrán participar en los concursos quienes además de reunir las condiciones generales exigidas por la legislación vigente, acrediten el cumplimiento de los siguientes requisitos: a) Para los concursos a plazas de Profesor titular de Escuelas Universitarias, estar en posesión del título de Licenciado, Arquitecto o ingeniero Superior. El Consejo de Universidades podrá determinar las áreas de conocimiento específicas de las Escuelas Universitarias en las que sea suficiente el título de Diplomado, Arquitecto Técnico o Ingeniero Técnico. b) Para los concursos a plazas de Catedrático de Escuelas Universitarias y de Profesor titular de Universidad, estar en posesión del título de Doctor. c) Para los concursos a plazas de Catedrático de Universidad, tener la condición de Catedrático de Universidad, o bien la de Profesor titular de Universidad o Catedrático de Escuelas Universitarias con tres años de antigüedad a la publicación de la convocatoria, en uno de ellos o entre ambos Cuerpos y la titulación de Doctor. El Consejo de Universidades, previa solicitud individualizada, podrá eximir de estos requisitos a Doctores en atención a sus méritos. (RD 1888/84 Art. 4)

Profesor titular de Universidad. Es aquel que pertenece al cuerpo de funcionarios docentes. Tiene plena capacidad docente y en posesión del título de Doctor, plena capacidad investigadora. (LRU Art. 33.2)

Concurso a plazas. Para poder concursar a plazas de Profesor Titular de Universidad, será necesario estar en posesión del título de Doctor. (LRU Art. 37)

Para poder concursar a plazas de Profesor Titular de Escuelas Universitarias, será necesario estar en posesión del título de Licenciado, Arquitecto o Ingeniero Superior. El Consejo de Universidades podrá determinar las áreas de conocimiento especificas de las Escuelas Universitarias en las que sea suficiente el título de Diplomado, Arquitecto Técnico o Ingeniero Técnico.

Los concursos serán convocados por las Universidades correspondientes y publicadas en el BOE Se celebrarán públicamente mediante dos pruebas, que consistirán en la presentación y discusión con la Comisión de los méritos e historial académico e investigador del candidato, así como su proyecto docente y en la exposición y debate de un tema de la especialidad de libre decisión por el mismo. (LRU Art. 35)

Profesor asociado. Con independencia de lo establecido en la Ley de Reforma Universitaria en lo referente a los cuerpos de funcionarios docentes, las Universidades podrán contratar, temporalmente Profesores Asociados o Profesores Visitantes especialistas de reconocida competencia.

El número total de unos y otros no podrán superar el 20% de los Catedráticos y Profesores Titulares en cada Universidad y el 30% en las Universidades Politécnicas.

Ayudante universitario. Su actividad estará orientada a completar su formación científica, pero también podrá colaborar en tareas docentes en los términos previstos en los Estatutos de cada Universidad.

La contratación será mediante concurso público. (LRU Art. 34)

Profesor Escuela Universitaria. Funcionario docente del cuerpo de profesores titulares de Escuelas Universitarias. Para concursar a dichas plazas será necesario estar en posesión del título de Licenciado, Arquitecto o Ingeniero Superior. El Consejo de Universidades podrá determinar las áreas de conocimiento específicas de las Escuelas Universitarias en las que sea suficiente el título de Diplomado, Arquitecto técnico o Ingeniero técnico.

Catedrático. *Véase* CATEDRÁTICO.

Profesor visitante. *Véase* PROFESOR UNIVERSITARIO (PROFESOR ASOCIADO).

Programa. (informática) Secuencia lógica de instrucciones escritas en un lenguaje especifico, que almacenadas en la memoria de un ordenador, permiten ejecutar una serie de procesos encaminados a resolver problemas, tareas o aplicaciones determinadas. (305)

Programas de gráficos. Paquete ofimático (conjunto de programas) cuya función principal es la captura de datos y la generación de gráficos en el menor tiempo posible, con la mayor calidad posible. (310)

Programa fuente. Programa escrito en un lenguaje simbólico de alto nivel y por tanto no apto para ser ejecutado por el ordenador si no es convirtiéndolo previamente a objeto, mediante su compilación y conversión al código maquina del sistema en que se vaya a ejecutar. (307)

Programa. Serie de actividades que se realizan conjuntamente para conseguir un objetivo propuesto. (105) // Conjunto organizado, coherente e integrado de actividades y servicios, realizados simultánea o sucesivamente, con los recursos necesarios, y con la finalidad de alcanzar los objetivos determinados, en relación con los problemas de salud precisos y ello para una población definida. (6) // Se entiende por un programa un documento que sistemáticamente define (109): a) Un problema específico. b) Declara los objetivos generales y particulares que deben ser alcanzados para la solución del problema. c) Establece las actividades necesarias para lograr los objetivos. d) Describe los recursos y los métodos disponibles para cada actividad. e) Explica los criterios mediante los cuales se van a medir los resultados obtenidos.

Plan del programa. El plan del programa, a menudo llamado simplemente «programa», es un plan de acción cuyo producto final se traduce en un documento que aborda los elementos siguientes: la meta del programa, los objetivos, las acciones recomendadas, los recursos requeridos, la cronología y las poblaciones objetivo, y los criterios de evaluación para cada uno de los objetivos. (6) // Serie sistematizada de procedimientos para llevar a cabo una actividad. (2)

Programa de intervención. En prevención de la enfermedad, se refiere a la actuación planificada dirigida por lo general a un grupo específico o población determinados en situación de riesgo debido a un desorden o enfermedad identificables, con miras a reducir el nivel de riesgo existente. (73)

Programa fuente. Programa escrito en un lenguaje simbólico de alto nivel y por tanto no apto para ser ejecutado por el ordenador si no es convirtiéndolo previamente a objeto, mediante su compilación y conversión al código máquina del sistema en que se vaya a ejecutar. (307)

Programa funcional. Definición de las necesidades de espacios debidamente cuantificadas en superficie y explicando su funcionamiento, para proceder al encargo de un proyecto arquitectónico de remodelación o de construcción de nueva planta.

Programación. La programación intenta evitar la improvisación en la prestación de servicios. Trata de determinar qué, cómo, cuándo, quién y dónde hay que desarrollar la actividad. Establece un calendario de todas las acciones tácticas y estratégicas previstas en el plan, así como de los recursos necesarios. Los resultados de la programación repercutirán en la eficiencia de los recursos y en la calidad del servicio. (101) // En informática, preparación previa de instrucciones para su uso por un ordenador. (49)

Progresión salarial. Cuando un empleado es ascendido a un puesto superior, decimos que ha experimentado una «promoción», pero hay puestos que son terminales, es decir que no tienen promoción posible. Para premiar un desempeño excepcional y evitar que el empleado se marche a otra empresa, se recurre a la progresión, esto es, conservarle en su puesto, pero con un incremento salarial. (332)

Promedio. Cantidad o valor medio entre varios correspondientes a casos distintos de cierta cosa, o sea, que resulta de repartir por igual entre esos casos la suma de todos los valores correspondientes a cada uno. (181)

Promedio de determinaciones analíticas. Número de determinaciones analíticas, dividida por el número de días del período de tiempo estudiado, en un período de tiempo determinado. (186)

Promedio de urgencias. *Véase* URGENCIAS.

Promedio diario de anestesias generales. (estadística) Es el total de anestesias generales dividido por el número de días del período de tiempo estudiado. (186)

Promedio diario de consultas. (estadística) Es la suma del número de primeras y sucesivas consultas, dividido por el número de días hábiles del periodo de tiempo estudiado. (186)

Promedio diario de estudios de medicina nuclear. (estadística) Es el número total de estudios realizados, dividido por el número de días del período de tiempo estudiado. (186)

Promedio diario de estudios radiodiagnósticos. (estadística) Es el número total de estudios realizados, dividido por el número de días del período estudiado. (186)

Promedio diario de intervenciones ambulatorias. (estadística) Número de intervenciones ambulatorias dividido por el número de días del período de tiempo estudiado. (186)

Promedio diario de intervenciones urgentes. (estadística) Número de intervenciones urgentes, dividido por el número de días del periodo de tiempo estudiado. (186)

Promedio diario de intervenciones. (estadística) (horario programado) Al número de intervenciones programadas se le añaden el número de intervenciones urgentes realizadas en horario programado, dividido por el número de días hábiles del período de tiempo estudiado. (186)

Promedio diario de partos. (estadística) Número total de partos, dividido por el número de días del período estudiado. (186)

Promoción. Comprende cualquier cambio real en la posición o estatus dentro de la empresa que suponga un ascenso. (189)

Promoción interna (INSALUD). Con carácter general y respecto al mínimo global de plazas que se convoquen, podrá reservarse hasta un 50% de las mismas para su provisión por el sistema de promoción interna, al que tendrá acceso el personal estatutario fijo o de plantilla de la correspondiente Administración Pública. Las plazas que no se provean por el sistema de promoción interna se acumularán a las convocadas por el sistema general de acceso. (270)

Promoción de la salud. Consiste en proporcionar a los pueblos los medios necesarios para mejorar su salud y ejercer un mayor control sobre la misma. Para alcanzar un estado adecuado de bienestar físico, mental y social, un individuo o grupo debe ser capaz de identificar y realizar sus aspiraciones, de satisfacer sus necesidades y de cambiar o adaptarse al medio ambiente. La salud se percibe pues, no como el objetivo, sino como la fuente de riqueza de la vida cotidiana.

Se trata por tanto de un concepto positivo que acentúa los recursos sociales y personales así como las aptitudes físicas. Por consiguiente, dado que el concepto de salud como bienestar transciende la idea de formas de vida sanas, la promoción de la salud no concierne exclusivamente al sector sanitario. (73). // La promoción de la salud es el proceso mediante el cual los individuos y las comunidades están en condiciones de ejercer un mayor control sobre los determinantes de la salud y, de ese modo, mejorar el estado de salud. La promoción de la salud constituye una estrategia que vincula a la gente con sus entornos y que, con vistas a crear un futuro más saludable, combina la elección personal con la responsabilidad social.

Un principio inherente al enfoque de promoción de la salud es el implicar a toda la población en el contexto de su vida cotidiana; para ello es fundamental que exista una participación comunitaria efectiva en la definición de los problemas, en la toma de decisiones y en las medidas emprendidas para modificar y mejorar los factores determinantes de la salud. Así pues, la promoción de la salud no se ocupa sólo de promover el desarrollo de las habilidades personales y la capacidad de la persona para influir sobre los factores que determinan la salud, sino que también incluye la intervención sobre el entorno para reforzar tanto aquellos factores que sostienen estilos de vida saludables como para modificar aquellos otros factores que impiden ponerlos en práctica. Esta estrategia se ha resumido en la frase «conseguir que las opciones más saludables sean las más fáciles de elegir».

La promoción de la salud ha sido sintetizada a través de los siguientes principios generales de actuación: la promoción de la salud implica trabajar con la gente, no sobre ella; empieza y acaba en la comunidad local; está encaminada hacia las causas de la salud, tanto a las inmediatas como a las subyacentes; justiprecia tanto el interés por el individuo como por el medio ambiente; subraya las dimensiones positivas de la salud; y afecta y debería involucrar, por tanto, a todos los sectores de la sociedad y el medio ambiente. (1) // Es la función que tiene como fin mejorar el estado de salud del individuo o la comunidad. (262)

Promoción económica. El trabajador, en función del trabajo desarrollado, podrá tener derecho a una promoción económica en los términos fijados en Convenio Colectivo o contrato individual. Esta promoción económica se entiende sin perjuicio de los derechos adquiridos o en el curso de adquisición en el tramo temporal correspondiente. (ET Art. 25)

Propiedad. Derecho real de disposición y goce de un bien o un derecho, sin más limitaciones que las establecidas por las leyes. (281)

Propiedad industrial. Propiedad especial que adquiere por sí mismo el inventor o descubridor de un producto o máquina, que da derecho a la explotación en exclusiva de esa obra para fines industriales o comerciales. Se incluyen dentro de su ámbito otras manifestaciones que suponen un derecho personal, como el nombre de marca comercial. (281)

Propiedad intelectual. Propiedad especial que da derecho al autor de una obra literaria, científica o artística a explotarla y disponer de ella a su voluntad. (281) // Es el derecho subjetivo que confiere al autor de una obra literaria, científica o artística un conjunto de prerrogativas específicas, unas de índole personal o moral, que le permiten controlar el destino y la integridad de su obra, y otras de carácter patrimonial, que le aseguren el control de su explotación económica y una remuneración a su trabajo creador. (324)

Propiedad privada. Propiedad que recae sobre los bienes patrimoniales que pertenecen exclusivamente al Estado, provincia, municipio o a particulares, ya sea individual o colectivamente. En los países anglosajones no se incluiría la propiedad de los entes públicos. (281)

Propiedad pública. La que recae sobre bienes cuya titularidad corresponde al Estado o a otras entidades públicas y están adscritos a un uso o servicio público. (281)

Propietarios. (personal INSALUD) Es el personal que se encuentra en alguna de las siguientes situaciones (214): a) Personal estatutario con plaza en propiedad que realmente la está desempeñando. b) Personal laboral que, por Sentencia Firme haya sido declarado fijo. c) Personal estatutario con plaza en propiedad que, aunque esté ocupando otra plaza, tenga reserva de plaza. d) Personal estatutario con plaza en propiedad que teniendo su plaza básica reservada no desempeña otra por encontrarse en situación de excedencia.

Proporción. Se suele expresar en términos de porcentaje y consiste en un cociente en el que el numerador, está incluido en el denominador.

Proposición de Ley. *Véase* LEYES ESTATALES.

Propuesta de pago. (ejecución de presupuesto) La obligación de pagar requiere de la correspondiente propuesta de pago expedida por la autoridad competente. Su reflejo contable es una disminución del saldo de las obligaciones. (O. 5-3-1992 Art. 2)

Protección. Es la función que tiene como fin que el individuo y la comunidad sana, no enfermen. (262)

Protocolo. Conjunto de recomendaciones diagnósticas o terapéuticas aceptadas por un grupo como las más idóneas ante determinado problema. (208) // Documento que contiene, con el máximo posible de detalle, precisión y claridad pertinente, el plan de un proyecto de investigación científica. Incluye sus aspectos y pasos fundamentales, colocados en tiempo y espacio. (173) // Plan o serie de pasos que hay que seguir en un estudio o investigación o en un programa de intervención. (2) // Un protocolo clínico es un conjunto de recomendaciones sobre los procedimientos diagnósticos por utilizar ante todo enfermo con un determinado cuadro clínico, o sobre la actitud terapéutica más adecuada ante un diagnóstico clínico o un problema de salud. (286)

Protocolo de comunicaciones. Reglas preestablecidas para efectuar la conexión electrónica entre dos sistemas de comunicaciones. (306)

Proveedor. Individuo u organización que suministra servicios, en este caso sanitarios, a cambio del reembolso de un comprador (49)

Provincia. *Véase* ADMINISTRACIÓN LOCAL.

Proyección. Es prolongar hacia el futuro una situación pasada de acuerdo con unas determinadas hipótesis de extrapolación. Pasa a ser una previsión, cuando va acompañada de una probabilidad. (189).

Proyecto «Signo». Surge como necesidad de introducir cambios, en el sistema de financiación, acercándolo progresivamente a un sistema de presupuestación por actividad en base al «case mix» de los hospitales, y la progresiva concepción del hospital como empresa de servicios, pueden hacer posible avanzar en la gestión analítica y empezar a trabajar en la línea de la determinación de los costes por episodio. Es un proyecto cuyo objetivo pasa por establecer un marco de referencia que permita una primera aproximación a la imputación de costes por grupos homogéneos de enfermos y, posteriormente, al coste por proceso. El proyecto Signo se plantea como un proyecto a medio y largo plazo que pretende aumentar la eficiencia de los centros asistenciales del SNS.

MODELO SIGNO I. Coste por Servicio. Se basa en el traslado contable de los costes a los grupos funcionales o unidades mínimas de gestión. Constituye un primer avance en la provisión de modelos de tratamiento de la información orientada a la gestión de centros asistenciales. (246)

Estructura hospitalaria. Es la configuración del hospital en los siguientes niveles: a) Área funcional (AF). b) Servicio funcional (SF). c) Grupo Funcional Homogéneo (GFH).

Estructura de costes. La tipología de los centros imputados a los GFH de la estructura hospitalaria es: a) Costes propios. Los directamente asignados a los GFH por los gestores de gasto (personal, suministros, hostelería, mantenimiento, etc.). b) Costes repercutidos. Los imputados o facturados por otros GFH, por la prestación de servicios vinculados a la actividad principal (hospitalización, laboratorios, radiología, quirófanos, etc.). c) Costes estructurales. Los gastos de estructura imputados siempre de forma estimativa y proporcional al volumen de actividad, dimensión o costes de los GFH.

Los agentes de los circuitos de imputación de costes son: a) GFH receptores. Es el que recibe los costes de uno o varios emisores. Un GFH final siempre será un receptor neto. b) GFH emisores. Es el que distribuye sus costes a uno o varios GFH. Un GFH final nunca puede ser un emisor. c) Emisores cualificados. Son conceptos de coste que no están integrados en ningún GFH y distribuyen la cuantía del concepto de coste que representen a uno o varios GFH.

Grupo funcional homogéneo. (GFH) Son unidades mínimas de gestión, que se caracterizan por tener una actividad homogénea, un único responsable, una ubicación física, unos objetivos propios, una responsabilidad definida y un código identificativo.

La identificación del proceso asistencial se realiza clasificando los GFH en: a) Finales, que definen la actividad principal. b) Intermedios, que dan soporte a los finales y pueden facturarles. c) Estructurales, que dan soporte a los anteriores, son independientes de la actividad y, por ende, no son facturables en sentido estricto.

Servicio funcional. (SF) Es la agrupación de uno o varios GFH con homogeneidad en la prestación de servicios y un responsable jerárquico superior al del GFH.

Área funcional. Agrupa a uno o varios SF, constituyendo el nivel mínimo de estructuración de un hospital.

Divisiones. Hace referencia a las profesiones, médica o enfermera, a modo de ejemplo.

«CLUBS» DE HOSPITALES. Son foros abiertos de profesionales de un mismo servicio funcional implicados en la gestión. Todos los Clubs tienen el mismo encargo que se cifra en: a) Elaborar la Guía de Gestión. Auténtica norma básica del trabajo directivo y organizativo del servicio funcional. b) Confeccionar el Catálogo de Productos, definiendo las puntuaciones relativas en cuanto a la utilización de recursos (URV) y la metodología para la obtención de estándares. c) Desarrollar las líneas básicas de información e informática, elaborando el conjunto mínimo básico de datos precisos para la adecuada gestión del servicio funcional y para la comparación con otros hospitales. d) Elaborar los criterios de homologación del servicio funcional y de la auditoría.

Catálogos de productos. Son la herramienta básica de cada «Club» que les permitirá: a) Aportar desde cada GFH su facturación interna con significación clínico-económica a la gestión analítica, para determinar el coste por servicio y el coste por episodio. b) Comparar entre los mismos servicios funcionales de diferentes hospitales la calidad y la eficiencia de sus productos, para lo que es necesario definir estrictamente los elementos que configuran el catalogo de cada unidad funcional.

CLUB DE ENFERMERÍA. Partiendo de las bases conceptuales del modelo de desarrollo de cuidados enfermeros, eligiendo las tendencias de «independencia o de ayuda-autoayuda» de V. Henderson y D. Orem, tiene por objeto: a) Finalizar los procesos de medición y validación de las actividades del catálogo de acciones cuidadoras y establecer el definitivo. b) Desarrollar los sistemas de medición-imputación de costes para unidades de hospitalización. c) Iniciar los diseños de punto de partida de los planes estandarizados. d) Revisión y adecuación de sistemas de homologación nuevos.

Las unidades de enfermería son grupos funcionales homogéneos (GFH), cuyo responsable es la supervisora y cuya finalidad es prestar los cuidados requeridos a los pacientes interesados. Para garantizar una calidad adecuada se hace necesario incorporar diagnósticos enfermeros en el plan de cuidados. Pero en las unidades de enfermería se prestan otros servicios como los de apoyo a la actividad médica, el cumplimiento de normas administrativas, servicios hoteleros, etc. También se interacciona con el resto de los servicios intermedios del hospital, siendo los controles de enfermería verdaderos centros de la logística hospitalaria. (252)

MODELO SIGNO II. Coste por episodio. Tiene por finalidad la comparación entre los hospitales, en termino de calidad y eficiencia, y no sólo de los productos finales, sino también de los intermedios. Después de la implantación del modelo Signo I, la realidad de la gestión hospitalaria se resume en un avance de la misma plasmado en diversas experiencias alcanzadas con la implantación de modelos analíticos y la generalización y desarrollo de la codificación diagnóstica CIE-9-MC.

Proyecto de Ley. *Véase* LEYES ESTATALES.

Prueba de aptitud. *Véase* TÍTULOS ACADÉMICOS Y PROFESIONALES PARA LA ENSEÑANZA SUPERIOR Y LA FORMACIÓN PROFESIONAL.

Pruebas diagnósticas. Es la suma del número de técnicas realizadas en el hospital y en los CEP. En radiología se contabilizarán estudios radiológicos independientemente del número de placas que dicho estudio conlleve. En el laboratorio se contabilizaran el número de determinaciones. (214)

Psicodrama. Representación en condiciones simuladas de una relación interpersonal muy intensa, con el fin de determinar los métodos más eficaces de respuesta ante el estrés que genera la relación. (105)

Psicótropos. *Véase* ESPECIALIDADES FARMACÉUTICAS.

Publicaciones científicas. La información proveniente de investigaciones científicas realizadas en el campo de la salud se manifiestan de diferentes formas. Las presentaciones más comunes son (280):

Anuarios. Consisten en la selección, compilación, ordenación y publicación de información general, estadística, técnica o científica de instituciones. Su frecuencia —como su nombre indica— es anual; a veces cumplen con una función estatutaria y de memoria técnica de la institución. El valor científico de lo que publican es superficial o ausente.

Boletines. Suelen ser publicaciones periódicas de carácter informativo y técnico, de periodicidad variable. Su valor como vehículo de comunicación científica suele ser bajo, salvo aquéllas excepciones en que se denomina «Boletín» a una verdadera publicación científica. Tal es el caso del *Bulletin of WHO* y del *Boletín de la Oficina Sanitaria Panamericana.*

Informes técnicos. Estos son publicaciones de extensión habitualmente breve, sobre temas biomédicos u otros asuntos científicos relacionados. A veces los informes técnicos asumen el papel de «puestas al día» sobre un tema (enfermedad, condición humana o tecnología en uso), producto de la discusión de consenso de expertos.

Libros. Los libros varían en forma increíble en su origen, contenido, propósito, forma y disponibilidad. Así se los suele denominar libros de texto, de referencia, manuales, compendios, enciclopedias, series continuadas, suplementos con hojas sueltas, diccionarios, glosarios, guías, directorios, etc.

Libro blanco. Son publicaciones/documentos que contienen propuestas de acción en un sector específico. (330)

Libro verde. Son publicaciones/documentos cuyo objetivo es estimular una reflexión y lanzar una consulta sobre un tema concreto. (330)

Monografías. Las monografías son publicaciones en general más breves que el promedio de los libros de texto o de consulta. Además, se concentran en un tema y son autosuficientes. Con mucha frecuencia las monografías son publicaciones que tienden a formar parte de series con producción anual variable y sin una periodicidad establecida.

Ponencias de congresos. Se trata aquí de la publicación de una colección de relatos de ponentes a reuniones de profesionales con un interés científico común que se congregan en un tiempo y lugar acordado. A menudo son de carácter regional, nacional o internacional.

Revistas. Constituyen la fuente de información más numerosa de aparición en intervalos o periodos de tiempo regular definidos. Esta característica constituye la razón por la cual se las denomina «publicaciones periódicas». La publicación más frecuente es la mensual; luego la siguen la bimensual y trimestral.

Publicidad. Toda forma de comunicación realizada por una persona física o jurídica, pública o privada, en el ejercicio de una actividad comercial, industrial, artesanal o profesional, con el fin de promover de forma directa o indirecta la contratación de bienes muebles o inmuebles, servicios, derechos y obligaciones. (Ley 34/1988 Art. 2) // Es la comunicación masiva, unipersonal, impersonal y pagada, emitida por una empresa para transmitir una información que influya en la actitud del consumidor. (189)

Agencias de publicidad. Las personas naturales o jurídicas que se dedican profesionalmente y de manera organizada a crear, preparar, programar o ejecutar publicidad por cuenta de un anunciante. (294)

Anunciante. Es la persona natural o jurídica en cuyo interés se realiza la publicidad. (294)

Destinatarios. Las personas a las que se dirija el mensaje publicitario o a las que ésta alcance. (294)

Medios de publicidad. Las personas naturales o jurídicas, públicas o privadas que, de manera habitual y organizada se dediquen a la difusión de publicidad a través de los soportes o medios de comunicación social cuya titularidad ostenten. (294)

Publicidad ilícita. Aquella que atente contra la dignidad de la persona o vulnere los valores y derechos reconocidos en la Constitución, especialmente en lo que se refiere a la infancia, la juventud y la mujer. Asimismo es publicidad ilícita la engañosa, la desleal, la subliminal y la que infrinja la normativa que regula la publicidad. (Ley 34/1988 Art. 3)

Puesto de trabajo. La descripción del puesto de trabajo deriva del análisis de éstos y se ve afectada por la evaluación y el diseño de los mismos. Por lo general, encierra especificaciones que son los requisitos para el puesto, los principales deberes y responsabilidades, y las relaciones organizativas de una posición dada.

La descripción del puesto de trabajo ha de señalar las tareas en el orden lógico, manifestándolas de manera separada y concisa y empleando verbos para describir la acción. Deberán ser específicas, precisas, y evitar las generalizaciones mediante el uso de palabras cuantitativas siempre que sea posible. (138)

Punto de Atención Continuada. (PAC). Son aquellos en los que se presta atención urgente de las siguientes modalidades (214): a) Por equipos de atención primaria exclusivamente. b) De forma mixta por EAP y personal del servicio normal de urgencias. c) Por personal de asistencia pública domiciliaria que haya optado por la preintegración en zonas básicas de salud en las que no existe EAP autorizado.

Rurales. Son aquella cuya cabecera se encuentra en un núcleo de población menor a 10.000 habitantes.

Urbanos. Son aquellos cuya cabecera se encuentra en un núcleo de población de más de 10.000 habitantes.

Punto de pedido. *Véase* STOCK.

Punto neutro. *Véase* ANÁLISIS DEL PUNTO MUERTO.

Punto óptimo. Es aquel en el que los costes de prevención y evaluación se optimizan. Cuando crecen los costes de conformidad (prevención más evaluación), los costes por fallos internos y externos decrecen. Proyectada esta actuación en la curva de costes totales, se observa que, llegado cierto momento, y conforme se intenta reducir a cero los fallos, la curva crece asintomáticamente. Es decir, los costes de conformidad tienden a hacerse infinitos. (97)

Q

QUIR. Químico interno y residente incluido en un programa de formación docente.

Quejas. A veces el desagrado ocasionado por los fallos de calidad no se manifiesta como una reclamación escrita, sino como una queja o protesta oral, generalmente expresada ante los proveedores del servicio y no ante el órgano competente. (189)

Quiebra. Figura jurídica mercantil que se aplica a las personas físicas o jurídicas que sufren la imposibilidad de hacer frente a sus obligaciones, como consecuencia de ser mayor su pasivo que su activo. (30)

Quintiles. *Véase* CUANTILES.

Quirófanos. Es el lugar donde se realizan las intervenciones quirúrgicas. Los indicadores de resultados y rendimientos más importantes son: número de quirófanos instalados, de sesiones quirúrgicas disponibles, de intervenciones quirúrgicas desglosadas, tiempo de utilización del quirófano, porcentaje de utilización y mortalidad operatoria y postoperatoria. (186) // Salas destinadas a la intervención quirúrgica al enfermo, dotadas de una mesa de operaciones. Las características de la sala y su equipamiento deben permitir: a) Una iluminación ajustable de poder suficiente para permitir un trabajo delicado. b) Condiciones asépticas que permitan la preparación de instrumentos estériles. c) Locales para cambio de ropa del personal. d) La provisión de anestesia más compleja que la que puede proporcionarse en las salas de hospitalización, por ejemplo anestesia general, espinal, epidural o bloqueo nervioso con anestésicos locales.
No se consideraran quirófanos, los paritorios, las salas de extracción dental ni las salas de radiología. (214)
Quirófanos funcionantes. De los instalados, el promedio de los que realmente se han utilizado para actividad quirúrgica durante ese mes por disponer de la dotación completa. (214) // De los instalados, el promedio anual de los realmente utilizados para actividad quirúrgica, incluidos los destinados a urgencias. (213)
Quirófanos instalados. Número de quirófanos que constituyen la dotación fija del centro, aunque no estén en servicio por falta de personal, equipamiento, obras o por no ser necesarios en función de la demanda asistencial. No se consi-

derarán los convertidos por obras en salas de exploraciones u otros servicios. (214)

Quirófanos programados. De los funcionantes, el promedio de los dedicados a actividad quirúrgica programada durante un período de tiempo determinado, normalmente un mes. (214)

Quirófanos urgentes. De los funcionantes, los reservados para urgencias (incluidos los del área de urgencias que reúnan las características indicadas en la definición de quirófano).

Actividad quirúrgica programada. Número de sesiones (o fracción) semanales que para la actividad quirúrgica no urgente se programan (oferta) para el total de quirófanos del hospital (entendiendo como sesión una jornada de 7 horas, mañana o tarde).

Intervenciones programadas por quirófano en días hábiles. Total de intervenciones programadas con ingreso y de cirugía mayor ambulatoria/Número de quirófanos instalados en el hospital/Días hábiles.

Intervenciones/anestesista/día. Total de intervenciones programadas con ingreso y de cirugía mayor ambulatoria/total de anestesistas/día hábil. (213)

R

R. Denominación de un determinado documento contable. *Véase* DOCUMENTO R.

R.1. *Véase* FORMULARIOS.

RC. *Véase* RETENCIÓN DE CRÉDITOS.

RIS. (Relative Intensity Score. Puntuación de intensidad relativa). *Véase* CASE MIX.

RPTA. *Véase* RELACIÓN DE PUESTOS DE TRABAJO DE LA ADMINISTRACIÓN PÚBLICA.

Racionalización. En economía de empresa, el conjunto de métodos para organizar la producción de manera científica, obteniendo el máximo rendimiento de los distintos factores, y especialmente del trabajo. (30)

Radiografías desechadas. (estadística) Número total de radiografías desechadas, divididas por el número total de radiografías utilizadas. (186)

Radiografías por estudio. (estadística) Número total de radiografías utilizadas dividido por el número total de estudios, en un período de tiempo determinado. (186)

RAM. *Véase* MEMORIA.

Ramas de enseñanza. Las ramas de la enseñanza universitaria han sido clasificadas en: a) UNESCO: Humanidades; Ciencias Exactas y Naturales; Ciencias Médicas; Ciencias Sociales; Ciencias Agrarias e Ingeniería y Tecnología. b) Consejo de Universidades: Humanidades; Ciencias Jurídicas y Sociales; Ciencias Experimentales; Ciencias de la Salud y Técnicas.

Rango. Amplitud total del intervalo. Es la diferencia entre la puntuación máxima y mínima mas uno. Se representa con la «a». (264) // Medida de dispersión. El rango de una distribución, es la diferencia entre el valor más bajo y el más alto observado. (123)

Ratio. Palabra latina que sirve para expresar la relación cuantificada entre dos fenómenos, representativa de una situación concreta de rentabilidad, de utilización de recursos ajenos, de nivel de inversiones, etc. Los ratios son muy utilizados en contabilidad, para extraer, a partir de los balances y de cuentas de perdidas y ganancias, indicadores que permitan comparaciones interempresariales. (30)

Ratón (Mouse). Se utiliza para mover un puntero o cursor por la pantalla y seleccionar un elemento al cual se le ha asignado una función. El ratón es un periférico de nueva generación dentro del mundo del PC. (152)

Razón. Es el cociente de dos frecuencias absolutas, en el que el numerador no esta incluido en el denominador. (264)
Valor obtenido al dividir una cantidad por otra; se trata de un término general entre cuyas subclases se encuentran las de tasa, proporción, porcentaje, etc. Suele usarse como sinónimo la palabra cociente. (2)

RDSI (Red Digital de Servicios Integrados). *Véase* RED.

Real Farmacopea Española. Se aprueba la Real Farmacopea Española por Orden de 26-12-1996, y consta de 1126 monografías de la farmacopea europea y dos monografías peculiares españolas. Entró en vigor a partir del 1-1-1997 a excepción de las monografías españolas «Meliloti herba» y «Centellae Asiaticae herba», que entrarán en vigor el 1-7-1997. (Orden de 26-12-96) *Véase* FARMACOPEA.

Recargo de mora. (Seg. Soc.) Son aquellas cuotas de la Seguridad Social que se ingresan fuera del plazo reglamentario, pero antes de su reclamación mediante notificación de descubierto, requerimiento o acta de liquidación.

Recargos. Porcentajes fijados legalmente que se aplican sobre las bases o cuotas tributarias, produciendo un aumento de la deuda tributaria, a favor del Tesoro Público o de otros entes públicos. (27)

Receptor. *Véase* COMUNICACIÓN.

Receta médica. La receta médica es uno de los instrumentos que sirven para transmitir a todas las personas que intervienen en la asistencia sanitaria, la información objetiva necesaria y la identificación precisa de los medicamentos y productos sanitarios, promoviendo el uso racional de los mismos. Están reguladas mediante el RD 1910/1984 y las Ordenes Ministeriales de 30-6-1986 y 21-12-1990. (245) *Véase* MEDICAMENTO. (245).

MODELO DE RECETAS PARA EL SNS

Tratamientos ordinarios. Es un modelo oficial establecido por la Orden de 1 de febrero de 1990, publicado en el BOE de 9 de febrero. Sólo podrán prescribirse y dispensarse en este modelo de receta médica las fórmulas magistrales y productos oficinales galénicos de componentes admitidos y en las cantidades establecidas.
El modelo de receta será de color verde para los activos, de color rojo para los pensionistas y de color azul para los accidentes de trabajo y enfermedades profesionales.
Tratamientos de larga duración. (TLD). Es un modelo oficial establecido por la Orden de 1 de febrero de 1990, publicado en el BOE de 9 de febrero. Sólo podrán prescribirse en la receta para tratamientos de larga duración, aquellas especialidades farmacéuticas que contengan principios activos en monofármacos o asociaciones reconocidas, incluidas en la oferta del SNS como dispensables para tratamientos de larga duración.
El modelo de receta será de color verde para los activos y de color rojo para los pensionistas.

MODELOS DE RECETAS PARA LA ASISTENCIA PRIVADA.

Tratamientos ordinarios. Es un modelo oficial establecido por la Orden de 30 de abril de 1986, publicado en el BOE de 3 de mayo. Este es el modelo recomendado para la prescripción y dispensación de medicamentos, excepto aquellos que contengan sustancias psicotrópicas o estupefacientes, que se prescribirán y dispensarán en sus recetas médicas específicas.
Tratamientos de larga duración. (TLD). Es un modelo oficial establecido por la Orden de 30 de abril de 1986, publicado en el BOE de 3 de mayo. Este es el modelo recomendado para la prescripción y dispensación de medicamentos de larga duración, excepto aquellos que contengan sustancias psicotrópicas o estupefacientes, que se prescribirán y dispensarán en sus recetas médicas específicas.

Reciclado. Sistema que consiste en deshacerse de las basuras (deshechos o residuos) aprovechando lo que en ellas hay de recuperable. Los procesos de recuperación pueden ser directos (cartones, papeles, vidrios, etc.), o indirectos, que requieren la utilización de procesos más complejos (físicos, químicos, biológicos, etc.), para aprovechar la materia orgánica. (18)

Reclamación. Los usuarios manifiestan sus insatisfacciones de diversos formas, desde la exposición verbal de su descontento ante cualquier proveedor de servicio hasta la presentación de una queja formal ante el órgano destinado a tal efecto. (189) // La reclamación supone el medio de que dispone el usuario para mostrar su disconformidad con los servicios recibidos. (263)

Reclamación previa. La reclamación en vía administrativa es requisito previo al ejercicio de acciones fundadas en derecho privado o laboral contra cualquier Administración Pública, salvo los supuestos en que dicho requisito este exceptuado por una disposición con rango de ley. (LRJAP 30/92 Art. 120)

Reclutamiento. Es un conjunto de procedimientos que tienden a atraer candidatos potencialmente calificados y capaces de ocupar puestos de trabajo dentro de la organización. Es por tanto una actividad positiva de invitación, de incremento de input. No confundir con selección de personal que es una actividad de selección, de opción, de decisión, de filtración del input, de clasificación y, por lo tanto, restrictiva. (88) // La adquisición, por cualquier institución, de personas cualificadas es un punto crítico para el establecimiento, mantenimiento y desarrollo de la organización. Por tanto es importante un reclutamiento activo; el atraer candidatos competentes constituye el primer paso para la selección de personal. Las modalidades del reclutamiento activo comprenden comunicaciones verbales, anuncios en revistas, periódicos y boletines profesionales, carteles, sociedades de ex-alumnos, agencias de empleo, convenciones de profesionales y cursos de educación continuidad. (138)

Recomendaciones CE. *Véase* TRATADO DE LA UNIÓN EUROPEA.

Recomendaciones CECA. *Véase* TRATADO DE LA UNIÓN EUROPEA.

Reconocimiento. Actúa en su dimensión positiva cuando un reconocimiento es causa de satisfacción; un reconocimiento negativo es causa de insatisfacción. (189)

Reconocimientos médicos. Obligación existente para las empresas que hayan de cubrir puestos de trabajo con riesgos de enfermedades profesionales, de practicarlos previamente a la admisión de los trabajadores, y posteriormente de forma periódica, no pudiendo contratar a los que no hayan sido calificados como aptos para el puesto de trabajo, ni conservar en el mismo a los que en los posteriores no mantengan la declaración de aptitud. // Todo trabajador de la empresa, será reconocido al menos una vez al año, aparte de los casos que así lo requiera. (OM Trabajo de 21-11-1959 Art. 44)

Reconversión industrial. Conjunto de medidas dirigidas a la reestructuración de una empresa en crisis. Se basan esencialmente en la redacción y seguimiento de un plan de saneamiento respaldado por la concesión de créditos y otras aportaciones financieras con que poder llevarla a cabo. (27) // Conjunto de medidas de política económica, que tiene por objeto reestructurar sectores en crisis, y en general, reducir la capacidad de oferta para adaptarse a una demanda determinada. (30)

Recorrido. En estadística, se denomina recorrido a la diferencia entre el límite superior real de la última clase y el límite inferior real de la primera clase. También se le llama rango. (119)
Recorrido intercuartílico. Se llama así a la diferencia entre los cuartiles de tercer y primer orden. (119)

Rector. *Véase* UNIVERSIDAD.

Recurso. Todo tipo de profesionales, instrumentos, objetos o condiciones (mano de obra, dinero, materiales, conocimientos, técnicas, etc.) disponibles y necesarios para desarrollar una actividad determinada conducente a la satisfacción de necesidades. Los recursos son limitados, tienen múltiples aplicaciones y se pueden combinar de forma variable. (22)

Recurso. Acción que concede la Ley al interesado en un juicio o en otro procedimiento para reclamar contra las resoluciones dictadas por la autoridad. (27) *Véase* DOCUMENTO ADMINISTRATIVO.

Recurso contencioso administrativo. Aquél que se interpone ante la jurisdicción contencioso administrativa en relación con los actos de las Administraciones Públicas sujetos a Derecho Administrativo y con las disposiciones de carácter general de rango inferior a ley, no susceptibles de ulterior recurso ordinario en vía administrativa. (27)

Recurso de amparo constitucional. Mecanismo procesal del que cualquier ciudadano se puede valer para recabar del Tribunal Constitucional la tutela de las libertades y derechos reconocidos en los artículos 14 al 30 de la Constitución Española (derechos fundamentales), frente a las violaciones originadas por disposiciones, actos jurídicos o simple vía de hecho de los poderes públicos del Estado, las CCAA y demás entes públicos de carácter territorial, corporativo o institucional, así como de sus funcionarios o agentes. (27)

Recurso de inconstitucionalidad. Mecanismo de carácter procesal mediante el cual se insta al TC para que se pronuncie sobre la constitucionalidad o no de leyes, disposiciones normativas o actos con fuerza de ley que se estimen no ajustados o contrarios a la Constitución. (27)

Recurso de revisión. Contra los actos que agoten la vía administrativa o contra los que no se haya interpuesto recurso administrativo en plazo, podrá interponerse el recurso extraordinario de revisión ante el órgano no administrativo que los dictó. (LRJAP 30/92 Art. 118)

Recurso gubernativo. Reclamación interpuesto ante la superioridad, contra la calificación del registrador que atribuye defectos subsanables o insubsanables al título presentado a inscripción, y que, participando de la naturaleza de los actos de jurisdicción voluntaria, tiene por objeto resolver si existen o no aquellos defectos, con la única finalidad de que se declare inscribible dicho título, o que debe suspenderse o denegarse la inscripción. (89)

Recurso ordinario. Las resoluciones y actos administrativos podrán ser recurridos ante el órgano superior jerárquico del que los dictó. A estos efectos, los Tribunales y órganos de selección del personal al servicio de las Administraciones Públicas se considerarán dependientes de la Autoridad que haya nombrado al Presidente de los mismos. (LRJAP 30/92 Art. 114) // El recurso ordinario podrá fundarse en cualquiera de los motivos de nulidad o anulabilidad previstos en la ley. (*Véase* NULIDAD O ANULABILIDAD). El recurso podrá interponerse ante el órgano que dictó el acto que se impugna o ante el órgano competente para resolverlo. Transcurridos tres meses desde la interposición del recurso ordinario sin que recaiga resolución, se podrá entender desestimado, salvo en los casos que establezca la ley. (LRJAP 30/92 Art. 116)

Recursos económicos-materiales. Son el conjunto de medios con que el centro asistencial cuenta para el desarrollo de sus funciones normales y el cumplimiento de los objetivos fijados. (180)

Recursos humanos. (estadística) Número de puestos de trabajo ocupados realmente, con independencia de la vinculación jurídica del personal, por lo que no se incluyen las suplencias. (213)

Recusación. *Véase* ABSTENCIÓN.

Red. Red de área local. Local área network (LAN). Conexión física entre equipos (ordenadores, servidores, etc.) y periféricos (terminales, impresoras, etc.) para la transmisión de la información de bits en serie, con la finalidad de compartir recursos con tiempos de acceso muy breves. (306)

Red digital de servicios integrados (RDSI). Es una red que ha evolucionado a partir de la red telefónica, y permite conectividad digital de usuario a usuario, proporcionando servicios telefónicos y no telefónicos entre los mismos. Es la red pública digital. (305)

Red Telefónica Básica (RTB). Se refiere a las comunicaciones que emplea el teléfono a través de llamada. Normalmente utilizadas para comunicaciones de voz. (306)

Network. Conjunto de recursos, como los sistemas de transmisión, líneas o enlaces, redes de cableado, etc., que permiten la comunicación entre los usuarios de los terminales conectados a ella. Hay redes públicas, privadas, internas, etc. (305)

Red neuronal artificial. Son abstracciones más o menos complejas, que tratan de emular el funcionamiento de las redes neuronales del cerebro humano. (306)

Rédito. Porcentaje computado de devolución al inversor. El rédito esta basado sobre el coste del bono, la duración del tiempo hasta su vencimiento y el valor del cupón. (49)

Redundancia. Repetición de los mismos datos en varios lugares. (306) // Estriba en repetir un mismo mensaje de forma distinta por uno o varios canales o momentos diferentes. (189)

Reevaluar. Seguimiento de las medidas implantadas con un nuevo proceso de seguimiento y evaluación. (189)

Referéndum. Las decisiones políticas de especial trascendencia podrán ser sometidas a referéndum.
El referéndum será convocado por el Rey, mediante propuesta del Presidente del Gobierno, previamente autorizado por el Congreso de los Diputados.
Una ley orgánica regulará las condiciones y el procedimiento de las distintas modalidades de referéndum previsto en la Constitución. (CE Art. 92).

Regalos de empresas. Obsequios con los que se trata de lubrificar las relaciones entre determinadas empresas y sus clientes, variando el carácter y el valor del presente en función de los objetivos perseguidos. (30)

Regfin. *Véase* CONJUNTO MÍNIMO BÁSICO DE DATOS.

Región crítica. Al aplicar un contraste de hipótesis calificamos los puntos del espacio muestral en dos regiones excluyentes y complementarias. La formada por los puntos tales que los valores del estadístico del contraste nos lleva a rechazar la hipótesis nula, se llama región crítica. (119)

Registro. Es la colección ordenada de datos que permite su evaluación estadística. (262) // En epidemiología, la palabra registro se aplica al archivo de datos relativos a todos los casos de una determinada enfermedad o de otro proceso de importancia par ala salud, en una población definida, de modo que los casos pueden relacionarse con una población base. (2) // Conjunto de datos correspondientes a un elemento de un fichero. Esta compuesto por campos. (306) // Los registros son elementos de la matriz que surge al considerar simultáneamente las características básicas de la atención primaria (longitudinalidad, accesibilidad, integralidad y coordinación) y los componentes en que podemos descomponer a la misma para su evaluación (estructura, proceso y resultado). Todo registro debe tener (3):
a) Secuencia. Sucesión de anotaciones que integran los distintos eventos en el tiempo y en el espacio.
b) Estructura jerárquica. Distingue la sucesión de anotaciones mediante un orden establecido entre las cosas.
c) Vinculación con otros registros. Enlaza un registro con otro, dando sentido al sistema de registros.

Registro civil y eclesiástico. Los registros civiles y eclesiásticos, son los registros de los fallecimientos, nacimientos y matrimonios de un municipio o una parroquia determinada. (42)

Registro médico. Recopilación de la historia médica de un paciente realizada por profesionales de la salud, sobre la enfermedad presente, hallazgos tras un examen, detalles del tratamiento y anotaciones sobre el progreso. El registro médico es el registro legal de la atención médica. (289)

Registros vitales. Certificados de nacimiento, defunción, matrimonio y divorcio, requeridos a efectos legales y demográficos. (2)

Reglamentos. Son disposiciones administrativas de carácter general y con valor subordinado a la Ley. Se diferencian de los Reglamentos de la Unión Europea en cuanto que éstos tienen un valor equiparable a la propia ley. (270) // Son normas jurídicas de carácter general dictadas por la Administración Pública, de rango inferior a la ley y por tanto subordinados a ellas. El Reglamento como todo acto jurídico realizado por la Administración y sometido a Derecho Administrativo, es un acto administrativo; pero a diferencia de otros, es un acto administrativo normativo, que incorpora normas al ordenamiento jurídico.

Los Reglamentos se clasifican con arreglo a (11): a) Su contenido: internos y externos. b) Su disposición con respecto a la ley: ejecutivos e independientes. c) Su autor: estatales, autonómicos, locales e institucionales.

Reglamento de régimen interior. El Reglamento de régimen interior consignará las disposiciones necesarias acerca de la organización y jerarquía en el trabajo; plantillas, clasificación de personal, jornada y descanso, vacaciones, salario, lugar y forma de pago, cómputo y retribuciones de horas extraordinarias, bases para calcular la retribución y el rendimiento; condiciones de trabajo en cuanto a los locales en que se realiza; orden que debe guardarse en los mismos; entrega y manejo materiales, máquinas e instrumentos de trabajo; medidas de seguridad e higiene en el trabajo, etc., y, en general, cuantas prevenciones puedan ser útiles para la buena marcha de la empresa y para el mantenimiento, dentro de la comunidad, de las relaciones de lealtad y asistencia recíprocas que se deben cuantos participan en la producción.

Salvo las excepciones que establezca la Dirección General de Trabajo, las empresas industriales o mercantiles que ocupen a cincuenta o más trabajadores, establecerán los correspondientes Reglamentos de régimen interior. (LCT Art. 22).

Reglamentos CE. *Véase* TRATADO DE LA UNIÓN EUROPEA.

Regresión lineal. Análisis de regresión de los datos mediante la utilización de modelos lineales. (2)

Regresión lineal simple. Es aquella en que la función a estimar es lineal y en la que interviene una sola variable exógena. (136)

Regresión lineal múltiple. Es aquella en la que intervienen más de una variable explicativa o exógena. (136)

Regulación. El término regulación se utiliza como sinónimo de intervención del Estado; en tanto que desregulación expresa la idea contraria de suprimir los intervencionismos que se estimen innecesarios, a fin de que la economía recupere su agilidad al liberarla de trabas burocráticas. (30)

Regulación de empleo. Procedimiento Administrativo, de carácter especial, dirigido a recabar de la autoridad laboral la necesaria autorización para extinguir o suspender las relaciones de trabajo (o reducir la jornada), fundadas en causas económicas, tecnológicas o de fuerza mayor, de acuerdo con lo previsto en la ley. (ET Art. 51.2 y RD 696/1980)

Reingeniería de procesos de negocio. Es el rediseño radical y el replanteamiento fundamental de los procesos de negocios para lograr una mejora drástica en los indicadores críticos de desempeño tales como el costo, calidad, servicio y competitividad. (321)

Reingreso provisional. (personal Insalud) Es el personal que tiene autorizado el reingreso provisional procedente de excedencia. (214) // Es el reingreso que se da al personal en excedencia hasta el definitivo. // El reingreso podrá producirse con carácter provisional por adscripción a una plaza vacante de la correspondiente categoría y especialidad de la misma área de salud, en su correspondiente modalidad de atención primaria o especializada, en que le fue concedida la excedencia. En el supuesto de que no existan vacantes en dicha área en su correspondiente modalidad, el interesado podrá solicitar el reingreso en cualquiera otra. A estos efectos, tendrán consideración de vacantes las plazas básicas de la categoría desempeñadas por personal temporal. (Ley 13/1996 Art.114)

Reingresos. (estadística) Se considerarán como tal los ingresos de hospitalización sucesivos en un mismo paciente, cuando se producen dentro de los quince primeros días tras el alta del ingreso anterior. (213)

Reintegro de gastos. Derecho de los asegurados a ser reintegrados de los gastos ocasionados con motivo de la asistencia sanitaria, prestada a los mismos o sus beneficiarios, por servicios ajenos a la Seguridad Social, en los casos en que las entidades obligadas a efectuar dicha prestación la denegasen injustificadamente, o la utilización de dichos servicios ajenos, se hubiere debido a una urgencia de carácter vital. (D 2575/1973 Art. 18) // (ejecución de presupuesto) Registro contable de la minoración de las obligaciones reconocidas, las propuestas de pago, los pagos ordenados y los pagos realizados, derivada de la retrocesión bancaria de operaciones correspondientes al presupuesto de gastos del ejercicio corriente. (O. 5-3-1992 Art. 2) // Son los créditos destinados al reintegro de los gastos de asistencia sanitaria soportados por los beneficiarios, cuando reclamado el reintegro y realizadas las oportunas actuaciones de la Entidad, resultara procedente su reconocimiento. (215)

Relación coste-beneficio. *Véase* ANÁLISIS COSTE BENEFICIO.

Relación de puestos de trabajo de la Administración Pública (RPTA) Las relaciones de puestos de trabajo de las Administraciones Públicas, incluirán para cada uno de ellos, en todo caso, la denominación y características esenciales de los puestos, las retribuciones complementarias que tengan asignadas y los requisitos exigidos para su desempeño. Estos requisitos serán determinados por el Ministerio de Administraciones Públicas a propuesta de los Ministerios correspondientes, debiendo especificarse aquellos puestos que, en atención a la naturaleza de su contenido, se reserva a funcionarios públicos. (RD-Ley 30/1984 Art. 15)

Relación producción/costes. *Véase* UNIDAD PONDERADA DE ACTIVIDAD. (UPA).

Relaciones laborales de carácter especial. Se considerarán como tales las siguientes: a) La del personal de alta dirección, excluidos funcionarios públicos, regulados por el RD 1382/85 (STC 103/90). b) La del servicio del hogar familiar, reguladas por el RD 1424/85 (STC 12/88). c) La de los penados en las Instituciones penitenciarias reguladas por el RD 1201/81 (STC 172/89). d) La de los deportistas profesionales, reguladas por el RD 1006/85. e) La de los artistas en espectáculos públicos, regulados por el RD 1435/85. f) La de personas que intervengan en operaciones mercantiles por cuenta de uno o más empresarios, sin asumir el riesgo y ventura de aquélla, regulados por el RD 1438/85. g) Cualquier otro trabajo que sea expresamente declarado como relación laboral de carácter excepcional por una Ley.

Relaciones. Son las conexiones que unen los diferentes elementos de la organización. Las relaciones dentro de la organización son muy variadas, destacando (201):

Relaciones auxiliares. Se establecen entre personas o unidades que desempeñan trabajos rutinarios especializados y la persona o unidad que utiliza dichos trabajos.

Relaciones consultivas. Se instauran entre personas, unidades o entidades que no tienen vinculaciones jerárquicas ni de decisión.

Relaciones de colaboración. Son de tipo informal. Surgen cuando dos o más unidades o personas se ponen de acuerdo para estudiar y resolver problemas de interés común.

Relaciones funcionales. Se dan entre un puesto y otro sobre el que no tiene autoridad jerárquica, pero sí poder de decisión limitado al ámbito de su función.

Relaciones jerárquicas. Caracterizadas por la autoridad que el jefe ejerce sobre sus subordinados.

Relaciones laterales. Son contactos necesarios entre personas o unidades en la ejecución del trabajo y fuera de las relaciones jerárquicas, consultivas, funcionales y auxiliares.

Remuneración. *Véase* SALARIO.

Rendimiento. Resultado inmediato de las actividades, expresado generalmente en unidades de servicio. (2) // Todo beneficio, interés renta o producto neto que se obtiene en una inversión o a través del empleo de factores productivos. Nivel de producción alcanzado mediante la aplicación de factores productivos en proporciones tecnológicamente adecuadas. (22)

Rendimiento de locales de consultas. Se obtiene dividiendo el tiempo de actividad realizada en consultas externas, por las horas disponibles de locales de consultas externas.

Rendimiento de quirófanos. Tiempo de quirófano utilizado, dividido por las horas de quirófano disponible.

Renta. Flujo o corriente de beneficios que recibe un individuo (en forma de salarios, dividendos, intereses u otros ingresos) o rinde anualmente una cosa. (22)

Renta disponible. Proporciona un conocimiento exacto de la suma de que dispone los hogares para fines de consumo y ahorro. (30)

Renta per capita. Magnitud resultante del cociente de dividir la renta global de la comunidad entre el número de individuos que la componen.

Renta personal. Se obtiene deduciendo de la renta nacional los beneficios no distribuidos por las sociedades, los impuestos sobre los beneficios de las sociedades, y los impuestos pagados para la financiación de los seguros sociales; al propio tiempo se agregan las transferencias (prestaciones de la seguridad social e intereses de la deuda pública).

Renta nacional. *Véase* PRODUCTO NACIONAL NETO.

Renta mínima de inserción. También llamado salario mínimo de inserción. Es un salario de subsistencia que las administraciones de las CCAA que lo tengan incluido en su legislación social, otorgan a una categoría de individuos en situación de extrema necesidad o de pobreza - parados sin subsidios de desempleos, inmigrantes legales sin ningún tipo de recursos, pobres, marginados, etc. Dicho salario se mantiene hasta su reincorporación al mundo laboral. Su cuantía, siempre debajo del salario mínimo interprofesional, varía según las diferentes Comunidades Autónomas.

Rentabilidad. Relación (habitualmente en términos porcentuales) que se establece entre lo que se ha invertido en una determinada operación y el rendimiento económico o social que proporciona dicha inversión. (22)

Rentabilidad económica. Es el resultado del cociente entre el beneficio antes de los gastos financieros e impuestos (beneficio económico) y la inversión neta de la empresa. Ésta se calcula restando del activo total la financiación espontánea de proveedores y acreedores. (163)

Rentabilidad financiera. Es la que mide la capacidad de la empresa para remunerar a sus accionistas bien sea mediante el pago de un dividendo en efectivo o mediante la retención de beneficios con el consiguiente incremento del valor de su patrimonio. (163)

Reparabilidad. Facilidad para restablecer un servicio en caso de fallo. (189)

Representación. Los interesados con capacidad de obrar podrán actuar por medio de representante, entendiéndose con éste las actuaciones administrativas, salvo manifestación en contrario por parte del interesado.

Cualquier persona con capacidad de obrar podrá actuar en representación de otra ante las Administraciones Públicas.

Para poder actuar como tal, deberá acreditarse la representación por cualquier medio válido en derecho que deje constancia fidedigna, o mediante declaración en comparecencia personal del interesado. (LRJAP 30/92 Art. 32)

Representaciones gráficas. Dibujo en el que se expresan de manera visual las distribuciones de frecuencia. El fundamento es que en toda representación gráfica el área de la figura que representa a cada modalidad ha de ser proporcional a la frecuencia de esa modalidad. (125) // Aun cuando la tabla estadística de una distribución encierra toda la información, a veces es necesario traducirla a un gráfico con el fin de hacerla más patente. (119) // En estadística es un procedimiento de presentación sistemática de datos. El método gráfico representa en forma estricta y expresiva la información compilada. Desde el punto de vista técnico, presenta sus limitaciones, siendo menos riguroso que la representación escrita o tabular. (133)

Reserva de puesto de trabajo. (personal Insalud) Es el personal que tiene reservado su puesto de trabajo por encontrarse en algunos de los siguientes casos (213): a) Comisión de servicio en otro Centro de gasto. b) Situación especial en activo o nombramiento provisional. c) Excedencia por cuidados de hijo, en activo o forzosa. d) Liberado sindical.

Reservorio. Son lugares donde normalmente vive y se multiplica el agente infeccioso. (15) // Hábitat natural del agente infeccioso. Cualquier persona, animal, artrópodo, planta, suelo, sustancia o combinación de los citados, en donde un agente infeccioso vive y se multiplica normalmente, del que depende principalmente para su supervivencia y donde se reproduce de tal manera que puede transmitirse a un huésped susceptible. (2)

Reside. *Véase* CONJUNTO MÍNIMO BÁSICO DE DATOS.

Residencias de las tercera edad. Son centros que ofrecen atención integral y una vivienda permanente a personas de más de 60 años que, por su problemática social, familiar y/o económica, no pueden ser atendidas en sus propios domicilios y necesitan de estos servicios. (263)

Hogares y Clubes. Son centros gerontológicos abiertos en los que se promueve fundamentalmente la convivencia de los mayores de una determinada población o barrio. En ellos se ofrecen servicios de asistencia social, atención geriátrica, terapia ocupacional y otros servicios de carácter cultural o recreativo. (263)

Residencias asistidas. Destinadas a la atención de ancianos incapacitados, que necesitan una asistencia continuada para la realización de las tareas de la vida diaria. (263)

Residencias mixtas. Donde pueden residir tanto personas válidas como incapacitadas. (263).

Residencias de válidos. Están destinadas a personas que se valen por sí mismas en la realización de las actividades de la vida diaria. (263)

Residentes (estadística). Total de integrantes del programa de docencia (MIR, FIR, QUIR, PIR y BIR) en nómina durante el año. (214) *Véase* PERSONAL INSALUD.

Residuo. Toda sustancia o material que se desecha o destina al abandono, porque su utilidad o manejo se dan definitivamente por terminados. (RD 61/1994 de la CM).

Almacenamiento final. Acumulación provisional de envases con residuos, a la espera de su evacuación fuera del centro sanitario. También la estancia o zona del centro sanitario donde se realiza. (RD 61/1994 de la CM)

Almacenamiento intermedio. Acumulación provisional de envases con residuos, a la espera de su evacuación a otra zona del centro sanitario. También la estancia o zona del centro sanitario donde se realiza. (RD 61/1994 de la CM)

Contenedor. Recipiente en el que se acumulan directamente residuos. No existe contacto directo entre los residuos y el contenedor, salvo en casos de rotura o impermeabilidad insuficiente del envase. (RD 61/1994 de la CM)

Eliminación. El vertido controlado o la incineración, con o sin recuperación de energía de los residuos, y todo tratamiento químico, térmico o biológico que elimine su peligrosidad específica. (RD 61/1994 de la CM)

Eliminador. Persona física o jurídica que efectúe operaciones de eliminación de residuos biosanitarios o citotóxicos, tanto si los genera ella misma como si actúa por cuenta de otros. (RD 61/1994 de la CM)

Envase. Recipiente en el que se acumulan directamente residuos, es decir, que está en contacto directo con los residuos.

Gestión de residuos biosanitarios y citotóxicos. Son operaciones a las que se someten los residuos, desde su generación hasta su destino final, de acuerdo con sus características, y de forma que se dé cumplimiento al objetivo básico de prevenir los riesgos que dicha gestión genera. (RD 61/1994 de la CM)

Productor. El titular del centro sanitario o actividad generadora de residuos biosanitarios o citotóxicos. (RD 61/1994 de la CM)

Residuo biosanitario. Son residuos sanitarios específicos de la actividad sanitaria propiamente dicha, potencialmente contaminados con substancias biológicas al haber entrado en contacto con pacientes o líquidos biológicos. (RD 61/1994 de la CM)

Residuo sanitario. Todos los residuos, cualesquiera que sea su estado, contenidos o no en envases, generados en centros sanitarios. (RD 61/1994 de la CM)

Residuo sólido. Todo material resultante de un proceso de fabricación, transformación, utilización, consumo o limpieza, cuando su poseedor o productor lo destina al abandono. (Ley 42/1975)

Transportista. Persona física o jurídica que efectúe operaciones de recogida y transporte externo de residuos biosanitarios o citotóxicos, tanto si los genera ella misma como si actúa por cuenta de otros. (RD 61/1994 de la CM)

Valorización. Es el reciclado o la recuperación de materias contenidas en los residuos o su utilización como combustible u otro modo de producir energía. (RD 61/1994 de la CM)

Resolución. *Véase* DOCUMENTO ADMINISTRATIVO.

Responsabilidad. Comprende la competencia adecuada y suficiente sobre el trabajo y el de los subordinados y sobre los resultados. (189) // Es una condición inexcusable de la naturaleza humana, de tal modo que ser hombre es estar continuamente «justificando» los propios actos y «dando cuentas» de las propias acciones. La responsabilidad humana es de dos tipos, de tal manera que el fenómeno de «dar cuenta» o rendir cuentas tiene dos formas, una primera o ética, que consiste en el hecho de dar uno cuentas ante sí mismo o darse cuentas a sí mismo, y otra secundaria o jurídica, que consiste en el hecho de «pedir cuentas», por tanto, que los demás le pidan a uno cuentas de lo que ha hecho o hace. (267) No es delegable.

Responsabilidad (jurídica). Culpabilidad. Imputabilidad. Deber jurídico que incumbe al individuo imputable de responder del hecho realizado y de sufrir sus consecuencias jurídicas. (27)

Responsabilidad civil. Obligación que tiene una persona de reparar los daños y perjuicios producidos a otra, a consecuencia de una acción u omisión propia o de tercero por el que deba responderse, en la que haya algún tipo de culpa o negligencia. (29) // La ejecución de un hecho descrito por la Ley como delito, o falta, obliga a reparar, en los términos previstos en las leyes, los daños y perjuicios por él causados. La responsabilidad por tanto. comprende la restitución, la reparación del daño y la indemnización de perjuicios materiales y morales. (CP Art. 109 y 110) // La naturaleza jurídica de la obligación contractual del médico no es la de obtener la recuperación de la salud del enfermo, sino una obligación de medios; es decir, se obliga no a curar al enfermo, sino a suministrarle los cuidados que requiera según el estado actual de la ciencia médica; por ello, su responsabilidad ha de basarse en una culpa incontestable, es decir, patente, que revele un desconocimiento cierto de sus deberes. (STS de 26 de mayo de 1986) // En los tratamientos y operaciones quirúrgicas aunque se persigue el resultado de la operación del paciente, el médico no se obliga a obtener, en todo caso, esa curación sino a poner en su actuar toda la atención y diligencia que deriva de su específica preparación científica y práctica (responsabilidad de los médicos). (STS de 17-6-1989) (268)

Responsabilidad penal. Persona jurídica que responderá personalmente cuando actuare como directivo y órgano de una persona jurídica o en representación legal voluntaria de la misma, aunque no concurran en él y sí en la entidad en cuyo nombre obrare, las condiciones, cualidades o relaciones que la correspondiente figura de delito requiera para poder ser sujeto activo del mismo.

Resultado. Es aquello que consigue la actividad del sistema sanitario a través de su estructura y del proceso. (3) // Se refiere tanto a los logros en el nivel de salud del paciente como en la propia satisfacción de éste ante la atención recibida. La satisfacción del usuario se puede medir a través de encuestas o entrevistas con los usuarios de los servicios sanitarios y también a través del análisis de reclamaciones. (114) // Es todo bien o servicio que puede entregar al exterior y sin el cual no puede reponer los recursos necesarios para sobrevivir. (189)

Retención de créditos. Registro contable de la situación de no disponibilidad de las dotaciones presupuestarias, acordadas por la autoridad competente. (O. 5-3-1992 Art. 2)

Retribuciones. No se trata de un mero factor de coste, por importante que sea la partida de recursos destinada a este capítulo. Constituye una herramienta de dirección de relieve, que condiciona el resto de las políticas y sistemas de dirección. A través de la remuneración, la organi-

zación percibe con su grado de sensibilidad mayor que por cualquier otro canal de comunicación. (238) // (Insalud) Las retribuciones se clasifican en básicas y complementarias.
Son retribuciones básicas: el sueldo, que será igual para todo el personal de cada uno de los grupos de clasificación; los trienios y las pagas extraordinarias.
Son retribuciones complementarias: el complemento de destino; el complemento específico; el complemento de productividad y el complemento de atención continuada.
El personal estatutario percibirá, en su caso, las indemnizaciones por razón del servicio y por residencia, así como la ayuda familiar. (213).

Retroalimentación. *Véase* COMUNICACIÓN.

Retroproyector. Aparato que permite proyectar transparencias sobre una pantalla o pared.

REUNI. (Red de Unidades de Investigación). Es un proyecto cuya estrategia se basa en la organización de los recursos de investigación del Sistema Nacional de Salud para contribuir a generar el conocimiento científico que fundamente la actividad del Sistema Nacional de Salud. Aunque se orienta principalmente a la vertiente clínico-asistencial del SNS, también propugna la convergencia con la vertiente de salud pública mediante la colaboración con los Servicios de Epidemiología de las Comunidades Autónomas, Centro Nacional de Epidemiología y Escuelas de Salud Pública.
Los objetivos estratégicos del proyecto REUNI son consolidar la investigación biomédica relevante para el SNS, implantar la investigación sobre práctica clínica y servicios de salud, coordinar los recursos de investigación y garantizar la difusión y aplicación de sus resultados. (290).

Revisión entre colegas. (Peer Reviews) Evaluación de la actuación de un profesional realizada por un compañero de profesión. (3)
Revisión interna. Revisión en la que los propios profesionales están implicados en la fijación de los criterios y estándar con los cuales se autoevalúan. (3)
Revisión externa. Revisión en la que los criterios y estándar son establecidos por personas distintas al profesional o equipo que está siendo revisado. (3)

Revisión salarial. Acto de modificación del salario previsto por una norma estatal o sectorial. Son comunes en los convenios colectivos y los acuerdos interprofesionales las cláusulas de revisión salarial para el supuesto que varíen las circunstancias que determinaron la aceptación de una determinada subida salarial. (27)

Revistas científicas. *Véase* PUBLICACIONES CIENTÍFICAS.

Revocación de actos. Las Administraciones Públicas podrán revocar en cualquier momento sus actos, expresos o presuntos, no declarativos de derechos y los de gravamen, siempre que tal revocación no sea contraria al ordenamiento jurídico. Asimismo, podrán rectificar en cualquier momento, de oficio o a instancia de los interesados, los errores materiales, de hecho o aritméticos existentes en sus actos. (LRJAP 30/92 Art. 105)

Riesgo. *Véase* FACTORES DE RIESGO.

Riesgo atribuible. *Véase* FACTORES DE RIESGO.

Riesgo económico. Éste se origina a partir del tipo de actividades de la empresa, de la estructura y composición de sus inversiones, y del entorno en el que actúa. Aspectos tales como la tecnología empleada, la entidad de los costes fijos, los productos comercializados, la dependencia del ciclo económico, la estructura de los clientes o las fuentes de suministro, influyen sobre la evolución del beneficio económico de la empresa y, en consecuencia, sobre su riesgo económico. (163)

Riesgo financiero. La incorporación de exigible en la estructura de financiación de una empresa conlleva el pago de intereses, en concepto de remuneración al prestamista, así como la devolución del principal. Ambos desembolsos generan lo que se denomina riesgo financiero, en contraposición al riesgo económico. (163) *Véase* RIESGO ECONÓMICO.

Riesgo laboral. Posibilidad de que un trabajador sufra un determinado daño derivado del trabajo. Para calificar un riesgo desde el punto de vista de su gravedad, se valorarán conjuntamente la probabilidad de que se produzca el daño y la severidad del mismo. (LPRL Art. 4)

Riesgo grave e inminente. Aquel que resulte probable racionalmente que se materialice en un futuro inmediato y pueda suponer un daño grave para la salud de los trabajadores.

En caso de exposición a agentes susceptibles de causar daños graves a la salud de los trabajadores, se considerará que existe un riesgo grave e inminente cuando sea probable racionalmente que se materialice en un futuro inmediato una exposición a dichos agentes de la que puedan derivarse daños graves para la salud, aun cuando éstos no se manifiesten de forma inmediata. (LPRL Art. 4)

Riesgo relativo. *Véase* FACTORES DE RIESGO.

Risck Management. *Véase* GESTIÓN DEL RIESGO.

Rogers. *Véase* MODELOS ENFERMEROS.

Rol. Multitud de comportamientos y actitudes que se presuponen en una persona por aquellas otras con las que se interacciona. (105) // Papel, carácter, cometido o función que una persona desempeña en una acción o representación o en un grupo social. Conducta que cabe esperar de una persona de acuerdo con el estatus que le han conferido su grupo o la sociedad. (156)

ROM. *Véase* MEMORIA.

ROY. *Véase* MODELOS ENFERMEROS.

Rumor. Conductos o métodos informales de información. La comunicación informal suele ser rápida y está sometida a una deformación considerable. (138).

Run Chart. *Véase* GRÁFICO DE DESARROLLO.

S

SCP. Sistema de clasificación de pacientes.

SICOSS. Sistema integrado de la contabilidad de la Seguridad Social que comprende según la Resolución de 20 de diciembre de 1992 de la Dirección General de la Seguridad Social de: a) Subsistemas de cuentas bancarias de ingresos y pagos. b) Subsistemas de conceptos extrapresupuestarios. c) Subsistemas del presupuesto de ingresos. d) Subsistemas de contabilidad patrimonial. e) Informes para la Subdirección General de Contabilidad. f) Modificaciones del subsistema del presupuesto de gasto. g) Información de salidas-consultas.

SIS. *Véase* SISTEMA DE INFORMACIÓN SANITARIA.

SNS. *Véase* SISTEMA NACIONAL DE SALUD.

S-6. *Véase* FORMULARIOS.

SADC. *Véase* SERVICIOS DE ADMISIÓN Y DOCUMENTACIÓN CLÍNICA.

Salario. Se entiende por salario la totalidad de las percepciones económicas de los trabajadores, en dinero o en especie, por la prestación profesional de los servicios laborales por cuenta ajena, ya retribuyan el trabajo efectivo, cualquiera que sea la forma de remuneración, o los períodos de descanso computables como trabajo. En ningún caso el salario en especie podrá superar el 30% de las percepciones salariales del trabajador.

No tendrán la consideración de salario las percepciones recibidas por el trabajador en concepto de indemnizaciones o suplidos por los gastos realizados como consecuencia de su actividad laboral, las prestaciones o indemnizaciones de la Seguridad Social y las indemnizaciones correspondientes a traslados, suspensiones o despidos.

Mediante negociación colectiva, o en su defecto, en el contrato individual, se determinará la estructura del salario, que deberá comprender el salario base, como retribución fijada por unidad de tiempo o de obra y, en su caso, complementos salariales fijados en función de circunstancias relativas a las condiciones personales del trabajador, al trabajo realizado o a la situación y resultados de la empresa, que se calcularán conforme a los criterios que a tal efecto se pacte. (ET Art. 26).

Salario Mínimo Interprofesional. El Gobierno fijará, previa consulta con las organizaciones sindicales y asociaciones empresariales más representativas, anualmente, el salario mínimo interprofesional, teniendo en cuanta: el índice de precios al consumo, la productividad media nacional alcanzada, el incremento de la participación de trabajo en la renta nacional y la coyuntura económica general.
Igualmente fijará una revisión semestral para el caso de que no se cumplan las previsiones sobre los índices de precios citados. (ET Art. 27)

Salario mínimo de inserción. *Véase* RENTA MÍNIMA DE INSERCIÓN.
Liquidación. La liquidación y el pago del salario se harán puntual y documentalmente en la fecha y lugar convenidos o conforme a los usos y costumbres. El período de tiempo a que se refiere el abono de las retribuciones periódicas y regulares no podrá exceder de un mes. (ET Art. 29)

Salud. La salud es un estado completo de bienestar físico, mental y social, y no consiste sólo en la ausencia de la enfermedad. (OMS) // La salud consiste en la capacidad del individuo para mantener un estado de equilibrio apropiado a su edad y a sus necesidades sociales, en el que este individuo está razonablemente indemne de profundas incomodidades, insatisfacciones, enfermedad o incapacidad y de comportarse de tal forma que asegure la supervivencia de su especie tan bien como su propia realización personal. (61) // La salud es una capacidad comportamental que comprende los componentes biológicos y sociales, para cumplir las funciones fundamentales que sólo pueden serlo por un proceso de adaptación. (67) // La salud designa un proceso de adaptación. No es el resultado del instinto, sino de una reacción autónoma, y al mismo tiempo culturalmente compartida, a la realidad socialmente creada. Es la capacidad de adaptación al entorno cambiante, la capacidad de crecer, de envejecer, curarse; la capacidad de sufrir y de esperar la muerte en paz. La salud abarca igualmente el futuro, e incluye, por tanto, la angustia y los recursos internos para convivir con ella. (66) // Es un modo de existencia a la vez vigoroso y personal, inscrito en proyecto social tal que el hombre sea, a la vez, reconocido como una persona que vive y quiere vivir, y que, incluso sufriendo, es un hombre con los hombres y se beneficia de todos los saberes sobre la salud que son médicos y más que médicos. (63) // La salud perfecta puede considerarse como un estado en el que cada célula del cuerpo funciona a plana capacidad y en perfecta armonía con cada una de las demás células. (141)

Salud ocupacional. Se interesa de la salud de los individuos o los grupos en relación con su trabajo y su ambiente laboral. Incluye la capacidad de los individuos para adaptarse a su actividad laboral y, a su vez, la adaptación del ambiente laboral a los individuos que en él trabajan. (73)

Salud pública. La salud pública es una de las iniciativas organizadas por la sociedad para proteger, promover y recuperar la salud de los individuos que la componen. Es una combinación de ciencias, técnicas y creencias, dirigidas al mantenimiento y mejoría de la salud de las personas, a través de acciones colectivas o sociales. (2) Es la ciencia y el arte de impedir las enfermedades, prolongar la vida y fomentar la salud y la eficiencia mediante el esfuerzo organizado de la comunidad, para el saneamiento del medio, el control de las enfermedades transmisibles, la educación de los individuos en la higiene personal y la organización de los servicios médicos y enfermeros para el diagnóstico temprano y tratamiento preventivo de las enfermedades. (259)

Salud sentida. La interpretación que la persona hace de sus experiencias de salud y de sus estados precarios de salud en el contexto de la vida diaria. Este juicio se basa por lo general en la información y los conocimientos disponibles, modificados por la experiencia previa y las normas sociales y culturales. (73)

Salutismo. Término que se utiliza para describir la creencia o el valor cultural de que la salud es más importante que todas las demás recompensas o satisfacciones, es decir, que disfrutar de la salud es el principal objetivo de la vida. (73)

Sanción. Pena que la ley establece para el que la infringe. // Autorización o aprobación que se da a cualquier acto, uso o costumbre.

Sanciones. (trabajo). Los trabajadores podrán ser sancionados por la dirección de las empresas en virtud de incumplimientos laborales, de acuerdo con la graduación de sanciones y faltas establecidas en las disposiciones legales. La valoración de las faltas y las correspondiente sanciones serán revisables ante la jurisdicción competente. No se podrán imponer sanciones que consistan en la reducción de la duración de las vacaciones o minoración de los derechos de descanso. (ET Art. 58)

Prescripción. Las infracciones cometidas por los empresarios prescribirán a los tres años, salvo en materia de Seguridad Social.

Respecto a los trabajadores, las faltas leves prescribirán a los diez días; las graves a los veinte días, y las muy graves, a los sesenta días, a partir de la fecha en que la empresa tuvo conocimiento de la infracción y, en todo caso, a los seis meses de haberse cometido. (ET Art. 60)

Satisfacción. Juicio del usuario sobre el cumplimiento de sus expectativas en relación con la atención recibida. (3) // Se define como la medida en que la atención sanitaria y el estado de salud resultantes cumplen con las expectativas del usuario. (107) // Puede considerarse como un juicio del usuario sobre la calidad o la bondad de la atención. Pero esto tiene limitaciones como medida de la calidad, pues los pacientes sólo tienen una comprensión incompleta de la ciencia y tecnología de la atención. (186)

Satisfacción del paciente. Grado de cumplimiento de sus expectativas en cuanto a la atención recibida y los resultados de la misma. Incluye la satisfacción con la organización, la asistencia recibida, los profesionales y los resultados de la atención sanitaria. (189)

Satisfacción del profesional. Grado de complacencia del profesional con las condiciones de trabajo. (189)

Scánner. (Informática). Unidad de intercambio de información de entrada, que digitaliza una imagen para su introducción en el ordenador. (306)

Sección. Unidad administrativa que agrupa a dos o más negociados. (LPA Art. 2.2)

Sección censal. Unidad básica de análisis municipal formada por la agrupación de viviendas, manzanas y calles, que comprende un máximo de 2.500 habitantes. (273)

Sección sindical. Órgano de representación sindical de la empresa. Las secciones sindicales de los sindicatos más representativos y de los que tengan representación en los comités de empresa y en los órganos de representación que se establezcan en las administraciones públicas o cuenten con delegados de personal, tendrán los siguientes derechos: a) A la difusión de aquellos avisos que puedan interesar a los afiliados al sindicato y a los trabajadores en general. b) A la negociación colectiva. c) A la utilización de un local adecuado en empresas o centros de más de 250 trabajadores. (27)

Secretaría General. Cuando con carácter excepcional las normas que regulan la estructura de un Ministerio prevean la existencia de un Secretario general, deberán determinar las competencias que le correspondan sobre un sector de actividad administrativa determinado. (Ley 6/97 Art. 16)

Secretarios de Estado. Dirigen y coordinan las Direcciones Generales situadas bajo su dependencia, y responden ante el Ministro de la ejecución de los objetivos fijados para la Secretaría de Estado. (Ley 6/97 Art. 14)

Secreto profesional. Sigilo o reserva de lo que se conoce por razón del ejercicio de una profesión u oficio y cuya publicación pueda ocasionar perjuicios a los bienes o intereses ajenos. // Deber que tienen los miembros de ciertas profesiones (médicos, abogados, etc.) de no descubrir a tercero los hechos que han conocido en el ejercicio de su profesión. (82) // Es el resultado de la comunicación privilegiada que existe con el paciente. Tiene por base el respeto a la dignidad humana, y no importa el número de personas que hoy participen del acto médico para justificar su inexistencia y, por tanto, su desaparición. Es un deber de todos aquellos que intervienen, por lo que Monsalve ha extendido el calificativo de «secreto médico» a «secreto multiprofesional». (221)

Sectorización. En el contexto de la Ley General de Sanidad, se entiende por sectorización al hecho de dividir alguna de las demarcaciones territoriales. (262)

Secuela. *Véase* CLASIFICACIÓN INTERNACIONAL DE SECUELAS, INCAPACIDADES Y MINUSVALÍAS.

Secuencia. Es la sucesión de eventos en el tiempo y en el espacio. (19)

Segmentación del mercado. División del mercado en grupos homogéneos de acuerdo con características previamente definidas, de forma que cada grupo puede diferenciarse a efectos de la política comercial de una empresa. (189)

Segundo ciclo. *Véase* PLANES DE ESTUDIOS.

Seguridad. Balance positivo de la relación beneficio/riesgos. (189)

Seguridad en el trabajo. Es el conjunto de medidas técnicas, educacionales, médicas, psicológicas, empleadas para prevenir accidentes, eliminar las condiciones inseguras del ambiente, e instruir o convencer a las personas sobre la implantación de medidas preventivas. Su empleo es indispensable para el desarrollo satisfactorio del trabajo. (88)

Seguridad Social. Concepto. Conjunto de medidas adoptadas por el Estado para proteger a los ciudadanos contra aquellos riesgos de concreción individual que jamás dejarán de presentarse por óptima que sea la situación del conjunto de la sociedad en que viven. (54) // Conjunto integrado de medidas públicas de ordenación para la prevención y remedio de riesgos personales mediante prestaciones individualizadas y económicamente evaluables, agregando la idea de que tendencialmente tales medidas se encaminan hacia la protección general de todos los residentes contra las situaciones de necesidad, garantizando un nivel mínimo de rentas. (20) // Conjunto integrado de medidas de ordenación estatal para la prevención y remedio de riesgos de concreción individual y económicamente evaluables. (20)
Medio de nivelación económica a través de la redistribución de la riqueza, o una lucha general contra la miseria para elevar el nivel de vida, el disfrute de los medios de recreo y cultura a través de la plena ocupación, el pleno empleo y los salarios adecuados. (20) // Un derecho de garantía de toda persona que cumple con los deberes sociales contraídos, contra los riesgos que puedan afectarle durante su vida, para asegurarle las condiciones mínimas de una existencia decorosa. (55)
Fines. Garantizar a las personas comprendidas en el campo de aplicación de la Ley General de la Seguridad Social, por realizar una actividad profesional o por cumplir los requisitos en la modalidad no contributiva, así como a los familiares o asimilados que tuvieran a su cargo, la protección adecuada frente a las contingencias negativas y en las situaciones que se contemplan en dicha Ley. (LGSS Art. 2) // Será nulo todo pacto, individual o colectivo, por el cual el trabajador renuncie a los derechos que le confiere la Ley. (LGSS Art. 3) // En ningún caso, la ordenación de la Seguridad Social podrá servir de fundamento a operaciones de lucro mercantil. (LGSS Art. 4)
Campo de aplicación. 1.—Estarán comprendidos en el sistema de la Seguridad Social, a los efectos de las prestaciones de modalidad contributiva, todos los españoles, cualquiera que sea su sexo, estado civil y profesión, que residan y ejerzan normalmente su actividad en territorio nacional y estén incluidos en algunos de los siguientes apartados: a) Trabajadores por cuenta ajena en las distintas ramas de la actividad económica o asimilados a ellos, bien sean eventuales o fijos, aun de trabajo discontinuo, e incluidos los trabajadores a domicilio. b) Trabajadores por cuenta propia o autónomos, sean o no titulares de empresas individuales o familiares. c) Socios trabajadores de Cooperativas de Trabajo Asociado. d) Estudiantes. e) Funcionarios públicos, civiles o militares.
2.—No tendrán la consideración de trabajadores por cuenta ajena, salvo prueba en contrario: el cónyuge, los descendientes, ascendientes y demás parientes del empresario por consangui-

nidad o afinidad hasta el segundo grado inclusive, así como la adopción, ocupados en su centro de trabajo, cuando vivan en su hogar y estén a su cargo.

3.—Los hispanoamericanos, portugueses, brasileños, andorranos y filipinos, que residan y se encuentren legalmente en territorio español, se equipararán a los españoles. Con respecto a los nacionales de otros países se estará a lo que disponga en los Tratados, Convenios, Acuerdos o Instrumentos ratificados, suscritos o aprobados al efecto, o a cuanto les fuera aplicable en virtud de reciprocidad tácita o expresamente reconocida.

Estructura. El sistema de Seguridad Social viene integrado por los siguiente Regímenes:

1.—Régimen General, en el que estarán obligatoriamente incluidos los siguientes trabajadores por cuenta ajena: a) Personal de alta dirección a los que se refiere el artículo 2.1.a) del Estatuto de los Trabajadores. b) Los conductores de vehículos de turismo al servicio de particulares. c) El personal civil no funcionario dependiente de organismos, servicios o entidades del Estado. d) El Personal civil no funcionario al servicio de organismos y entidades de la Administración Local. e) Los laicos o seglares que presten servicios retribuidos en los establecimientos o dependencias de las entidades o instituciones eclesiásticas. f) Las personas que presten servicios retribuidos en las entidades o instituciones de carácter benéfico-social. g) El personal contratado al servicio de Notarias, Registros de Propiedad y demás oficinas o centros similares. h) Los funcionarios en prácticas que aspiren a incorporarse a Cuerpos o Escalas de funcionarios que no estén sujetos al Régimen de Clases Pasivas y los altos cargos de las Administraciones Públicas que no sean funcionarios públicos, así como los funcionarios de nuevo ingreso de las Comunidades Autónomas. i) Los funcionarios del Estado transferidos a las Comunidades Autónomas que hayan ingresado o ingresen voluntariamente en los Cuerpos y Escalas propios de las Comunidades Autónomas. j) Los miembros de las Corporaciones Locales que desempeñes sus cargos con dedicación exclusiva. (LGSS Art. 97)

2.—Regímenes Especiales. Se establecerán Regímenes Especiales en aquellas actividades en las que, por su naturaleza, sus peculiares condiciones de tiempo y lugar o por la índole de sus procesos productivos, se hiciere preciso tal establecimiento para la adecuada aplicación de los beneficios de la Seguridad Social.

Se considerarán Regímenes Especiales los que se encuadren en los grupos siguientes: a) Trabajadores dedicados a las actividades agrícolas, forestales y pecuarias, así como los titulares de pequeñas explotaciones que las cultiven directa y personalmente. b) Trabajadores del mar. c) Trabajadores por cuenta propia o autónomos. d) Funcionarios públicos, civiles o militares. e) Empleados de hogar. f) Estudiantes. (LGSS Art. 10)

Acción protectora. La acción protectora del sistema de Seguridad Social comprenderá: a) La asistencia sanitaria en los casos de maternidad, de enfermedad común o profesional y accidentes, sean o no de trabajo. b) La recuperación profesional, cuya procedencia se aprecie en cualquiera de los casos que se mencionan. c) Prestaciones económicas en las situaciones de incapacidad temporal; maternidad; invalidez, en sus modalidades contributivas y no contributiva; jubilación, en sus modalidades contributivas y no contributiva; desempleo, en sus niveles contributivo y asistencial; muerte y supervivencia; así como las que se otorguen en las contingencias y situaciones especiales que reglamentariamente se determinen por Real Decreto, a propuesta del Ministerio de Trabajo y Asuntos Sociales. d) Prestaciones familiares por hijo a cargo, en sus modalidades contributivas y no contributivas. e) Las prestaciones de servicios sociales que puedan establecerse en materia de reeducación y rehabilitación de inválidos y de asistencia a la tercera edad, así como aquellas otras materias en que se considere conveniente. (LGSS Art. 38)

Entidades gestoras. Serán las responsables de la gestión y administración de la Seguridad Social, bajo la dirección y tutela de los respectivos Departamentos ministeriales, con sujeción a principios de simplificación, racionalización, economía de costes, solidaridad financiera y unidad de caja, eficacia social y descentralización, por las siguientes entidades gestores: a) Instituto Nacional de la Seguridad Social (INSS), para la gestión y administración de las prestaciones económicas del sistema de la Seguridad Social, con excepción de las que se mencionan en el apartado c). *Véase* INSTITUTO NACIONAL DE LA SEGURIDAD SOCIAL. b) Instituto Nacional de la Salud (INSALUD), para la administración y gestión de servicios sanitarios. (*Véase* INSTITUTO NACIONAL DE LA SALUD). c) Instituto de Migraciones y Servicios Sociales (IMSERSO), para la gestión de las pensiones de invalidez y de jubilación, en sus modalidades no contributivas, así como los servicios complementarios de las prestaciones del sistema de Seguridad Social. (*Véase* INSTITUTO NACIONAL DE SERVICIOS SOCIALES).

Las entidades gestoras de la Seguridad Social tienen la naturaleza de entidades de derecho público y capacidad jurídica para el cumplimiento de los fines que les están encomendados. (LGSS Art. 57 y 59)

Servicios comunes. Son Servicios comunes a las diferentes Entidades gestoras de la SS; a) Tesorería General de la Seguridad Social. Corresponde al Gobierno a propuesta del Ministerio de Trabajo y Asuntos Sociales, el establecimiento de Servicios comunes, así como la reglamentación de su estructura. (*Véase* TESORERÍA GENERAL DE LA SS)

Financiación. Los recursos para la financiación de la Seguridad Social estarán constituidos por: a) Las aportaciones progresivas del Estado, que se consignarán con carácter permanente en sus Presupuestos Generales. b) Las cuotas de las personas obligadas (trabajadores y empresarios). c) Las cantidades recaudadas en concepto de recargos, sanciones u otras de naturaleza análoga.

Los frutos, rentas o intereses y cualquier otro producto de sus recursos patrimoniales. (LGSS Art.86)

Prestaciones de naturaleza no contributiva. (Ley 24/97 Art. 1) a) Las prestaciones y servicios de asistencia sanitaria incluidas en la acción protectora financiada con cargo a los Presupuestos de la Seguridad Social y los correspondientes a los servicios sociales, salvo que se deriven de accidentes de trabajo y enfermedades profesionales. b) Las pensiones no contributivas por invalidez y jubilación. c) Los complementos a mínimos de las pensiones de la Seguridad Social. d) Las asignaciones económicas de la Seguridad Social por hijo a cargo.

Prestaciones de naturaleza contributiva. (Ley 24/97 Art.1). a) Las prestaciones económicas de la Seguridad Social no incluidas en las de naturaleza no contributiva. b) La totalidad de las prestaciones derivadas de las contingencias de accidentes de trabajo y enfermedades profesionales.

Selección de personal. La selección de recursos humanos es la elección del candidato adecuado para el cargo adecuado, o, más ampliamente, entre los candidatos reclutados, aquellos más adecuados a los cargos existentes en la empresa, con miras a mantener o aumentar la eficiencia y el desempeño del personal. En definitiva la selección intenta solucionar dos problemas básicos: la adecuación del hombre al cargo y la eficiencia del hombre en el cargo. (88)

Técnicas de selección. Es un sistema de comparación y de toma de decisiones, necesariamente debe apoyarse en algún patrón o criterio para que tenga alguna validez. Deben tenerse en cuenta (88): a) Análisis del puesto de trabajo. Contenido del puesto y requisitos que el puesto requiere o exige al ocupante. b) Aplicación de la técnica de incidentes críticos. Consiste en la anotación sistemática y de criterios que los jefes directos deben hacer respecto a todos los hechos y comportamientos de los ocupantes del cargo considerado, los que producirán un mayor o menor desempeño en el trabajo. c) Análisis de solicitud del empleado. Consiste en la verificación de los datos contenidos en la solicitud del empleado, llenados por el jefe directo, especificando los requisitos y las características que el candidato al puesto debe tener. d) Análisis del puesto en el mercado. Cuando se trata de algún cargo nuevo, sobre el cual la empresa no tiene todavía ninguna definición a priori, ni aún el jefe directo, existe la alternativa de verificar, en empresas similares, puestos de trabajo o cargos comparables en contenidos, requisitos y características de sus ocupantes. e) Hipótesis de trabajo. En el caso de que las alternativas anteriores no puedan ser utilizadas, sólo queda la aplicación de una hipótesis de trabajo, o sea, una provisión aproximada del contexto del cargo y su exigencia en relación con el empleado como simulación inicial.

INSALUD.

Las pruebas selectivas para el acceso a la condición de personal estatutario, se ajustarán a los

principios constitucionales de igualdad, mérito y capacidad y constarán, con carácter general, de las fases de concurso y de oposición. No obstante, las correspondientes a las categorías de personal en que las funciones a realizar o el previsible número de aspirantes lo aconseje, constarán sólo de la fase de oposición.
El sistema selectivo se iniciará mediante convocatoria pública que deberá ser insertada, según proceda, en el BOE o en el Boletín Oficial de la Comunidad Autónoma correspondiente.
La convocatoria deberá contener el número y categoría de las plazas convocadas, condiciones y requisitos que deben reunir los aspirantes y contenido de las pruebas de selección y baremos y programas aplicables a las mismas, así como el sistema de calificación.
La convocatoria y sus bases vinculan a la Administración, a los Tribunales y a los participantes. (RD 118/91 Art. 2 y 3)
Pruebas selectivas por el sistema de concurso-oposición. Las pruebas selectivas por el sistema de concurso-oposición consistirán en la celebración de cada una de dichas fases, a fin de determinar la aptitud y méritos de los aspirantes y de fijar el orden de prelación de los mismos para la selección.
En la fase de concurso se valorarán, con arreglo a baremo, los méritos directamente relacionados con el contenido de las plazas a proveer y la experiencia profesional en puestos de personal sanitario. En ningún caso la puntuación obtenida en la fase de concurso podrá ser aplicada para superar ejercicios de la fase oposición. No obstante, y sin perjuicio del carácter eliminatorio de los ejercicios en la forma que la convocatoria determine, podrán superar la fase de oposición un número de aspirantes superior al de las plazas convocadas.
Las plazas se adjudicarán entre los aspirantes de acuerdo con su solicitud y por el orden de la puntuación alcanzada. (RD 118/91 Art. 11 y 12)
Promoción interna. Con carácter general y, respecto al número global de plazas que se convoquen anualmente, podrá reservarse hasta un 50% de las mismas para su provisión por el sistema de promoción interna, al que tendrá acceso el personal estatutario fijo o de plantilla de la correspondiente Administración Pública.
En cada convocatoria, los aspirantes seleccionados por aquel sistema tendrán preferencia para la elección de plazas sobre los procedentes de éste.
La fase de promoción por el sistema de promoción interna tendrá el mismo contenido que la fase de oposición de las pruebas de selección por el sistema general de acceso libre. (RD 118/91 Art. 14 y 15)
Concurso de traslados. Se proveerán por concurso de traslado las plazas básicas de cada categoría que la convocatoria determine. Las plazas no convocadas o no adjudicadas en el concurso de traslados se proveerán directamente mediante las correspondientes pruebas selectivas.
Tendrá acceso a la convocatoria del concurso el personal estatutario fijo o de plantilla de la categoría y especialidad correspondiente y que se encuentre desempeñando o tenga reservada plaza en las Instituciones Sanitarias de la Seguridad Social, sea cual sea la Administración Pública de la que la misma dependa, así como el personal que se encuentre en situación distinta a la de activo procedente de plaza de tales Instituciones.
El plazo de presentación de solicitudes, no podrá ser inferior a un mes.
Los concursantes que obtengan plaza deberán cesar en la que, en su caso, desempeñen dentro de los tres días hábiles siguientes a aquel en que se publique la resolución definitiva. (RD 118/91 Art. 16, 17, 18 y 19)
Reingresos. El reingreso al servicio activo del personal que no tenga reservada plaza se efectuará mediante su participación en la convocatoria de concursos de traslado. Asimismo, el reingreso podrá producirse con carácter provisional por adscripción a una plaza de la correspondiente categoría y especialidad, con ocasión de vacante. Esta plaza se incluirá en el primer concurso de traslados que se celebre. (RD 118/91 DA 6)

Seminario. Reunión con fines educativos o de investigación. (281)

Senado. *Véase* CORTES GENERALES.

Sensibilidad. Capacidad de un test o prueba diagnóstica para reconocer a los individuos enfermos (verdaderos positivos). (264)

Sentencia. Resolución judicial que pone fin a la causa absolviendo o condenando. Debe ser clara y precisa y dar respuesta a todo lo solicitado por las partes. Habrá de contener un encabezamiento en el que conste la ciudad en que se dicta, las partes intervinientes, sus procuradores y letrados, la fecha en que se suscribe y el nombre del juez o magistrado que la dicta. (27)

Señalización. Es el conjunto de todas las indicaciones fijas que ayuda al cliente a moverse y comportarse de una forma eficaz e inteligente por el interior de las instituciones sanitarias. (189)

Seroepidemiología. Estudio o actividad epidemiológica basada en la detección por medio de pruebas serológicas de cambios característicos en los niveles séricos de determinados anticuerpos. De este modo pueden descubrirse infecciones latentes, subclínicas y estados de portador, además de los casos clínicamente manifiestos. (2)

Servic. *Véase* CONJUNTO MÍNIMO BÁSICO DE DATOS.

Servicio de Admisión y Documentación Clínica. Los servicios de admisión y documentación clínica (SADC) son estructuras jóvenes en proceso de implantación y consolidación en nuestro sistema sanitario, por lo cual plantean problemas de definición de organigrama, funciones y cometidos. Los SADC están surgiendo y progresando en proporción a las necesidades de los equipos de dirección, a la idiosincrasia particular de cada hospital, a la ambición e inquietud profesional de las personas contratadas para su realización y a la necesidad de la empresa. (278)

Servicio de Admisión. (de enfermos) Con rango de unidad o servicio según la categoría del hospital al que esté adscrito, será el responsable de la tramitación (gestión) de los ingresos y consultas hospitalarias. (RD 521/1987 Art. 28)

Servicio de Atención al Paciente. Es un servicio habitualmente dependiente de la Dirección Gerencia para posibilitar una mejor atención e información al paciente y usuarios, estudiar medidas facilitadoras y ser cauce para las reclamaciones. Estará en disposición de atender personalmente al paciente o a sus familiares más próximos, representantes o acompañantes. En particular proporcionará información sobre la organización del hospital. Por otro lado, atenderá y tramitará las reclamaciones a que hubiere lugar, siendo éstas por escrito. (RD 521/1987 Art. 32)

Servicio de Salud. En cada CCAA se constituirá un servicio de salud integrado por todos los centros, servicios y establecimientos de la propia Comunidad, Diputación, Ayuntamiento y cualesquiera otras Administraciones territoriales intracomunitarias, que estará gestionado, bajo la responsabilidad de la respectiva Comunidad Autónoma. (LGS Art. 50) En la actualidad están creados los siguientes Servicios:
Andalucía. Ley 8/86, de 6 de mayo.
Aragón. Ley 2/89, de 21 de abril.
Asturias. Ley 1/92, de 2 de junio.
Baleares. Ley 4/92, de 15 de julio.
Canarias. Ley 11/94 de 26 de julio.
Castilla y León. Ley 1/93, de 6 de abril.
Cataluña. Ley 15/90, de 9 de julio.
Comunidad Valenciana. Ley 8/87, de 4 de diciembre.
Galicia. Ley 1/89, de 2 de enero, modificada por la Ley 4/91, de 2 de enero.
La Rioja. Ley 4/91, de 25 de marzo.
Madrid. Ley 9/84, de 30 de mayo.
Murcia. Ley 2/90, de 5 de abril.
Navarra. Ley Foral 10/90, de 23 de diciembre.
País Vasco. Ley 10/83, de 19 de mayo.

Servicio funcional. *Véase* PROYECTO «SIGNO».

Servicio Interconfederal de Mediación y Arbitraje. *Véase* ARBITRAJE.

Servicio público. Conjunto de actividades y servicios considerados indispensables para la vida social, como son las comunicaciones, transportes, educación salud, agua potable, alcantarillado, alumbrado público, parques y jardines, etc., desarrollados por la Administración Pública o controlados por ella. Tienen por finalidad satisfacer necesidades públicas o colectivas, con garantías de regularidad, continuidad, eficacia e igualdad, mediante prestaciones concretas sujetas a un régimen jurídico. (103) // Aquél que es realizado por entes públicos o por personas físicas o jurídicas que actúen por delegación o concesión de la Administración. En cualquier caso, para que exista servicio público es preciso que la actividad destinada a satisfacer necesidades públicas colectivas esté asumida, regulada y fiscalizada por el Estado. (27) // Son las prestaciones organizadas realizadas por la Administración Pública. Los clientes no adquieren la propiedad, sino el uso o disponibilidad del servicio. La intangibilidad del servicio hace innecesaria una transferencia de la titularidad en el proceso de compra. (189)

Servicio público individualizado. Son aquellas actividades que se proporcionan de formas diferentes a personas o grupos concretos, en régimen de monopolio público y en competencia con otros organismos públicos de distinta dimensión o en competencia con personas o sociedades privadas. (189)

Servicio público directo. Son aquellas actividades que se prestan directamente a toda la sociedad sin que haya usuarios individuales. (189)

Servicios. Bien que proviene de una acción. El concepto de servicio viene significado por una palabra fenicia, babilonica y hebrea, *avodah,* que significa «trabajo». Un servicio es hacer algo porque el otro o los otros lo necesitan, y no porque uno lo necesita. (103) Los servicios surgen en el sistema económico porque satisfacen las necesidades de los clientes mejor que lo harían ellos solos, ya sean individuos o empresas. Puede decirse que el servicio es como un valor añadido. (189) // Son procesos, actividades que no podemos tocar. (256)

Servicio básico. Constituye la razón principal, la función o utilidad por la que el cliente acude al hospital.

Servicio estructural. Es el que da soporte a los servicios finales e intermedios y es independiente de la actividad principal y por tanto no puede facturar sus costes. (252)

Servicio final. Define la actividad principal. En el hospital son servicios finales los servicios médicos que dan altas. (252)

Servicio intermedio. Es el que da soporte a los servicios finales y les puede facturar sus costes. En el hospital, los servicios enfermeros son servicios intermedios. (252)

Servicio periférico. Son aquellos a los que se puede acceder como consecuencia de ser usuario del servicio de base. Estos pueden ser asociados o complementarios, los primeros forman parte indisoluble del servicio base y los segundos no resultan necesarios, pero se incorporan al paquete para mejorarlo.

Servicios centrales. Es el área de trabajo del hospital donde se concentran gran cantidad de recursos tecnológicos y representan el apoyo al diagnóstico y, cada vez con más frecuencia, el tratamiento médico. Su paradigma son los diversos laboratorios y unidades de diagnóstico por imagen.

Los objetivos de los servicios centrales giran alrededor de tres aspectos: calidad, que se refiere a la exactitud máxima en los resultados ofrecidos al médico clínico; celeridad, se intenta que el médico disponga cuanto antes del resultado de la exploración solicitada, y rentabilidad, se basa en elegir la técnica más adecuada, evitando duplicaciones molestas, costosas y utilizando los aparatos y organizando a las personas de la forma más eficaz. (186) // No sólo los servicios centrales utilizan técnicas de apoyo. Los Servicios clínicos se convierten en «centrales» en técnicas concretas (ecocardiografía, endoscopia digestivas o bronquial, etc.) (277) // (estadística) Horas. Número de horas semanales que para cada servicio/instalación/equipo se van a destinar a la actividad habitual (no contabilizar horas específicas de urgencias).

Actividad. Número de exploraciones, sesiones o pacientes (según proceda), siguiendo las definiciones del Sistema de Información de Atención Especializada (SIAE).

Demora. En días, la demora para pacientes ingresados (intra) de fuera del hospital (extra) que se propone para un año determinado. (213)

Servicios de prevención. Son aquellos que tienen por objeto la promoción de la mejora de las condiciones de trabajo dirigida a elevar el nivel de protección de la seguridad y la salud de los trabajadores en el trabajo. En cumplimiento del deber de prevención de riesgos profesionales, el empresario designará uno o varios trabajadores para ocuparse de dicha actividad, constituirá un servicio de prevención o concertará dicho servicio con una entidad especializada ajena a la empresa. (LPRL Art. 30) // Las entidades especializadas para ser acreditadas como Servicios de Prevención deberán reunir unos requisitos mínimos consistentes entre otros, en disponer de un Médico especialista en Medicina del Trabajo o Diplomado en Medicina de Empresa y un ATS/DUE de empresa, sin perjuicio de la posible participación de otros profesionales sanitarios con competencia técnica, formación y capacidad acreditada, y de un experto en cada una de las disciplinas preventivas de Seguridad en el Trabajo, Higiene Industrial y Ergonomía y Psicología Aplicada con una dedicación que podrá variar en función de la actividad preventiva que vaya a desarrollar. (O. 27-6-97 Art. 1).

Servicios de referencia. Son servicios jerarquizados de especialidades que por sus características (trasplantes, etc.), deban prestar asistencia sanitaria a más de una Área de Salud. (RD 521/1987 Art. 2)

Servicios de urgencias. *Véase* URGENCIAS.

Servicios médicos de empresa. Son las organizaciones médico laborales que tienen como finalidades propias la conservación y mejora de la salud de los trabajadores dentro del ámbito de actividades de una o varias empresas y la protección de sus trabajadores contra los riesgos genéricos o específicos del trabajo y la patología común previsible, así como la orientación de las empresas en orden a la distribución de su personal en atención a sus condiciones psicofisiológicas para las distintas tareas y puestos de trabajo. (OM Trabajo de 21-11-1959 Art. 1)

Servicios sanitarios. Servicios realizados por profesionales sanitarios u otras personas bajo la dirección de aquéllos con el fin de promover, mantener y recuperar la salud. Además del cuidado personal, los servicios sanitarios se ocupan de medidas para la protección de la salud y la educación sanitaria. (2) // Sistema organizado formalmente y compuesto por instituciones y organismos establecidos cuyo objetivo múltiple es hacer frente a las diversas necesidades y demandas sanitarias de la población. (73)

Servicios sociales. Forma de acción social, superadora de la asistencia social, que organiza, de manera mas sistemática que aquélla y mediante procedimientos técnicos más elaborados, la ayuda a individuos, grupos o comunidades, con el fin de que puedan satisfacer sus necesidades y resolver sus problemas de adaptación a un tipo de sociedad en cambio y realizar acciones de tipo cooperativo para mejorar las condiciones económicas y sociales de vida. Hay necesidad de un servicio social cuando una persona, un grupo de personas o una colectividad enfrenta una situación-problema que resulta imposible superar si no es con la ayuda de otros. (103) // (Seg. Soc.) Conjunto de medios, a través de los que la Seguridad Social, hace frente a las prestaciones de carácter social tuteladas por su sistema. La gestión viene encomendada al INSERSO, habiendo sido transferidas sus funciones a las distintas Comunidades Autónomas. (27) *Véase* PRESTACIÓN SOCIAL SUSTITUTORIA.

Servidor. Ordenador que ofrece sus prestaciones a varios ordenadores (clientes) conectados a una red. (306)

Servucción. Neologismo construido por Eiglier y Langeard para indicar el sistema de elaboración y prestación de servicios. (196) // Se define así a aquellas empresas que elaboran productos y prestan servicios dentro de su propia actividad.

Sesgo. Se denomina así a la mayor o menor simetría o asimetría de una distribución. Si la curva de frecuencias de la distribución tiene una «cola» más larga hacia la izquierda que hacia la derecha, respecto al máximo central se dice que la distribución está sesgada a la izquierda. En caso contrario se dice que la distribución está sesgada a la derecha o que tiene sesgo positivo. A este coeficiente de sesgo se le conoce como primer cociente de Pearson. (119) // Error sistemático. cualquier proceso, en cualquier etapa de la investigación que tiende a producir resultados o conclusiones que difieren sistemáticamente de la verdad. los más conocidos son los de información o selección. (264) // Error siste-

mático. Cualquier proceso en cualquier etapa de la investigación que tiende a producir resultados o conclusiones que difieren sistemáticamente de la verdad. Algunos tipos de sesgo son (7):
Sesgo de diseño. La diferencia entre un valor verdadero y el valor obtenido es debida a un error en el diseño del estudio.
Sesgo de interpretación. Error que se puede hacer en la inferencia e interpretación de los datos por parte del investigador.
Sesgo de las medidas. Error sistemático que se realiza cuando se utilizan medidas imprecisas de las variables del estudio.
Sesgo de selección. Error debido a diferencias sistemáticas en las características entre los sujetos seleccionados para el estudio y los que no son seleccionados.
Sesgo del observador. Diferencia sistemática entre el valor real y el que se observa debido a variación del observador. Puede ser debido a diferencias entre observadores (variación inter-observador) o a variación en lecturas del mismo observador en momentos distintos (variación intra-observador).

Sigla. Es una forma de abreviación de las palabras consistente en representarlas por su primera letra. Responden a una antiquísima tradición que tiene su origen en la numismática y en los símbolos funerarios, empleándose en la actualidad con fines comerciales o de imagen. (327)

Significación estadística. Los métodos estadísticos permiten realizar una estimación de las probabilidades que presenta la asociación observada, o un grupo superior de asociación, entre las variables independientes y dependientes, bajo la hipótesis nula. A partir de esta estimación, en una muestra de un tamaño dado, se puede afirmar la significación estadística de un resultado. (2)

Signo. Dato objetivo que contribuye a determinar un problema de salud. (154)

Silencio administrativo. En ocasiones, ante la ausencia de una voluntad expresa de la Administración, la Ley sustituye por sí misma esa voluntad inexistente presumiendo que, a ciertos efectos, dicha voluntad se ha producido con un contenido, bien negativo o desestimatorio, bien positivo o afirmativo. (288)
Silencio negativo. Surge como una garantía para los administradores, evitando que, dado el carácter revisor de la jurisdicción contencioso-administrativa, la Administración pudiese evitar el control jurisdiccional simplemente negándose a producir un acto que pudiera ser enjuiciado por la misma.
Así, transcurrido un determinado plazo de tiempo, sin que la Administración haya dictado un acto expreso, se considera que se ha denegado la petición del interesado que, en consecuencia, puede acudir a la vía contenciosa. (287)
Silencio positivo. En este caso se atribuye al silencio administrativo un valor positivo, de modo que el interesado puede considerar estimada su petición transcurrido el plazo marcado por la Ley, sin que la administración haya resuelto. Para que se produzca el silencio positivo es necesario que así lo establezca expresamente una forma jurídica. (287)

Símbolo. Signo arbitrario y convencional relacionado con el campo científico que se utiliza para representar operaciones, cantidades, elementos, relaciones o cualidades. (7) // Son palabras, gestos, imágenes u objetos que tienen un sentido particular dentro de una cultura. (217)

Similitud. Parecido, semejanza. La homogeneidad de los clientes es la base de la segmentación de los mercados la cual facilita el diseño del servicio para múltiples usuarios. (189)

Simulación de resultados. Es un método que calcula la distribución de la rentabilidad del proyecto en base a las distribuciones de probabilidad de cada una de las variables que intervienen en el cálculo. Para cada variable se estiman los valores que puede tomar con su consiguiente probabilidad. (163)

Simulacro. *Véase* PLAN DE CATÁSTROFES.

Sindicato. Asociación formada para la defensa de los intereses de quienes lo integran, y en especial de los trabajadores, para mejorar su capacidad de negociación con la patronal. Los sindicatos suelen aglutinarse entre sí por sistemas de federación y/o confederación, en centrales sindicales, que pueden ser independientes o tener una orientación política de tipo cristiano, comunista, etc. (30) // Organización de trabajadores en la que los empleados participan con la finalidad de negociar con los empresarios acerca de sus reivindicaciones, desavenencias laborales, salarios, horarios y condiciones de trabajo. (105)

Síndrome. Conjunto de síntomas que aparecen juntos y que configuran un estado reconocible. (156)

Sinéctico. Método de resolución de problemas, en el cual se utilizan la metáfora y la fantasía para estimular el razonamiento creativo. (105)

Sinergía. Colaboración de varios órganos en una función. (29) // Acción de dos o más causas cuyo efecto es superior a la suma de los efectos individuales. (332)

Sinética. Consiste en reunir elementos que pudieran tacharse de irrelevantes. Se identifica un problema y se elabora un análisis breve de éste. Entonces se simplifica el problema con objeto de clarificarlo y se reinterpreta mediante analogías o metáforas. Después el grupo juega con la analogía. Como la fantasía se libera, es forzoso que la metáfora del problema original se considere en profundidad. Así, éste se redefine bajo una nueva luz. (138)

Sinopsis. Es una primera publicación concisa, de utilidad inmediata y directa de los resultados principales seleccionados de un estudio todavía inédito. Difiere del resultado en que a menudo constituye una combinación de texto, tablas y figuras y que puede alcanzar el equivalente de unas dos mil palabras. (7)

Síntoma. Manifestación de un estado patológico. (156) // Dato subjetivo que ayuda a determinar un problema de salud. (154)

Sintonía. Es el factor de la comunicación interpersonal más importante; pero también influye en la comunicación empresarial u organizativa, dado que el receptor codifica y descodifica según sus experiencias. (189)

Sistema. Conjunto de objetos o elementos que interactúan para conseguir un objetivo específico. (105) // Conjunto de unidades que interactúan manteniendo relaciones entre sí; la estructura del sistema es el ordenamiento de los subsistemas y sus componentes en el espacio tridimensional en un momento dado del tiempo; y el proceso es todo cambio de materia, energía e información. (197)

Sistema binario. Sistema de numeración que tiene dos dígitos el «0» y el «1». Es el sistema más utilizado en informática. Asimismo, la expresión sistema binario se emplea para describir un sistema en el que existen, precisamente dos estados posibles. Por ejemplo, cada uno de los elementos que forman parte de la memoria de un ordenador es un sistema binario, uno de cuyos estados se usa para indicar el dígito binario «0» y el otro para designar el dígito binario «1». (152)

Sistema cartesiano. El plano se divide mediante dos ejes, llamados coordenadas; el horizontal se denomina abscisa y el vertical ordenada. el punto de corte es el origen o punto 0. (117)

Sistema de Información Sanitaria (SIS). Instrumento para la recogida, proceso, análisis e interpretación y transmisión de la información necesaria y válida que nos permita decidir sobre las actividades sanitarias: planificar, gestionar, evaluar e investigar. (3) // Son los mecanismos necesarios para recoger, tratar, analizar y transmitir la información necesaria a los efectos de planificar los sistemas sanitarios. (OMS) // Combinación de datos estadísticos vitales y sanitarios procedentes de múltiples orígenes, utilizados para conseguir información acerca de necesidades, recursos, costes y utilización de los servicios sanitarios, así como resultados del uso de estos servicios por la población de una determinada área administrativa. (1)

Características generales. Deben de tener claridad de los objetivos, de los circuitos, simplicidad, agilidad, jerarquización-centralización, personal cualificado, soporte informático adecuado y unificación de terminología y codificación. (186)

Sistema de información. Es un mecanismo a través del cual los datos son obtenidos, procesados y transformados en informaciones de manera esquematizada y ordenada, para completar el proceso de toma de decisiones. (88) // El tercer elemento (estructura, proceso e información) que compone el sistema de control es el sistema de información de la empresa, que fluye por su estructura y alimenta el proceso de control. Al igual que la estructura, el sistema de información es específico de cada empresa. (163) // **(Informática).** Conjunto de elementos físicos, lógicos, de comunicación, datos y personal que, interrelacionados, permiten el almacenamiento, transmisión y proceso de la información. (306)

Sistema de soporte a la decisión. (Decision support systems) Mecanismo que utiliza como soporte una base de datos para la toma de decisiones en los diferentes niveles de la organización. Son programas de apoyo a los management para la resolución de las operaciones diarias: presupuestos, inventarios, etc. ayudando por tanto a la toma de decisiones. En las grandes compañías el ordenador del management esta conectado a una base de datos central, lo que le permite comunicarse y conocer el estado de situación de la empresa en tiempo real. (303)

Sistema educativo. Tiene como finalidad el pleno desarrollo de la personalidad del alumno; la formación en el respeto de los derechos y libertades fundamentales y en el ejercicio de la tolerancia y de la libertad dentro de los principios democráticos de convivencia; la adquisición de hábitos intelectuales y técnicas de trabajo, así como conocimientos científicos, técnicos, humanísticos, históricos y estéticos; la capacitación para el ejercicio de actividades profesionales; la formación en el respeto de la pluralidad lingüística y cultural de España; la preparación para participar activamente en la vida social y cultural, y la formación para la paz, la cooperación y la solidaridad entre los pueblos. (LOGSE Art. 1). *Véase* Tabla 1.

Sistema Nacional de Salud. Es el conjunto de los Servicios de Salud de la Administración del Estado y de los Servicios de Salud de las CCAA, en los términos que establece la Ley General de Sanidad. El SNS integra todas las funciones y prestaciones sanitarias que, de acuerdo con lo previsto en la citada Ley, son responsabilidad de los poderes públicos para el debido cumplimiento del derecho a la protección de la salud. (LGS Art. 44 y 45). *Véase* Tablas 6, 7 y 8.

Financiación. El Sistema Nacional de Salud se financia con cargo a (LGS Art. 79): a) Cotizaciones sociales. b) Trasferencias del Estado. c) Tasas por la prestación de determinados servicios, por aportaciones de las CCAA y de las Corporaciones Locales. *Véase* SEGURIDAD SOCIAL, prestaciones de naturaleza no contrbutiva y financiación (INSALUD).

Gestión. En el ámbito del Sistema Nacional de Salud, garantizando y preservando en todo caso su condición de servicio público, la gestión y administración de los centros, servicios y establecimientos sanitarios de protección de la salud o de atención sanitaria o sociosanitaria podrá llevarse a cabo directamente o indirectamente a través de la constitución de cualesquiera entidades de naturaleza o titularidad pública admitidas en Derecho. (Ley 15/97 Art. único).

Sistema operativo. Conjunto de programas responsables de la explotación del ordenador, de mejorar su nivel de rendimiento y de gestionar los recursos del mismo.// Conjunto de programas que gestionan y distribuyen los recursos del ordenador. (306)

Situación óptima. *Véase* PUNTO ÓPTIMO.

Situaciones especiales en activo. (personal Insalud) Es el personal que está desempeñando un puesto o categoría distinta a la suya básica. (213) *Véase* excedencias Insalud, situaciones especiales.

Por plaza vacante. Cuando la plaza de la categoría es una vacante que viene desempeñando en situación especial en activo.

Por suplencias. Cuando la plaza que desempeña en situación especial en activo está libre por ausencia del titular de la plaza (vacaciones, enfermedad, comisión de servicio, situación especial en activo, excedencia, etc.

Sistema de notificación de enfermedades de declaración obligatoria (SNEDO). Es uno de los componentes fundamentales de la vigilancia epidemiológica. Aunque sería posible la notificación de las enfermedades no transmisibles, en la práctica se limita a recoger información de enfermedades transmisibles.

Sistema de información de los laboratorios de microbiología (SNOLAM). Es un subsistema de información incluido dentro del sistema de vigilancia epidemiológica que aporta, agrega, elabora información y finalmente indica recomendaciones en relación con la información ofrecida por los laboratorios de microbiología del Estado español.

Sociedad. Entidad colectiva con personalidad jurídica propia, instituída mediante contrato, que reúne a varias personas que se obligan a poner en común valores, bienes o industrias con ánimo de lucro. Las sociedades pueden ser civiles o mercantiles, y éstas últimas colectivas, comandatarias, de responsabilidad limitada y anónimas. (281)

Sociedad anónima. Sociedad de carácter mercantil en la que el capital esta dividido en actuaciones e integrado por las aportaciones de los socios, que no responden con su patrimonio personal de las deudas de la sociedad. (281)

Sociedad civil. Sociedad formada según las normas jurídico-civiles y que no tiene por objeto la consecución de fines mercantiles. (281)

Sociedad colectiva. Sociedad mercantil en la que los socios responden personal, ilimitada y solidariamente de la masa social, y se comprometen a participar en la proporción establecida en el disfrute de los derechos y en el cumplimiento de obligaciones. (281)

Sociedades estatales. Son Sociedades Estatales las Sociedades mercantiles en cuyo capital sea mayoritaria la participación directa o indirecta de la Administración del Estado o de sus organismos autónomos y demás Entidades estatales de derecho público, así como, las entidades de derecho público, con personalidad jurídica, que por Ley hayan de ajustar sus actividades al ordenamiento jurídico privado. (RD Legislativo 1091/1988 Art. 4)

Sociedades laborales. Son aquéllas sociedades anónimas o de responsabilidad limitada en las que la mayoría del capital social es propiedad de los trabajadores que presten en ellas servicios retribuidos en forma personal y directa, cuya relación laboral lo sea por tiempo indefinido y siempre y cuando concurran los requisitos establecidos en la Ley. (Ley 4/1997 Art.1)

Sociedad limitada. Sociedad mercantil, formada por un número reducido de socios, cuyo capital se encuentra dividido en participaciones iguales, acumulables e indivisibles, y que bajo el principio de la responsabilidad limitada de los socios a la cuantía de su aportación, se dedica a la realización de actividades de tipo mercantil. (281)

Sociedad mercantil. Sociedad constituida según las normas jurídicas mercantiles y que tienen por objeto la realización de operaciones de comercio con fines lucrativos. (281

Sociedades médicas. Son entidades asociativas con personalidad jurídica formadas por un grupo de profesionales sanitarios, bajo la fórmula de sociedad, cooperativa u otras, las cuáles a través de contratos, asumen la atención sanitaria en una población determinada. (333)

Software. *Véase* EQUIPO LÓGICO.

Solicitud. *Véase* DOCUMENTO ADMINISTRATIVO.

SS. 18/10. *Véase* FORMULARIOS.

SS. 19/7. *Véase* FORMULARIOS.

Staff. Son unidades especializadas cuya función consiste en proporcionar un apoyo a la organización fuera del flujo de trabajo de operaciones. No forma parte de la línea jerárquica, aunque pueden estar organizadas en departamentos. (189)

Staff and line. Tipo de organización de la gestión en que todas las órdenes son transmitidas por los órganos de la línea, basándose en la información facilitada por el o los órganos staff. (332)

Staff assistant. Es la persona puesta bajo la inmediata subordinación de un jefe con la misión de asistirle en sus funciones. No tiene relación jerárquica ni funcional con el resto de la estructura organizativa ni ningún tipo de autoridad formal. (189)

Staff general. Es un equipo de personas que ocupan la misma posición y funciones que el staff adjunto. En su propio ámbito está estructurado jerárquicamente. (189)

Stock. Palabra inglesa empleada comúnmente para hacer referencia al conjunto de mercancías acumuladas en un almacén, y por extensión para cualquier agregado de unidades incluida la población. En economía de empresa, tiene una gran importancia la gestión de stocks, ya que hecha de forma racional reduce las necesidades de financiación y garantiza la fluidez en los procesos de producción. (30)

Cantidad económica de pedido. Corresponde a la dimensión del pedido que minimiza la suma de los costes de formular pedidos y de mantener un determinado nivel de existencias (coste de posesión). (282)

Gestión de stock. La gestión de almacenes responde a una doble función, la reducción de costes operacionales de la empresa, y la otra, es de seguridad, y persigue proteger el proceso de producción de exigencias imprevistas de consumo de materiales, o de demoras en la entrega de los mismos por parte de los proveedores.

Índice de rotación. Se refiere a las veces que rota el stock estudiado para un período determinado. Si se expresa en días representa el período transcurrido hasta que se renueva el stock. // Determina el comportamiento de los inventarios (artículos almacenados). (282)

Punto de pedido. Es el que se refiere a aquel nivel de existencias que exige la formulación de un nuevo pedido a fin de satisfacer las necesidades de consumo. Para determinarlo hay que consolidar las existencias físicamente disponibles con los pedidos pendientes de recepción. Cuando el stock de algún artículo disminuya por debajo de ese punto deberá considerarse la emisión de un nuevo pedido. // Nivel de inventario del artículo que al ser alcanzado, desencadena el lanzamiento de una orden de pedido. (282) // También llamado nivel de reposición, es nivel o momento en que al ser éste igual o inferior a las existencias, debe emitirse pedido de reposición, es decir, debe cumplirse la siguiente condición: punto de pedido menor o igual a existencias, implica emisión de compra. (125)

Stock de seguridad. Las necesidades de materiales sólo pueden ser estimadas aproximadamente, por otra parte, los plazos de entregan experimentan desviaciones sobre la fecha de recepción prevista. Por ello con el fin de evitar rupturas en el proceso de producción es necesario añadir al inventario operacional otro de seguridad que permita atender las necesidades del ciclo de producción aun cuando surjan las desviaciones en el consumo y/o en los plazos de recepción. // Inventario que se constituye como protección frente a la incertidumbre de nuestro conocimiento de la demanda futura. (282)

Stock mínimo. La cantidad fijada es a la vez la existencia mínima que nos interesa mantener de un determinado material. (283)

Subdelegado del Gobierno. *Véase* COMUNIDADES AUTÓNOMAS.

Subdirector General. Son los responsables inmediatos, bajo la supervisión del Director General o del titular del órgano al que estén adscritos, de la ejecución de aquellos proyectos, objetivos o actividades que les sean asignados, así como de la gestión ordinaria de los asuntos de la competencia de la Subdirección General. Serán nombrados y cesados por el Ministro o el Secretario de Estado de quién dependan. (Ley 6/97 Art. 19).

Subsecretario. Los subsecretarios ostentan la representación ordinaria del Ministerio, dirigen los servicios comunes, ejercen las competencias correspondientes a dichos servicios comunes, y en todo caso las siguientes (Ley 6/97 Art. 15): a) Apoyar a los órganos superiores en la planificación de la actividad del Ministerio. b) Asistir al Ministro en el control de eficacia del Ministerio y sus Organismos públicos. c) Establecer los programas de inspección de los servicios del Ministerio. d) Proponer medidas de organización del Ministerio y dirigir el funcionamiento de los servicios comunes. e) Asistir a los órganos superiores en materia de relación de puestos de trabajo, planes de empleo y política de directivos del Ministerio. f) Desempeñar la jefatura superior de personal de todo el personal del Departamento. g) Responsabilizarse del asesoramiento jurídico del Ministro. h) Ejercer las facultades de dirección, impulso y supervisión de la Secretaría General Técnica. i) Cualesquiera otras que sean inherentes a los servicios comunes del Ministerio.

Subvenciones. Transferencias, generalmente de las administraciones públicas a las empresas, o a las familias o instituciones sin fines de lucro, destinadas a enjugar pérdidas, fomentar actividades que impulsen el crecimiento económico, mantener el nivel de la demanda global, hacer posible la venta de precios políticos de ciertos servicios públicos, sostener el poder adquisitivo de agentes de la producción (agrarias), etc. (30)

Sucesión de empresas. El cambio de la titularidad de la empresa, centro de trabajo o unidad de producción autónoma de la misma, no extinguirá por sí mismo la relación laboral, quedando el nuevo empresario subrogado en los derechos y obligaciones laborales del anterior.
El cedente y el cesionario responderán también solidariamente de las obligaciones nacidas con posterioridad a la transmisión, cuando la cesión fuese declarada delito. (ET Art. 44)

Suceso aleatorio. Se llama suceso aleatorio o estocástico, a cada uno de los elementos del conjunto de partes del espacio muestral, siempre y cuando, sean debidos al azar. (119)
Suceso compuesto. Cuando está formado por dos o más sucesos elementales.
Sucesos elementales. Se llaman así a cada uno de los elementos del espacio muestral. Es cada uno de los resultados posibles de un fenómeno aleatorio.
Suceso imposible. Es el suceso contrario al suceso seguro.
Suceso seguro. Se llama así al suceso formado por todos los resultados posibles.

Sucesos vitales. Aquellos cambios sociales significativos que pueden experimentar los individuos en su vida diaria. (73)

Suficiencia. Es una medida científico técnica de la calidad que pone de manifiesto hasta que punto se ha efectuado todo aquello que se considera necesario en la buena asistencia. (189)
Suficiencia financiera. Trata de garantizar que los servicios prestados en la actualidad se gestionen eficazmente, para lo cual, es condición necesaria, pero no suficiente, el saneamiento presupuestario. (183) // Con el fin de conseguir una dotación financiera realista, se toma como referencia el gasto efectivo de 1993 para el conjunto del Sistema, con una proyección de ahorro por la implantación de determinadas medidas de mejora de la gestión. (184)

Sufragio. Sistema electoral para la provisión de cargos.

Sumario. Es un resumen breve, en el contexto del propio documento, de sus conclusiones más importantes y pretende completar la orientación del lector que ha estudiado el texto precedente.

Sumatorio. El sumatorio indica que una serie de valores pertenecientes a una variables simbolizadas por una letra (X, Y, Z, etc.), deben sumarse desde un valor que ocupa un puesto determinado hasta otro que igualmente ocupa un puesto determinado en una serie de datos. (117)

Superávit. Cantidad en la cual, en una cuenta, exceden los ingresos a los pagos. Se contraponen con la idea de déficit. (30)

Supervisión directa. La coordinación se obtiene al responsabilizarse una persona del trabajo de los demás, dándoles instrucciones y controlando sus acciones. (189)

Supervisor. Son los responsables de las unidades orgánicas de enfermería y estarán bajo la dependencia del Director de Enfermería. (RD 521/1987 Art. 25) // Persona que tiene autoridad para contratar, dirigir, trasladar, suspender, despedir temporalmente, destituir, promocionar, despedir, premiar o disciplinar a otros empleados. (105)

Supervivencia. Es la conservación o mantenimiento del sistema. Está en la base misma del sistema de objetivos ya que ninguna organización nace para desaparecer al poco tiempo. La supervivencia es el objetivo básico de algunas organizaciones. (189)

Suplencias. Es el personal que, está sustituyendo a propietarios o interinos, diferenciando los siguientes casos (213):

Con reserva de puesto de trabajo. Incluye al personal que sustituye a aquellos que tienen su plaza reservada.

Otros. Suplencias por motivos de vacaciones, enfermedad u otros análogos.

Susceptibilidad. Condición necesaria para que el hombre se convierta en huésped y se afecte por un agente causal. Depende de multitud de factores: edad, sexo, raza, etc. (264)

Suspensión de pagos. Situación jurídica a que llegan las empresas cuyo activo no es inferior al pasivo frente a terceros; pero que por razones de dificultades coyunturales o estructurales, no pueden atender puntualmente sus obligaciones. La suspensión implica la intervención judicial de la empresa, y comporta el establecimiento de moratorias, muchas veces concertadas con los propio acreedores, para intentar la superación de problemas y evitar así el posible desmoronamiento final con una declaración de quiebra. en ocasiones la suspensión de pagos equivale a una quiebra encubierta. (30)

Sustancia medicinal. *Véase* MEDICAMENTO.

T

TGSS. *Véase* TESORERÍA GENERAL DE LA SEGURIDAD SOCIAl.

Tabla de contingencia. Clasificación tabular cruzada de datos, de tal modo que las subcategorías de una característica se indican horizontalmente (en filas) y las de otra, verticalmente (en columnas). Mediante esta disposición se pueden aplicar fácilmente pruebas de asociación entre las características de las columnas y las de las filas. La tabla de contingencia más simple es la cuádruple, o tabla de 2 × 2. (1)

Tabla de frecuencias. *Véase* FRECUENCIA.

Tabla input-output. Modelo matemático macroeconómico, descrito por W. Leontief, que se presenta como una tabla de doble entrada, y que está basado en el análisis de todos los flujos de bienes y servicios (o relaciones económicas) entre los distintos sectores que componen la economía de un país durante un periodo de tiempo determinado. (22)

Tablones de anuncios. En las empresas o centros de trabajo, siempre que sus características lo permitan, se pondrá a disposición de los delegados de personal o del comité de empresa uno o varios tablones de anuncios. (ET Art. 81) (175)

Tabulación. Registro y manipulación de los datos identificativos de las respuestas de un cuestionario para hacer posible la obtención de conclusiones. (281)

Táctica. Conjunto de decisiones y acciones que permiten desarrollar las operaciones día a día. Normalmente se dice que la táctica es posterior a la estrategia; o que esta se desarrolla a través de la táctica. En la actualidad este término va siendo abandonado en la dirección empresarial. (30)

Tangible. Es la parte visible de la oferta del servicio (instalación, equipos e imagen del personal de contacto). Suelen ser las primeras comunicaciones dirigidas a la clientela por la organización. (189)

Tarea. Son las actividades individualizadas y ejecutadas por el ocupante del puesto de trabajo. Generalmente se refiere a puestos simples y repetitivos. (88) // Obligación laboral que exige la dedicación de esfuerzos para conseguir una finalidad determinada. (105) // Para tareas delegables y no delegables, *Véase* DELEGACIÓN.

Tarjeta Sanitaria Individual (TSI). Es el documento individual y personalizado que identifica y acredita al usuario para acceder a los servicios sanitarios de la Seguridad Social. (263)

Tasa. La tasa constituye una medida de la frecuencia de un fenómeno. Los componentes de una tasa son, el numerador (número de hechos en un período determinado), el denominador (promedio de la población durante el mismo período de tiempo), el tiempo específico en que ocurren los hechos y generalmente un factor multiplicador que normalmente suele ser mil. (1) // Esta medida incorpora una idea dinámica al proceso de enfermar en una colectividad a lo largo del tiempo. Es el potencial de cambio de una variable por unidad de tiempo y relativo al tamaño de la población con riesgo de padecer el proceso de estudio. (264)

Tasa de fertilidad. Nacidos vivos en un año x 100 / población de mujeres en edad reproductiva. (109)

Tasa de natalidad. Nacidos vivos en un año x 100 / población a mitad del año. (109)

Tasas de morbilidad. Tasa de incidencia. Enfermos nuevos en un período determinado × 1000 /población expuesta a riesgo. (109)
Tasa de prevalencia. Número de enfermos en un momento dado × 100/población expuesta a riesgo. (109)
Tasa de ataque secundario. Personas que enfermaron × 100/personas expuestas a riesgo de enfermar. (109)

Tasas de mortalidad. Tasa de mortalidad general. Número de muertos en un año × 100/población expuesta a riesgo. (109)
Tasa de mortalidad específica por edad. Número de muertos en un grupo de edad × 100/población en el mismo grupo. (109)
Tasa de mortalidad por enfermedades. Número de muertos de una enfermedad × 100.000/población expuesta a riesgo. (109)
Tasa de mortalidad materna. Muertes por causas puerperales × 1000/nacidos vivos. (109)
Tasa de mortalidad infantil. Número de muertos menores de un año × 1000/nacidos vivos. (109).
Tasa de mortalidad neonatal. Número de muertes menores de 28 días × 1000/nacidos vivos. (109)
Tasa de mortinatalidad. Nacidos muertos × 100 /número de enfermos de una misma causa. (109)
Tasa de letalidad. Número de muertos por una causa × 100/número de enfermos por la misma causa. (109)

Taxonomía. Clasificación sistemática en grupos relacionados entre sí. (1) // Ciencia de la clasificación. Instrumento indispensable para cualquier disciplina científica e incluso para cualquier gestión de carácter intelectual concerniente al conocimiento. La taxonomía de diagnósticos enfermeros ofrece a la enfermera, expresiones profesionales estandarizadas, que le permiten denominar/nombrar los problemas que encuentra en la práctica. (156) // (NANDA) Sistema de clasificación de la Asociación de Norteamericana de Diagnósticos de Enfermería, que presenta categorías diagnósticas agrupadas por patrones de respuesta humana. (156) // Es un tipo de clasificación; se trata del estudio teórico de las clasificaciones sistemáticas incluyendo sus bases, principios, procedimientos y reglas. Es la ciencia de como clasificar e identificar. (246)

TC.1. *Véase* FORMULARIOS.

TC.2.. *Véase* FORMULARIOS.

TC/14. *Véase* FORMULARIOS.

TC2/1. *Véase* FORMULARIOS.

Teclado. Se utiliza para introducir la información en el ordenador, así como las instrucciones que permitan gobernarlo. (152)
Teclado alfanumérico. O teclado estándar de máquina de escribir, también llamado teclado QWERTY por la disposición de las teclas.
Teclado numérico. También llamado teclado calculadora ya que dispone de funciones básicas de la misma.

Teclas de función. (F1 a F12) Dependiendo de cada programa a estas teclas se les asigna diferentes funciones, en la mayoría de los programas a la tecla F1 se le asigna la función de ayuda. Dentro de este bloque central existen ciertas teclas que no aparecen en una máquina de escribir (Intro, Enter, Tab, Ctrl. Alt., Alt. Gr., Retroceso, Retorno).

Teclas de funciones fijas. Su misión principal, dependiendo de los programas, es cancelar el proceso en curso volviendo al proceso anterior. (Esc., Insert., Supr., Re Pág., Av. Pág., Impr. Pant., Inicio, Fin).

Técnica. Cualquier conjunto de reglas, instrumentos, formas o procedimientos concretos de actuación práctica de los que se sirven los individuos con el fin de operar sobre la realidad transformándola, y la utilizan las empresas para combinar los diferentes factores en sus procesos productivos. (22)

Técnico en Cuidados Auxiliares de Enfermería. Será Técnico en Cuidados Auxiliares de Enfermería quien haya superado las enseñanzas conducentes a la obtención del título citado, recogido en el Real Decreto 546/1995. El título tendrá carácter oficial y validez para todo el territorio nacional.

Técnico en Farmacia. Será Técnico en Farmacia, quien haya superado las enseñanzas conducentes a la obtención del título citado, recogido en el Real Decreto 547/1995. El título tendrá carácter oficial y validez para todo el territorio nacional.

Técnico Superior en Anatomía Patológica y Citología. Será Técnico Superior en Anatomía Patológica y Citología quien haya superado las enseñanzas conducentes a la obtención del título citado, recogido en el Real Decreto 538/1995. El título tendrá carácter oficial y validez para todo el territorio nacional.

Técnico Superior en Dietética. Será Técnico Superior en Dietética, quien haya superado las enseñanzas conducentes a la obtención del título citado, recogido en el Real Decreto 536/1995. El título tendrá carácter oficial y validez para todo el territorio nacional.

Técnico Superior en Documentación Sanitaria. Será Técnico Superior en Documentación Sanitaria, quien haya superado las enseñanzas conducentes a la obtención del título citado, recogido en el Real Decreto 543/1995. El título tendrá carácter oficial y validez para todo el territorio nacional.

Técnico Superior en Higiene Bucodental. Será Técnico Superior en Higiene Bucodental, quien haya superado las enseñanzas conducentes a la obtención del título citado, recogido en el Real Decreto 537/1995. El título tendrá carácter oficial y validez para todo el territorio nacional.

Técnico Superior en Imagen para el Diagnóstico. Será Técnico Superior en Imagen para el Diagnóstico quien haya superado las enseñanzas conducentes a la obtención del título citado, recogido en el Real Decreto 545/1995. El título tendrá carácter oficial y validez para todo el territorio nacional.

Técnico Superior en Laboratorio de Diagnóstico Clínico. Será Técnico Superior en Laboratorio de Diagnóstico Clínico quien haya superado las enseñanzas conducentes a la obtención del título citado, recogido en el Real Decreto 539/1995. El título tendrá carácter oficial y validez para todo el territorio nacional.

Tecnocracia. Ejercicio del poder por parte de los técnicos, prescindiendo del hecho de estar adscritos, o no, a un partido político, sindicato, corriente ideológica o similar. (332)

Tecnoestructura. Son los analistas de control que afianzan la normalización en la empresa. Su misión es planificar, diseñar y cambiar los procesos de trabajo e, incluso, la preparación de las personas; pero no participan en el flujo de las tareas. (189)

Tecnología. Es la suma de los conocimientos de los medios y de los métodos destinados a producir bienes y servicios. No se trata simplemente de ciencia aplicada, puesto que a menudo la tecnología va por delante de la ciencia, pues en muchos casos concretos se produce sin un conocimiento preciso de cómo y por qué funcionan los procesos que tienen resultados concretos. Lo cual no significa que la tecnología no esté cada vez más basada en la ciencia. (30)

Telemática. Es el resultado de la imbricación de las telecomunicaciones y la informática. (30)

Tendencia. Movimiento a largo plazo en serie ordenada. Una característica esencial es la de que el movimiento, aunque posiblemente de carácter irregular a corto plazo, se dirige de forma constante en el mismo sentido a largo plazo. (1)

Tendencia secular. Se llama así, a la tendencia durante un período de tiempo largo, es decir, se trata de un movimiento suave, regular y a largo plazo. Las variaciones súbitas y frecuentes tanto en la magnitud absoluta como en rapidez de aumento o disminución, no son compatibles con la idea de tendencia secular. Esta tendencia indica la marcha general y persistente del fenómeno si se eliminaran los efectos de fuerzas accidentales hasta quedar tan sólo el efecto del crecimiento normal. (119)

Teoría. Conjunto de leyes y reglas sistemáticas organizadas, que son la base de una ciencia y sirven para relacionar y explicar un determinado orden de fenómenos. (156) // Establece principios generales que orientan la explicación de uno o varios hechos específicos que se han observados en forma independiente, y que están relacionados con un modelo conceptual. (161)

Teoría de los sistemas. Esta teoría que parte de Easton, afirma que todo sistema político, recibe una serie de impulsos (inputs) esto es, demandas y apoyos de la sociedad que el aparato de gobierno revisa, repele o acepta, procediendo a una respuesta que se canaliza a través de una decisiones o normas (outputs) que a su vez, producirán en la sociedad una reacción con nuevas demandas repitiéndose de nuevo el ciclo que hemos enunciado. (96)

Teoría Federal Corporativa. El federalismo no equivale exactamente a descentralización, sino que constituye más bien una descentralización a la inversa. En la descentralización es el centro quién delega pero es el centro quién toma la iniciativa y dirige. Mientras más se descentraliza, mayor es el flujo de información entre el centro y la periferia.
En este caso el federalismo corporativo es diferente. Los poderes centrales son otorgados por los periféricos, es decir es una delegación a la inversa.
La aplicación de la teoría federal corporativa al mundo de los negocios, se hace conforme a algunos principios que son (4): a) Principio de subsidiariedad. El organismo superior no debe asumir las responsabilidades que corresponden al inferior. b) Principio de independencia. Las distintas organizaciones permanecen unidas porque dependen del centro y a su vez ellas entre sí. c) Principio de normas básicas comunes. Se refiere a los lenguajes comunes utilizados por todas las organizaciones que constituyen el núcleo corporativo. d) Principio de separación de poderes. En la nueva organización federal corporativa existe una clara separación entre la elaboración de las políticas, la ejecución de las mismas y la supervisión de dicha ejecución.

Terapeuta ocupacional. Profesional que ha superado las enseñanzas conducentes a la obtención del título oficial de Diplomado en Terapia Ocupacional, con carácter oficial y validez en todo el territorio nacional. Dicho Plan de Estudios está publicado en el RD 1429/1990. Las enseñanzas conducentes a la obtención del título oficial de Diplomado en Terapia Ocupacional deberán proporcionar la formación adecuada en las bases teóricas y en las técnicas y actuaciones que, a partir de una actividad ocupacional, tienden a potenciar las funciones físicas o psíquicas disminuidas o perdidas, y a orientar y estimular actividades físicas o psíquicas. (RD 1429/1990 Art. único)

Tercera edad laboral. Está relacionado con la organización trébol. La dedicación y vinculación del núcleo profesional es tan intensa, que sólo permite permanecer en él hasta la década de los 50, de manera que al llegar a los 55 años de edad aproximadamente, las personas salen de la organización y se tienen que plantear otra forma de dedicación laboral. El trabajo no terminará pero cambiará su naturaleza. Normalmente quedarán como asesores internos y trabajarán con más frecuencia fuera de la empresa. (222)

Terciles. *Véase* CUANTILES.

Terminal. Dispositivo físico periférico a través del cual se puede tener acceso a la Unidad Central de Proceso de un sistema y a su memoria masiva. Los terminales pueden ser locales y remotos. La pantalla y su correspondiente teclado integran el típico terminal. (307)

Tesauro. Lenguaje documental de estructura combinatoria, de carácter especializado, que se basa en expresiones conceptuales llamadas descriptores, provistas de sus relaciones semánticas. Se trata de un vocabulario controlado y estructurado, un instrumento de control terminológico que traduce a un lenguaje sistémico o documental, el lenguaje empleado en los documentos y por los usuarios. El tesauro es asimismo un vocabulario controlado y dinámico de términos relacionados semántica y jerárquicamente, que se aplica a un campo específico del conocimiento. (291)

Tesis doctoral. *Véase* DOCTOR.

Tesorería General de la Seguridad Social. Es un Servicio común a la SS, con personalidad jurídica propia, en la que, por aplicación de los principios de solidaridad financiera y caja única, se unifican todos los recursos financieros, tanto por operaciones presupuestarias como valores y créditos o las atenciones generales y de los servicios de recaudación de derechos y pagos de las obligaciones del sistema de la SS (LGSS Art. 63)

Tesoro Público. Es el organismo en el que se integran y custodian los fondos y valores de la Hacienda Pública. Constituyen el Tesoro Público todos los recursos financieros, sean dinero, valores o créditos, de la Administración del Estado y de los Organismos autónomos, tanto por operaciones presupuestarias como extrapresupuestarias. (RD Legislativo 1091/1988 Art. 13 y 115)

Test de personalidad. Tratan de analizar las diversas características determinadas por el carácter (rasgos adquiridos) y por el temperamento (rasgos innatos). Existen diferentes tipos de test, siendo los más usados los genéricos de personalidad, los denominados Z, el test del árbol de Karl Koch y el test de la figura humana de Karen Machover. (88)

Test psicométrico. Se basa en el análisis de muestras del comportamiento humano, y en condiciones estandarizadas que verifican la capacidad o aptitud, para generalizar y preveer el comportamiento en determinado trabajo. (88)

Testigo experto. Profesional que tiene una capacitación especial, experiencia, pericia y conocimiento en un área determinada y al que se le permite ofrecer una opinión como testimonio en un tribunal. (49)

Testimonio. Declaración oral de un testigo prestada bajo juramento en un juicio. El acto de dar fe a un documento por escrito. (49)

Texto refundido. Cuerpo legal resultante de la refundición efectuada por el Gobierno de dos o más disposiciones normativas del mismo rango.

Tiempo. Recurso escaso, absolutamente inelástico e imposible de reemplazar. Se nos entrega a diario una cantidad fija igual para todos, 24 horas. (237) // El tiempo es el único recurso perfectamente socializado: mientras vivimos todos tenemos la misma cantidad, sin embargo, unos tienen grandes éxitos y otros nunca tienen tiempo. La diferencia es su empleo. (239)

Tiempo de acceso. Es el que transcurre desde que se produce la demanda de servicio hasta que se capta la atención de la empresa. Tiene esta consideración el tiempo de acceso telefónico o el que se tarda en recibir un informe solicitado o esperado. (189)

Tiempo de atención. Es el tiempo que dura la prestación del servicio. Tanto el tiempo máximo como el mínimo son parámetros de calidad y de gestión en la asistencia sanitaria; tan inadecuada es una consulta ambulatoria de escasa duración como una estancia hospitalaria innecesariamente larga. (189)

Tiempo de demora. Es aquella que se produce una vez obtenida la cita. Se acude al centro y se debe esperar media hora o una o dos horas. (256)

Tiempo de espera. Es el tiempo de las colas producido habitualmente por las variaciones de las cargas de trabajo. (189) *Véase* LISTAS DE ESPERA.

Tiempo real. Se produce cuando el ordenador esta en disposición permanente de procesamiento de los datos solicitados, cuyo resultado presenta al usuario inmediatamente. (305)

Timing. Planificación del tiempo en el que ha de llevarse a cabo una acción. Establecimiento de tareas, tiempos y prioridades. (332)

Tipalt. *Véase* CONJUNTO MÍNIMO BÁSICO DE DATOS.

Tiping. *Véase* CONJUNTO MÍNIMO BÁSICO DE DATOS.

Tipo de cotización. En lo referido a la Seguridad Social, es el porcentaje que se aplica a las bases de cotización para la obtención de los cuotas de la Seguridad Social, que se fija anualmente por Ley. (LGSS Art. 16) El tipo de cotización tendrá carácter único, para todo el ámbito de protección del Régimen General. Su establecimiento y distribución, para determinar las aportaciones respectivas del empresario y trabajador obligados a cotizar, se efectuarán en la correspondiente Ley General de Presupuestos del Estado. (LGSS Art. 110)

Titulación universitaria. Las Universidades imparten enseñanzas que finalizan en un título universitario oficial, es decir, reconocido y otorgado por el Estado español y enseñanzas que, por no estar reconocidas u homologadas, finalizan en un título universitario otorgado por la propia Universidad.

Titular. Personal que ha obtenido nombramiento definitivo, conforme a los requisitos establecidos para la provisión de las vacantes con tal carácter. *Véase* PERSONAL INSALUD.

Título. Nombre de profesión, o de grado o categoría dentro de ella, que una persona tiene derecho a usar por haber realizado los estudios y haber pasado las pruebas o exámenes necesarios. (19)

Título académico y profesional. A los afectos de articular la libre circulación en el ámbito comunitario, de los ciudadanos de los países miembros que están en posesión de los títulos que a continuación se indican, y favorece su movilidad, de acuerdo con lo previsto en el Tratado de la Comunidad Económica Europea, se establece las siguientes definiciones y clasificaciones:

1. De Enseñanza Superior. El Consejo de las Comunidades Europeas, estableció un sistema general de reconocimiento mutuo de títulos de Enseñanza Superior, que acreditan una formación mínima de tres años de duración. (Directiva 89/48/CEE) (RD 1665/91 Art. 1)

Título. Cualquier título, certificado u otro diploma o conjunto de los mismos, expedido por una Autoridad competente en un Estado miembro, que acredite que el titular ha superado un ciclo de estudios postsecundarios de una duración mínima de tres años en una Universidad, en un Centro de Enseñanza Superior o en un Centro del mismo nivel de formación y que posee las cualificaciones profesionales requeridas para acceder a una profesión regulada en dicho Estado miembro, siempre que la formación haya sido adquirida principalmente en la Comunidad o el titular tenga una experiencia profesional de tres años acreditada por el Estado miembro que haya reconocido el título.

Profesión regulada. La actividad o conjunto de actividades profesionales para cuyo acceso, ejercicio o alguna de sus modalidades de ejercicio se exija directa o indirectamente un título y constituyan una profesión en un Estado miembro.

Serán profesiones reguladas: a) Sector Jurídico, Contable y Económico. Abogado, Procurador, Graduado Social, Economista, Actuario de Seguros, Diplomado en Ciencias Empresariales y Profesor Mercantil, Agente de la Propiedad Inmobiliaria, Auditor de Cuentas, Habilitado de Clases Pasivas, Gestor Administrativo. b) Sector sanitario. Fisioterapeuta, Óptico, Podólogo, Psicólogo, Enfermero generalista con especialidad. c) Sector Técnico y de Ciencias Experimentales. Biólogo, Físico, Geólogo, Químico, Arquitecto Técnico, y las ingenierías en: Aeronáutico, Agrónomo, Caminos, Puertos y Canales, Industrial, Minas, Montes, Naval y Telecomunicaciones, así como las Ingenierías Técnicas en: Aeronáutico, Agrícola, Obras Públicas, Industrial, Minas, Forestal, Naval, Telecomunicaciones y Topografía. d) Sector Cultural. Maestro, Profesor de: Educación Secundaria, Universidad y de Escuelas de Turismo. e) Varios. Diplomado en trabajo Social.

No se aplicarán estas definiciones a las profesiones que hayan sido objeto de una Directiva que establezca entre los Estados miembros un reconocimiento de títulos.

Enfermero generalista: Directiva

Farmacéutico

Matrona:

Médico

Odontólogo

Experiencia profesional. Es el ejercicio efectivo y lícito en un Estado miembro de la profesión que se trate.

Período de prácticas. El ejercicio en España durante un plazo máximo de tres años de una profesión regulada bajo la responsabilidad de un profesional cualificado designado por el Ministerio al que corresponda la relación con la correspondiente Corporación o, en su caso, Institución, una vez oída ésta y a instancia del interesado.

Prueba de aptitud. Un examen sobre los conocimientos profesionales del solicitante, en el que se evaluará su aptitud para ejercer la profesión en España. Se podrá incluir en dicha prueba el conocimiento de la deontología aplicable en España a la profesión respectiva.

2. Formaciones Profesionales. El Consejo de las Comunidades Europeas establece un segundo sistema general de reconocimiento de formaciones profesionales complementario del anteriormente desarrollado (Enseñanzas Superiores). En consecuencia, las disposiciones que conforman el segundo sistema están principalmente encaminadas a posibilitar, en orden al ejercicio de las profesiones reguladas, el reconocimiento de los niveles de formación no cubiertos por el primero, a saber: el correspondiente a las restantes formaciones postsecundarias de duración inferior a tres años, así como a las formaciones asimiladas a ésta. (Directiva 92/51/CEE) (RD 1396/95).

Título. Cualquier titulación de formación o cualquier conjunto de tales titulaciones, distintas de las contempladas en el Real Decreto 1665/91 sobre Enseñanzas Superiores, expedidas por una autoridad competente en un Estado miembro o asociado al espacio económico europeo que acredite que el titular ha superado un ciclo de estudios postsecundarios de una duración mínima de un año, o una duración equivalente si se trata de estudios seguidos a tiempo parcial, una de cuyas condiciones de acceso sea la terminación del ciclo de estudios secundarios exigida para acceder a la enseñanza universitaria o superior, así como la formación profesional eventualmente requerida además de este ciclo de estudios postsecundarios y que posee las cualificaciones profesionales exigidas para acceder al ejercicio de una profesión regulada en dicho estado.

Certificado. Cualquier titulación de formación o cualquier conjunto de tales titulaciones, expedida por una autoridad competente en un Estado miembro o asociado que acredite que su titular, después de cursar un ciclo de estudios secundarios, ha concluido, bien un ciclo de estudios o de formación profesional, distinto de los mencionados en el apartado anterior (título), o bien el período de prácticas o de ejercicio profesional que, en su caso, fuera exigible, siempre que se acrediten que su titular posee las cualificaciones profesionales requeridas para acceder al ejercicio de una profesión regulada en dicho Estado.

Certificado de competencia. Es cualquier titulación que sancione una formación que no forme parte de un conjunto que constituya un título, tal y como se contemplan en el apartado de Enseñanzas Superiores, ni un título o certificado de los contemplados en los apartados precedentes.

Profesión regulada. Cualquier actividad o conjunto de actividades profesionales que constituyan una profesión en un Estado miembro o asociado y cuyo ejercicio exija directa o indirectamente estar en posesión de una de las acreditaciones anteriormente citadas (título, certificado y certificado de competencia), o bien de una titulación que acredite una de las formaciones generales referidas a los períodos de prácticas incluida la correspondiente prueba de aptitud.

Todo esto sin perjuicio de lo dispuesto para las profesiones reguladas de las Enseñanzas Superiores.

Formación regulada. Cualquier formación específicamente orientada hacia el ejercicio de una determinada profesión, consistente en un ciclo de estudios, complementado en su caso con una formación profesional o un período de prácticas o un ejercicio profesional. cuya estructura y nivel, estén determinados por las disposiciones legales, reglamentarias o administrativas de un Estado miembro o asociado o sean objeto de control o autorización por parte de la autoridad designada al efecto.

Experiencia profesional. Se entenderá por experiencia profesional, el ejercicio efectivo y lícito en un Estado miembro o asociado de una determinada profesión.

Período de prácticas de adaptación. El ejercicio en España de una profesión regulada bajo la responsabilidad de un profesional cualificado eventualmente acompañado de una formación complementaria.

Prueba de aptitud. Es un control relativo exclusivamente a los conocimientos profesionales del solicitante efectuado por la autoridad competente del Estado miembro de acogida y mediante el cual se acredite la aptitud del solicitante para ejercer en dicho Estado miembro una profesión regulada.

Título universitario oficial. Son aquellos que tienen validez en todo el territorio nacional, establecidos con tal carácter por el Gobierno mediante Real Decreto, a propuesta del Consejo de Universidades. Estos títulos surtirán efectos académicos plenos y habilitarán para el ejercicio profesional, de acuerdo con la normativa vigente. Son títulos reconocidos y otorgados por el Estado español. (LRU Art. 28.1; RD 1496/87) // Son títulos universitarios oficiales los de Diplomado, Arquitecto Técnico o Ingeniero Técnico, que se obtendrán, en su caso tras la superación del primer ciclo de los estudios universitarios, los de Licenciado, Arquitecto o Ingeniero, tras la superación del segundo ciclo, y Doctor, tras la superación del tercer ciclo. (RD 1496/1987 Art. 1.2)

Obtención. La obtención de un título universitario oficial exigirá que, después de que haya sido homologado el plan de estudios correspondiente por el Consejo de Universidades, se hayan cursado y superado los estudios incluidos en dicho plan. (RD 1496/1987 Art. 2)

Expedición. Los títulos universitarios oficiales se expedirán por el Rector de la Universidad en nombre del Rey. (RD 1496/1987 Art. 3.1)

Registro. En relación con los títulos universitarios oficiales que se expidan, las Universidades se ajustarán a las normas de organización y procedimiento de los Registros Nacionales y Universitarios de títulos oficiales que existen en el MEC y en las Universidades. (RD 1496/87 Art. 4)

Títulos expedidos por centros privados. *Véase* TÍTULOS EXPEDIDOS POR UNIVERSIDADES PRIVADAS.

Títulos expedidos por Universidades privadas. Los títulos expedidos por las Universidades privadas deberán ser homologados mediante Real Decreto, previo informe del Consejo de Universidades a los efectos de tener carácter oficial y validez en todo el territorio nacional. (RD 1496/1987 Art. 10)

Títulos expedidos por centros privados. Para homologar los títulos expedidos por centros privados de enseñanza superior, será necesario que éstos estén integrados en una Universidad privada o adscrita a una pública. (RD 1496/1987 Art. 10)

Títulos propios y diplomas. Las Universidades en uso de su autonomía, podrán impartir enseñanzas conducentes a la obtención de otros diplomas y títulos.

Estos diplomas y títulos propios carecerán de los efectos académicos plenos y de la habilitación para el ejercicio profesional que las disposiciones legales otorguen a los títulos universitarios con carácter oficial. (RD 1496/1987 Art. 6)

Obtención. La obtención de estos diplomas y títulos propios exigirá el cumplimiento por el interesado de los oportunos requisitos legales para cursar estudios en la Universidad. (RD 1496/1987 Art. 7.1)

Expedición. El Rector en nombre de la Universidad expedirá los diplomas y títulos propios correspondientes a estas enseñanzas. (RD 1496/1987 Art. 7.2)

Toma de decisiones. Es un proceso científico de resolución de problemas. Incluye la identificación de éstos, el análisis de la situación, la exploración de alternativas y la consideración de las consecuencias de éstas, la selección de la opción más conveniente, la implantación de la decisión y la evaluación de los resultados. (138) // Elegir una línea de acción entre varias alternativas. (4)

Tormenta de ideas. (brainstorming) Técnica cualitativa creada por Osborn que tiene como objetivo la producción de nuevas ideas innovadoras y originales, en un tipo de reunión de un pequeño grupo (8 ó 10 personas). (22) // Procedimiento mediante el cual se genera el mayor número de soluciones factibles a un problema, en el período de tiempo más corto posible, por medio de procesos de reflexión sumamente imaginativos y nada críticos. (105)

Trabajador autónomo. (Seg. Soc.) Aquél que realiza de forma habitual, personal y directa una actividad económica a título lucrativo, sin sujeción por ello a contrato de trabajo, y aunque utilice el servicio remunerado de otras personas, presumiéndose, salvo prueba en contrario, tal condición cuando se sea titular de un establecimiento abierto al público como propietario, arrendatario, usufructuario u otro concepto análogo. (27)

Trabajador. Personas que voluntariamente prestan sus servicios retribuido por cuenta ajena y dentro del ámbito de organización y dirección de otra persona, física o jurídica, denominada empleador o empresario.

Trabajo. Uno de los tres factores de producción tradicionalmente citados (junto a la tierra y el capital), y al que se le asigna también la génesis del capital y la mejora de la tierra. (30) *Véase* CONTRATO DE TRABAJO.

Trabajo a tiempo parcial. Se entiende por trabajo a tiempo parcial cuando el trabajador presta sus servicios durante un determinado número de horas al día o a la semana, o de días a la semana o al mes, inferiores a los dos tercios de la proyección sobre tales períodos de tiempo de la jornada habitual en la actividad. (ET Art. 12)

Trabajo a turnos. Se considera trabajo a turnos, toda forma de organización del trabajo en equipo según la cual los trabajadores ocupan sucesivamente los mismos puestos de trabajo, según un cierto ritmo, continuo o discontinuo, implicando para el trabajador la necesidad de prestar sus servicios en horas diferentes en un período determinado de días o de semanas. (ET Art. 36.3).

Trabajo categoría inferior. La movilidad funcional para la realización de funciones inferiores al grupo profesional o a categorías equivalentes sólo será posible si existiesen razones técnicas u organizativas que lo justificasen y por el tiempo imprescindible para su atención. (ET Art. 39.2)

Trabajo de formación. Podrán celebrar contratos de trabajo de formación, para la adquisición de conocimientos teóricos y prácticos que les permitan desempeñar un puesto de trabajo, las personas mayores de dieciséis años y menores de veinte años. No se aplicará el límite máximo a los trabajadores minusválidos. (ET Art. 11)

Trabajo de menores. Se prohibe la admisión al trabajo a los menores de dieciséis años.

Los trabajadores menores de dieciocho años, no podrán realizar trabajos nocturnos, ni aquellas actividades consideradas insalubres, penosas, nocivas o peligrosas, tanto para su salud, como para su formación profesional y humana. Se prohibe a los menores de dieciocho años la realización de horas extraordinarias. (ET Art. 6)

Trabajo en prácticas. Podrán concertar trabajos en prácticas quienes estuvieran en posesión de una titulación universitaria o equivalente del título de Bachiller o de otras titulaciones que habiliten legalmente para la práctica profesional, dentro de los cuatro años inmediatamente siguientes a la terminación de los estudios correspondientes a su titulación. (ET Art. 11)

Trabajo nocturno. Se considerará trabajo nocturno el realizado entre las diez de la noche y las seis de la mañana. El empresario que recurra regularmente a la realización de trabajo nocturno deberá informar a la autoridad laboral.

La jornada de trabajo de los trabajadores nocturnos no podrá exceder de las ocho horas diarias de promedio, en un periodo de referencia de quince días. Dichos trabajadores no podrán realizar horas extraordinarias. (ET Art. 36).

Tracers. *Véase* CONDICIÓN ÍNDICE.

Tráfico de influencias. Funcionario público, autoridad o particular que influyere en funcionario público o autoridad prevaliéndose del ejercicio de las facultades de su cargo o de cualquier otra situación derivada de su relación personal o jerárquica con éste o con otro funcionario o autoridad, para conseguir una resolución que le pueda generar directa o indirectamente un beneficio económico para sí o para un tercero. (CP Art. 428 y 429)

Tramitación de urgencia. Cuando razones de interés público lo aconsejen, se podrá acordar, de oficio o a petición del interesado, la aplicación al procedimiento de la tramitación de urgencia, por la cual se reducirán a la mitad los plazos establecidos para el procedimiento ordinario, salvo los relativos a la presentación de solicitudes y recursos. (LRJAP 30/92 Art. 50)

Transferencia de datos. *Véase* AGENCIA DE PROTECCIÓN DE DATOS.

Transferencias corrientes. Son las cantidades destinadas a financiar operaciones corrientes en las Administraciones del Estado de las diferentes Comunidades Autónomas con transferencias en materia de sanidad. A modo de ejemplo, la transferencia corriente a la Administración del Estado del País Vasco, comprende la transferencia percibida por esta Comunidad Autónoma vía minoración anual de su cupo y en la cantidad resultante de la participación de la Administración del Estado en el Presupuesto de ingresos del Instituto Nacional de la Salud. (215)

Transferencias de capital. Pagos, condicionados o no, efectuados sin contrapartida directa por parte de los agentes receptores, los cuales destinan estos fondos a financiar operaciones de capital. (215)

Transferencias sanitarias. La Constitución Española en su artículo 148 establece las competencias que pueden ser asumidas por las diferentes CCAA y en el apartado 21 específica la «sanidad e higiene». En este sentido, han sido transferidas las competencias en materia de asistencia sanitaria a las siguientes Comunidades:

— Cataluña: RD 1517/1981, (BOE de 24-7-81).
— Andalucía: RD 400/1984, (BOE de 29-2-84).
— País Vasco: RD 1536/1987, (BOE de 15-12-87).
— Valencia: RD 1612/1987, (BOE 30-12-87).
— Galicia: RD 1679/1990, (BOE de 31-12-90).
— Navarra: RD 1680/1990, (BOE de 31-12-90).
— Canarias: RD 446/1994, (BOE de 9-4-94).

Transmisibilidad. *Véase* DISPOSICIONES ADMINISTRATIVAS.

Transparencia. Hoja de celulosa o acetato utilizada como soporte de un mensaje escrito o dibujado que puede ser proyectado sobre una pantalla o pared con un retroproyector.

Trascendencia. Intensidad relativa del impacto de una acción determinada o del resultado, sobre el proceso o el cliente.

Traslado de expediente. Quienes hayan iniciado estudios universitarios y tengan superado el primer curso completo y deseen continuarlos en otra universidad o facultad distinta, deberá efectuar la solicitud de traslado de expediente del 1 al 31 de julio (normalmente). Dicha solicitud se dirigirá al Decano o al Director del centro acompañando copia del expediente académico y justificando documentalmente los motivos del traslado (cambio de residencia, trabajo, servicio militar, etc.). (176)

Trasplantes. **Órganos extraídos.** Se contabilizarán el número de órganos extraídos, entendiéndose por tal el número de piezas. (214)

Órganos trasplantados. Se considerará el número de órganos trasplantados de cada tipo. (214)

Extracción renal bilateral. Número de donantes a los que se les extraen exclusivamente riñones. La extracción es un procedimiento único independientemente del número de riñones extraídos. (214)

Extracción multiorgánica. Número de donantes en los que la extracción incluye hígado y/o corazón. (214)

Tratado de la Unión Europea. La Comunidad Europea es una «sociedad » de Estados a la que han sido transferidas una serie de funciones y de tareas. A diferencia de lo que ocurre en la mayoría de las constituciones de los Estados miembros, la constitución de la Comunidad no se encuentra recogida en un documento único. Resulta de un conjunto de normas y valores fundamentales que los responsables deben acatar imperativamente y que figuran en los tratados y en los actos jurídicos adoptados por las instituciones o que, en parte, derivan de la costumbre. Los Estados se rigen por dos principios de organización esenciales: el Derecho y la democracia.

Tratado de París. A través de él se constituyó la Comunidad Económica del Carbón y del Acero (CECA) el 18 de abril de 1951 en París. La CECA es competente para la gestión comunitaria de la industria del carbón y del acero, piedra angular de las economías nacionales.

Tratados de Roma. A través de los cuales se constituyen el 25 de marzo de 1957, la Comunidad Económica Europea (CEE) y la Comunidad Europea de la Energía Atómica (CEEA o Euratom). A la CEEA le corresponden las funciones comunes relativas al sector de la investigación y utilización de la energía nuclear.

Por otro lado, la CEE no se limita como en el caso de los otros tratados, a la interpretación de determinados sectores económicos. Su misión consiste en conducir a los Estados miembros hacia una Comunidad mediante el establecimiento de un mercado común que una a los mercados nacionales de los Estados miembros mediante la aproximación progresiva de las políticas económicas nacionales: libre circulación de mercancías, trabajadores, libertad de establecimiento y de prestación de servicios, la libre circulación de capitales, la libertad para realizar operaciones de pago, la agricultura, la política de transportes, la política social y la política de competencia. (26)

Tratado de la Unión Europea (Tratado de Maastricht). Firmado por los Jefes de Estado o de Gobierno en febrero de 1992, sustituye la expresión «Comunidad Económica Europea» por la de Unión Europea. Con esta modificación se pretende poner de manifiesto el cambio cualitativo de la CE, que pasa de ser una pura comunidad económica a convertirse en una Unión Política. De esta forma se destaca también la unión de las tres comunidades (CECA, CE y Euratom). El europeo no es solamente ciudadano de su ciudad, región o Estado, sino también ciudadano de la Comunidad.

Objetivos. Los nuevos objetivos y tareas de la Unión Europea son: a) Promover un progreso económico y social equilibrado y sostenible, principalmente mediante la creación de un espacio sin fronteras interiores, el fortalecimiento de la cohesión económica y social y el establecimiento de una unión económica y monetaria que implicará, en su momento, una moneda única. b) Afirmar su identidad en el ámbito internacional, en particular mediante una política exterior y de seguridad común, que podría conducir, en su momento, a una defensa común. c) Reforzar la protección de los derechos e intereses de los ciudadanos de sus Estados miembros, mediante la creación de una ciudadanía de la Unión. d) Desarrollar una cooperación estrecha en el ámbito de la justicia y de los asuntos de interior. e) Mantener íntegramente el acervo comunitario y desarrollarlo.

Los Tratados no otorgan ni a la CE ni a sus instituciones ninguna competencia general para lograr los objetivos que les han sido asignados. Los tratados se limitan, en los diversos capítulos, a determinar el alcance de las competencias de acción conferidas. Es el principio de las competencias limitadas.

El Tratado de la Unión Europea, sobre los fundamentos constituidos por las tres Comunidades Europeas originarias, establece competencias que se completarán y ampliarán de forma puntual. De esta forma, la Comunidad Europea puede reclamar para sí competencias relacionadas con el mercado interior, la política económica y monetaria, incluidas todas las cuestiones sociales, culturales, de investigación y desarrollo tecnológico, medio ambiente y cooperación al desarrollo pertenecientes a estos ámbitos.

Instituciones y Órganos. Las principales Instituciones y Órganos de la CE son: a) El Consejo Europeo. b) El Parlamento Europeo. c) El Consejo de Ministros. d) La Comisión. e) El Tribunal de Justicia. f) El Tribunal de Cuentas.

Consejo Europeo. Está compuesto por los jefes de Estado o de Gobierno de los Estados miembros, así como por el Presidente de la Comisión de las Comunidades Europeas. Están asistidos por los ministros de Asuntos Exteriores y por un miembro de la Comisión. El Consejo Europeo se reúne al menos dos veces al año.

La función del Consejo Europeo consiste en fijar las directrices políticas generales de la Unión Europea con vistas tanto a las Comunidades Europeas como a la Cooperación Política Europea.

Parlamento Europeo. Tal y como disponen los Tratados comunitarios, el Parlamento Europeo representa a los pueblos de los Estados reunidos en la CE.

Las elecciones se celebrarán cada cinco años, ejerciendo funciones consultivas merced al derecho de consulta que le confiere el Tratado; funciones de control frente a la Comisión dado que ésta debe rendir cuentas frente al Parlamento y funciones decisorias en materia presupuestaria, dado que tiene desde 1975 la función de establecer el proyecto de presupuestos junto con el Consejo y puede en determinadas condiciones y en relación con una parte de los gastos de la CE, realizar modificaciones que también son aplicables frente al Consejo, teniendo la última palabra.

Consejo de Ministros. Es el poder legislativo de facto de la Unión Europea. Está compuesto por los representantes de los gobiernos de los Estados miembros que envían uno o varios representantes, normalmente los ministros o subsecretarios competentes de la materia de que se trate, Exteriores, Economía, Interior, etc.

La toma de decisiones en el Consejo de Ministros son tres según la materia de que se trate o el momento de la toma de decisiones. (330).

a) Mayoría simple. Es el procedimiento normal de toma de decisiones. Cada país tiene en este caso un voto. Se aplica para diversos temas de distinto nivel, entre ellos, la aprobación del dictamen favorable sobre la reunión de una conferencia intergubernamental para la revisión de los tratados.

b) Mayoría cualificada. Permite tomar decisiones respetando el peso específico de los países. Se utiliza para la mayor parte de las materias relacionadas con la realización del mercado interior.

Para su adopción, los acuerdos del Consejo requieren al menos 62 votos, cuando deben ser adoptadas a propuesta de la Comisión y 62 votos, que representen el voto favorable de 10 miembros de la Unión como mínimo, en los demás casos.

Tras la ampliación de 1 de enero de 1995 ha quedado como sigue:

Bélgica	5
Dinamarca	3
Alemania	10
Grecia	5
España	8
Francia	10
Irlanda	3
Italia	10
Luxemburgo	2
Países Bajos	5
Austria	4
Portugal	5
Finlandia	3
Suecia	4
Reino Unido	10

c) Unanimidad. Se requiere principalmente en asuntos relacionados con las nuevas políticas comunes o asuntos especialmente comunitarios (política de transportes, compatibilidad con los tratados de las ayudas estatales a las empresas, aproximación de legislaciones, armonización fiscal, régimen lingüístico, etc.).

La Comisión. La Comisión es ante todo el motor de la política comunitaria. En ella se origina toda acción de la Comunidad puesto que le corresponde presentar al Consejo las propuestas y proyectos de reglamentación comunitaria.

La Comisión es también la guardiana de los Tratados comunitarios. Vela por la aplicación de las disposiciones de los Tratados y de los actos adoptados por las instituciones comunitarias.

El Consejo suele delegar en la Comisión la adopción de medidas para ejecutar las decisiones que toman

El Tribunal de Justicia. Tiene como misión garantizar la salvaguardia del Derecho en la interpretación y aplicación de los Tratados constitutivos de la CE, así como de las disposiciones jurídicas emanadas de las instituciones y órganos comunitarios.

En materia constitucional, el Tribunal de Justicia dirime en litigios entre los órganos de la Comunidad y sobre la legalidad de la legislación comunitaria.

En materia administrativa, controla los actos administrativos adoptados por la Comisión o, de forma indirecta, por las autoridades de los Estados miembros, sobre la base del Derecho comunitario.

En materia de trabajo y de lo social, conoce de los asuntos relativos a la libertad de circulación y a la seguridad social de los trabajadores, así como sobre la igualdad de trato del hombre y la mujer en el trabajo.

En materia penal, se ocupa del control de las multas impuestas por la Comisión.

En materia civil, conoce de los litigios relativos a la indemnización por daños y de la interpretación del Convenio de Bruselas sobre el reconocimiento y la ejecución de las decisiones judiciales en materia civil y mercantil.

Tribunal de Cuentas. Su misión es examinar la legalidad y regularidad de los ingresos y gastos de la CE y garantizar una buena gestión presupuestaria. A diferencia de algunos Tribunales de Cuentas nacionales, el de la CE no dispone de atribuciones jurisdiccionales para imponer coercitivamente la aplicación de sus facultades de control o para sancionar las ilegalidades descubiertas en el ejercicio de sus funciones.

Órganos auxiliares. Las Instituciones anteriormente citadas están, acompañadas por los siguientes órganos auxiliares: a) Comité Económico y Social. Es el principal, dado que está dotado de una competencia general, es un órgano de consulta económico del Consejo y de la Comisión, en el que están representados productores, agricultores, empresas de transporte, trabajadores, comerciantes, artesanos y profesiones liberales. b) Comité de Regiones, que será consultado obligatoriamente por el Consejo y la Comisión en materias de formación, fomento de la cultura, salud pública, política de cohesión y diferentes disposiciones de aplicación del fondo regional. c) Banco Europeo de Inversiones. que tiene por misión conceder en todos los sectores económicos préstamos y garantías para favorecer a las regiones menos desarrolladas, la modernización o reconversión de las empresas, la creación de empleo o el desarrollo de proyectos que presentan un interés común a varios Estados miembros.

ACTOS JURÍDICOS:

Reglamentos CEE y CEEA y decisiones generales CECA: Los actos jurídicos con los que las instituciones comunitarias pueden intervenir de la forma más intensa en los ordenamientos jurídicos nacionales son, en los Tratados CE y CEEA, los reglamentos, y en el Tratado CECA, la decisión general.

Los definen dos propiedades totalmente inhabituales en el Derecho internacional: 1. Su carácter comunitario, que consiste en la particularidad de imponer el mismo Derecho en toda la Comunidad sin tener en cuenta fronteras, y de ser válido de manera uniforme e íntegra en todos los Estados miembros. 2. Su aplicabilidad directa, es decir, que los reglamentos establecen el Derecho mismo sin necesidad de una normativa especial de aplicación de carácter nacional y confieren a los ciudadanos comunitarios derechos y les imponen obligaciones de forma directa.

Directivas CEE y CEEA y recomendaciones CECA. La directiva, que en el Tratado CECA se denomina recomendación, es, junto al Reglamento, el instrumento más importante de actuación comunitaria. Intenta enlazar la necesaria unidad del Derecho comunitario con el mantenimiento de la variedad de las peculiaridades nacionales. No es la unificación del Derecho, sino la aproximación de las legislaciones.

La directiva sólo es obligatoria para los Estados miembros respecto al objetivo que propone, dejando a su elección la forma y los medios en que aquél debe materializarse a través del ordenamiento jurídico nacional.

Las disposiciones de una directiva, no sustituyen automáticamente a las del Derecho nacional, sino que los Estados miembros están obligados a adecuar las suyas a las normas comunitarias.

Como principio fundamental, la transposición debe crear una situación jurídica que permita reconocer de forma suficientemente clara y precisa los derechos y obligaciones que emanan de las disposiciones de la directiva, y así los ciudadanos comunitarios, puedan hacer valer éstos ante los tribunales nacionales o defenderse de ellos.

Las normas establecidas para la adaptación de las Directivas al derecho propio suele oscilar entre dos y cinco años, según los casos.

Decisiones CEE y CEEA y decisiones individuales CECA. La tercera categoría de actos jurídicos en el sistema normativo de la CE son las decisiones CE y CEEA y la decisión individual CECA. Una decisión se caracteriza por los siguientes rasgos: 1. Tiene validez individual, lo que la distingue de un reglamento. Los destinatarios deben indicarse individualmente y quedan también vinculados sólo de forma individual. 2. La decisión es vinculante en todas sus partes, lo que la diferencia de las directivas que sólo son obligatorias respecto al objetivo que debe alcanzarse. 3. Las decisiones obligan a sus destinatarios de forma directa. Una decisión dirigida a un Estado miembro puede, además, en las mismas condiciones que una directiva, producir efectos directos también para los ciudadanos comunitarios.

Recomendaciones. Son invitaciones a los estados miembros a actuar de una determinada forma. No son obligatorias y por tanto no están sometidas al control del Tribunal de Justicia. Son un instrumento de legislación directa, diferenciándose de las Directivas en que no son obligatorias ni imponen un plazo para su cumplimiento. (330)

Dictámenes. A diferencia de las recomendaciones, que sólo se prevén en los Tratados de Roma, los dictámenes están también contemplados en el tratado de la CECA. En ambos casos los dictámenes no son vinculantes. Se trata de la expresión de una opinión sobre una cuestión concreta. (330)

Espacio Económico Europeo. El Presidente de la CEE, Sr. Delors fue quien propuso por primera vez la creación de un Espacio Económico Europeo en el que participaran tanto los Estados de la CE como los de la AELC (Austria, Suiza, Lichtenstein, Islandia, Noruega, Suecia y Finlandia) en su discurso ante el Parlamento Europeo de 17 de enero de 1989. Delors se pronunció a favor de regular las relaciones CE y la AELC en forma de una asociación basada en la codecisión. Los Estados de la AELC recogieron esta idea y, tras largas negociaciones, el 2 de mayo e 1992 pudo presentarse un acuerdo sobre el Espacio Económico Europeo.

Tras el resultado del referéndum sobre el acuerdo en Suiza se ha retrasado su entrada en vigor. El «no» suizo ha obligado a entablar negociaciones para adaptar el acuerdo a la nueva situación. Éstas ya han concluido y ahora nada se opone a la entrada en vigor del EEE, al que Suiza no pertenecerá.

Fondos. Son los instrumentos económicos de los que se vale la Comunidad para la realización de sus políticas. Los Fondos consumen la mayor parte del presupuesto comunitario. Los Fondos pueden ser (330): a) Fondos estructurales. Son el principal instrumento presupuestario de la Comunidad para la realización de las políticas más significativas y el logro objetivo de la cohesión económica y social. Los más importantes son: Fondo Europeo de Desarrollo Regional (FEDER); Fondo Europeo de Orientación y Garantía Agrícola-Orientación (FEOGA-Orientación); Fondo Social Europeo (FSE); Instrumento Financiero de Orientación de la Pesca (IFOP); Fondo Europeo de Desarrollo (FED), Fondo Europeo de Cooperación Monetaria (FECOM); Fondo Europeo de Inversiones (FEI) y el Fondo de Garantía. b) Fondo de cohesión. Son de carácter temporal. Los recursos de este Fondo se destinan a aquellos países cuyo Producto Interior Bruto (PIB) por habitante es inferior al 90 % de la media comunitaria.

Programas. Los programas son iniciativas que la Comisión asume y financia en una serie de ámbitos de actividad que están relacionados con los fines señalados en los tratados y la construcción europea.(330).

Euro. Es la moneda de aquellos países de la Unión Europea que a partir de enero de 1999, se incorporen a la Unión Monetaria. Sólo los países que acrediten en la primavera de 1998 la buena salud de sus economías (bajos tipos de interés, baja inflación y finanzas públicas saneadas) harán del euro su moneda. La sustitución de las actuales monedas por el euro en los países que la adopten inicialmente se realizará en dos etapas: a) Etapa transitoria. Del 1 de enero de 1999 a 1 de enero del 2002. En esta etapa la fijación del precio del euro o tipo de conversión inamovible se decidirá por unanimidad de los estados miembros que inicialmente adopten el euro, y será obligatorio legalmente desde el 1 de enero de 1999. A partir de entonces, podremos utilizar el euro en nuestras transacciones. Sin embargo, por el tiempo que requiere la fabricación de los nuevos billetes y monedas, los cobros y pagos en metálico tendrán que realizarse solamente en pesetas hasta —como muy tarde— el 1 de enero del año 2002. b) Etapa de culminación. A partir del 1 de enero del año 2002, como fecha límite, podremos ampliar el uso del euro a los cobros y pagos en metálico ya que para esa fecha, se habrán puesto en circulación los billetes y monedas en euros. Durante esta etapa, no superior a seis meses, los poseedores de billetes y monedas nacionales podrán canjearlos gratuitamente por billetes y monedas en euros, con la cooperación de los Bancos Centrales Nacionales y entidades financieras colaboradoras.

A partir del 1 de enero del año 2002, todos los contratos, deudas, obligaciones, derechos, etc. De contenido económico que estuviesen denominados en pesetas a esa fecha, quedarán legalmente denominados en euros —sin ningún tipo de trámite por parte de los interesados— al «precio» o tipo de conversión inamovible del euro en pesetas.

Finalmente, a partir del 1 de julio del año 2002 —como muy tarde— sólo podremos utilizar euros. Así, el proceso de sustitución de la peseta por el euro habrá concluido.

Calendario previsto del euro. a) Primavera de 1998. Selección de países que adoptarán inicialmente el euro.

b) De 1-1-1999 a 1-1-2002.

b.1) 1-1-1999. El euro, nueva moneda de los estados miembros participantes. Adopción definitiva por Ley del «precio» o equivalencia del euro en monedas nacionales.

b.2) De 1-1-1999 a 1-1-2002. Libre utilización del euro en transferencias bancarias y similares. Uso de billetes y monedas nacionales para cobros y pagos en metálico, aunque la operación esté denominada en euros. Desarrollo de la producción de los nuevos billetes y monedas en euros y céntimos de euro.

c) 1-1-2002 (Fecha límite). Puesta en circulación de los billetes y monedas en euros y céntimos de euro.

d) De 1-1-2002 a 1-7-2002. Durante este periodo se sustituirán los billetes y monedas nacionales por billetes y monedas euros y céntimos de euro.

e) 1-7-2002. La monedas y billetes nacionales dejan de ser de curso legal. El euro será la única moneda de curso legal en la Unión Monetaria Europea.

Tratado de Maastricht. *Véase* TRATADO DE LA UNIÓN EUROPEA.

Tratado de París. *Véase* TRATADO DE LA UNIÓN EUROPEA.

Tratado de Roma. *Véase* TRATADO DE LA UNIÓN EUROPEA.

Tratamientos. Manera de nombrar a una persona al dirigirse a ella o hablar de ella, según su categoría o títulos. (19)

Excelencia. Sus Excelencias. Jefes de Estado y sus cónyuges. (327).

Excelentísimo Señor/Señora (Excmo. Sr./Sra):

A) Poder Ejecutivo. Presidente del Gobierno; Vicepresidente del Gobierno; Ministros del Gobierno; Secretarios de Estado; Subsecretario de Asuntos Exteriores; Delegados del Gobierno en las CCAA; Gobernadores Civiles.

B) Poder Legislativo. Presidente del Congreso de los Diputados; Presidente del Senado; Vicepresidentes de las Mesas del Congreso y del Senado.

C) Tribunal Constitucional. Presidente; Vicepresidentes y Vocales.

D) Poder Judicial. Presidente; Vicepresidente y Vocales del Consejo General del Poder Judicial, Presidente del Tribunal Supremo; Presidentes de Sala del Tribunal Supremo; Fiscal y Magistrados del Tribunal Supremo; Fiscal General del Estado.

E) Consejo de Estado. El Presidente y los Consejeros de Estado.

F) Tribunal de Cuentas. El Presidente y los Ministros del Tribunal de Cuentas.

G) Comunidades Autónomas. Presidente de los Consejos de Gobierno; Presidentes de las Asambleas Parlamentarias y Presidentes de los tribunales Superiores de Justicia.

H) Otras autoridades. Presidentes del Instituto de España; Presidentes y Académicos de las Reales Academias Centrales del Estado; Vicerrectores de las Universidades; Ex-Presidentes y Ex-Ministros del Gobierno; Alcaldes de Madrid y

Barcelona; Caballeros y Damas del Collar y Grandes Cruces de las Órdenes Españolas; Grandes de España.

I) Fuerzas Armadas. Capitán General y Capitán General de la Armada; Teniente General y Almirante; General de División y Vicealmirante; General de Brigada y Contralmirante.

J) Carrera Diplomática. Embajadores de España (de grado).

Magnífico y Excelentísimo Señor. (Excmo. Sr. Don... Rector Magnífico de la Universidad de...): Rectores de las Universidades.

Ilustrísimo Señor/señora (Ilmo. Sr./Sra.):

A) Autoridades. Diputados y Senadores; Consejeros de Gobierno de las CCAA; Presidentes de las Diputaciones Provinciales; Mancomunidades y Cabildos; Interventor General de la Administración Central del Estado; Decanos y Vicedecanos de las Facultades Universitarias; Comisarios Generales de la Policía; Delegados de Hacienda; Fiscales de los tribunales Superiores de Justicia de las CCAA; Subsecretarios; Secretarios Generales y Directores Generales.

B) Personalidades. Títulos nobiliarios de Marqués, Conde, Vizconde y Barón, que no posean una Grandeza de España, Caballeros o Damas con la Encomienda con Placa de las Órdenes de España.

C) Fuerzas Armadas. Coronel y Capitán de Navío; Teniente Coronel y Capitán de Fragata.

D) Carrera Diplomática. Ministros Plenipotenciarios de Tercera Clase; Consejeros de Embajada.

Trazador. Periférico de impresión de alta calidad. Electrostático o de plumilla.// Unidad de intercambio de información de salida que se utiliza para dibujar mapas y planos. (306)

Triage. Clasificación de los afectados en función de su situación y tipo de lesiones. (36)

Tribunal. *Véase* JUZGADOS.

Tribunal Constitucional. El Tribunal Constitucional con jurisdicción en todo el territorio español, es el competente para conocer: a) Del recurso de inconstitucionalidad contra leyes y disposiciones normativas con fuerza de ley. b) Del recurso de amparo por violación de los derechos y libertades referidas en el articulo 53.2 de la Constitución Española. c) De los conflictos de competencia entre el Estado y las CCAA o de los de éstas entre sí. e) De las demás materias que le atribuye la Constitución a las leyes orgánicas. (CE Art. 161)

Composición. El Tribunal Constitucional se compone de 12 miembros nombrados por el Rey; de ellos, 4 a propuesta del Congreso por mayoría de 3/5 de sus miembros; 4 a propuesta del Senado, con idéntica mayoría; 2 a propuesta del Gobierno y 2 a propuesta del CGPJ.

Presidente. Será nombrado entre sus miembros por el Rey, a propuesta del mismo Tribunal en pleno y por un periodo de tres años.

Recursos. Podrá interponer el recurso de inconstitucionalidad, el Presidente del Gobierno, el Defensor del Pueblo, cincuenta Diputados, cincuenta Senadores, los órganos colegiados ejecutivos de las CCAA y, en su caso, las Asambleas de las mismas. (CE Art. 162.1)

Recurso de amparo. Podrá interponer recurso de amparo, toda persona natural o jurídica que invoque un interés legítimo, así como el Defensor del Pueblo y el Ministerio Fiscal. (CE Art. 162.2)

Sentencias. Las sentencias del Tribunal Constitucional se publicarán en el BOE con los votos particulares si los hubiere. Tiene el valor de cosa juzgada a partir del día siguiente de su publicación, y no cabe recurso alguno contra ellos.

Salvo que en el fallo se disponga otra cosa, subsistirá la vigencia de la ley en la parte no afectada por la inconstitucionalidad. (CE Art. 164)

Tribunal de Cuentas (CE). *Véase* TRATADO DE LA UNIÓN EUROPEA.

Tribunal de Cuentas. El Tribunal de Cuentas es el supremo órgano fiscalizador de las cuentas y de la gestión económica del Estado, así como del sector público.

Dependerá directamente de las Cortes Generales. (CE Art. 136).

Tribunal de Justicia (CE). *Véase* TRATADO DE LA UNIÓN EUROPEA.

Tribunal Supremo. Con sede en la villa de Madrid, es el órgano jurisdiccional superior en todos los órdenes, salvo lo dispuesto en materia de garantías constitucionales. Tendrá jurisdicción en toda España.

El Tribunal Supremo se compondrá de su Presidente, los Presidentes de Sala y los Magistrados que determine la ley para cada una de las Salas y, en su caso, Secciones en que las mismas puedan articularse. (Ley 6/85 Art. 53).

Composición. El Tribunal Supremo estará compuesto por las siguientes Salas:

Sala Primera, de lo Civil. Conocerá (Ley 6/85 Art. 56): a) De los recursos de casación, revisión y otros extraordinarios en materia civil que establezca la Ley. b) De las demandas de responsabilidad civil por hechos realizados en el ejercicio de su cargo, dirigidas contra el Presidente de Gobierno, del Congreso, del Senado, Presidentes de Tribunales y Audiencias, miembros del Gobierno, parlamentarios y senadores, Fiscal General del Estado, Fiscales de la Sala del Tribunal Supremo, Presidente del Tribunal de Cuentas, miembros del Consejo de Estado, Defensor del Pueblo, y Presidente y Consejeros de las Comunidades Autónomas. c) De las demandas de responsabilidad civil dirigidas contra Magistrados de la Audiencia Nacional o de los Tribunales Superiores de Justicia por hechos realizados en el ejercicio de su cargo. d) De las peticiones de ejecución de sentencias dictadas por Tribunales extranjeros.

Sala Segunda, de lo Penal. Conocerá (Ley 6/85 Art. 57): a) Igual al apartado a) de lo Civil, pero en lo relativo a lo Penal. b) Igual al apartado b) de lo Civil, pero en lo relativo a lo Penal. c) De la instrucción y enjuiciamiento de las causas contra Magistrados de la Audiencia Nacional o de un Tribunal Superior de Justicia.

Sala Tercera, de lo Contencioso-Administrativo. Conocerá (Ley 6/85 Art. 58): a) En única instancia, de los recursos contenciosos-administrativos que se promuevan contra actos y disposiciones emanadas del Consejo de Ministros o de sus Comisiones Delegadas, y Disposiciones procedentes del Consejo General del Poder Judicial y contra actos y disposiciones de los órganos de gobierno del Congreso, del Senado, del Tribunal Constitucional, del Tribunal de Cuentas y del Defensor del Pueblo en materia de personal y actos administrativos. b) De los recursos de casación que se interpongan contra las sentencias dictadas por la Sala de lo Contencioso Administrativo de la Audiencia Nacional y, de los Tribunales Superiores de Justicia en materias contra actos y disposiciones procedentes de órganos de la Administración del Estado, y de las Comunidades Autónomas. c) De los recursos que establezca la ley contra las resoluciones del tribunal de Cuentas.

Sala Cuarta, de lo Social. Conocerá (Ley 6/85 Art. 59): a) Los recursos de casación y revisión y otros extraordinarios que establezca la ley en materias propias de este orden jurisdiccional. b) Las recusaciones que se interpusieren contra los Magistrados de cada una de las Salas del Tribunal Supremo y de las cuestiones de competencia entre Juzgados o Tribunales del propio orden jurisdiccional que no tenga otro orden superior. c) Los Magistrados recusados no formarán parte de la Sala.

Sala Quinta, de lo Militar. Que se regirá por su legislación específica y supletoriamente por la Ley Orgánica del Poder Judicial y por el ordenamiento común a las demás Salas del Tribunal Supremo.

Tribunales Superiores de Justicia. Los Tribunales Superiores de Justicia de las Diferentes Comunidades Autónomas culminarán la organización judicial en el ámbito territorial de aquélla, sin perjuicio de la jurisdicción, que corresponde al Tribunal Supremo. El Tribunal Superior de Justicia tomará el nombre de la Comunidad Autónoma y extenderá su jurisdicción al ámbito territorial de ésta.

El TSJ estará integrado por las siguientes Salas: de lo Civil, y Penal, de lo Contencioso-Administrativo y de lo Social. Se compondrá de un Presidente, que lo será también de su Sala de lo Civil y Penal, y tendrá la consideración de Magistrado del Tribunal Supremo mientras desempeñe su cargo. (Ley 6/85 Art. 70, 71 y 72)

Tributos. Son contribuciones e impuestos, locales, autonómicas y estatales, excepción hecha de aquellos que son repercutibles en los precios y se satisfagan conjuntamente con estos como parte del coste de un bien, de la adquisición o suministro. (215).

Trienio. Concepto retributivo que premia la antigüedad en el trabajo. Para el personal que trabaja en las Instituciones del Insalud, consiste en una cantidad igual para cada uno de los grupos de clasificación, por cada tres años de servicios. (RDL 3/87 Art. 2).

Tríptico. Folleto publicitario sencillo dividido en tres partes, de las cuales las dos laterales se doblan sobre la del centro. (281).

Turbidez. Carácter organoléptico de las aguas potables. La mayoría de las aguas superficiales la poseen. Su medida nos indica la naturaleza, concentración y el tamaño de las partículas en suspensión, objeto de medidas específicas. (18)

U

UIMP. *Véase* UNIVERSIDAD INTERNACIONAL MENÉNDEZ PELAYO.

UNED. *Véase* UNIVERSIDAD NACIONAL DE EDUCACIÓN A DISTANCIA.

UNESCO. Organización de las Naciones Unidas para la educación, la ciencia y la cultura. Con sede en París, se creó en 1946.

UPA/CAMA. (estadística) Número de UPAS por cama funcionante. (213).

URV. (proyecto signo). *Véase* UNIDADES RELATIVAS DE VALOR.

UVMI. *Véase* UNIDAD DE VALORACIÓN MÉDICA DE INCAPACIDADES.

Umbral. Nivel o punto en que un estímulo es lo suficientemente fuerte como para señalar la necesidad de una respuesta por parte de la organización a los datos del indicador y el inicio del proceso para determinar por qué se ha llegado cerca o se ha cruzado el umbral. (296)

De rentabilidad. *Véase* ANÁLISIS DEL PUNTO MUERTO.

Unanimidad. Totalidad de votos conformes con una propuesta.

Unidad Aritmético-Lógica (UAL). Parte de la unidad central de proceso, donde se realizan las operaciones aritméticas y lógicas. (306).

Unidad Central de Proceso. *Véase* CPU.

Unidad de control. Parte de la unidad central de proceso, que se encarga del gobierno de las restantes unidades. (306).

Unidad de producción. Conjunto organizado de factores o recursos productivos que se encuentran bajo el control de un centro de decisión único y está dedicado a la obtención de unos productos o resultados concretos. (22)

Unidad de Valoración Médica de Incapacidades (UVMI). Unidad de valoración médica de incapacidades. Suprimida por Real Decreto 1300/1995 asumiendo sus funciones las Unidades de Valoración de Incapacidades y el Instituto Nacional de la Salud. *Véase* UNIDADES DE VALORACIÓN DE LAS INCAPACIDADES. (RD 1300/1995 DA 3.ª)

Unidad organizativa. Es la agrupación de varios puestos, que desarrollan una actividad homogénea, subordinados a un directivo ante el cual responden y al que informan directamente. Es uno de los elementos básicos del proceso de organizar. Su necesidad se deriva de la división del trabajo, que da lugar a la diferenciación o especialización horizontal. (189)

Unidad ponderada de asistencia (UPA). Medidor de la actividad hospitalaria que permite conocer el nivel de actividad hospitalaria en un único valor, lo que posibilita establecer comparativas homogéneas tanto históricas como en el entorno. La UPA o unidad ponderada de actividad, se diferencia de la UBA por ponderar las estancias de distinta forma según que tipo de estancias sean (180):

Proceso	Ponderación
Estancias medias	1
Estancias quirúrgicas	1,5
Estancias obstétricas	1,2
Estancias pediátricas	1,3
Estancias neonatológicas	1,3
Estancias UCI	5,8
Urgencias no ingresadas	0,3
Consultas 1.ª	0,25
Consultas sucesivas	0,15
Cirugía ambulatoria	0,25

Unidades Básicas Asistenciales (UBA). Medidor de la actividad hospitalaria que permite conocer el nivel de actividad hospitalaria en un único valor, lo que posibilita establecer comparativas homogéneas tanto históricas como en el entorno. La UBA o unidad básica asistencial, se obtiene por la agrupación y ponderación de los siguientes procesos promedios (180):

Proceso	Ponderación
Estancia	1
Urgencias	0,3
Consultas 1.ª	0,5
Consultas sucesivas	0,25

Unidades de Gestoría de Prestaciones. Son oficinas administrativas creadas con el fin de facilitar a los usuarios los trámites administrativos dentro del Insalud. (263).

Unidades estadísticas. Se llaman así a los elementos que componen la población. También se les denomina individuos, debido al origen demográfico de la estadística descriptiva. (119).

Unidades relativas de valor. (proyecto signo). Puntuación relativa en cuanto a la utilización de recursos, básicamente tiempos enfermeros, ya que los consumos con significación económica se imputan al paciente en su origen (farmacia, en dosis unitarias, prótesis y otros materiales diferenciales del proceso). (252).

Unión Europea. *Véase* TRATADO DE LA UNIÓN EUROPEA.

Universidad. Institución pública a la que corresponde la educación superior, mediante la docencia, el estudio y la investigación.

Las Universidades están dotadas de personalidad jurídica y desarrollan sus funciones en régimen de autonomía y de coordinación entre todas ellas.

La actividad de la Universidad así como la autonomía, se fundamentan en el principio de la libertad académica, que se manifiesta en las libertades de cátedra, de investigación y de estudio. (LRU Art. 1,2,3).

Las Universidades estarán básicamente integradas por Departamentos, Facultades y Escuelas Técnicas Superiores, Escuelas Universitarias e Institutos Universitarios, así como por aquellos otros centros que legalmente puedan ser creados. (LRU Art. 7)

Funciones. Serán funciones de las Universidades: a) La creación, desarrollo, transmisión y crítica de la ciencia, de la técnica y de la cultura. b) La preparación para el ejercicio de actividades profesionales que exijan la aplicación de conocimientos y métodos científicos o para la creación artística. c) El apoyo científico y técnico al desarrollo cultural, social y económico, tanto nacional como de las Comunidades Autónomos. d) La extensión de la cultura universitaria. (LRU Art. 1)

Creación. La creación de Universidades se llevará a cabo: a) Por Ley de la Asamblea Legislativa de la Comunidad Autónoma en cuyo ámbito territorial hayan de establecerse. b) Por Ley de las Cortes Generales a propuesta del Gobierno, de acuerdo con el Consejo de Gobierno de la Comunidad Autónoma en cuyo territorio haya de establecerse. (LRU Art. 5)

Departamento. Los departamentos son los órganos básicos encargados de organizar y desarrollar la investigación y las enseñanzas propias de su respectiva área de conocimiento en una o varias Facultades, Escuelas Técnicas Superiores, Escuelas Universitarias y, en su caso, en aquellos otros centros que se hayan creado al amparo de lo previsto en el articulo 7 de la Ley de Reforma Universitaria.

Los Departamentos se constituirán por áreas de conocimiento científico, técnico o artístico, y agruparán a todos los docentes e investigadores cuyas especialidades se correspondan con tales áreas.

La creación, modificación y supresión de Departamentos corresponderá a la Universidad respectiva conforme a sus Estatutos y de acuerdo con las normas básicas aprobadas por el Gobierno a propuesta del Consejo de Universidades. (LRU Art. 8)

Órganos Colegiados. Son órganos colegiados, el Consejo Social, el Claustro Universitario, la Junta de Gobierno, la Junta de Facultades de Escuelas Técnicas Superiores y de Escuelas Universitarias y Consejos de Departamentos y de Institutos Universitarios. (LRU Art. 13)

Órganos Unipersonales. Son órganos unipersonales, el Rector, Vicerrector, Secretario General, Gerente, Decanos de Facultades y Directores de Escuelas Técnicas Superiores, de Escuelas Universitarias, de Departamentos Universitarios y de Institutos Universitarios. (LRU)

Consejo Social. El Consejo Social es el órgano de participación de las sociedad en la Universidad.

Corresponde al Consejo Social la aprobación del presupuesto y de la programación plurianual de la Universidad, a propuesta de la Junta de Gobierno y, en general, la supervisión de las actividades de carácter económico de la Universidad y del rendimiento de sus servicios. Le corresponde, igualmente, promover la colaboración de la sociedad en la financiación de la Universidad.

El Consejo Social estará compuesto: a) En sus dos quintas partes, por una representación de la Junta de Gobierno, elegida por ésta de entre sus miembros, y de la que formarán parte, necesariamente, el Rector, el Secretario General y el Gerente. b) En las tres quintas partes restantes, por una representación de los intereses sociales, de acuerdo con lo que establezca una Ley de la Comunidad Autónoma correspondiente. Esta Ley fijará asimismo, el número total de miembros de dicho Consejo y, en todo caso, preverá la participación de los representantes de sindicatos y asociaciones empresariales. Ninguno de los representantes a que alude este párrafo podrá ser miembro de la comunidad universitaria.

El Presidente del Consejo Social será nombrado por la correspondiente Comunidad Autónoma. (LRU Art. 14).

Claustro Universitario. El Claustro Universitario, que será presidido por el Rector, es el máximo órgano representativo de la comunidad universitaria, al que corresponderá, en todo caso, la elaboración de los Estatutos, la elección del Rector y la aprobación de las líneas generales de actuación de la Universidad.

Su composición y funciones serán determinadas por los Estatutos y habrán de ser profesores tres quintos de sus miembros, como mínimo. (LRU Art. 15)

Junta de Gobierno. La Junta de Gobierno es el órgano ordinario de gobierno de la Universidad. Estará presidida por el Rector de la Universidad y formarán parte de la misma, en todo caso, una representación de los Decanos de Facultades, de Directores de Escuelas Técnicas Superiores, de Directores de Departamentos, de Directores de Escuelas Universitarias, de Directores de Institutos Universitarios, de estudiantes y de personal de administración y servicios, así como los Vicerrectores, el Secretario General y el Gerente.

La composición y funciones de esta Junta de Gobierno serán determinados por los Estatutos de la Universidad. (LRU Art. 16)

Juntas de Facultades o Escuelas. Las Juntas de Facultades o Escuelas, así como los Consejos de Departamentos y de Institutos Universitarios, son los órganos representantes de estos centros y eligen a su Decano o Director. Los Estatutos de la Universidad determinarán sus funciones y composición. (LRU Art. 17)

Rector. El Rector, máxima autoridad académica de la Universidad, ostentará la representación de la misma, ejercerá su dirección, ejecutará los acuerdos del Claustro Universitario, de la Junta de Gobierno y del Consejo Social, y le corresponderán, en general, cuantas competencias no hayan sido expresamente atribuidas a otros órganos de la Universidad.

El Rector será elegido por el Claustro Universitario entre los Catedráticos de Universidad que presten servicios en la misma y nombrado por el órgano correspondiente de la Comunidad Autónoma. Los Estatutos regularán la duración de su mandato y la posibilidad de su reelección y revocación. (LRU Art. 18)

Secretario General. El Secretario General de la Universidad, que también actuará como tal en su Junta de Gobierno, será nombrado por el Rector de entre los profesores de aquella. (LRU Art. 19)

Gerente. Corresponde al Gerente de la Universidad la gestión de los servicios administrativos y económicos de la misma. Será nombrado por el Rector, oído el Consejo Social. El Gerente no podrá ejercer funciones docentes. (LRU Art. 20)

Decanos y Directores. Los Decanos y Directores ostentarán, respectivamente, la representación de las Facultades, Escuelas, Departamentos o Institutos Universitarios cuya dirección les corresponda. Ejecutarán los acuerdos de la Junta de Facultad o Escuela del Consejo de Departamento, o de Instituto Universitario, y su competencia se extenderá a todos los demás asuntos que no hayan sido expresamente atribuidos a los mismos o a otros órganos por los Estatutos. Serán elegidos entre Catedráticos o Profesores titulares del centro respectivo, de acuerdo con lo dispuesto en los Estatutos de la Universidad y sin perjuicio de lo establecido en el apartado 5.º del articulo 8.º de la Ley de Reforma Universitaria. (LRU Art. 21)

Consejo de Universidades. Al Consejo de Universidades le corresponden las funciones de ordenación, coordinación planificación, propuesta y asesoramiento que le atribuye la LRU

El Consejo de Universidades, cuyo Presidente será el Ministro de Gobierno que tenga a su cargo las competencias en materias de Enseñanza Universitaria, funcionará en Pleno y en Comisiones. (LRU Art. 23 y 24)

Pleno. El Pleno tendrá las siguientes funciones: a) Elaborar el reglamento del Consejo de Universidades y elevarlo para su aprobación al Gobierno. b) Proponer, en su caso, al Gobierno las modificaciones a dicho reglamento. c) Aprobar la Memoria anual del Consejo. d) Aquellas otras que se determinen en su reglamento, de acuerdo con las competencias que en la LRU se atribuyen al Consejo de Universidades.

Composición del Consejo. La composición del Consejo será la siguiente: a) Los responsables de la enseñanza universitaria en los Consejos de Gobierno de las Comunidades Autónomas que hayan asumido competencias en materia de enseñanza superior. b) Los rectores de las Universidades públicas. c) Quince miembros, nombrados por un periodo de cuatro años entre personas de reconocido prestigio o especialistas en los diversos ámbitos de la enseñanza universitaria y de la investigación designados del siguiente modo:

Cinco por el Congreso de los Diputados, cinco por el Senado y cinco por el Gobierno,

Comisiones. Las Comisiones serán dos: una de coordinación y planificación, y otra, Académica. a) La Comisión de Coordinación y Planificación, cuyo Presidente será el Ministro de Educación y Ciencia, estará constituida por los responsables de enseñanza universitaria en los Consejos de Gobierno de las Comunidades Autónomas que hayan asumido competencias en materia de enseñanza superior y por aquellos miembros del Consejo de Universidades que el Presidente designe. A esta comisión, que dará cuentas periódicamente al Pleno de sus acuerdos y decisiones, le corresponderán las funciones que se determinen en el reglamento y en todo caso las que la LRU atribuye al Consejo de Universidades en relación con las competencias reservadas al Estado y a las Comunidades Autónomas. b) La Comisión Académica, cuyo Presidente será el del Consejo de Universidades o el miembro del mismo en quien delegue, estará constituida por los Rectores de las Universidades públicas y aquellos miembros del Consejo de Universidades que el Presidente designe. A esta Comisión le corresponderán las funciones que se determinen en el Reglamento y, en todo caso, las que la LRU atribuye al Consejo de Universidades en relación con las materias que corresponden a las Universidades en uso de su autonomía.

Facultades, Escuelas Técnicas Superiores y Escuelas Universitarias. Las facultades, Escuelas Técnicas Superiores y Escuelas Universitarias son los órganos encargados de la gestión administrativa y la organización de las enseñanzas universitarias conducentes a la obtención de títulos académicos.

La creación y supresión de las Facultades, Escuelas Técnicas Superiores y Escuelas Universitarias será acordada por la Comunidad Autónoma correspondiente, a propuesta del Consejo Social de la Universidad respectiva y previo informe del Consejo de Universidades. (LRU Art. 9)

Institutos Universitarios. Los Institutos Universitarios son Centros fundamentalmente dedicados a la investigación científica y técnica o a la creación artística pudiendo realizar actividades docentes referidas a enseñanzas especializadas o cursos de doctorado y proporcionar asesoramiento técnico en el ámbito de su competencia. Podrán tener carácter interuniversitario cuando sus actividades de investigación o enseñanza lo aconsejen, mediante Convenios especiales, si así lo determinan los Estatutos.

La creación y supresión de los Institutos Universitarios será acordada por la Comunidad Autónoma correspondiente, a propuesta del Consejo Social de la Universidad y previo informe del Consejo de Universidades. (LRU Art. 9)

Escuelas Universitarias. Las Escuelas Universitarias son centros docentes destinados a impartir enseñanzas orientadas fundamentalmente a la educación científica y técnica y preparación de los profesionales en aquellas especialidades que, por su extensión y naturaleza, exigen un sólo ciclo de estudios con una duración de tres años. (Decreto 2293/1973 Art. 1)

Universidad de la Iglesia Católica. Se ajustará a lo dispuesto en la Ley de Reforma Universitaria que, a su vez, deberá ajustarse a lo dispuesto en los acuerdos en los acuerdos entre el Estado y la Santa Sede. (LRU Disposición Adicional 3.ª)

Universidad Internacional Menéndez Pelayo (UIMP). En atención a las especiales características y al ámbito de sus actividades, las Cortes Generales determinarán el régimen jurídico de la Universidad Internacional Menéndez Pelayo. (LRU Disposición Adicional 2.ª)

Universidad Nacional de Educación a Distancia (UNED). La UNED impartirá la enseñanza a distancia en todo el territorio nacional, utilizando para ello los medios que estime necesarios, sin perjuicio de los acuerdos o convenios que, en su caso, concluya a tal fin con las Comunidades Autónomas y otras entidades públicas y privadas. (LRU Disposición Adicional 1.2.ª)

Universidad privada. Son Universidades privadas las que sean reconocidas como tales: a) Por la Ley de la Asamblea Legislativa de la Comunidad Autónoma en cuyo ámbito territorial haya de establecerse. b) Por la Ley de las Cortes Generales, a propuesta del Gobierno, de acuerdo con el Consejo de Gobierno de la Comunidad Autónoma en cuyo territorio hayan de establecerse.

Previo informe del Consejo de Universidades, el Gobierno determinará con carácter general el número de centros y las exigencias materiales y de personal mínimo necesarios que deberán reunir las Universidades privadas para su reconocimiento.

El reconocimiento de nuevos Centros en las Universidades privadas, estará sometido al cumplimiento de los requisitos a que se refiere el apartado anterior, en cuyo caso serán aprobados por la Comunidad Autónoma correspondiente, a propuesta de la propia Universidad y previo informe del Consejo de Universidades.

Corresponde asimismo al Gobierno, la homologación de los títulos expedidos por las Universidades privadas, de acuerdo con las condiciones generales establecidas, previo informe del Consejo de Universidades.

En todo caso, para homologar los títulos expedidos por centros privados de enseñanza superior, será necesario que éstos estén integrados en una Universidad privada o adscritos a una pública. (LRU Art. 58)

Urgencia. Según la OMS, es aquella patología cuya evolución es lenta y no necesariamente mortal, pero cuya atención no debe retrasarse más de 6 horas. (58)

Urgencias. (Seg. Soc.) (estadísticas). Número de enfermos atendidos y registrados en urgencias con independencia de si se ha producido o no su ingreso. Se excluyen las urgencias generadas por enfermos ya ingresados (partes interconsultas urgentes). (214)

Servicios normales. Para la asistencia urgente nocturna y diurna de domingos y días festivos, en todas las capitales de provincias y aquellas localidades que tengan un número de titulares superior a cinco mil, se constituirán servicios de urgencias. (261)

Servicios especiales de urgencias. En aquellas localidades en las que el número de titulares domiciliados en ella, excedan de noventa mil, se crearán SEU en los cuales la organización funcional y el número de plazas de médico, se determinará, para cada caso, de conformidad con las necesidades objetivas de la asistencia. (261).

Urgencias no ingresadas. Toda urgencia atendida y registrada que no genere ingreso hospitalario. (214)

Presión de urgencias. Porcentaje de ingresos urgentes. (214)

Urgencias/puesto de guardia. Número de urgencias (ingresadas y no ingresadas) número de puestos de guardia de presencia física + mitad puestos localizada. (213)

Porcentaje de urgencias ingresadas. Porcentaje de urgencias ingresadas sobre el total de urgencias atendidas. (213) // Número de urgencias atendidas dividido por el número de días del período de tiempo estudiado. (186)

Usuario. Es quien recibe el beneficio pretendido del producto, sea o no el comprador del mismo. (189)

Utilitarismo. La distribución es equitativa si contribuye a la mayor felicidad del mayor número de personas. Su aplicación consiste en maximizar la suma de las utilidades individuales sin considerar las características personales de los sujetos que se comparan ni la distribución individual, razón por la cual es un principio poco atractivo como noción de equidad. (189) // El término utilidad puede ser interpretado como «deseabilidad» de un resultado, o como medida de la experiencia de placer hedonista de dicho resultado. (160)

Utilidad experimentada. La utilidad experimentada de un resultado es la medida de experiencia hedonista previa de ese resultado o alternativa frente a la noción más habitual de utilidad de la decisión definida como el valor asignado a cada caso posible. (145)

Utilidad pronosticada. Se define la utilidad pronosticada de un resultado a las creencias de los individuos sobre su utilidad experimentada en el futuro. (160)

V

Vacaciones anuales. El período de vacaciones anuales retribuidas, no sustituible por compensación económica, será el pactado en convenio colectivo o contrato individual. En ningún caso la duración será inferior a treinta días naturales. En caso de desacuerdo entre las partes, la jurisdicción competente fijará la fecha que para el disfrute corresponda y su decisión será irrecurrible. El procedimiento será sumario y preferente. (ET Art. 38)

Vacantes. A los efectos del personal de Insalud, se considerarán vacantes (215): a) Las plazas que se produzcan por ceses de los profesionales que las desempeñaban cuando no deban ser amortizadas. b) Las plazas de nueva creación. c) Las plazas a cuyo titular le haya sido concedida la excedencia voluntaria o permanezca en situación de excedencia forzosa por causa de enfermedad.

Vacuna. Sustancia inmunológica utilizada para la inmunización activa, mediante la introducción en el organismo de un agente infeccioso modificado, atenuado o muerto, o de sus toxinas. La vacuna es capaz de estimular la respuesta inmune por parte del huésped, que se hace de este modo resistente a la infección. (2)

Vacunación. En sentido estricto, vacunación se refiere a la inoculación con virus de la vacuna contra la viruela. En la actualidad, el término se utiliza ampliamente como sinónimo de los procedimientos de inmunización contra todas las enfermedades infecciosas. (2)

Valencia. El término valencia se utiliza para referirse a las orientaciones afectivas de una persona hacia determinados resultados. Es el valor percibido de los resultados de la acción. (189)

Validar. Hacer válida una cosa, proceso, etc. (29)

Validez de las medidas. La validez indica la capacidad de una medida para medir realmente las características que se quieren medir. (7)

Validez causal. Evidencia científica de la relación entre la asistencia y los resultados. (189)

Validez lógica. Cuando la relevancia de una medida parece obvia para el investigador. Ej. Los registros de nacimiento son más válidos para saber el peso del recién nacido, que la información obtenida preguntando a la madre. (189)

Los criterios más comúnmente usados para medir los criterios de validez de una medida son:

Especificidad. Indica la validez de una medida entre personas con un criterio negativo.
Sensibilidad. Indica la validez de una medida entre personas con un criterio positivo
Valor predictivo. Indica la proporción de personas con test positivos que están enfermos y proporción de personas con test negativos que están sanos. Se requieren datos sobre sensibilidad, especificidad de la prueba y la prevalencia de la enfermedad o características en la población o grupo.

Validez del estudio. Es el grado en que la inferencia del estudio, especialmente generalizaciones a partir de la muestra, está justificado cuando se tienen en cuenta los métodos de estudio, la representatividad de la muestra y la naturaleza de la población de la cual se extienden los resultados. Hay dos tipos de validez del estudio (7):
Validez interna. Permite concluir que los resultados obtenidos no se deben a factores o variables de confusión, es decir, que los procedimientos utilizados en la obtención de la información no han creado ninguna diferencia en esta situación.
Validez externa. Permite realizar generalizaciones de los resultados del estudio a una población de referencia más amplia que la población estudiada.

Valor. Utilidad de un bien que permite recibir en equivalencia una determinada cantidad de dinero. Es algo subjetivo, que sólo se cuantifica en el preciso momento de la compraventa. (281)
Valor añadido. Es la parte de la valoración total de un bien o servicio que se incorpora en una fase determinada del proceso productivo al aplicarse trabajo y capital al producto de la etapa inmediatamente precedente. Es el valor que una unidad económica añade a la producción de un bien o servicio mediante la utilización de diversos factores productivos. (189)
Valor nominal. Un título-valor es aquél por el que se emitió y cuyo importe figura escrito en el mismo. Se contrapone al valor de mercado, que fluctúa diariamente y es un valor de intercambio. (281)
Valor residual. Valor en liquidación de un activo una vez finalizada su vida útil técnica o económica. (281)

Valor dominante. *Véase* MODA.

Valoración del mérito individual. *Véase* EVALUACIÓN DEL DESEMPEÑO.

Valoración del puesto de trabajo. Es un procedimiento sistemático para determinar el valor relativo de los puestos de trabajo en una organización, sin considerar al ocupante del mismo. Pretende conseguir una más justa distribución de salarios que asegure un buen clima laboral. (247)

Valores. Están en el corazón de las culturas empresariales y son sentimientos vagos, no específicos, del bien y del mal, lo bonito y lo feo, lo normal y lo anormal o lo racional y lo irracional, sentimientos que son a menudo inconscientes y raramente discutibles y que no pueden ser observados como tales, pero se manifiestan en alternativas de conductas. (218)

Variables estadísticas. Cualquier cosa, evento, situación, persona, etc., que pueda ser medida o descrita en alguna escala que varía, o puede alterarse cualitativamente en alguna dimensión (peso, altura, temperatura corporal, logro educativo, etc.). (264) // Características que tienen más de una modalidad. Las variables pueden ser de distintos tipos. (42) // Una cantidad, propiedad o característica de las personas o cosas en estudio que puede ser enumerada o medida cuantitativamente, y que varía de un sujeto a otro. // Los elementos, las características o atributos que se desea estudiar en el problema planteado. (161).
Variable aleatoria. En un espacio probabilístico, llamamos variable aleatoria, y representaremos con una X, a una función del conjunto de los sucesos elementales de un experimento aleatorio en el cuerpo de los números reales, de tal forma que dado un número cualquiera x, si consideramos el conjunto de todos los sucesos elementales, para los que la función X toma valores menores o iguales a x, este conjunto ha de ser suceso del álgebra A. (119)
Variables continuas. Cuando pueden tomar valores intermedios. Es decir cuando pueden tomar cualquier valor de la recta de números reales. (264) // Son aquellas variables que además

de ordenarse sirven para realizar operaciones aritméticas con los valores obtenidos. Se miden en escalas de intervalo o de razón. (42)

Variable cualitativa. Son aquellas cuyos valores no se pueden medir de forma numérica, ya que se expresan en forma de cualidades o atributos. (264) // Aquellas variables que determinan cualidades de los individuos, se miden en escala nominal, y por tanto no están afectadas por un orden natural. Ej.: el sexo, el fenotípo del sistema sanguíneo ABO, la profesión, etc. (42)

Variable cuantitativa. Son aquellas que se pueden medir, expresar y cualificar, asignando valores numéricos. (42)

Variables dependientes. La variable cuyo valor es dependiente del efecto de otras variables (variables independientes) en la relación del estudio. (7)

Variable discreta. Cuando sólo pueden tomar número de valores determinados, sin que se puedan asignar valores intermedios. Ej. El número de hijos nunca puede ser 2,4. (42) // Se dice que una variable estadística es discreta, cuando sólo puede tomar determinados valores dentro de un intervalo. O también, cuando no puede tomar cualquier valor entre dos valores dados. (119)

Variables independientes. Es la característica que está siendo observada o medida y que hipotéticamente influye en un evento (la variable dependiente) en el área de relaciones definida en el estudio. La variable independiente no es influenciada por el evento, pero puede causarlo o contribuir a su variación. (7)

Variable irreversible. Cuando el efecto no aumenta el nivel de la causa. (264)

Variable reversible. Cuando pueden intercalarse causa y efecto, es decir, cuando una variable puede ser causa o efecto o, lo que es lo mismo, variable dependiente o independiente. (264)

Ordinales o cuasicualitativas. Son variables que indican también cualidades de los objetos, pero se ven afectadas por un orden, midiéndose en escala ordinal. Ej.: jerarquía militar o profesional, calificaciones de los estudiantes, etc. (42)

Ordinales o cuasicuantitativas. Son variables que además de ordenarse sirven para realizar operaciones aritméticas con los valores obtenidos. Se miden en escalas de intervalo o de razón. Estas pueden ser (42):

a) Discretas. Cuando entre dos valores dados no siempre existe un valor intermedio.

b) Continuas. En las que siempre es posible encontrar un valor entre los dos valores dados.

Variaciones. Cada una de las distintas formas que se dan en un tema, cambiándolo o adornándolo, pero de modo que permanece reconocible. (19)

Variaciones accidentales. Son fluctuaciones fortuitas e irregulares. Se deben a sucesos que influyen sobre el valor de la variable en una fecha dada, modificando los efectos de los movimientos seculares y de los factores estacionales y cíclicos. (119)

Variaciones cíclicas. Son variaciones que se producen en un lapso de varios años. Ocurren en algunas enfermedades infecciosas que también muestran su propia variación estacional (sarampión, meningitis, etc.) (264)

Variaciones estacionales. Son variaciones en la frecuencia de una enfermedad que tienen una periodicidad de inicio menos regular, generalmente anual, y que tienden a repetirse año tras año. (264)

Variaciones inesperadas. Son elevaciones de frecuencia de una enfermedad, más conocidas como brotes epidémicos; su duración se suele medir en días o en horas. (264)

Variaciones seculares. Recoge cambios producidos en grandes períodos y las tendencias suelen estudiarse en términos de morbilidad y mortalidad, Por lo general el período de tiempo es la década y así se comparan procesos patológicos en décadas distintas. (264)

Varianza. Es la media de las diferencias de las puntuaciones de una distribución respecto a su media aritmética al cuadrado. (117) // Es la medida que mejor refleja la variabilidad de un fenómeno. Se define como la media cuadrática de todas las desviaciones de cada valor de la variable con respecto a su media aritmética. (264) // La suma de los cuadrados de las desviaciones a partir de la media, dividida por el número de grados de libertad existente en la serie. (2)

Veredicto. Definición sobre un hecho dictada por el jurado. Por extensión, parecer, dictamen o juicio emitido de forma reflexiva o autorizadamente. (27)

Viable. Factible. Asunto que por sus características o circunstancias, tiene posibilidades de llevarse a cabo. (29)

Vida comercial. Es la vida comercial de los productos o servicios generados por la inversión, que concluye cuando surgen otros más apropiados o cuando desaparece la necesidad que cubrían. (163)

Vida tecnológica. Es el período de tiempo en el cual los equipos o los procesos aplicados quedan obsoletos por la aparición de otros más competitivos. (163)

Video conferencia. Servicio que permite comunicarse a distancia grupos de conferenciantes, a través de sistemas audiovisuales de comunicaciones. (306)

Videotex. Sistema de comunicaciones de texto e imagen en modo interactivo, que permite el acceso a bases de datos. (306)

Vigilancia epidemiológica. Es el escrutinio permanente y la observación activa de la distribución y propagación de las infecciones y factores, relacionados con suficiente exactitud en la calidad y cantidad para ser pertinentes para un control eficaz. (OMS) // Es el estado de alerta permanente para registrar, rastrear y evaluar no sólo la ocurrencia de una enfermedad, sino también su propagación en la población humana y en los animales cuando éstos intervengan en el ciclo de la infección. (264)

Elementos. Los elementos que más se utilizan en la vigilancia epidemiológica son: a) El registro de las defunciones. b) La declaración de los casos. c) La declaración de las epidemias. d) El trabajo de laboratorio. e) El estudio de casos individuales. f) El estudio de epidemias sobre el terreno. g) Las encuestas epidemiológicas. h) Los estudios de reservorios de animales. i) La utilización de reservorios de animales y distribución de los vectores. j) La utilización de sustancias biológicas y medicamentos. k) Los datos demográficos y ecológicos.

Virus. (Informático). Programa informático cuya finalidad fundamental es producir desarreglos en los restantes programas del sistema, o en los datos o en ambos. Hay virus que se encuentran latentes y se activan exclusivamente en determinadas fechas o cuando se producen determinados eventos. (307)

Vulnerabilidad. Situación de dificultad de una entidad o institución producida por ciertos aspectos del entorno. // Son los aspectos del entorno que pueden dañar la supervivencia de la institución. (189)

W

WONCA. Siglas que se corresponden con la Organización Mundial de Colegios, Academias y Asociaciones Académicas de Médicos de Familia. Bajo su auspicio, en el año 1975 se publicó la Clasificación Internacional de Problemas de Salud en Atención Primaria, basándose en la entonces 8ª revisión de la CIE.

WWW (World Wide Web). Interfaz de comunicación dentro de Internet, utilizando enlaces de hipertexto. (311)

Windows. Interfaz gráfico desarrollado para MS/DOS por Microsoft con el fin de construir un entorno más amigable para el usuario, mediante la posibilidad de utilización de ventanas múltiples y la selección de alternativas de menú a través de la utilización del ratón. (307)

Word. *Véase* PROCESADOR DE TEXTO.

Wordperfect. *Véase* PROCESADOR DE TEXTO.

Workflow. Tipo de aplicación que trata de conseguir la coordinación de los usuarios, actividades e información para conseguir una meta. Sirve para describir un conjunto de aplicaciones «activas» que van guiando a los usuarios a través de los pasos necesarios para realizar su trabajo. Workflow es una combinación de reglas de negocio codificadas y mecanismos de transporte que permiten la automatización y gestión de procesos a través del movimiento inteligente de información. (320)

Z

Zona de salud. Marco territorial de la atención primaria de salud, es la demarcación poblacional y geográfica fundamental, delimitada a una determinada población, siendo accesible desde todos los puntos y capaz de proporcionar una atención de salud continuada, integral y permanente con el fin de coordinar las funciones sanitarias afines.

La delimitación del marco territorial que abarca cada Zona de Salud se hará por la Comunidad Autónoma, teniendo criterios demográficos, geográficos, y sociales. (RD 137/84).

Zona limpia. Lugar donde se almacenan artículos limpios (sin microorganismos patógenos) y estériles. (15).

Zona sucia. Lugar empleado para lavar, limpiar y almacenar el equipo usado. (15)

TABLAS

TABLA 1

EL SISTEMA EDUCATIVO SEGÚN SE ESTABLECE EN LA LOGSE

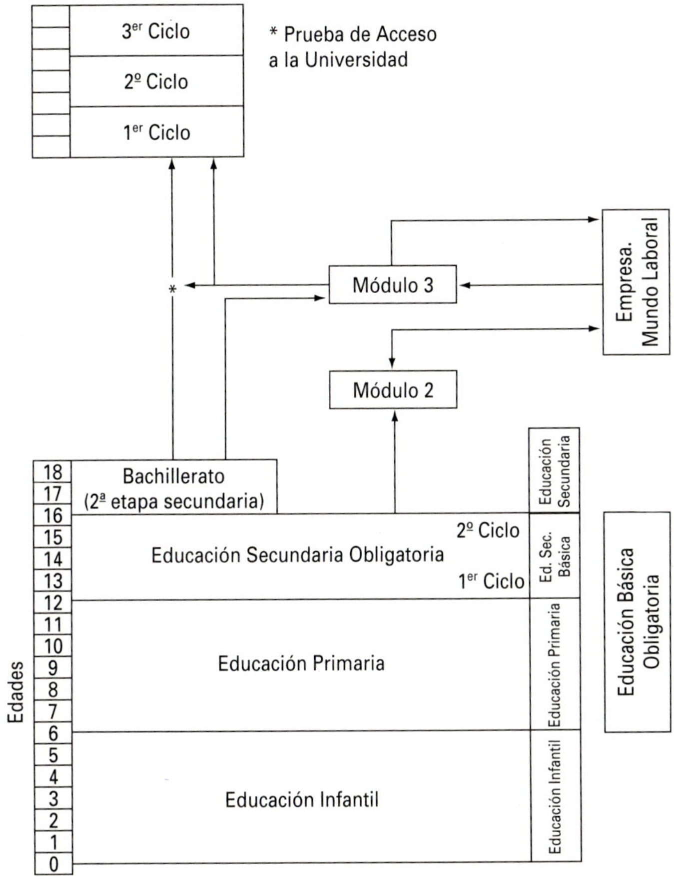

TABLA 2

SECTOR PÚBLICO ESPAÑOL Y LOS P.G.E.

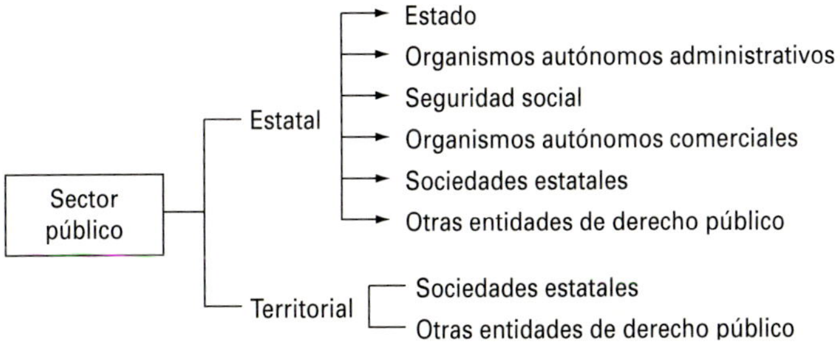

Fuente: Anuario «El País», 1997.

TABLA 3

ESTRUCTURA ORGÁNICA BÁSICA DE MINISTERIO DE SANIDAD Y CONSUMO

R.D. 1893/1996, de 2 de agosto

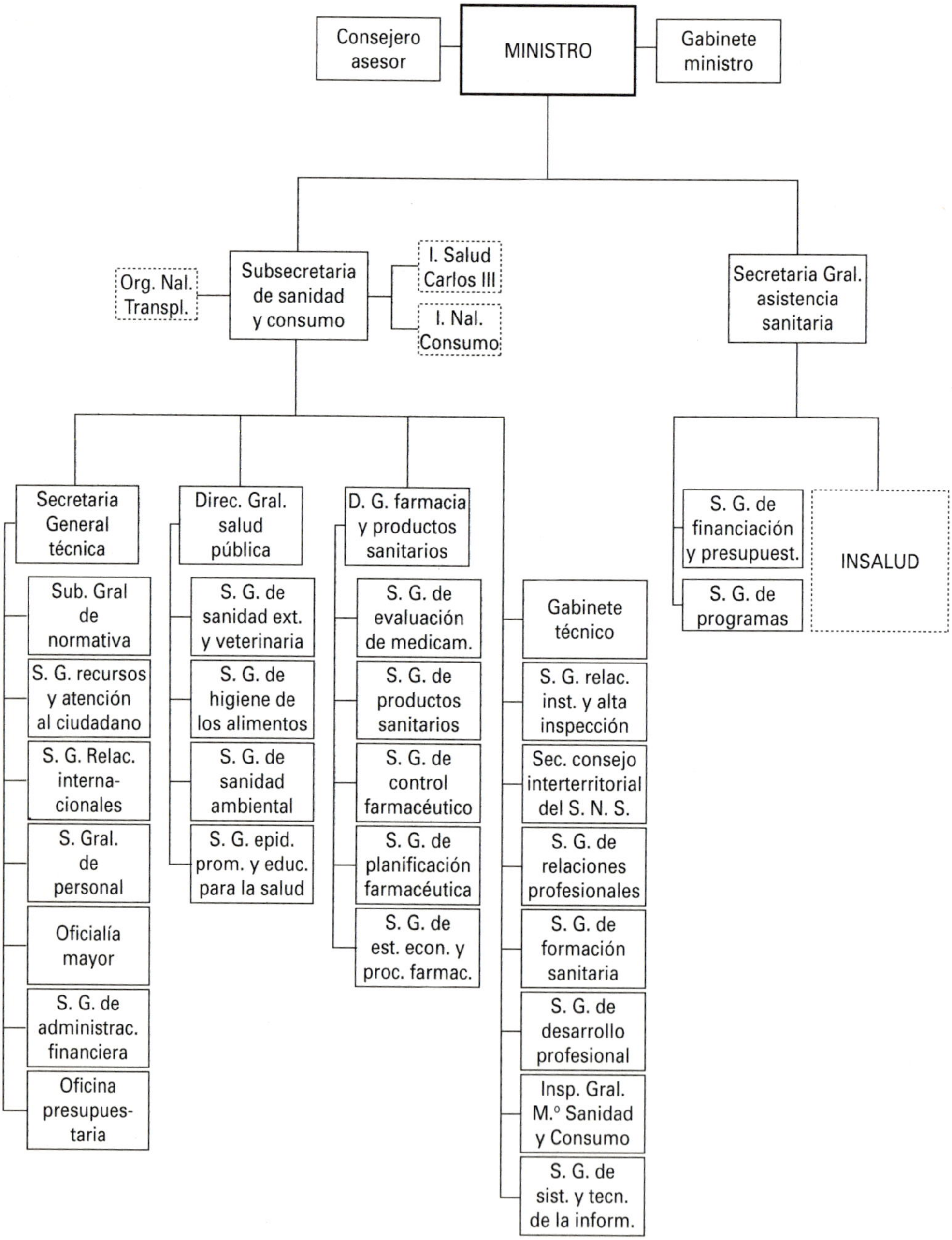

TABLA 4

ORGANIGRAMA GENERAL DE LAS ADMINISTRACIONES PÚBLICAS DE LAS COMUNIDADES AUTÓNOMAS

ANDALUCÍA	ARAGÓN	ASTURIAS	BALEARES	CANARIAS	CANTABRIA	CASTILLA-LA MANCHA	CASTILLA Y LEÓN
JUNTA DE ANDALUCÍA	DIPUTACIÓN GENERAL	PRINCIPADO DE ASTURIAS	GOBIERNO BALEAR	GOBIERNO CANARIO	DIPUTACIÓN REGIONAL	JUNTA DE COMUNIDADES	JUNTA DE CASTILLA Y LEÓN
PRESIDENTE	PRESIDENTE	PRESIDENTE	PRESIDENTE	PRESIDENTE	PRESIDENTE	PRESIDENTE	PRESIDENTE
PRESIDENCIA	PRESIDENCIA Y RELACIONES INSTITUCIONALES	COOPERACIÓN	PRESIDENCIA	VICEPRESIDENTE Y TURISMO Y TRANSPORTES	VICEPRESIDENTE, OBRAS PÚBLICAS, VIVIENDA Y URBANISMO	PORTAVOZ	VICEPRESIDENTE Y FOMENTO
GOBERNACIÓN	ORDENACIÓN TERRITORIAL OBRAS PÚBLICAS Y TRANSPORTES	FOMENTO	AGRICULTURA, COMERCIO E INDUSTRIA	PRESIDENCIA Y RELACIONES INSTITUCIONALES	PRESIDENCIA	ECONOMÍA Y ADMINISTRACIONES PÚBLICAS	PRESIDENCIA Y ADMINISTRACIÓN TERRITORIAL
ECONOMÍA Y HACIENDA	AGRICULTURA Y MEDIOI AMBIENTE	ECONOMÍA	ECONOMÍA Y HACIENDA	AGRICULTURA, PESCA Y ALIMENTACIÓN	GANADERÍA, AGRICULTURA Y PESCA	AGRICULTURA Y MEDIO AMBIENTE	ECONOMÍA Y HACIENDA
TRABAJO E INDUSTRIA	SANIDAD, BIENESTAR SOCIAL Y TRABAJO	AGRICULTURA	FOMENTO	EDUCACIÓN, CULTURA Y DEPORTES	EDUCACIÓN Y JUVENTUD	BIENESTAR SOCIAL	AGRICULTURA Y GANADERÍA
TURISMO Y DEPORTE	EDUCACIÓN Y CULTURA	CULTURA	FUNCIÓN PÚBLICA E INTERIOR	OBRAS PÚBLICAS, VIVIENDA Y AGUAS	CULTURA Y DEPORTES	EDUCACIÓN Y CULTURA	INDUSTRIA, COMERCIO Y TURISMO
OBRAS PÚBLICAS Y TRANSPORTES	ECONOMÍA, HACIENDA Y FOMENTO	SERVICIOS SOCIALES	EDUCACIÓN, CULTURA Y DEPORTES	EMPLEO Y ASUNTOS SOCIALES	ECONOMÍA, HACIENDA Y PRESUPUESTO	INDUSTRIA Y TRABAJO	MEDIO AMBIENTE Y ORDENACIÓN DEL TERRITORIO
AGRICULTURA Y PESCA			TRABAJO Y FORMACIÓN	ECONOMÍA Y HACIENDA	TURISMO, TRANSPORTES Y COMUNICACIONES E INDUSTRIA	OBRAS PÚBLICAS	EDUCACIÓN Y CULTURA
SALUD			MEDIO AMBIENTE Y ORDENACIÓN DEL TERRITORIO Y DE LITORAL	INDUSTRIA Y COMERCIO	SANIDAD, CONSUMO Y BIENESTAR SOCIAL	SANIDAD	PORTAVOZ Y SANIDAD Y BIENESTAR SOCIAL
EDUCACIÓN Y CIENCIA			TURISMO	POLÍTICA TERRITORIAL	MEDIO AMBIENTE Y ORDENACIÓN DEL TERRITORIO		
ASUNTOS SOCIALES			SANIDAD Y SEGURIDAD SOCIAL	SANIDAD Y CONSUMO			
MEDIO AMBIENTE							
RELACIONES CON EL PARLAMENTO							

TABLA 4 **(continuación)**

CATALUNYA	COMUNIDAD VALENCIANA	EXTREMADURA	GALICIA	MADRID	MURCIA	NAVARRA	PAÍS VASCO	LA RIOJA
GENERALITAT CATALUNYA	**GENERALITAT VALENCIANA**	**JUNTA DE EXTREMADURA**	**XUNTA DE GALICIA**	**GOBIERNO DE LA COMUNIDAD**	**CONSEJO DE GOBIERNO**	**GOBIERNO DE NAVARRA**	**GOBIERNO VASCO**	**CONSEJO DE GOBIERNO**
PRESIDENTE PRESIDENCIA GOBERNACIÓN ECONOMÍA Y FINANZAS EDUCACIÓN CULTURA SANIDAD Y SEGURIDAD SOCIAL POLÍTICA TERRITORIAL Y OBRAS PÚBLICAS AGRICULTURA, GANADERÍA Y PESCA TRABAJO JUSTICIA INDUSTRIA, COMERCIO Y TURISMO BIENESTAR SOCIAL MEDIO AMBIENTE	PRESIDENTE PRESIDENCIA ECONOMÍA Y HACIENDA OBRAS PÚBLICAS, URBANISMO Y TRANSPORTES CULTURA, EDUCACIÓN Y CIENCIA SANIDAD Y CONSUMO TRABAJO Y ASUNTOS SOCIALES INDUSTRIA Y COMERCIO AGRICULTURA Y MEDIO AMBIENTE	PRESIDENTE VICEPRESIDENTE PRESIDENCIA Y TRABAJO ECONOMÍA, INDUSTRIA Y HACIENDA AGRICULTURA Y COMERCIO EDUCACIÓN Y JUVENTUD CULTURA Y PATRIMONIO MEDIO AMBIENTE, URBANISMO Y TURISMO OBRAS PÚBLICAS Y TRANSPORTES BIENESTAR SOCIAL	PRESIDENTE PRESIDENCIA Y ADMÓN. PÚBLICA ECONOMÍA Y HACIENDA POLÍTICA TERRITORIAL, OBRAS PÚBLICAS Y VIVIENDA EDUCACIÓN Y ORDENACIÓN UNIVERSITARIA INDUSTRIA Y COMERCIO AGRICULTURA, GANADERÍA Y MONTES CULTURA Y COMUNICACIÓN SOCIAL SANIDAD Y SERVICIOS SOCIALES PESCA, MARISQUEO Y AGRICULTURA JUSTICIA, INTERIOR Y REL. LABORALES FAMILIA, MUJER Y JUVENTUD CONSEJERO SIN CARTERA PARA ASUNTOS PARLAMENTARIOS	PRESIDENTE PRESIDENCIA HACIENDA ECONOMÍA Y EMPLEO OBRAS PÚBLICAS, URBANISMO Y TRANSPORTES SANIDAD Y SERVICIOS SOCIALES EDUCACIÓN Y CULTURA MEDIO AMBIENTE Y DESARROLLO REGIONAL	PRESIDENTE VICEPRESIDENTE PRESIDENCIA ECONOMÍA Y HACIENDA POLÍTICA TERRITORIAL Y OBRAS PÚBLICAS CULTURA Y EDUCACIÓN MEDIO AMBIENTE, AGRICULTURA Y AGUA SANIDAD Y POLÍTICA SOCIAL INDUSTRIA, TRABAJO Y TURISMO	PRESIDENTE VICEPRESIDENTE, PRESIDENCIA, INTERIOR Y ADMINISTRACIÓN TERRITORIAL ECONOMÍA Y HACIENDA MEDIO AMBIENTE, ORDENACIÓN DEL TERRITORIO Y VIVIENDA EDUCACIÓN Y CULTURA SALUD BIENESTAR SOCIAL, DEPORTE Y JUVENTUD OBRAS PÚBLICAS, TRANSPORTES Y COMUNICACIONES AGRICULTURA, GANADERÍA Y ALIMENTACIÓN INDUSTRIA, COMERCIO, TURISMO Y TRABAJO	ILEHENDAKARI VICEPRESIDENTE, HACIENDA Y ADMINISTRACIÓN PÚBLICA JUSTICIA, ECONOMÍA, TRABAJO Y SEGURIDAD SOCIAL INTERIOR INDUSTRIA, AGRICULTURA Y PESCA EDUCACIÓN, UNIVERSIDADES E INVESTIGACIÓN SANIDAD CULTURA Y PORTAVOZ ORDENACIÓN DEL TERRITORIO, VIVIENDA Y MEDIO AMBIENTE TRANSPORTES Y OBRAS PÚBLICAS COMERCIO, CONSUMO Y TURISMO	PRESIDENTE DESARROLLO AUTONÓMICO, ADMINISTRACIONES PÚBLICAS Y MEDIO AMBIENTE HACIENDA Y PROMOCIÓN ECONÓMICA OBRAS PÚBLICAS, TRANSPORTES, URBANISMO Y VIVIENDA EDUCACIÓN, CULTURA, JUVENTUD Y DEPORTES AGRICULTURA, GANADERÍA Y DESARROLLO RURAL SALUD, CONSUMO Y BIENESTAR SOCIAL

TABLA 5

ESTRUCTURA ORGÁNICA BÁSICA DEL INSALUD

R.D. 1893/1996, de 2 de agosto

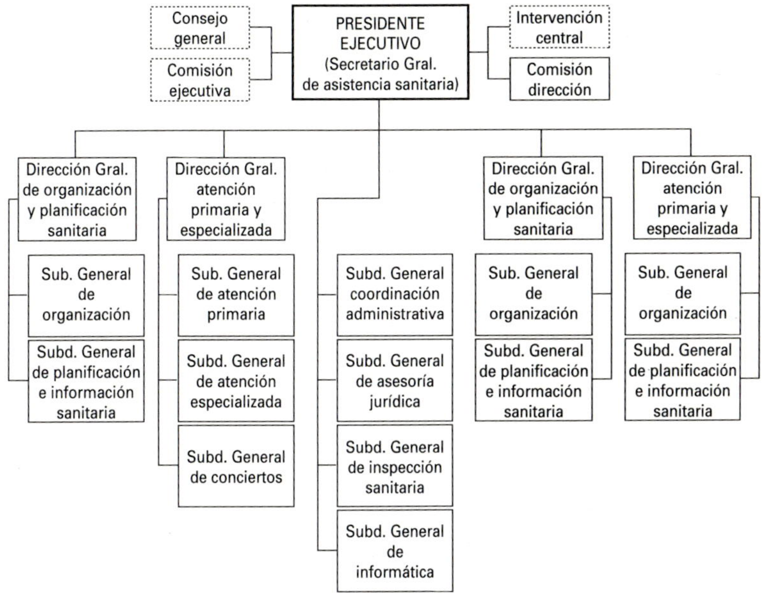

TABLA 6

ASPECTOS ESTRUCTURALES Y FUNCIONALES DE VARIOS SISTEMAS SANITARIOS (333)

Aspectos Estructurales	*Gran Bretaña*	*Suecia*	*Holanda*	*Francia*
Modelo	SNS*	SNS*	Seguro Social	Seguro Social
Nivel cobertura (% 1995)	100	100	71,4	99,5
Gasto en salud (% PIB 1995)	6,9	7,7	8,8	9,9
Gasto per cápita ($ US 1994)	1.211	1.384	1.641	1.866
Financiación básica	Impuestos	Impuestos	Cotizaciones sociales	Cotizaciones sociales
Copago usuario	Fármacos	Fármacos Consultas Med. General Consultas Especialista Hospitalización Urgencias	Fármacos	Fármacos Consultas Med. General Consultas Especialista Radiología
Paquete prestaciones amplio	Sí	Sí	Sí	Sí
Agente comprador de servicios	Autoridades de	Consejos Regionales Distrito (DHA)	Cajas de Seguro Social	Cajas de Seguro Social
Sistema retributivo — Médico general	Mixto (Capitación + Pago por acto)	Mixto (Salario + Capitación)	Mixto (Capitación + Pago por acto)	Pago por acto

Fuente: OCDE, Health Data Base, 1996.
OECD. New Directions in Health Care Policy. OECD, 1995.
* Sistema Nacional de Salud.

TABLA 7

INDICADORES DE GASTO EN LOS SISTEMAS SANITARIOS DE VARIOS PAISES (1995)

	Gasto P. Ambulatorio	*Gasto P. Hospitalario*	*Gasto Total Farmacia*	*Gasto Público Farmacia*	*Gasto Público (%)*	*Gasto Público (% PIB)*	*Gasto Per Capital ($)*	*% PIB*
Alemania	26,7**	44,6**	18,9**	17,2**	73,5**	7,0	1.941	9,6
Bélgica	28,7*	27,1**	18,6	9,0*	87,8	7,0	1.653*	8,0
España	19,3***	50,7**	18,2**	17,9**	78,2	6,0	1.005*	7,6
EE.UU.	20,7*	57,4*	8,6	2,4*	48,4	7,0	3.516*	14,5
Francia	20,4*	51,5*	16,7	12,9*	78,4	7,8	1.866*	9,9
Holanda	24,5*	56,2*	10,7	12,5*	77,5	6,8	1.641*	8,8
Reino Unido	12,3**	45,5**	16,2	11,8*	84,1*	5,8*	1.211*	6,9
Suecia	13,8**	60,7**	13,2*	11,2*	83,4*	6,4*	1.348*	7,7

Fuente: OCDE, Health Data Base, 1996.
* Año 1994, ** Año 1993, *** Año 1992.
Gasto P. Ambulatorio: Porcentaje de gasto en atención ambulatoria sobre gasto público. **Gasto P. Hospitalario:** Porcentaje de gasto hospitalario sobre gasto público. **Gasto Total Farmacia:** Porcentaje de gasto total en farmacia sobre gasto total. **Gasto Público Farmacia:** Porcentaje de gasto público en farmacia sobre gasto público. **Gasto Público:** Porcentaje de gasto público sobre gasto total. **Gasto Público (% PIB):** Gasto público como porcentaje del PIB. **Gasto Per Cápita:** Gasto per cápita (en paridad de poder adquisitivo). **% PIB:** Gasto sanitario total como porcentaje del PIB. (333)

TABLA 8

INDICADORES GENERALES DE FUNCIONAMIENTO DE SISTEMAS SANITARIOS INDICADORES DE RECURSOS Y ACTIVIDAD EN VARIOS PAISES (1994)

	Médicos 1.000 hb	*Camas T./ 1.000 hb*	*Camas (ag) T./ 1.000 hb*	*Ingresos / 1.000 hb*	*Estancia Media (ag)*	*Indice Ocupación (ag)*	*Enfermería/ cama*
Alemania	3,3	9,7*	7,1*	n/d	12,4*	83,7**	0,54**
Bélgica	3,7	7,6	4,8	17,7*	8,0*	81,1*	n/d
España	4,1*	4,4[1]	3,6	10,0*	9,0	75,0*	0,6**
EE.UU.	2,5*	4,4**	3,5**	13,0**	7,1**	n/d	1,57**
Francia	2,8*	9,0	4,7	20,3	6,4	78,6	0,42
Holanda	n/d	11,3	4,0	10,4	10,1	71,7	n/d
Italia	1,7**	6,7*	5,5*	n/d	n/d	n/d	0,60*
Reino Unido	1,5*	5,1*	2,1	19,9	4,8	n/d	1,65**
Suecia	3,0	6,5	3,2	16,7	5,3	77,4	n/d

Fuente: OCDE, Health Data Base, 1996.
* Año 1993, ** Año 1992.
[1] Datos referidos al año 1993 (Fuente: Información y Estadísticas Sanitarias. Catálogo Nacional de Hospitales. Madrid: Ministerio de Sanidad y Consumo, 1994).
Médicos/1.000 hb: n.º de médicos en actividad, densidad por 1.000 habitantes. **Camas T/1.000 hb:** n.º camas totales hospitalarias por 1.000 habitantes. **Camas(ag) T./1.000 hb:** n.º camas de hospitales de agudos por 1.000 habitantes. **Ingresos/1.000 hb:** n.º de ingresos por 1.000 habitantes (en hospitales de agudos). **Estancia media (ag):** referida a hospitales de agudos. **Indice de ocupación (ag):** referida a hospitales de agudos. **Enfermería/cama:** Personal de enfermería por cama disponible. **n/d:** Datos no disponibles. (333)

TABLA 9

COMUNIDAD AUTÓNOMA DE ANDALUCÍA
ESTRUCTURA ORGÁNICA DE LA CONSEJERÍA DE SALUD

Decreto 317/1996, 2 de julio (B.O.J.A. 6 de agosto de 1996)

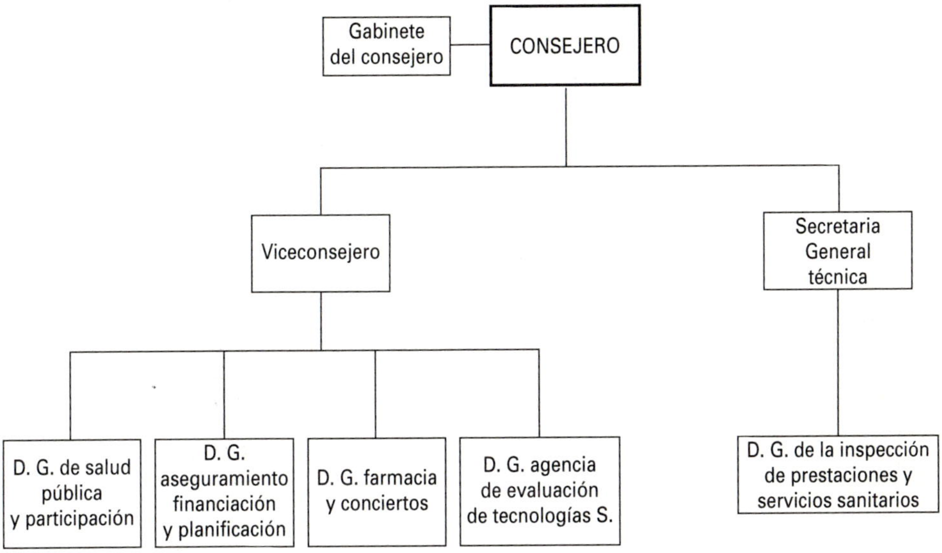

TABLA 10

COMUNIDAD AUTÓNOMA DE ARAGÓN
ESTRUCTURA ORGÁNICA DEL DEPARTAMENTO DE SANIDAD, BIENESTAR SOCIAL Y TRABAJO

Decreto 4/1996, de 30 de enero (B.O.A. 9 de febrero de 1996)

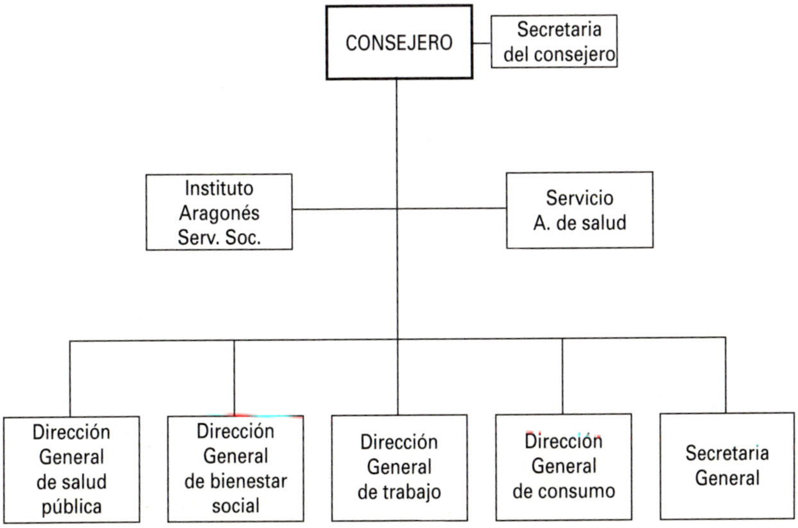

TABLA 11

COMUNIDAD AUTÓNOMA DEL PRINCIPADO DE ASTURIAS
CONSEJERÍA DE SERVICIOS SOCIALES

Decreto 39/1996, 26 de julio (B.O.P.A. 2 de agosto de 1996)

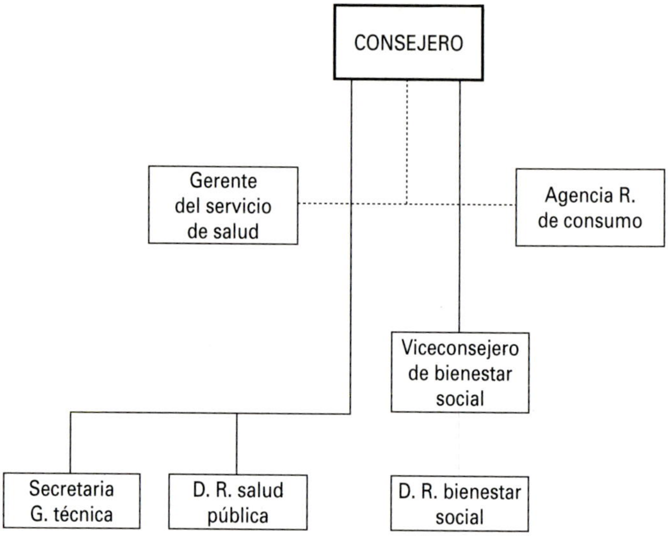

TABLA 12

COMUNIDAD AUTÓNOMA DE LAS ISLAS BALEARES
ESTRUCTURA ORGÁNICA DE LA CONSEJERÍA DE SANIDAD Y CONSUMO

Órdenes de 21 de mayo de 1987 y de 18 de junio de 1996
(B.O.C.A.I.B. 26 de mayo de 1987 y 19 de junio de 1996)

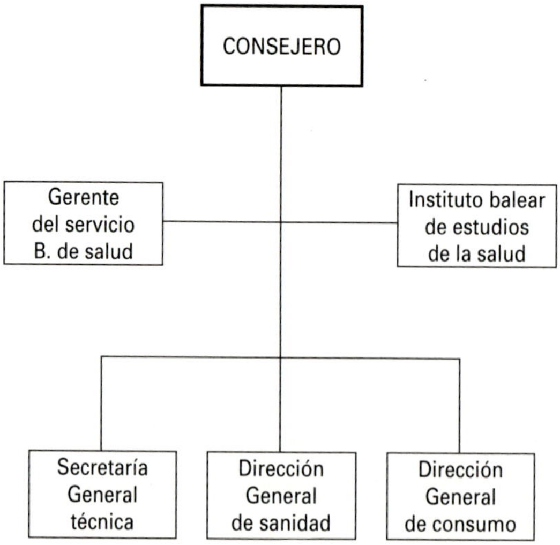

TABLA 13

COMUNIDAD AUTÓNOMA DE CANARIAS
ESTRUCTURA ORGÁNICA DE LA CONSEJERÍA DE SANIDAD Y CONSUMO

Decreto 322/1995, 10 de noviembre (B.O.C. 4 de diciembre de 1995)

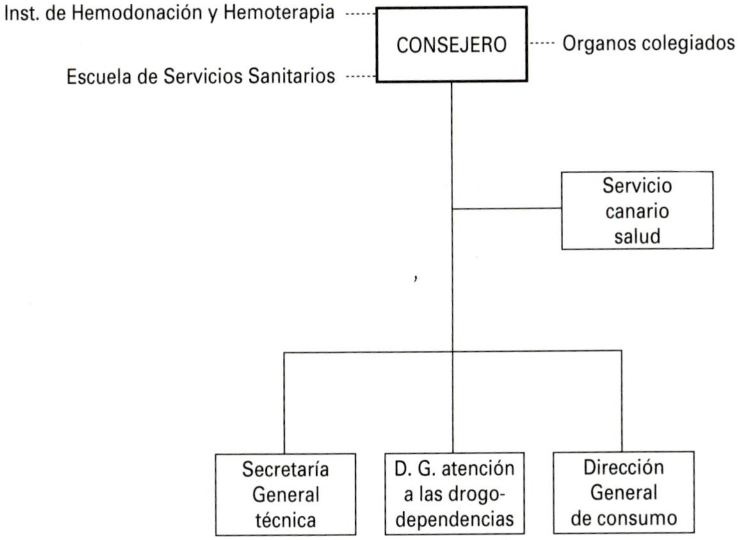

TABLA 14

COMUNIDAD AUTÓNOMA DE CANTABRIA
ESTRUCTURA ORGÁNICA DE LA CONSEJERÍA DE SANIDAD, CONSUMO Y BIENESTAR SOCIAL

Decretos 74/1990, 23/1996, de 28 de marzo y 86/1996 de 23 de agosto
(B.O.C. 21 de diciembre de 1990 y 29 de marzo y 23 de agosto)

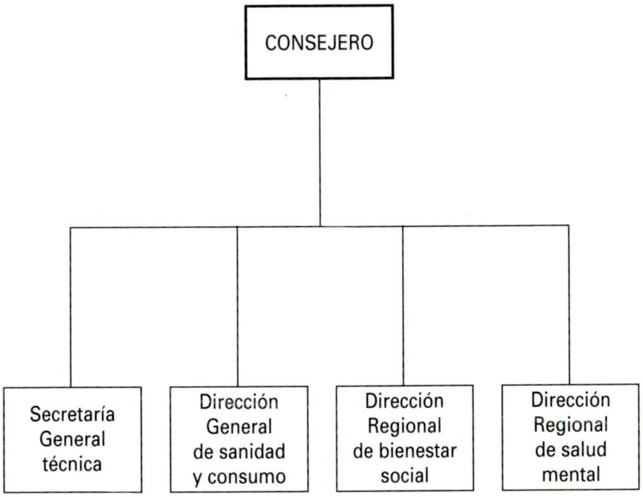

TABLA 15

COMUNIDAD AUTÓNOMA DE CASTILLA-LA MANCHA
ESTRUCTURA ORGÁNICA DE LA CONSEJERÍA DE SANIDAD

Decreto 125/1993, 15 de septiembre (D.O.C.M. 17 de septiembre de 1993)

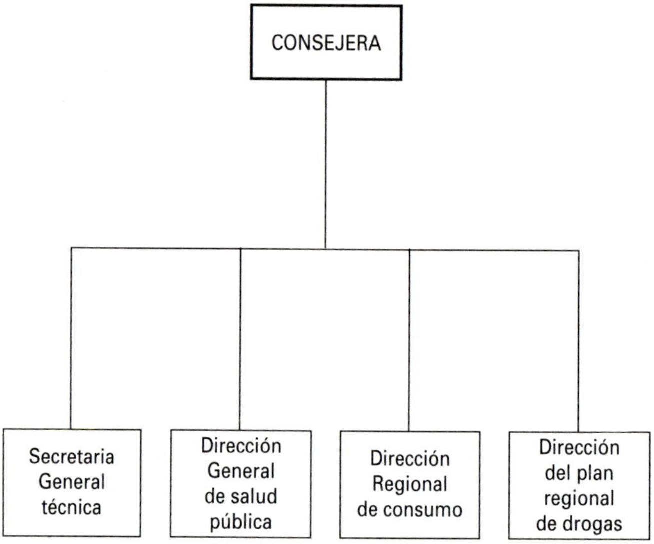

TABLA 16

COMUNIDAD AUTÓNOMA DE CASTILLA Y LEÓN
ESTRUCTURA ORGÁNICA DE LA CONSEJERÍA DE SANIDAD Y BIENESTAR SOCIAL

Decreto 257/1996, 21 de noviembre y Orden 21 de noviembre de 1996 (B.O.C.Y.L. 4 de diciembre de 1996)

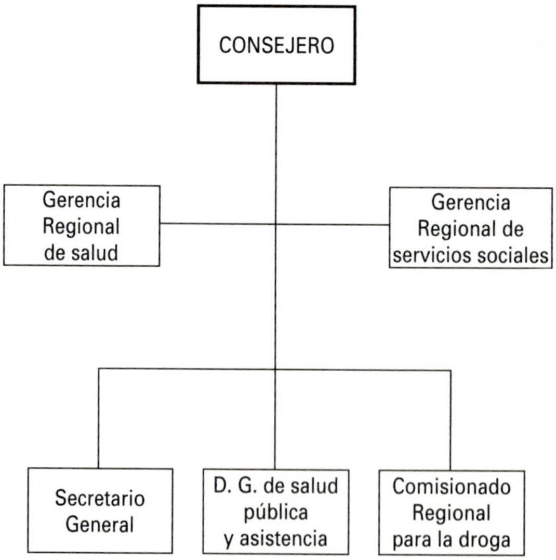

TABLA 17

COMUNIDAD AUTÓNOMA DE CATALUÑA
ESTRUCTURA ORGÁNICA DEL DEPARTAMENTO DE SANIDAD Y SEGURIDAD SOCIAL

Decreto 132/1994, 30 de mayo (D.O.G.C. 10 de junio de 1994)

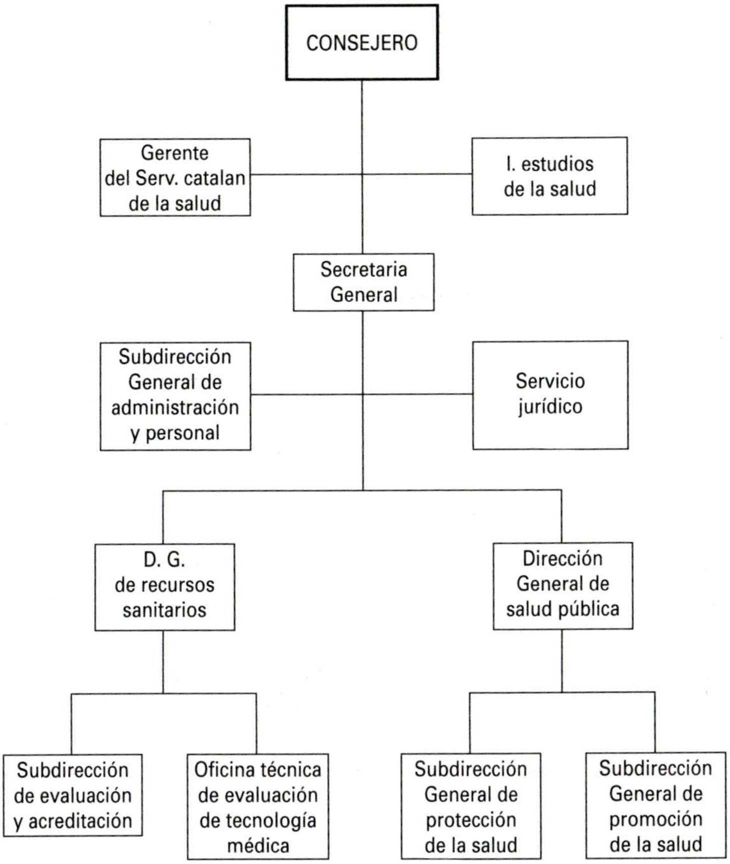

TABLA 18

COMUNIDAD AUTÓNOMA DE EXTREMADURA
ESTRUCTURA ORGÁNICA DE LA CONSEJERÍA DE BIENESTAR SOCIAL

Decreto 77/1995, 31 de julio y 190/95, 12 de diciembre (D.O.E. 3 de agosto y 12 de diciembre de 1995)

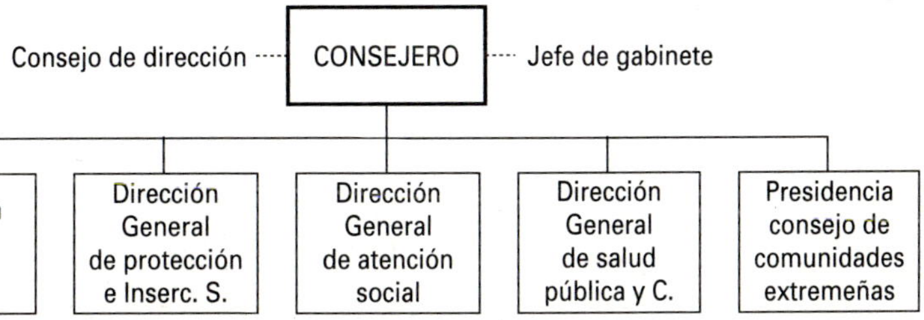

TABLA 19

COMUNIDAD AUTÓNOMA DE GALICIA
ESTRUCTURA ORGÁNICA DE LA CONSEJER'IA DE SANIDAD Y SERVICIOS SOCIALES

Decreto 63/96, 15 de febrero (D.O.G.A. 27 de febrero de 1996)

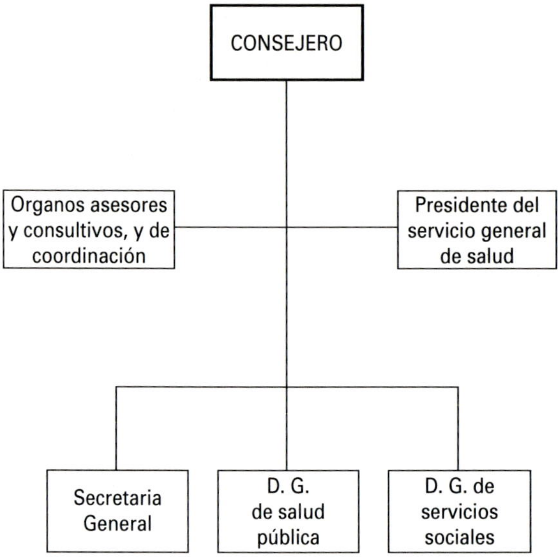

TABLA 20

COMUNIDAD AUTÓNOMA DE MADRID
ESTRUCTURA ORGÁNICA DE LA CONSEJERIA DE SANIDAD Y SERVICIOS SOCIALES

Decreto 262/1995, 19 de octubre (B.O.C.M. 26 de octubre de 1995)

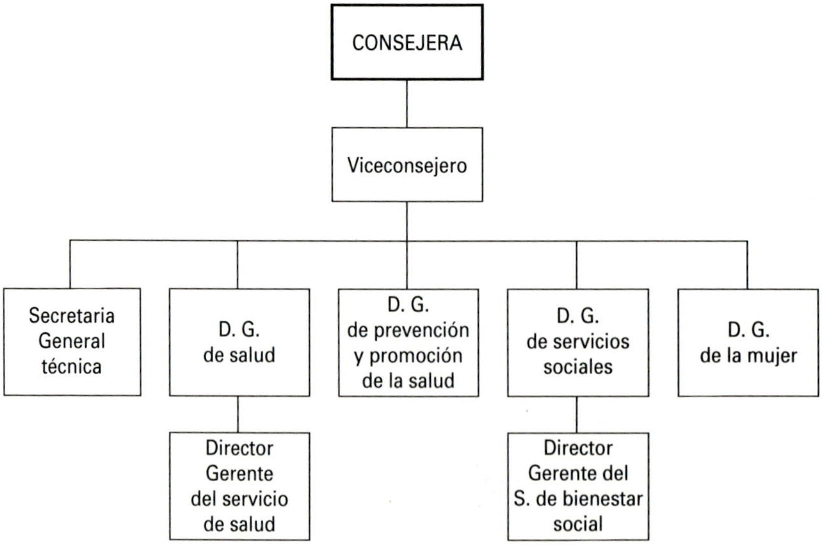

TABLA 21

COMUNIDAD AUTÓNOMA DE LA REGIÓN DE MURCIA
ESTRUCTURA ORGÁNICA DE LA CONSEJERIA DE SANIDAD Y POLÍTICA SOCIAL

Decreto 8/1995, 92/1995 y 64/1996 (B.O.R.M. 7 y 13 de julio de 1995 y 17 de agosto de 1996)

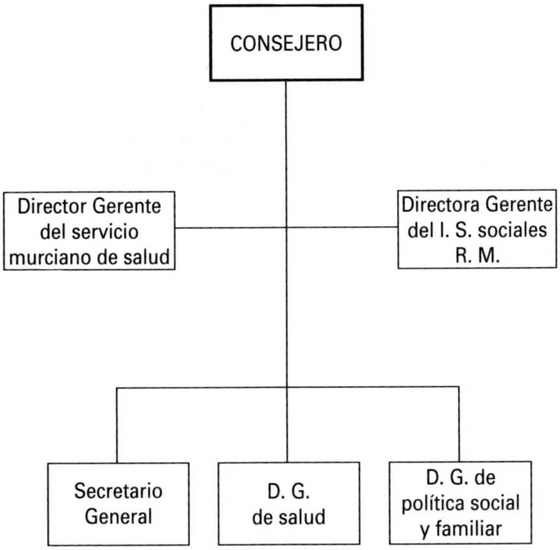

TABLA 22

COMUNIDAD AUTÓNOMA DE NAVARRA
ESTRUCTURA ORGÁNICA DEL DEPARTAMENTO DE SALUD

Decreto FORAL 406/1996, 26 de septiembre (B.O.N. 7 de octubre de 1996)

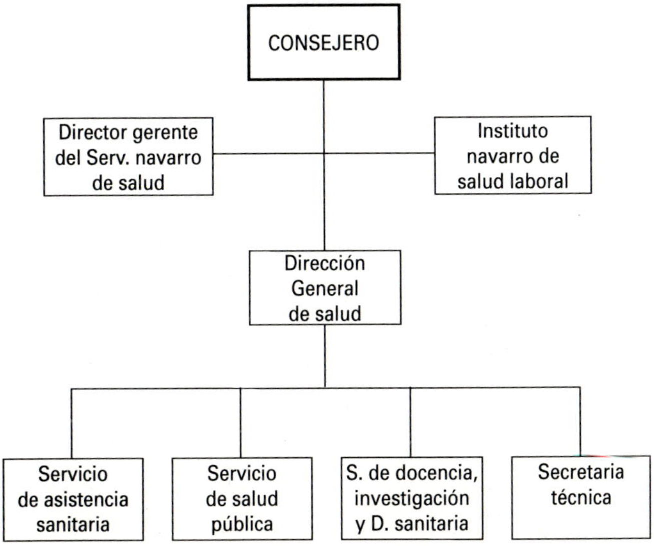

TABLA 23

COMUNIDAD AUTÓNOMA DE LA RIOJA
ESTRUCTURA ORGÁNICA DEL DEPARTAMENTO DE SALUD, CONSUMO Y BIENESTAR SOCIAL

Decretos 3/1995, de 10 de julio y 38/1995, de 12 de julio

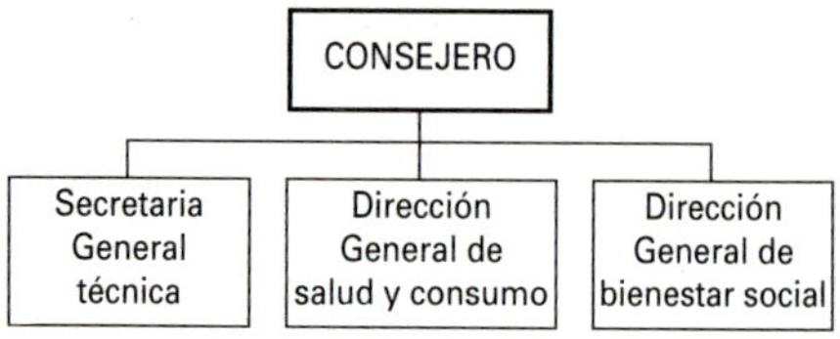

TABLA 24

COMUNIDAD AUTÓNOMA DEL PAÍS VASCO
ESTRUCTURA ORGÁNICA DEL DEPARTAMENTO DE SANIDAD Y DEL SERVICIO VASCO DE SALUD

Decretos 369/1995, de 11 de julio (B.O.P.V. 28 de agosto de 1995)

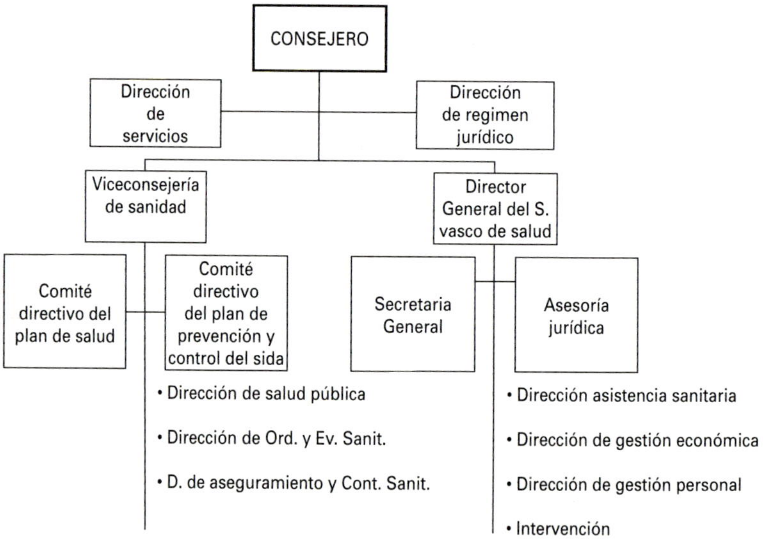

TABLA 25

COMUNIDAD AUTÓNOMA VALENCIANA
ESTRUCTURA ORGÁNICA DE LA CONSEJERÍA DE SANIDAD

Decreto 33/1997, de 26 de febrero (D.O.G.V. 1 de marzo de 1997)

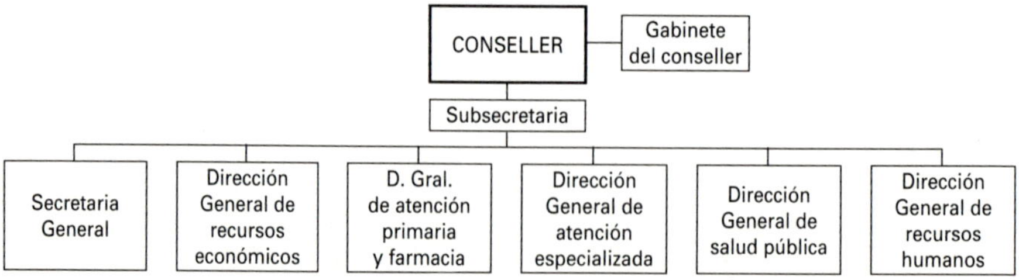

ÍNDICE DE DISPOSICIONES LEGALES CONFORME A SU RANGO Y NÚMERO OFICIAL

* La Constitución Española de 27 de diciembre de 1978.

* DIRECTIVAS DE LA C.E.E.

75/362/CEE referente al reconocimiento mutuo de los diplomas, certificados y otros títulos de médico.
75/363/CEE sobre coordinación de disposiciones legales, reglamentarias y administrativas referentes a las actividades de los médicos.
77/452/CEE referente al reconocimiento mutuo de los diplomas, certificados y otros títulos de enfermero responsable de cuidados generales.
77/453/CEE por la que se establece la coordinación de las disposiciones legales, reglamentarias y administrativas relativas a las actividades de los enfermeros responsables de cuidados generales.
78/686/CEE referente al reconocimiento mutuo de los diplomas, certificados y otros títulos de odontólogo.
78/687/CEE sobre la coordinación de las disposiciones legales, reglamentarias y administrativas relativas a las actividades de los odontólogos.
78/1026/CEE referente al reconocimiento mutuo de los diplomas, certificados y otros títulos de veterinario.
78/1027/CEE sobre la coordinación de las disposiciones legales, reglamentarias y administrativas referentes a las actividades de los veterinarios.
80/154/CEE por la que se establece el reconocimiento recíproco de diplomas, certificados y otros títulos de matrona.
80/155/CEE sobre la coordinación de las disposiciones legales, reglamentarias y administrativas al acceso a las actividades de matrona.
80/1273/CEE por la que se modifica tras la adhesión de Grecia, la Directiva 80/154/CEE.
81/1057/CEE referente al reconocimiento mutuo de los diplomas, certificados y otros títulos de médico, enfermero responsable de cuidados generales, de odontólogo y de veterinario respectivamente, en lo que se refiere a los derechos adquiridos.
82/76/CEE por la que se modifica la Directiva 75/362/CEE y 75/363/CEE.

84/466/CEE EURATOM. por la que se establecen las medidas fundamentales relativas a la protección radiológica de las personas sometidas a examen y tratamiento médico.

85/432/CEE relativa a la coordinación de las disposiciones legales, reglamentarias y administrativas para ciertas actividades farmacéuticas.

85/433/CEE relativa al reconocimiento mutuo de diplomas, certificados y otros títulos de farmacia.

85/434/CEE relativa a la creación de un Comité consultivo para la formación de los farmacéuticos.

85/584/CEE por la que se modifica en razón de la adhesión del Reino de España y de Portugal, la Directiva 85/433/CEE encaminada al reconocimiento mutuo de diplomas, certificados y otros títulos de farmacia.

86/457/CEE relativa a la formación específica en medicina general.

89/48/CEE relativa a un sistema general de reconocimientos de los títulos de enseñanza superior que sancionan formaciones profesionales de una duración mínima de tres años.

89/49/CEE relativa a los nacionales de los Estados miembros en posesión de un título expedido en un país tercero.

89/594/CEE por la que se modifican las Directivas 75/362/CEE, 77/452/CEE, 78/686/CEE, 78/1026/CEE y 80/154/CEE sobre el reconocimiento mutuo de diplomas, certificados y otros títulos de médico, de enfermero responsable de cuidados generales, de odontólogo, de veterinario y de matrona, respectivamente, así como las Directivas 75/363/CEE, 78/1027/CEE y 80/155/CEE sobre la coordinación de las disposiciones legales, reglamentarias y administrativas relativas a las actividades de médico, de veterinario y de matrona o asistente obstétrico respectivamente.

89/595/CEE por la que se modifica la Directiva 77/452/CEE sobre el reconocimiento recíproco de los diplomas, certificados y otros títulos de enfermero responsable de cuidados generales, así como la Directiva 77/453/CEE sobre coordinación de las disposiciones legales, administrativas y reglamentarias relativas a las actividades de los enfermeros responsables de cuidados generales.

90/658/CEE por la que se adaptan determinadas Directivas relativas al reconocimiento mutuo de títulos profesionales con motivo de la unificación alemana.

92/51/CEE relativa a un segundo sistema general de reconocimiento de formaciones profesionales, que completa la Directiva 89/48/CEE.

* DECISIONES de la CEE.

75/364/CEE sobre la creación del Comité consultivo para la formación de médicos.

75/365/CEE por la que se crea un Comité de altos funcionarios de la Salud Pública.

77/454/CEE por la que se crea el Comité de asesoramiento para la formación en enfermería.

77/455/CEE por la que se modifica la Decisión 75/365/CEE que crea un Comité de altos funcionarios de la salud pública.

78/1028/CEE sobre la creación del Comité consultivo para la formación de veterinarios.

80/156/CEE sobre la creación del Comité consultivo para la formación de matronas.

80/157/CEE por la que se modifica la Decisión 75/365/CEE que crea un Comité de altos funcionarios de la salud pública.

85/368/CEE relativa a las cualificaciones de formación profesional entre los Estados miembros de las Comunidades Europeas.

* RECOMENDACIONES de la CEE.

75/366/CEE referente a los nacionales del Gran Ducado de Luxemburgo que están en posesión de un diploma de médico concedido en un país tercero.

75/367/CEE referente a la formación clínica de los médicos.

78/1029/CEE referente a los nacionales del Gran Ducado de Luxemburgo que estén en posesión de un diploma de veterinario expedido en un Estado tercero.
85/435/CEE relativa a los nacionales del Gran Ducado de Luxemburgo titulares de un diploma de farmacéutico expedido en un tercer Estado.
86/458/CEE referente a los nacionales del Gran Ducado de Luxemburgo que estén en posesión de un diploma de médico generalista expedido en un Estado tercero.
89/601/CEE sobre la formación del personal sanitario en materia de oncología.

* LEYES ORGÁNICAS.

L.O. 3/1979 por el que se aprueba el Estatuto de Autonomía del Pais Vasco
L.O. 4/1979 por el que se aprueba el Estatuto de Autonomía de Cataluña.
L.O. 3/1980 sobre el Consejo de Estado.
L.O. 1/1981 por el que se aprueba el Estatuto de Autonomía de Galicia.
L.O. 6/1981 por el que se aprueba el Estatuto de Autonomía de Andalucía.
L.O. 7/1981 por el que se aprueba el Estatuto de Autonomía de Asturias.
L.O. 8/1981 por el que se aprueba el Estatuto de Autonomía de Cantabria.
L.O. 3/1982 por el que se aprueba el Estatuto de Autonomía de La Rioja.
L.O. 4/1982 por el que se aprueba el Estatuto de Autonomía de Murcia.
L.O. 5/1982 por el que se aprueba el Estatuto de Autonomía de Valencia.
L.O. 8/1982 por el que se aprueba el Estatuto de Autonomía de Aragón.
L.O. 9/1982 por el que se aprueba el Estatuto de Autonomía de Castilla-La Mancha.
L.O. 10/1982 por el que se aprueba el Estatuto de Autonomía de Canarias.
L.O. 13/1982 por el que se aprueba el Estatuto de Autonomía de Navarra.
L.O. 1/1983 por el que se aprueba el Estatuto de Autonomía de Extremadura.
L.O. 2/1983 por el que se aprueba el Estatuto de Autonomía de Baleares.
L.O. 3/1983 por el que se aprueba el Estatuto de Autonomía de Madrid.
L.O. 4/1983 por el que se aprueba el Estatuto de Autonomía de Castilla-León.
L.O. 11/1983 de Reforma Universitaria.
L.O. 12/1983 de Proceso Autonómico.
L.O. 8/1984 sobre el régimen penal de la prestación social sustitutoria.
L.O. 6/1985 del Poder Judicial.
L.O. 8/1985 por la que se regula el derecho a la educación.
L.O. 11/1985 de libertad sindical.
L.O. 14/1985 que modifica la L.O. 8/1984
L.O. 3/1986 de medidas especiales en materia de salud pública.
L.O. 1/1990 General del Sistema Educativo.
L.O. 5/1992 sobre la regulación del tratamiento automatizado de los datos de carácter personal.
L.O. 9/1995 sobre centros docentes no universitarios.
L.O. 10/1995 por el que se aprueba el Código Penal.

* LEYES ORDINARIAS.

Código Civil.
Ley de Contratos de Trabajo regulada por Decreto de 26-1-1944.
Ley del Régimen Jurídico de las Administraciones del Estado aprobada por Decreto de 20-7-1957.
Ley de Procedimiento Administrativo de 17 de julio de 1958.
Ley de Régimen Jurídico de Entidades Estatales Autónomas de 26-12-1958.
Ley 37/1962 sobre normas reguladoras del funcionamiento de los hospitales.
Ley 5/1973 de Contratos del Estado.

Ley 2/1974 de Colegios Profesionales.
Ley 8/1980 por la que se aprueba el Estatuto de los Trabajadores.
Ley 74/1978 por la que se modifica la Ley 2/74.
Ley 50/1981por el que se aprueba el Estatuto Orgánico del Ministerio Fiscal.
Ley 17/1983 por la que se regula la figura del Delegado del Gobierno.
Ley 26/1984 General para la defensa de los consumidores y usuarios.
Ley 30/1984 sobre Medidas para la Reforma de la Función Pública.
Ley 48/1984 reguladora de la Objeción de Conciencia.
Ley 53/1984 de Incompatibilidades del Personal al servicio de las Administraciones Públicas.
Ley 6/1985 por la que se modifica el recurso de casación de la Ley de Enjuiciamiento Criminal.
Ley 7/1985 de Bases del Régimen Local.
Ley 26/1985 de Medidas Urgentes para la Racionalización de la Estructura y de Acción Protectora de la Seguridad Social.
Ley 1/1986 por la que se crea el Consejo General de Formación Profesional.
Ley 14/1986 General de Sanidad.
Ley 8/1987 de la Generalitat de Catalunya, de régimen municipal y local de Catalunya.
Ley 34/1988 General de la Publicidad.
Ley 36/1988 sobre arbitraje. Régimen Jurídico.
Ley 37/1988 de Presupuestos Generales para 1988.
Ley 3/1989 por el que se amplía a dieciséis semanas el permiso por maternidad.
Ley 25/1990 del Medicamento.
Ley 21/1991 por la que se crea el Consejo Económico y Social.
Ley 22/1992 sobre medidas urgentes de fomento del empleo.
Ley 30/1992 de Régimen Jurídico de la Administración Pública y de Procedimiento Administrativo Común.
Ley 30/1994 sobre Fundaciones y Mecenazgo.
Ley 14/1994 por la que se regulan las empresas de trabajo temporal.
Ley 41/1994 de Presupuestos Generales para 1995.
Ley 42/1994 sobre Medidas Fiscales, Administrativas y de Orden Social.
Ley 13/1995 de Contratos de las Administraciones Públicas.
Ley 31/1995 de Prevención de Riesgos Laborales.
Ley 12/1996 de Presupuestos Generales del Estado.
Ley 13/1996 de Medidas Fiscales, Administrativas y de Orden Social.
Ley 4/1997 de Sociedades Laborales.
Ley 7/1997 de medidas liberalizadoras en materia de suelo y de Colegios Profesionales.
Ley 15/1997 sobre habilitación de nuevas formas de gestión del Sistema Nacional de Salud.
Ley 16/1997 sobre regulación de Servicios de las Oficinas de Farmacia.
Ley 24/1997 de consolidación y racionalización del Sistema de Seguridad Social.
Ley 60/1997 por la que se modifica el E.T. en materia de cobertura del Fondo de Garantía Salarial.
Ley 66/1997 de Medidas Fiscales, Administrativas y de Orden Social.

* DECRETOS LEY.

D.L. 17/1977 sobre las relaciones de las empresas en reestructuración.

* REALES DECRETOS LEY.

D. 2065/1974 por el que se aprueba el Texto refundido de la Ley General de la Seguridad Social
R.D-Ley 36/1978 sobre gestión institucional de la Seguridad Social, la salud y el empleo.
R.D-Ley 30/1984 sobre la Reforma de la Función Pública.

R.D-Ley 1/1986 sobre medidas urgentes administrativas, financieras, fiscales y laborales.
R.D-Ley 3/1987 sobre retribuciones del personal del Insalud.
R.D-Ley 1/1992 sobre medidas urgentes sobre el fomento del empleo y la protección del desempleo.
R.D-Ley 5/1992 sobre medidas presupuestarias urgentes.
R.D-Ley 5/1996 de medidas liberalizadoras en materia de suelo y Colegios Profesionales.
R.D-Ley 11/1996 de ampliación del servicio farmacéutico a la población.
R.D-Ley 9/1997 por el que se regulan incentivos en materia de Seguridad Social y carácter fiscal para el fomento de la contratación indefinida y la estabilidad en el empleo.

* REALES DECRETOS LEGISLATIVOS.

R.D. Legislativo 1091/1988 sobre la Administración y la Contabilidad del Estado.
R.D. Legislativo 1/1994 por el que se aprueba el Texto Refundido de la Ley General de la Seguridad Social.
R.D. Legislativo 1/1995 por el que se aprueba el Texto refundido de la Ley del Estatuto de los Trabajadores.
R.D. Legislativo 2/1995 por el que se aprueba el Texto refundido de la Ley de Procedimiento Laboral.
R.D. Legislativo 8/1997 de medidas urgentes para la mejora del mercado de trabajo y el fomento de la contratación indefinida.

* DECRETOS Y REALES DECRETOS.

D. 2414/1961 por el que se aprueba el Reglamento de las Industrias molestas, insalubres, nocivas y peligrosas.
D. 3160/1966 por el que se aprueba el Estatuto Jurídico del Personal Médico de la Seguridad Social.
D. 2766/1967 por el que se dictan normas sobre prestación sanitaria y ordenación de los servicios médicos en el Régimen General de la Seguridad Social.
D. 2122/1971 por el que se establece el Reglamento de la Inspección de Trabajo.
D. 2575/1973 por el que se modifican algunos artículos del D. 2766/1967.
D. 2065/1974 por el que se aprueba el Texto refundido de la Ley General de la Seguridad Social.
D. 843/1978 por el que se aprueba el Reglamento General del Mutualismo Administrativo.
D. 1995/1978 por el que se aprueba el cuadro de enfermedades profesionales.
R.D. 1854/1979 por el que se regula la estructura y competencias del INSS.
R.D. 1855/1979 por el que se regula la estructura y competencias del Insalud.
R.D. 1856/1979 por el que se regula la estructura y competencias del Inserso.
R.D. 696/1980 sobre la suspensión y extinción de las relaciones de trabajo.
R.D. 3117/1980 por el que se establece el Estatuto de los Gobernadores Civiles.
R.D. 1517/1981 sobre transferencias sanitarias a la Comunidad Autónoma de Cataluña.
R.D. 2505/1983 relativo a la regulación de los manipuladores de alimentos.
R.D. 127/1984 por el que se regula la obtención de títulos de médicos especialistas.
R.D. 137/1984 de estructuras básicas de salud.
R.D. 400/1984 sobre transferencias sanitarias a la Comunidad Autónoma de Andalucía.
R.D. 1888/1984 sobre catedráticos, profesores titulares de Universidad y Escuelas Universitarias.
R.D. 1910/1984 de receta médica.
R.D. 185/1985 por el que se regula la obtención y expedición del título de doctor.
R.D. 1006/1985 por el que se regula la relación laboral especial de los deportistas.
R.D. 1424/1985 por el que se regulan las relaciones laborales de carácter especial.
R.D. 1438/1985 por el que se regula las relaciones laborales del personal que interviene en operaciones mercantiles.

R.D. 1458/1986 sobre el Instituto Nacional de Empleo.
R.D. 521/1987 por el que se establece el Reglamento sobre la estructura, organización y funcionamiento de los hospitales gestionados por el Insalud.
R.D. 992/1987 por el que se regulan las especialidades en enfermería.
R.D. 1496/1987 sobre títulos universitarios.
R.D. 1497/1987 sobre las directrices generales comunes de los planes de estudios de los títulos con carácter oficial y validez en todo el territorio nacional.
R.D. 1536/1987 sobre transferencias sanitarias a la Comunidad Autónoma del País Vasco.
R.D. 1612/1987 sobre transferencias sanitarias a la Comunidad Autónoma de Valencia.
R.D. 20/1988 por el que se establece el reglamento de la prestación social de los objetores de conciencia.
R.D. 649/1988 por el que se estructuran las enseñanzas de Podología y las directrices generales propias para la obtención del Título de Diplomado en Podología.
R.D. 556/1989 de medidas mínimas sobre accesibilidad a los edificios.
R.D. 1088/1989 por el que se extiende la cobertura de la asistencia sanitaria de la Seguridad Social a personas sin recursos económicos suficientes.
R.D. 1667/1989 por la que se trasponen al ordenamiento jurídico español, las Directivas 84/433/CEE y 85/432/CEE sobre determinadas actividades farmacéuticas.
R.D. 1691/1989 por la que se trasponen las Directivas de la CEE relativas al derecho de establecimiento y libre circulación de los profesionales en el ámbito comunitario.
R.D. 305/1990 sobre enfermeros - CEE -. Regula el reconocimiento de títulos, diplomas, certificados y otros títulos en la CEE.
R.D. 571/1990 por el que se modifica parcialmente el R.D. 521/1987.
R.D. 1414/1990 sobre Títulos académicos y profesionales.
R.D. 1417/1990 por el que se establece el Título Universitario Oficial de Licenciado en Medicina y las directrices generales propias de los planes de estudios conducentes a la obtención del Título.
R.D. 1429/1990 por el que se regulan las enseñanzas conducentes a la obtención del Título Oficial de Diplomado en Terapia Ocupacional.
R.D. 1464/1990 sobre títulos académicos universitarios.
R.D. 1466/1990 por el que se establece el título universitario oficial de Diplomado en Enfermería y sus directrices generales propias.
R.D. 1679/1990 sobre transferencias sanitarias a la Comunidad Autónoma de Galicia.
R.D. 1680/1990 sobre transferencias sanitarias a la Comunidad Autónoma de Navarra.
R.D. 118/1991 sobre selección del personal estatutario y provisión de plazas.
R.D. 150/1991 sobre la Escuela Nacional de Sanidad.
R.D. 1419/1991 por el que se regulan las enseñanzas conducentes a la obtención del Título Oficial de Diplomado en Logopedia.
R.D. 1665/1991 sobre los títulos académicos y profesionales de la CEE.
R.D. 675/1992 por el que se trasponen determinadas Directivas europeas relativas al reconocimiento de títulos y establecimiento y circulación de profesionales Odontólogos en el ámbito comunitario.
R.D. 1275/1992 sobre los enfermeros en la CEE. Modifica el R.D. 305/1990.
R.D. 347/1993 sobre la organización de los servicios territoriales del Insalud.
R.D. 676/1993 sobre Formación Profesional. Títulos y enseñanzas mínimas.
R.D. 1575/1993 por el que se regula la libre elección de médico general y pediatra en los servicios de atención primaria en el Insalud.
R.D. 446/1994 sobre transferencias sanitarias a la Comunidad Autónoma de Canarias.
R.D. 1267/1994 por el que se modifica el R.D. 1497/1987 sobre directrices generales comunes de los planes de estudios conducentes a la obtención de un Título oficial y con validez en todo el territorio nacional.
R.D. 1332/1994 por el que se crea la Agencia de Protección de Datos.
R.D. 1415/1994 por el que se modifica la estructura orgánica del Ministerio de Sanidad y Consumo.

R.D. 63/1995 sobre ordenación de las prestaciones sanitarias.
R.D. 266/1995 por el que se establece el Reglamento de la objeción de conciencia y de la prestación social sustitutoria.
R.D. 294/1995 por el que se regula la Real Farmacopea Española, el Formulario Nacional y los órganos consultivos del M.S.C. en esta materia.
R.D. 536/1995 por el que se regulan las enseñanzas conducentes a la obtención del Título de Técnico Superior en Dietética.
R.D. 537/1995 por el que se regulan las enseñanzas conducentes a la obtención del Título de Técnico Superior en Salud Bucodental.
R.D. 538/1995 por el que se regulan las enseñanzas conducentes a la obtención del Título de Técnico Superior en Anatomía Patológica.
R.D. 539/1995 por el que se regulan las enseñanzas conducentes a la obtención del Título de Técnico Superior en Laboratorio de Diagnóstico Clínico.
R.D. 543/1995 por el que se regulan las enseñanzas conducentes a la obtención del Título de Técnico Superior en Documentación Sanitaria.
R.D. 545/1995 por el que se regulan las enseñanzas conducentes a la obtención del Título de Técnico Superior en Imagen para el Diagnóstico.
R.D. 546/1995 por el que se regulan las enseñanzas conducentes a la obtención del Título de Técnico en Cuidados Auxiliares de Enfermería.
R.D. 547/1995 por el que se regulan las enseñanzas conducentes a la obtención del Título de Técnico en Farmacia.
R.D. 733/1995 sobre la expedición de títulos académicos y profesionales.
R.D. 735/1995 sobre agencias de colocación.
R.D. 1300/1995 sobre incapacidades laborales en el sistema de la Seguridad Social.
R.D. 1396/1995 sobre títulos académicos y profesionales de la Comunidad Europea.
R.D. 1418/1995 por el que se crea la Red de Vigilancia Epidemiológica.
R.D. 1993/1995 por el que se establece el Reglamento sobre la colaboración en la gestión de la Seguridad Social de las Mutuas de Accidentes de Trabajo y Enfermedades Profesionales.
R.D. 2188/1995 sobre la Intervención General de la Administración del Estado.
R.D. 1/1996 por el que se regula la libre elección de médico en los servicios de atención primaria del Instituto Nacional de Salud.
R.D. 39/1997 por el que se aprueba el Reglamento de los Servicios de Prevención.
R.D. 413/1997 sobre protección operacional de los trabajadores externos con riesgo de exposición a radiaciones ionizantes por intervención en zona controlada.
R.D. 415/1997 por el que se crea la Comisión Nacional de Reproducción Humana Asistida.
R.D. 575/1997 por el que se regulan determinados aspectos de la gestión y control de la prestación económica de la Seguridad Social por incapacidad temporal.
R.D. 576/1997 por el que se modifica el Reglamento sobre la colaboración en la gestión de la Seguridad Social de las Mutuas de Accidentes de Trabajo y Enfermedades Profesionales.
R.D. 577/1997 por el que se establece la estructura de los órganos de gobierno, administración y representación de MUFACE.
R.D. 614/1997 por el que se modifica parcialmente el Real Decreto 1497/87, de 27 de noviembre por el que se establecen las directrices generales comunes de los planes de estudios de los títulos universitarios de carácter oficial y validez en todo el territorio nacional.
R.D. 617/1997 de Subdelegados de Gobierno y Directores Insulares en la Administración General del Estado.
R.D. 706/1997 por el que se desarrolla el régimen de control interno ejercido por la Intervención General de la Seguridad Social.
R.D. 1248/1997 por el que se aprueba el Reglamento sobre Convalidación de Servicios Voluntarios a efectos de la prestación social sustitutoria y se modifica parcialmente el Reglamento de la Objeción de Conciencia y de la prestación social sustitutoria.

* ÓRDENES.

O.M.T. 21-11-1959 por el que se establece el Reglamento de los Servicios Médicos de Empresa.
O. 5-7-1971 por el que se establece el Estatuto del Personal No Sanitario de la Seguridad Social
O. 26-4-1973 por el que se establece el Estatuto del Personal Sanitario No Facultativo de la Seguridad Social.
O. 31-10-1977 sobre las directrices para la elaboración de planes de estudios en las Escuelas Universitarias de Enfermería.
O. 30-4-1986 por el que se establece el modelo de receta médica para el tratamiento ordinario y de larga duración en la asistencia privada.
O. 8-8-1988 sobre títulos universitarios.
O. 1-2-1990 por el que se establece el modelo oficial de receta para el tratamiento ordinario y de larga duración.
O. 3-7-1990 del Ministerio de Administraciones Públicas sobre MUFACE.
O. 5-3-1992 sobre contabilidad y seguimiento presupuestario.
O. 1-6-1992 por la que se aprueba con carácter provisional el programa de formación y requisitos mínimos de las Unidades Docentes para la obtención del título de matrona.
O. 10-10-1995 sobre agencias de colocación sin fines de lucro.
O. 3-4-1995 sobre gestión y modificación y seguimiento de los créditos del presupuesto del Insalud.
O. 26-6-1996 por la que se establecen las normas para la elaboración del Presupuesto para 1997.
O. 10-10-1996 por la que se modifica la composición y régimen de funcionamiento del Consejo Asesor de Sanidad.
O. 26-12-1996 por la que se aprueba la Real Farmacopea Española.
O. 11-3-1997 por el que se modifica la Orden del Ministerio para las Administraciones Públicas de 3 de julio de 1990 sobre MUFACE.
O. 13-5-1997 sobre implantación del control financiero permanente en determinados hospitales y centros sanitarios del Insalud.
O. 22-4-1997 por el que se regula el funcionamiento de las Mutuas de Accidentes de Trabajo y Enfermedades Profesionales de la Seguridad Social en el desarrollo de actividades de prevención de riesgos laborales.
O. 19-6-1997 por el que se desarrolla el R.D. 575/1997 que modifica determinados aspectos de la gestión y del control de la prestación económica de la Seguridad Social por incapacidad temporal.
O. 25-6-97 de Intervención General de la Seguridad Social, por la que se establecen los procedimientos contables para el Registro por las Mutuas de Accidentes de Trabajo y Enfermedades Profesionales de la Seguridad Social, que hayan sido objeto de aplazamiento y fraccionamiento de pago, o para las que hayan iniciado el procedimiento ejecutivo de cobro.
O. 27-6-97 por el que se desarrolla el R.D. 39/1997, por el que se aprueba el Reglamento de los Servicios de prevención, en relación con las condiciones de acreditación de las entidades especializadas como servicios de prevención ajenos a las empresas.
O. 31-10-97 por el que se desarrolla el R.D. 412/97 para la solicitud de los Títulos de Especialista de Radiofarmacia, Farmacia Industrial y Galénica y Análisis y Control de Medicamentos.

* ACUERDOS.

A.M.I. Acuerdo Marco Interconfederal de 10-7-1979
A.N.E. Acuerdo Nacional de Empleo de 9-6-1981
A.E.S. Acuerdo Económico y Social de 9-10-1984

CITAS BIBLIOGRÁFICAS

1. NUTBEAM D, *Glosario de términos de promoción de la salud.* Sevilla, Consejería de Salud de la Junta de Andalucía, 1986. Separata técnica.
2. LAST J M, *Diccionario de epidemiología.* Barcelona, Salvat, 1988.
3. POLO A, *Fundamentos de enfermería en atención primaria.* Madrid, Síntesis, 1994.
4. PUCHOL L, *La dimensión humana de la empresa del futuro.* Ponencia presentada en el Congreso Mundial de Dirección de Personal. Rev. «AEDIPE», 1995.
5. CONSELLERÍA SANITAT I CONSUM, *G.D.R. en los hospitales del la Comunidad Valenciana.* Valencia, Consellería de Sanitat i Consum, 1994.
6. PINEAULT R y DAVELOY C, *La planificación sanitaria. Conceptos, métodos y estrategias.* Barcelona, Masson, 1987.
7. M.S.C./INSALUD, *Organización del E.A.P.* Madrid, Insalud, 1990.
8. CASAS Mercé, *Los grupos relacionados con el diagnóstico. (GRD): Experiencia y perspectiva de utilización.* Barcelona, Masson, 1991.
9. BOHIGAL L, Sistemas alternativos a la clasificación case mix, *Todo Hospital,* 1988, n.º 49, sept., pág. 23.
10. YOUNG W W *et al., PMC, RIS, PATH.* The Pittsburg Research Institute. Vol. 1 y 2, versión 5.0. Pennsylvania. 1994.
11. ÁLVAREZ I, RETANA N, *Legislación y administración en atención primaria y atención especializada.* Madrid, Síntesis, 1996.
12. ÁLVAREZ C, *Administración sanitaria y sistemas de salud.* Madrid, Síntesis, 1994.
13. ZURRO M, *Manual de atención primaria.* 2.ª ed. Barcelona, Doyma, 1989.
14. OMS, *Alma Ata. Atención Primaria.* Ginebra, OMS-UNICEF, 1978.
15. ESTEBAN M.ª J, *Fundamentos de enfermería en atención primaria.* Madrid, Síntesis, 1994.
16. ÁLVAREZ C, *Carrera Profesional.* Madrid, Trabajo presentado en el XV certamen de San Juan de Dios, 1995.
17. Comisión de la Comunidad Europea, Dirección General XV.III/F/5004/5/93-ES.
18. ANDRADAS E, *Fundamentos de enfermería en atención primaria.* Madrid, Síntesis, 1994.

19. MOLINER M, *Diccionario de uso del español.* Madrid, Ed. Gredos, 1992.
20. OLEA A, PLAZA T, *Instituciones de la Seguridad Social.* 13.ª ed. Madrid, Cívitas, 1992.
21. BORCHARDT K D, *El ABC del derecho comunitario.* Madrid, C.E., 1994.
22. RUBIO S, *Glosario de economía de la salud.* Madrid, Díaz de Santos, 1995.
23. LÁZARO P, *Evaluación de los servicios sanitarios: la alta tecnología médica en España.* Madrid, Fondo de Investigaciones Sanitarias, 1990.
24. ROBLES F y BALLINOTE E (autores del capítulo 27), Guillén F y Pérez del Molino J, *Síndromes y cuidados en el paciente geriátrico.* Barcelona, Masson, 1994.
25. MARTÍN ZURRO A y CANO J F, *Atención Primaria. Conceptos, organización y práctica clínica.* 3.ª ed. Barcelona, Mosby/Doyma, 1995.
26. CASARES J, *Diccionario ideológico de la lengua española.* 2.ª ed. Barcelona, Gili, 1990.
27. *Diccionario básico jurídico.* Madrid, Comares, 1994.
28. *Diccionario de la lengua española.* Madrid, Espasa Calpe, 1991.
29. *Diccionario de la lengua española.* 21.ª ed. Madrid, Real Academia Española, 1992.
30. TAMAMES R y GALLEGO S, *Diccionario de economía y finanzas.* Madrid, Alianza Editorial, 1996.
31. DONABEDIAN A (citado por Pineault R y Daveloy C), *La planificación sanitaria. Conceptos, métodos y estrategias.* Barcelona, Masson, 1987, pág. 282.
32. ENTERRÍA G (citado por Álvarez I y Retana N), *Legislación y Administración en atención primaria y atención especializada.* Madrid, Síntesis, 1996, pág. 36.
33. PÉREZ DE ARMÍNIA G, *Introducción a la economía.* Madrid, «Revista de Derecho Reunido», 1978.
34. KAEGI (citado por Álvarez C), *Administración sanitaria y sistemas de salud.* Madrid, Síntesis, 1994, pág. 13.
35. PENCHANSKY y THOMAS (citado por Pineault R y Daveloy C), *La planificación sanitaria. Conceptos, métodos y estrategias.* Barcelona, Masson, 1987, pág. 282.
36. INSALUD, *Guía para la elaboración de planes de catástrofes en hospitales.* Madrid, Secretaría General, 1993.
37. DONABEDIAN A (citado por Pineault R y Daveloy C), *La planificación sanitaria. Conceptos, métodos y estrategias.* Barcelona, Masson, 1987, pág. 284.
38. INSALUD, Nota Interior de la Subdirección General Asesoría Jurídica de 18-9-1996. Madrid.
39. MCMAHON, *Principios y métodos de epidemiología.* México, La Prensa Médica Mexicana, 1970.
40. OLLERO (citado por Álvarez C), *Administración sanitaria y sistemas de salud.* Madrid, Síntesis, 1994, pág. 13.
41. BEGIN C (citado por Pineault R y Daveloy C), *La planificación sanitaria. Conceptos, métodos y estrategias.* Barcelona, Masson, 1987, pág. 12.
42. PACHECO J L e IBÁÑEZ V, *Administración de los servicios de enfermería.* Madrid, Síntesis, 1995.
43. CHAEFER M, *L'administration des de salubrité de l'environnment: approche systémique.* Genève, OMS, 1975, pág. 130.
44. HYMAN J y BRUHN J G (citado por Pineault R y Daveloy C), *La planificación sanitaria. Conceptos, métodos y estrategias.* Barcelona, Masson, 1987, pág. 15.
45. ENTERRÍA G (citado por Álvarez C), *Administración sanitaria y sistemas de salud.* Madrid, Síntesis, 1994, pág. 13.
46. CONTANDRIOPOULOS P y LANCE M (citado por Pineault R y Daveloy C), *La planificación sanitaria. Conceptos, métodos y estrategias.* Barcelona, Masson, 1987, pág. 275.
47. PEÑA R, *Fundamentos de enfermería en atención primaria.* Madrid, Síntesis, 1994.
48. NUTT P C y MCCONLEY (citado por Pineault R y Daveloy C), *La planificación sanitaria. Conceptos, métodos y estrategias.* Barcelona, Masson, 1987, pág. 16.
49. ROWAND H S y ROWAND B L, *Gerencia de hospitales. Organización y funciones de sus departamentos.* Madrid, Díaz de Santos, 1984.
50. TAYLOR C E, citado por Pineault R y Daveloy C, *La planificación sanitaria. Conceptos, métodos y estrategias.* Madrid, Masson, 1987, pág. 16.

51. Hospital «La Paz», *Guía de seguridad e higiene del hospital La Paz.* Madrid, La Paz, 1992.
52. O.M.S., *Documentos básicos.* 39.ª ed. Ginebra, 1992.
53. Simón A, citado por Pineault R y Daveloy C, *La planificación sanitaria. Conceptos, métodos y estrategias.* Barcelona, Masson, 1987, pág. 17.
54. Beveridge W, citado en *Papeles de economía española n.º 12 y 13. Seg. Soc.* Madrid, F.F.I.E.S. (CECA), 1980, pág. 16.
55. Remola M, citado en *Papeles de economía española», Seg. Soc. n.os 12 y 13.* Madrid, F.F.I.E.S. (CECA), 1980, pág. 23.
56. Baker D, Donabedian A y Baile M, citado por Pineault R y Daveloy C, *La planificación sanitaria. Conceptos, métodos y estrategias.* Barcelona, Masson, 1987, pág. 275.
57. M. S. C., *Guías y manuales sobre cuidados paliativos.* Secretaría General Técnica. Madrid, 1993.
58. INSALUD, *Cartera de servicios de atención primaria.* Insalud, 1995.
59. Todd E, *Diseño funcional y organización de hospitales.* México, McGraw-Hill, Madrid, 1976.
60. OMS, *Función de los hospitales en el programa de protección de la salud.* Comité de expertos en organización de la asistencia médica. Informe Técnico n.º 122. OPS. Washington, 1957.
61. Donabedian A, citado por Pineault R y Daveloy C, *La planificación sanitaria. Conceptos, métodos y estrategias.* Barcelona, Masson, 1987, pág. 276.
62. García L, *I Curso de educación para la salud.* Madrid, ADEPS.
63. Llewelyn R y Macaulay C, *Planificación y administración de hospitales.* Publicación Científica n.º 191. Ginebra, OMS, 1976.
64. Blum H L, citado por Pineault R y Daveloy C, *La planificación sanitaria. Conceptos, métodos y estrategias.* Barcelona, Masson, 1987, pág. 2.
65. E.D.A.H., *Estructura funcional hospitalaria y control de calidad asistencial.* Madrid, M.S.C., 1978.
66. Illich I, citado por Pritchard P, *Manual de A.P.S.* Madrid, Díaz de Santos, 1981, pág. 19.
67. Bonnevie P, citado por Pineault R y Daveloy C, *La planificación sanitaria. Conceptos, métodos y estrategias.* Barcelona, Masson, 1987, pág. 2.
68. Pritchard P, *Manual de A.P.S.* Madrid, Díaz de Santos, 1981.
69. INSALUD, Área 11 de Madrid, *Línea de investigación en atención primaria.* Madrid, Insalud, 1991.
70. Rivero J, *Contabilidad financiera.* Madrid, ICE, 1993.
71. Hogarth J, *Glossary of health care terminology.* R.O. Europe, Copenhagen, OMS, 1978, pág. 253.
72. Spiegel A D, citado por Pineault R y Daveloy C, *La planificación sanitaria. Conceptos, métodos y estrategias.* Barcelona, Masson, 1987, pág. 45.
73. Carta de Otawa, *Conferencia internacional sobre promoción de la salud.* Ontario, Canadá, 1986.
74. Álvarez C, *Morbilidad laboral en Getafe.* Madrid, Ayuntamiento de Getafe, 1986.
75. Quintano, citado en *Diccionario básico jurídico.* Madrid, Comares, 1994, pág. 136.
76. Donabedian A, citado por Pineault R y Daveloy C, *La planificación sanitaria. Conceptos, métodos y estrategias.* Barcelona, Masson, 1987, pág. 45.
77. Melgar M, citado en *Diccionario básico jurídico.* Madrid, Comares, 1994, pág. 187.
78. Covielo, citado en *Diccionario básico jurídico.* Madrid, Comares, 1994, pág. 150.
79. Symonds, Selección de personal en torno a la entrevista de Panel. Problemas y soluciones, citado por Puchol L. *Todo Hospital,* Madrid, junio 1985, pág. 22.
80. Nutt P C, citado por Pineault R y Daveloy C, *La planificación sanitaria. Conceptos, métodos y estrategias.* Barcelona, Masson, 1987, pág. 45.
81. Lacruz, citado en *Diccionario básico jurídico.* Madrid, Comares, 1994, pág. 136.
82. Estella, citado en *Diccionario básico jurídico.* Madrid, Comares, 1994, pág. 434.
83. INSALUD-Madrid, *Memoria 1995.* Madrid, D. Provincial.
84. Conde M, citado en *Diccionario básico jurídico.* Madrid, Comares, 1994, pág. 216.
85. Bingham y Moore, Selección de personal en torno a la entrevista de Panel. Problemas y soluciones, citado por Puchol L. *Todo Hospital,* Madrid, junio 1985, pág. 22.

86. BEGIN C, citado por Pineault R y Daveloy C, *La planificación sanitaria. Conceptos, métodos y estrategias.* Barcelona, Masson, 1987, pág. 220.
87. SERRAMALERA R, citado en *Diccionario básico jurídico.* Madrid, Comares, 1994, pág. 216.
88. CHIAVENATO I, *Administración de recursos humanos.* México, McGraw-Hill, Madrid, 1993.
89. SASTRE R, citado en *Diccionario básico jurídico.* Madrid, Comares, 1994, pág. 403.
90. DUNCAN A, *Control de calidad y estadística industrial.* México, Alfaomega, 1989.
91. FIGUEROA H, citado en *Diccionario básico jurídico.* Madrid, Comares, 1994, pág. 219.
92. CUETO A y BUENO A, *Medicina preventiva y salud pública. Infecciones Hospitalarias.* Cap. 45. 8.ª ed. Barcelona, Salvat, 1990.
93. GARCÍA F J, *Código Penal y su jurisprudencia.* Madrid, Edijus, 1996.
94. HAAS Y DRABEK, *Administración de recursos humanos.* Citado por Chiavenato. México, McGraw-Hill, 1993, pág. 9.
95. PACHECO E, *Administración de los servicios de enfermería.* Madrid, Síntesis, 1995.
96. EASTON, citado en *Diccionario básico jurídico.* Madrid, Comares, 1994, pág. 464.
97. SÁEZ A, FERNÁNDEZ A y GUTIERREZ G, *Contabilidad de costes y de gestión.* Madrid, McGraw-Hill, 1995.
98. SIMÓN J, *Administración de los servicios de enfermería.* Madrid, Síntesis, 1995.
99. O.M.S., *Boletín epidemiológico,* n.º 35, 783-789, Ginebra, 1966.
100. DIZ J, *Administración de los servicios de enfermería.* Madrid, Síntesis, 1995.
101. GORDO J L, *Administración de los servicios de enfermería.* Madrid, Síntesis, 1995.
102. BLANCO J M, *Administración de los servicios de enfermería.* Madrid, Síntesis, 1995.
103. ANDER E, *Diccionario de Trabajo Social.* Madrid, Humanitas, 1986.
104. MOCHÓN F, *Economía, teoría y política.* 3.ª ed. Madrid, McGraw-Hill, 1993.
105. GILLIES D A, *Gestión de enfermería. Una aproximación a los sistemas.* 2.ª ed. Barcelona, Masson, 1994.
106. LLOPIS J L y PALLARÉS L, *Administración de los servicios de enfermería.* Madrid, Síntesis, 1995.
107. IGNACIO E y CRUZADO M.ª J, *La calidad aplicada al campo de la enfermería.* Cádiz, Colegio Oficial de Diplomados en Enfermería de Cádiz, 1997.
108. JOINT COMMISION ON ACREDITATION OF HEALT CARE ORGANIZATIONS, citado por Ignacio E y Cruzado M.ª J, en *La calidad aplicada al campo de la enfermería.* Cádiz, Colegio Oficial de Diplomados en Enfermería de Cádiz, pág. 29.
109. VEGA L y GARCÍA H, *Bases esenciales de la salud pública.* 7.ª ed. México, La Prensa Médica Mexicana.
110. CLOUSER K, *Encyclopedia of bioethics,* citado por Polaino-Lorente A, en *Manual de bioética general.* Madrid, Rialp, 1993, pág. 83.
111. ISHIKAWA, DERMING, DRUCKER y HOPKING, citados por Ignacio E y Cruzado M.ª J, en *La calidad aplicada al campo de la enfermería.* Cádiz, Colegio Oficial de Diplomados en Enfermería de Cádiz, pág. 13.
112. VOORI H U, *El control de calidad en los servicios sanitarios. Concepto y metodología.* Barcelona, Ed. Masson, 1981.
113. VERJANO R, *Calidad total.* Madrid, Fundación General de la Universidad de Alcalá de Henares. Área de Formación, 1996.
114. DONABEDIAN A, *La calidad de la atención médica. Definiciones y métodos de evaluación.* México, La Prensa Mexicana, 1980.
115. SANGRO P, Las estadísticas del absentismo industrial. Madrid, *Medicina y Seguridad en el Trabajo,* 1967.
116. DOWNIE N, HEATH R, *Métodos estadísticos aplicados.* Madrid, Del Castillo, 1981.
117. UNED, *Estadística aplicada a la biología.* Madrid, UNED, 1981.
118. AZORÍN F, *Curso de muestreo y aplicaciones.* Madrid, Aguilar, 1972.
119. VIZMANOS J R y ASENSIO R, *Bioestadística.* Madrid, Díaz de Santos, 1976.
120. CAILLARD J, FRIMAT P y FURÓN A, El absentismo, estadísticas, métodos de cálculo. París, *Archives des Maladies Professionnelles,* vol.39, núms. 4-5, pág. 271, 1978.

121. PIEDROLA G y AMARO J, *Medicina preventiva y salud pública.* Capítulo 21, Desinsectación y desratización. 8.ª ed. Barcelona, Salvat, 1990.
122. PASCUAL T, *Gestión de la I.L.T. desde la medicina de empresa.* Madrid, Ponencia presentada en las Jornadas del Instituto de Fomento Empresarial, 1993.
123. FRIEDMAN G, *Principios de la epidemiología.* Madrid, Panamericana, 1975.
124. GIDDENS, *Técnicas de investigación social.* Citado por Egge A, México, Ateneo, 1987.
125. MARTÍN A y LUNA J, *Bioestadística para ciencias de la salud.* 2.ª ed. Madrid, Norma, 1989.
126. PALMER H, *Fundamentos de enfermería en atención primaria.* Citado por Polo A, Madrid, Síntesis, 1994, pág. 388.
127. CASA E, *2000 problemas de estadística ajustada.* 3.ª ed. Barcelona, Vicens-Vives, 1965.
128. WILLIAMSON O, *Incentivos e Instituciones sanitarias públicas.* Citado por Martín J y López del Amo M.ª P, Granada, Escuela Andaluza de Salud Pública, 1994, pág. 32.
129. CARPENITO, MACCAIN, ASPINEL, *et al.*, *Fundamentos de enfermería en atención primaria.* Citados por Peña R, Madrid, Síntesis, 1994, pág. 432.
130. O'NEILL, citado por Romera P, en *Fundamentos de enfermería en atención primaria.* Madrid, Síntesis, 1994, pág. 407.
131. PIEDROLA G y AMARO J, *Medicina preventiva y salud pública.* Capítulo 20, Saneamiento y desinfección, 8.ª ed. Barcelona, Salvat, 1990.
132. CUETO A y FERNÁNDEZ-CREHUET M, *Medicina preventiva y salud pública.* Capítulo 28, Inmunización activa y pasiva, 8.ª ed. Barcelona, Salvat, 1990.
133. EGGE A, *Técnicas de investigación social.* México, Ateneo, 1987.
134. DOMINGUEZ M, *Medicina preventiva y salud pública.* Capítulo 26, Epidemiología general de las enfermedades transmisibles, 8.ª ed. Barcelona, Salvat, 1990.
135. RÍOS S, *Matemática actual. Análisis de decisiones.* 2.ª ed. Madrid, ICE, 1976.
136. URIEL E y MUÑIZ M, *Estadística económica y empresarial.* Madrid, A.C., 1988.
137. WALTZ y BANSELL, *Fundamentos de enfermería en atención primaria.* Citado por Romera P, Madrid, Síntesis, 1994, pág. 455.
138. MARRINER, *Manual para la administración de enfermería.* 4.ª ed. México, Interamericana, 1993.
139. KOTLER P, *Manual para la administración de enfermería.* Citado por Marriner. 4.ª ed. México, Interamericana, 1993, pág. 101.
140. KALTZ Y KAHN, citado por Chiavenato I, *Administración de recursos humanos.* México, McGraw-Hill, Madrid, 1993, pág. 17.
141. ARTELLS J, *Aplicación del análisis de coste-beneficio en la planificación de los servicios sanitarios.* Barcelona, Masson, 1989.
142. COLEGIO DE MÉDICOS AMERICANOS, *Manual de ética. 1984.* Citado por Insalud, «Guía del informador». Madrid, D. P. Insalud, Actualización, 1995.
143. DAVIS K, *Administración de recursos humanos.* Citado por Chiavenato I, México, McGraw-Hill, 1993, pág. 76.
144. SCOTT Y MITCHELL, *Administración de recursos humanos.* Citado por Chiavenato I, México, McGraw-Hill, 1993, pág. 131.
145. KAHNEMAN D, *Incentivos e Instituciones sanitarias públicas.* Citado por Martín J y López del Amo M.ª P, Granada, Escuela Andaluza de Salud Pública, 1994, pág. 28.
146. THOMPSON Y MCEWEN, *Administración de recursos humanos.* Citado por Chiavenato I, México, McGraw-Hill, 1993, pág. 40.
147. WILLIAMS, *Aplicación del análisis de coste-beneficio en la planificación de los servicios sanitarios.* Citado por Artells J, Barcelona, Masson, 1989, pág. 70.
148. MARCH Y SIMÓN, *Administración de recursos humanos.* Citado por Chiavenato I, México, McGraw-Hill, 1993, pág. 96.
149. CHRUDEN Y SHERMAN, *Administración de recursos humanos.* Citado por Chiavenato I, México, McGraw-Hill, 1993, pág. 275.

150. MUSGRAVE, *Aplicación del análisis de coste-beneficio en la planificación de los servicios sanitarios.* Citado por Artells J, Barcelona, Masson, 1989, pág. 24.
151. SCHEIN, *Administración de recursos humanos.* Citado por Chiavenato I, México, McGraw-Hill, 1993, pág. 245.
152. DE MENDIZÁBAL B, *Diccionario Oxford de Informática.* Madrid, Díaz de Santos.
153. MAYNARD, *Aplicación del análisis de coste-beneficio en la planificación de los servicios sanitarios.* Citado por Artells J, Barcelona, Masson, 1989, pág. 35.
154. CUESTA A, BENAVENT A y GUIRAO J A, *Diagnósticos de enfermería.* Madrid, Díaz de Santos, 1995.
155. MOONEY, *Aplicación del análisis de coste-beneficio en la planificación de los servicios sanitarios.* Citado por Artells J, Barcelona, Masson, 1989, pág. 70.
156. UGALDE M y RIGOL A, *Diagnósticos de enfermería. Taxonomía Nanda.* Barcelona, Masson, 1995.
157. LUIS M T, *Diagnósticos de enfermería. Un instrumento para la práctica asistencial.* Madrid, Mosby/Doyma, 1995.
158. KALTZ Y KAHN, *Administración de recursos humanos.* Citado por Chiavenato I, México, McGraw-Hill, Madrid, 1993, pág. 97.
159. MCNURRY, *Administración de recursos humanos.* Citado por Chiavenato I, México, McGraw-Hill, Madrid, 1993, pág. 217.
160. MARTÍN J y LÓPEZ DEL AMO M.ª P, *Incentivos e Instituciones sanitarias públicas.* Granada, Escuela Andaluza de Salud Pública, 1994.
161. CANALES F H, ALVARADO E L y PINEDA E B, *Metodología de la investigación. Manual para el desarrollo del personal de la salud.* México, O.P.S./O.M.S., Madrid, 1986.
162. CHURCHMAN, *Administración de recursos humanos.* Citado por Chiavenato I, México, McGraw-Hill, 1993, pág. 108.
163. PÉREZ-CARBALLO J, *Control de la gestión empresarial.* Madrid, ESIC, 1990.
164. STEINMETZ L, *Administración de recursos humanos.* Citado por Chiavenato I, México, McGraw-Hill, 1993, pág. 458.
165. NEUPERT, *Metodología de la investigación. Manual para el desarrollo del personal de la salud.* Citado por Canales F H, Alvarado E L y Pineda E B, México, O.P.S./O.M.S., 1986, pág. 105.
166. LÓPEZ C, *Metodología de la investigación. Manual para el desarrollo del personal de la salud.* Citado por Canales F H, Alvarado E L y Pineda E B, México, O.P.S./O.M.S., 1986, pág. 89.
167. KAST y ROSENZWEIG, *Administración de recursos humanos.* Citado por Chiavenato I, México, McGraw-Hill, 1993, pág. 105.
168. ALCAIDE A, *Estadística aplicada a las ciencias sociales.* Madrid, Pirámide, 1975.
169. EGG A, *Metodología de la investigación. Manual para el desarrollo del personal de la salud.* Citado por Canales F H, Alvarado E L, Pineda E B, México, O.P.S./O.M.S., 1986, pág. 46.
170. TAMAYO M, *Metodología de la investigación. Manual para el desarrollo del personal de la salud.* Citado por Canales F H, Alvarado E L, Pineda E B, México, O.P.S./O.M.S., 1986, pág. 87.
171. LARROYO, *Metodología de la investigación. Manual para el desarrollo del personal de la salud.* Citado por Canales F H, Alvarado E L, Pineda E B, México, O.P.S./O.M.S., 1986, pág. 49.
172. LÓPEZ C y SELLTIZ, *Metodología de la investigación. Manual para el desarrollo del personal de la salud.* Citado por Canales F H, Alvarado E L y Pineda E B, México, O.P.S./O.M.S., 1986, pág. 107.
173. SOTO y MENENDEZ, *Metodología de la investigación. Manual para el desarrollo del personal de la salud.* Citado por Canales F H, Alvarado E L y Pineda E B, México, O.P.S./O.M.S., 1986, pág. 204.
174. SOUZA A, *Enseñanzas en salud reproductiva. Reflexiones para el desarrollo de la investigación operativa.* Washington, Programa Regional Mujer, Salud y Desarrollo, OPS, 1995.
175. CC.OO., *Guía del delegado sindical.* CC.OO., 1995.
176. M.E.C., *Acceso a las Universidades desde la enseñanza media.* Madrid, 1995.
177. CC.OO., *Guía jurídica. Derecho de la mujer trabajadora.* Madrid, CC.OO., 1987.
178. MORLOTE J, *Las profesiones sanitarias.* Madrid, Infored, 1995.
179. C.I.E., *Informe sobre la reglamentación de enfermería.* Ginebra, 1986.

180. GIMÉNEZ J A, *Recursos materiales*. Madrid, Material entregado en el curso de experto en gestión de servicios sanitarios. Escuela de Especialización Profesional de Ciencias de la Salud, 1996.
181. LUNA J y MARTIN A, *Bioestadística para las ciencias de la salud*. 2.ª ed. Madrid, Norma, 1989.
182. ÁLVAREZ C, *Enfermería hospitalaria. I.L.T. Morbilidad, duración y coste*. Madrid, Consejo General de Enfermería, 1990.
183. M.S.C., *Anteproyecto de presupuestos 1988*. Madrid.
184. M.S.C., *Presupuesto Insalud 1995*. Madrid.
185. Diccionario terminológico de las ciencias médicas. 13.ª ed. Barcelona, Masson-Salvat.
186. TEMES J L, PASTOR V y DÍAZ J L, *Normas de gestión hospitalaria*. Madrid, Interamericana, 1993.
187. CORTÉS M (autora del capítulo 6.º), TEMES J L, Pastor V y Díaz J L, *Normas de gestión hospitalaria*. Madrid, Interamericana, 1993.
188. INSALUD, *C.I.E.-9-MC*. Madrid, Insalud, 1991.
189. VARÓ J, *Gestión estratégica de la calidad en los servicios sanitarios. Un modelo de gestión hospitalaria*. Madrid, Díaz de Santos, 1994.
190. JURAN, *Gestión estratégica de la calidad en los servicios sanitarios. Un modelo de gestión hospitalaria*. Citado en Varo J, Madrid, Díaz de Santos. Madrid, 1994, pág. 15.
191. ROSA J L, *Gestión estratégica de la calidad en los servicios sanitarios. Un modelo de gestión hospitalaria*. Citado en Varo J, Madrid, Díaz de Santos, 1994, pág. 22.
192. TAMAMES R, *Gestión estratégica de la calidad en los servicios sanitarios. Un modelo de gestión hospitalaria*. Citado en Varo J, Madrid, Díaz de Santos, 1994, pág. 41.
193. CORTINA G y SÁNCHEZ A, *Gestión estratégica de la calidad en los servicios sanitarios. Un modelo de gestión hospitalaria*. Citado en Varo J, Madrid, Díaz de Santos, 1994, pág. 41.
194. RAWLS J, *Teoría de la Justicia*. México, Fondo de Cultura Económica, 1971.
195. LEGRAND E, *Gestión estratégica de la calidad en los servicios sanitarios. Un modelo de gestión hospitalaria*. Citado en Varo J, Madrid, Díaz de Santos, 1994, pág. 45.
196. EIGLIER P y LANGRAND E, *Gestión estratégica de la calidad en los servicios sanitarios. Un modelo de gestión hospitalaria*. Citado en Varo J, Madrid, Díaz de Santos, 1994, pág. 77.
197. MILLER, *Gestión estratégica de la calidad en los servicios sanitarios. Un modelo de gestión hospitalaria*. Citado en Varo J, Madrid, Díaz de Santos, 1994, pág. 90.
198. MINTZBERG, *Gestión estratégica de la calidad en los servicios sanitarios. Un modelo de gestión hospitalaria*. Citado en Varo J, Madrid, Díaz de Santos, 1994, pág. 100.
199. ETZIONI, *Gestión estratégica de la calidad en los servicios sanitarios. Un modelo de gestión hospitalaria*. Citado en Varo J, Madrid, Díaz de Santos, 1994, pág. 102.
200. RHENMAN, *Gestión estratégica de la calidad en los servicios sanitarios. Un modelo de gestión hospitalaria*. Citado en Varo J, Madrid, Díaz de Santos, 1994, pág. 103.
201. ZERILLI A, *Gestión estratégica de la calidad en los servicios sanitarios. Un modelo de gestión hospitalaria*. Citado en Varo J, Madrid, Díaz de Santos, 1994, pág. 117.
202. DUBOIS B, El mercado hospitalario y su evaluación. Madrid, *Todo Hospital*, n.º 58, 1989, pág. 34.
203. PINEAULR R, *Gestión estratégica de la calidad en los servicios sanitarios. Un modelo de gestión hospitalaria*. Citado en Varo J, Madrid, Díaz de Santos, 1994, pág. 217.
204. AMERICAN MARKETING ASSOCIATION, *Gestión estratégica de la calidad en los servicios sanitarios. Un modelo de gestión hospitalaria*. Citado en Varo J, Madrid, Díaz de Santos, 1994, pág. 455.
205. QUINTANILLA I, *Gestión estratégica de la calidad en los servicios sanitarios. Un modelo de gestión hospitalaria*. Citado en Varo J, Madrid, Díaz de Santos, 1994, pág. 455.
206. CORTÉS S (autor del capítulo 12), TEMES J L, PASTOR V y DÍAZ J L, *Normas de gestión hospitalaria*. Madrid, Interamericana, 1993.
207. NEUMARK, citado por CORTÉS S (autor del capítulo 12), TEMES J L, PASTOR V y DÍAZ J L, *Normas de gestión hospitalaria*. Madrid, Interamericana, 1993.
208. BARRACHINA I, *Los P.M.C. como sistema de información clínica*. Madrid, *Hospital 2000*, 1993, vol. 7, n.º 1.

209. ÍBIDEM A, *Manual de Bioética General.* Citado por Polaino-Lorente A, Madrid, Rialp, 1993, pág. 83.
210. III Symposium Internacional sobre absentismo industrial. Sao Paulo, 1972.
211. PORRET M, Comentarios sobre absentismo laboral en Cataluña. Barcelona, Conclusiones de la XXVI Jornadas de Estudios de AEDIPE y la *Capital Humano,* 1991.
212. WELLER y WELLS, *Diccionario de enfermería.* 21.ª ed. Madrid, Interamericana/McGraw-Hill, 1995.
213. INSALUD, *Contrato Programa.* Madrid, 1996.
214. INSALUD, *Sistema de información de la Dirección General del Insalud.* Madrid, Circular 3/1996 de 28 de mayo, 1996.
215. INSALUD, *Nomenclator Clasificación Económica para el ejercicio 1996.* Madrid, Circular 2/1996 de 14 de mayo, 1996.
216. CASARES A (autor del capítulo 16), TEMES J L, PASTOR V y DÍAZ J L, *Normas de gestión hospitalaria.* Madrid, Interamericana, 1993.
217. YANNYS G, *Procesos directivos en los organismos públicos.* Citado por Hernández J, «Material docente entregado en el Diploma de Recursos Humanos de la E.N.S. (T/Org/4)», Madrid, 1996.
218. HERNÁNDEZ J, *Procesos directivos en los organismos públicos.* Madrid, Material docente entregado en el Diploma de Recursos Humanos de la E.N.S. (T/Org/4), 1996.
219. HERNÁNDEZ J, *Culturas organizacionales.* Madrid, Material docente entregado en el Diploma de Recursos Humanos de la E.N.S. (T/Org/4), 1996.
220. CUADRADO J M.ª, *Manual de evaluación del desempeño.* Madrid, Material docente entregado en el Diploma de Recursos Humanos de la E.N.S. (T/Org/4), 1996.
221. LEÓN A, *Ética en Medicina.* Barcelona, Científica-Médica, 1973.
222. HANDY, La dimensión humana de la empresa del futuro. Citado por Puchol L, Ponencia presentada en el Congreso Mundial de Dirección de Personal, Madrid, *AEDIPE,* 1995.
223. LANDIER H, La dimensión humana de la empresa del futuro. Citado por Puchol L, Ponencia presentada en el Congreso Mundial de Dirección de Personal, Madrid, *AEDIPE,* 1995.
224. GERNY, La dimensión humana de la empresa del futuro. Citado por Puchol L, Ponencia presentada en el Congreso Mundial de Dirección de Personal, Madrid, *AEDIPE,* 1995.
225. EVANS, La dimensión humana de la empresa del futuro. Citado por Puchol L, Ponencia presentada en el Congreso Mundial de Dirección de Personal, Madrid, *AEDIPE,* 1995.
226. HELLER F A, La dimensión humana de la empresa del futuro. Citado por Puchol L, Ponencia presentada en el Congreso Mundial de Dirección de Personal, Madrid, *AEDIPE,* 1995.
227. BACH L, La dimensión humana de la empresa del futuro. Citado por Puchol L, Ponencia presentada en el Congreso Mundial de Dirección de Personal, Madrid, *AEDIPE,* 1995.
228. RENOLD S C, La dimensión humana de la empresa del futuro. Citado por Puchol L, Ponencia presentada en el Congreso Mundial de Dirección de Personal, Madrid, *AEDIPE,* 1995.
229. CARLSON S, La dimensión humana de la empresa del futuro. Citado por Puchol L, Ponencia presentada en el Congreso Mundial de Dirección de Personal, Madrid, *AEDIPE,* 1995.
230. CURRIE, La dimensión humana de la empresa del futuro. Citado por Puchol L, Ponencia presentada en el Congreso Mundial de Dirección de Personal, Madrid, *AEDIPE,* 1995.
231. URWICK, La dimensión humana de la empresa del futuro. Citado por Puchol L, Ponencia presentada en el Congreso Mundial de Dirección de Personal, Madrid, Rev. *AEDIPE,* 1995.
232. REVANS R W, La dimensión humana de la empresa del futuro. Citado por Puchol L, Ponencia presentada en el Congreso Mundial de Dirección de Personal, Madrid, *AEDIPE,* 1995.
233. ROCKEFELLER J D, La dimensión humana de la empresa del futuro. Citado por Puchol L, Ponencia presentada en el Congreso Mundial de Dirección de Personal, Madrid, *AEDIPE,* 1995.
234. GOGUELIN, La dimensión humana de la empresa del futuro. Citado por Puchol L, Ponencia presentada en el Congreso Mundial de Dirección de Personal, Madrid, *AEDIPE,* 1995.
235. PUCHOL L, *La evaluación del desempeño.* Madrid, ICADE. Material docente utilizado en la Universidad Pontificia de Comillas. Ciencias económicas y empresariales, 1996.

236. ZIRILLI, citado por Puchol L, *La evaluación del desempeño.* Madrid, ICADE. Material docente utilizado en la Universidad Pontificia de Comillas. Ciencias económicas y empresariales, 1996.
237. VALMORISCO A, *Manual de evaluación del desempeño.* Madrid, Equipo de Dirección de Enfermería del Hospital Severo Ochoa, 1995.
238. OSORIO M, Nuevos enfoques en los diseños de las políticas retributivas, *Capital Humano,* 1996, n.º 86, feb.
239. KIPLING R, *Técnicas de negociación.* Citado por Cuadrado J M.ª, Material docente entregado en el curso de Diploma en Recursos Humanos de la E.N.S., Madrid, 1996.
240. LEGRAND L, ¿Ha dicho usted competencia? *AEDIPE,* 1995, ago-sep., pág. 21.
241. PRAHALAD C y HAMEL G, ¿Ha dicho usted competencia? Citado por Legrand L, Madrid, *AEDIPE,* 1995, ago-sep., pág. 22.
242. GILBERT P, PARLLER M, LEGRAND L, ¿Ha dicho usted competencia? Madrid, *AEDIPE,* 1995, ago-sep., pág. 22.
243. CUADRADO J M.ª, *La delegación. Técnicas de negociación.* Madrid, Material docente entregado en el curso de Diploma en Recursos Humanos de la E.N.S., 1996.
244. SÁNCHEZ CARO (autor del capitulo 11), TEMES J L, PASTOR V y DÍAZ J L, *Normas de gestión hospitalaria.* Madrid, Interamericana, 1993.
245. M.S.C., *La receta médica paso a paso.* Madrid, M.S.C., 1991.
246. INSALUD, *Gestión analítica hospitalaria (Proyecto Signo).* Madrid, Insalud.
247. PUCHOL L, *La valoración del puesto de trabajo.* Madrid, ICADE. Material docente utilizado en la Universidad Pontificia de Comillas. Ciencias Económicas y Empresariales, 1996.
248. CUADRADO J M.ª, *Técnicas de negociación.* Madrid, Material docente entregado en el curso de Diploma en Recursos Humanos de la E.N.S., 1996.
249. DE LA CALLE, *La valoración del puesto de trabajo.* Citado por Puchol L, Madrid, ICADE. Material docente utilizado en la Universidad Pontificia de Comillas. Ciencias económicas y empresariales, 1996.
250. MILTON J y TSOKOS J, *Estadística para biología y ciencias de la salud.* Madrid, McGraw-Hill, 1989.
251. OFICINA AMERICANA DE EVALUACIÓN TECNOLÓGICA, *Evaluación de los servicios sanitarios: la alta tecnología médica en España.* Citado por Lázaro P, Madrid, Fondo de Investigaciones Sanitarias, 1990.
252. CORTÉS M, *Signo II. Club de Enfermería. Manual.* Madrid, Insalud. S.G.A.E., 1995.
253. ÁLVAREZ C, *Administración de los servicios de enfermería.* Madrid, Síntesis, 1995.
254. DOWNIE N y HEATH R, *Métodos estadísticos aplicados.* 6.ª ed. Madrid, Del Castillo, 1981.
255. SNEDECOR W y CONHARN W, *Métodos estadísticos.* 10.ª ed. México, CECSA, 1984.
256. LAMATA F, CONDE J, MARTÍNEZ B y HORNO M, *Marketing sanitario.* Madrid, Díaz de Santos, 1994.
257. JARDÓN E, *La calificación de las enfermedades del trabajo.* Madrid, U.V.M.I. Insalud, febrero, 1994. Trabajo no publicado.
258. INSALUD, *Guía del informador.* Madrid, Gabinete de Estudios de la D.P. Insalud, 1992.
259. WINSLOW, *Bases esenciales de la Salud Pública.* 7.ª ed. Citado por Vega L, «La prensa médica mexicana».
260. LÓPEZ I, *Atención domiciliaria. Diagnósticos de enfermería.* Madrid, Interamericana/McGraw-Hill, Mexico.
261. INSALUD, *Atención primaria de salud. Asistencia sanitaria.* Madrid, Insalud, 1990.
262. MANSILLA P, *Reforma sanitaria. Fundamentos para un análisis.* Madrid, M.S.C., 1986.
263. INSALUD, *Guía del informador.* Madrid, D.P. Insalud, Actualización, 1995.
264. GARCÍA J, *Fundamentos de enfermería en atención primaria.* Madrid, Síntesis, 1994.
265. FLETCHER J, *Ética en medicina científica-médica.* Citado por León A, Barcelona, 1973, pág. 12.
266. FUNDACIÓN CIENCIAS DE LA SALUD, *La responsabilidad de los médicos y centros hospitalarios frente a los usuarios de la sanidad pública y privada.* Madrid, «Doce Calles», 1994.
267. GRACIA D, *La responsabilidad de los médicos y centros hospitalarios frente a los usuarios de la sani-*

dad pública y privada. Capítulo titulado «Ética y responsabilidad profesional». Madrid, «Doce Calles», 1994.

268. RUIZ VADILLO E, *La responsabilidad de los médicos y centros hospitalarios frente a los usuarios de la sanidad pública y privada.* Madrid, «Doce Calles», 1994.
269. PARSONS T, citado por Gracia D, *La responsabilidad de los médicos y centros hospitalarios frente a los usuarios de la sanidad pública y privada.* Capítulo titulado «Ética y responsabilidad profesional». Madrid, «Doce Calles», 1994.
270. MARTÍN A, *El médico ante la Ley.* Madrid, Dupont Pharma, 1994.
271. INSALUD, *Memoria 1995.* Madrid, Secretaría General, 1995.
272. ANTHONY R, *The management control función.* Harward U. Press.
273. CONSEJERÍA DE SALUD DE LA COMUNIDAD DE MADRID, *Isocronas sanitarias.* Madrid, Dirección General de Planificación, Formación e Investigación, 1993.
274. *Diccionario enciclopédico.* 11.ª ed. Madrid, Plaza y Janes.
275. PETERS T, *Del caos a la excelencia.* Barcelona, Folio, 1989.
276. PETERS T y WATERMAN R, *En busca de la excelencia.* Barcelona, Folio, 1990.
277. DÍAZ J L y ARCE F (autores del capítulo 5), TEMES J L, PASTOR V y DÍAZ J L, *Normas de gestión hospitalaria.* Madrid, Interamericana, 1993.
278. LÓPEZ O (autor del capítulo 7), TEMES J L, PASTOR V y DÍAZ J L, *Normas de gestión hospitalaria.* Madrid, Interamericana, 1993.
279. VILLOSLADA E (autor del capítulo 15), TEMES J L, PASTOR V y DÍAZ J L, *Normas de gestión hospitalaria.* Madrid, Interamericana, 1993.
280. ESCUELA ANDALUZA DE SALUD PÚBLICA, *El artículo científico original. Estructura, estilo y lectura crítica.* Granada, Junta de Andalucía, 1994.
281. *Diccionario empresarial Stanford.* Madrid, Expansión, 1990.
282. RAMOS R, *Como gestionar los stocks.* Madrid, Manuales EMPI, 1988.
283. ARREDONDO A, *Gestión integral del aprovisionamiento.* Madrid, Índex, 1985.
284. ESISE (Centro de Estudios Técnicos Empresariales), *Gestión laboral y Seguridad Social.* Madrid, Edilibro, 1995.
285. SEGURA J, *Análisis microeconómico.* Madrid, Alianza Editorial, 1988.
286. ORTÚN V, *La economía en sanidad y medicina: instrumentos y limitaciones.* Barcelona, Euge, 1990.
287. *Diccionario Jurídico Espasa.* Madrid, Espasa Calpe, 1995.
288. GARCÍA DE ENTERRÍA, citado en el *Diccionario jurídico Espasa.* Madrid, Espasa Calpe, 1995, pág. 918.
289. THE JOINT COMMISSION «AMAHC», *Acreditation Manual for Ambulatory Healh Care.* Vol. I, Stándars, 1992.
290. INSTITUTO DE SALUD CARLOS III, *Catálogo de la Red de Unidades de Investigación. REUNI. Anuario 1995.* Madrid, M.S.C., 1996.
291. GIL B, *Manual de lenguajes documentales.* Madrid, Noesis, 1996.
292. MARTÍNEZ J, DE LORENZA R, ÁLVAREZ-CIENFUEGOS J y AULLO M, *Legislación sanitaria de España.* Madrid, Colex, 1997.
293. DUVERGER A, *Dirección, administración y marketing de empresas e instituciones documentales.* Citado por Ramos L, Madrid, Síntesis, 1995, pág. 31.
294. RAMOS L, *Dirección, administración y marketing de empresas e instituciones documentales.* Madrid, Síntesis, 1995.
295. ERRASTI F, *Principios de gestión sanitaria.* Madrid, Díaz de Santos, 1997.
296. THE JOINT COMMISSION ON ACREDITATION OF HEALTHCARE ORGANIZATIONS, *Manual de acreditación para hospitales 1996.* Barcelona, SG Editores, Fundación Avedis Donabedian, 1995.
297. LATTMAN y GARCÍA S, *Management de los recursos humanos en la empresa.* Citado por Errasti F, «Principios de gestión sanitaria», Madrid, Díaz de Santos, 1997, pág. 266.
298. THOMAS C y TIMMRECK P, *Dictionary of health services management.* 2.ª ed. EE.UU., N-P., 1987.

299. KRAVETZ, *Principios de gestión sanitaria.* Citado por Errasti F, Madrid, Díaz de Santos, 1997, pág. 273.
300. O.M.S.-O.P.S., *C.I.E.-10. Clasificación Estadística Internacional de enfermedades y Problemas Relacionados con la Salud.* 10.ª revisión. Madrid, O.P.S. Washington, 1995.
301. WELLER B, *Diccionario de Ciencias de la Salud.* Madrid, McGraw-Hill/Interamericana. México, 1997.
302. INSALUD, *Personal Estatutario.* 3.ª ed. Madrid, Insalud, 1995.
303. ANTONY R, *The management control function.* EE.UU., Harward Business School, 1988.
304. CENTRO EMPRESARIAL DE SOLUCIONES CLIENTE/SERVIDOR, *Fundamentos cliente/servidor.* Madrid, Documentos Computerword, 1994.
305. DE PRADA J, *Glosario práctico de telecomunicaciones.* Madrid, Comunicaciones World/1994. I.D.G. Comunications, 1994.
306. MINISTERIO DE ADMINISTRACIONES PÚBLICAS, *Glosario Informático. Guías técnicas aplicables a la adquisición de bienes y servicios informáticos.* Madrid, Secretaría General del MAP.
307. MAESTRE P, *Glosario de informático para uso de la Seguridad Social.* Madrid, Ministerio de Trabajo y Seguridad Social, 1991
308. MICROSOT MS/DOS, *Sistema operativo MS/DOS versión 5.0 Manual del usuario y referencias.* Madrid, Microsoft Corporation, 1996.
309. BELLIDO A, *MS/DOS. Curso de introducción.* Madrid, G.T.S., 1995.
310. CONTRERAS G, *Paquetes integrados. PC World.* Madrid, 1991. I.D.G. Communications. Madrid, 1996.
311. CARBÓ J, *Internet para todos. Informe especial. Byte-España.* Madrid, P.P.I.S.A., 1995.
312. WOLINSKY, «Rev. De Administración Sanitaria», citado por Gómez Asorey, Carmen, 1997, vol. I, n.º I, ene-mar., pág. 48. Madrid, Exlibris.
313. ROEMER M, «Rev. De Administración Sanitaria», citado por Gómez Asorey, Carmen, 1997, vol. I, n.º I, ene.-mar., pág. 50. Madrid, Exlibris.
314. MUSGRAVE R A, *Aplicación del análisis de coste-beneficio en la planificación de los servicios sanitarios.* Citado por Artells J, Barcelona, Masson, 1989, pág. 24.
315. SATMAN R y von OTTER C, «Rev. De Administración Sanitaria», citado por Gómez Asorey, Carmen, 1997, vol. I, n.º I, ene.-mar., pág. 55. Madrid, Exlibris.
316. CULYER A J, *Aplicación del análisis de coste-beneficio en la planificación de los servicios sanitarios.* Citado por Artells J, Barcelona, Masson, 1989, pág. 24.
317. INSALUD, *Mapa de recursos y actividad de atención especializada. 1995.* Madrid, Serie: Atención Especializada. Dirección General del Insalud, 1995.
318. CODLING S, *Benchmarking: herramienta para instituciones sanitarias.* Madrid, citada por Masfurroll G, Rev. «Gestión Hospitalaria», n.º 1, 1996, págs. 20-24.
319. POSADAS J, *Benchmarking: herramienta para instituciones sanitarias.* Madrid, citada por Masfurroll G, Rev. «Gestión Hospitalaria». n.º 1, 1996, págs. 20-24.
320. LACRUZ A y PÉREZ M, *Las tecnologías de la información en la empresa.* Madrid, Cuadernos Cinco Días, n.º 12, 1996, pág. 351.
321. HAMMER y CHAMPY, citados por: Lacruz A y Pérez M, en *Las tecnologías de la información en la empresa.* Madrid, Cuadernos Cinco Días, n.º 12, 1996, pág. 357.
322. MORE B, REY D y ROLLINS J, *La sanidad en el tercer milenio.* Andersen Consulting.
323. AMERICAN MARKETING ASSOCIATION, *Dirección, administración y marketing de empresas e instituciones documentales.* Citada por Ramos L, Madrid, Síntesis, 1995, pág. 148.
324. BONDÍA F, *Dirección, administración y marketing de empresas e instituciones documentales.* Citado por Ramos L, Madrid, Síntesis, 1995, pág. 110.
325. WEBER M, *Dirección, administración y marketing de empresas e instituciones documentales.* Citado por Ramos L, Madrid, Síntesis, 1995.
326. M.S.C., *Presupuesto Insalud 1996*, pág. 93.
327. M.A.P., *Manual de documentos administrativos.* Madrid, Tecnos, 1994.
328. CARPENITO J, *Diagnósticos de Enfermería.* 5.ª ed. Madrid, Interamericana/McGraw-Hill, 1995.
329. ALFARO-LETEVRE R, *Aplicación del proceso de enfermería.* 3.ª ed. Madrid, 1996.

330. MACIÁ M, *La documentación de la Unión Europea.* Madrid, Síntesis, 1996.
331. VILLASEÑOR I (autora del capítulo 11), LÓPEZ YEPES J, *Manual de información y documentación.* Madrid, Pirámide, 1996.
332. PUCHOL L, *Dirección y gestión de recursos humanos.* Madrid, Díaz de Santos, 1997.
333. INSALUD, *Plan estratégico 1997.* Instituto Nacional de la Salud.